U0395871

现代护理技术与疾病护理

张爱玲　等 主编

上海科学普及出版社

图书在版编目（CIP）数据

现代护理技术与疾病护理／张爱玲等主编.—上海：上海科学普及出版社，2023.8
ISBN 978-7-5427-8519-0

Ⅰ.①现… Ⅱ.①张… Ⅲ.①护理学 Ⅳ.①R47

中国国家版本馆CIP数据核字（2023）第139454号

统　　筹　张善涛
责任编辑　黄　鑫
整体设计　宗　宁

现代护理技术与疾病护理

主编　张爱玲　等

上海科学普及出版社出版发行

（上海中山北路832号　邮政编码200070）

http://www.pspsh.com

各地新华书店经销　　山东麦德森文化传媒有限公司印刷

开本　787×1092 1/16　印张 28.25　插页 2　字数 723 000

2023年8月第1版　　2023年8月第1次印刷

ISBN 978-7-5427-8519-0　定价：198.00元

本书如有缺页、错装或坏损等严重质量问题

请向工厂联系调换

联系电话：0531-82601513

编委会

主 编

张爱玲　蒋文婷　张燕霄　刘桂军
曹玉娇　柯莉思　张　霞

副主编

王琳琳　刘佳静　张霄燕　吴　桃
王立军　刘菲菲　贾　丽

编　委（按姓氏笔画排序）

王立军（博兴县中医医院）

王玲玲（海阳市郭城中心卫生院）

王琳琳（滕州市第一人民医院）

叶　庆（湖北医药学院附属人民医院）

刘佳静（济南市民族医院）

刘桂军（潍坊市精神卫生中心）

刘菲菲（陆军第八十集团军医院）

吴　桃（新疆医科大学第一附属医院）

张　兰（三峡大学附属仁和医院/三峡大学第二临床医学院）

张　霞（济南钢城区颜庄街道办社区卫生服务中心）

张爱玲（曹县人民医院）

张霄燕（湖北医药学院附属人民医院）

张燕霄（山东省聊城市冠县新华医院）

柯莉思（茂名市人民医院）

贾　丽（博兴县中医医院）

曹玉娇（安丘市中医院）

蒋文婷（山东省滕州市中心人民医院）

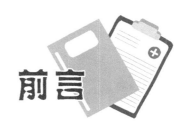

前言

随着我国经济的快速发展和人民群众对健康需求的不断增加,护理在医疗、预防、保健、康复等工作中的作用日益凸显,护理工作已成为医疗卫生事业不可或缺的重要组成部分。近年来,随着医学模式的不断转变,护理学的发展日新月异,这就要求护理工作更加规范化、精细化。同时现代医疗技术的发展也促进了护理技术的不断更新,为工作在临床一线的护理人员提供了新的理论指导。为了不断提高临床医务人员的护理服务水平,给患者提供一个高质量的就医环境,促进和谐护患关系的建立,我们特组织了一批具有丰富临床经验的护理专家共同编写了《现代护理技术与疾病护理》一书。

本书以当前临床护理工作的实际需要为基点,以临床护理制度为依据,充分体现了"以服务对象为中心"的整体护理理念和标准化的护理流程。本书首先简要介绍了临床护理技术,然后重点介绍了临床各科室常见疾病的护理评估、护理诊断、护理措施等与临床护理息息相关的知识。本书内容丰富,结构合理,语言精练,深入浅出,专业性、科学性和实用性强,在贴近临床护理工作实际的同时,又紧密结合国家医疗卫生事业的最新进展和护理学的发展趋势。本书适合各基层医疗机构的护理人员、进修人员参考阅读。

由于编者人数较多,文笔不尽一致,加上时间和篇幅有限,书中难免出现谬误和不足之处,望广大读者提出宝贵意见和建议,以便再版时修订。

《现代护理技术与疾病护理》编委会
2023 年 5 月

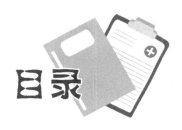

目录

第一章 临床护理技术

第一节 口服给药技术

口服是一种最常用的给药方法。它既方便又经济且较安全,药物经口服后,通过胃肠黏膜吸收进入血液循环,起到局部或全身的治疗作用。口服的缺点:吸收慢而不规则;有些药物到达全身循环前要经过肝脏,使药效受到破坏;有的药物在肠内不吸收或具有刺激性而不能口服。病危、昏迷或呕吐不止的患者不宜应用口服法。因此,护士应根据病情、用药目的及药物吸收的快慢,掌握用药的时间。

一、摆药

(一)病区摆药

1.用物

药柜(内有各种药物、量杯、滴管、乳体、药匙、纱布或小毛巾),发药盘或发药车,药杯,小药牌,服药单(本),小水壶内备温开水。

2.操作方法

(1)操作前应洗手、戴口罩,打开药柜将用物备齐。

(2)按服药时间挑选小药牌,核对小药牌及服药单,无误后依床号顺序将小药牌插入发药盘内配药,注意用药的起止时间。先配固体药,后配水剂及油剂。

(3)摆固体药片、药粉、胶囊时应用药匙分发,同一患者的数种药片可放入同一个杯内,药粉或含化药须用纸包。

(4)摆水剂用量杯计量,左手持量杯,拇指置于所需刻度,右手持药瓶先将药液摇匀,标签朝上,举量杯使所需刻度与视线平行,缓缓倒入所需药量(图1-1),倒毕,以湿纱布擦净瓶口放回原处。同时服用几种水剂时,须分别倒入几个杯内。更换药液品种应洗净量杯。

(5)药液不足1 mL,须用滴管测量,1 mL=15滴,滴时须稍倾斜。为使患者得到准确的药量,避免药液蘸在杯内,应滴入已盛好冷开水的药杯。

(6)药摆毕,应将药物、小药牌与服药单全部核对一遍;发药前由专人再查对一次,无误后方可发药。

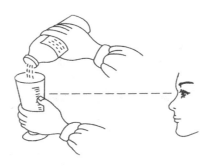

图 1-1　倒药液法

(二)中心药站

某些医院设有中心药站,为住院患者集中摆药。中心药站具有全院宏观调控药品的作用,避免积压浪费,减少病区摆药、取药、退药、保管等烦琐工作。

病区护士每天查房后,将药盘及小药牌一起送到中心药站,由药站专人负责摆药、核对。摆药一次备一天的量(三次用量),之后由病区护士核对取回,按时发给患者。

各病区可另设一小药柜,存放少量的常用药、抢救药、针剂和极少量毒、麻、限制药品等,以备夜间及临时急用。

二、发药

(1)备好温开水,携带发药车或发药盘,服药单进病室。

(2)按规定时间将药品送至床前,核对床号、姓名,并呼唤患者无误后再发药物,待患者服下后方可离开。

(3)对危重患者护士应予喂服,鼻饲患者应由胃管注入。若患者不在或不便当时服药,须将药品带回保管。换药或停药应及时告知患者,如患者提出疑问,应耐心解释。

(4)抗生素及磺胺类药物需在血液内保持有效浓度,必须准时给药。

三、注意事项

(1)某些刺激食欲的健胃药宜在饭前服,因为刺激舌的味觉感受器,使胃液大量分泌。

(2)某些磺胺类药物经肾脏排出,尿少时即析出结晶引起肾小管堵塞,服药后指导患者多饮水;对于呼吸道黏膜起保护性作用的止咳合剂,服后不宜立即饮水,以免冲淡药物降低药效。

(3)服用强心苷类药物如洋地黄、地高辛等,应先测脉率、心率,并注意其节律变化,脉率低于60次/分钟或节律不齐时则不可继续服用。

(4)某些药物对牙齿有腐蚀作用或使牙齿染色的药物如酸类或铁剂,服用时避免与牙齿接触,可将药液由饮水管吸入,服后再漱口。

四、发药后处理

药杯用肥皂水和清水洗净,消毒擦干后,放回原处备用。油剂药杯应先用纸擦净后清洗再消毒,同时清洁药盘或发药车。

(张　霞)

第二节 皮内注射技术

一、目的

(1)进行药物过敏试验,以观察有无变态反应。

(2)预防接种。

(3)局部麻醉的起始步骤。

二、评估

(一)评估患者

(1)双人核对医嘱。

(2)核对患者床号、姓名、住院号和腕带(请患者自己说出床号和姓名)。

(3)评估患者病情、意识状态、配合能力、用药史、药物过敏史、不良反应史。

(4)向患者解释操作目的和过程,取得患者配合。

(5)查看注射部位皮肤情况(皮肤颜色,有无皮疹、感染和皮肤划痕阳性)。

(6)协助患者取舒适坐位或卧位。

(二)评估环境

安静整洁,宽敞明亮,必要时遮挡。

三、操作前准备

(一)人员准备

仪表整洁,符合要求。洗手,戴口罩。

(二)按医嘱配制药液

(1)操作台(治疗室):注射盘、无菌治疗巾、无菌镊子、1 mL 注射器、药液、安尔碘、75％乙醇、无菌棉签等。

(2)双人核对药液标签:药名、浓度、剂量、有效期、给药途径。

(3)检查瓶口有无松动、瓶身有无破裂,药液有无浑浊、沉淀、絮状物和变质。

(4)检查注射器、安尔碘、75％乙醇、无菌棉签,包装有无破裂、是否在有效期内。

(5)按正规操作抽吸药液,并贴好标识,置于无菌盘内。

(6)再次核对皮试液,并签名。

(三)物品准备

治疗车上层放置无菌盘(内置已抽吸好的药液)、治疗盘(75％乙醇、无菌棉签)、备用(1 mL 注射器 1 支、0.1％盐酸肾上腺素 1 支,变态反应时用)、快速手消毒剂、注射单,以上物品需符合要求,均在有效期内。治疗车下层放置生活垃圾桶、医疗废物桶、锐器盒。

四、操作程序

(1)携用物推车至患者床旁,核对床号、姓名、住院号、腕带和药物过敏史(请患者自己说出床号和姓名)。

(2)选择注射部位(过敏试验选择前臂掌侧下 1/3;预防接种选择上臂三角肌下缘;局部麻醉则选择麻醉处)。

(3)75%乙醇常规消毒皮肤。

(4)再次核对患者床号、姓名和药名。

(5)排尽空气,药液至所需刻度,且药液不能外溢。

(6)一手绷紧局部皮肤,一手持注射器,针头斜面向上,与皮肤成 5°刺入皮内。

(7)待针头斜面完全进入皮内后,放平注射器,固定针栓并注入 0.1 mL 药液,使局部形成一个圆形隆起的皮丘(皮丘直径 5 mm,皮肤变白,毛孔变大)。

(8)迅速拔出针头,勿按揉和压迫注射部位。

(9)20 分钟后观察患者局部反应,作出判断。

(10)协助患者取舒适体位,整理床单位。

(11)用快速手消毒剂消毒双手,签名。

(12)推车回治疗室,按医疗废物处理原则处理用物。

五、20 分钟后判断结果

(1)核对患者床号、姓名、住院号和腕带(请患者自己说出床号和姓名)。

(2)须经两人判断皮试结果,并将结果告知患者和家属。

(3)洗手,皮试结果记录在病历、护理记录单和病员一览表等处。阳性用红笔标记"+",阴性用蓝色或黑笔标记"-"。

(4)如对结果有怀疑,应在另一侧前臂皮内注入 0.1 mL 生理盐水进行对照试验。

六、皮内试验结果判断

(一)阴性

皮丘无改变,周围无红肿,并无自觉症状。

(二)阳性

局部皮丘隆起,局部出现红晕、硬块,直径>1 cm 或周围有伪足;或局部出现红晕,伴有小水疱者;或局部发痒者为阳性。严重时可出现过敏性休克。观察反应的同时,应询问有无头晕、心慌、恶心、胸闷、气短、发麻等不适症状,如出现上述症状,不可使用青霉素。

七、注意事项

(1)皮试药液要现用现配,剂量准确。

(2)备好相应抢救设备与药物,及时处理变态反应。

(3)行皮试前,尤其行青霉素过敏试验前必须询问患者家族史、用药史和药物过敏史,如有药物过敏史者不可进行试验。

(4)药物过敏试验时,患者体位要舒适,不可采取直立位。

(5)选择注射部位时应注意避开瘢痕和皮肤红晕处。

(6)皮肤试验时禁用碘剂消毒,对乙醇过敏者可用生理盐水消毒,避免反复用力涂擦局部皮肤。

（7）拔出针头后，注射部位不可用棉球按压揉擦，以免影响观察结果。

（8）进针角度以针尖斜面全部刺入皮内为宜，进针角度过大易将药液注入皮下，影响结果的观察和判断。

（9）如需进行对照试验，应用另一注射器和针头，抽吸无菌生理盐水，在另一前臂相同部位皮内注射0.1 mL，观察20分钟进行对照。告知患者皮试后20分钟内不要离开病房。

（10）正确判断试验结果，对皮试结果阳性者，应在病历、床头或腕带、门诊病历和患者一览表上醒目标记，并将结果告知医师、患者和家属。

（11）特殊药物皮试，按要求观察结果。

（王琳琳）

第三节　皮下注射技术

一、目的

（1）注入小剂量药物，用于不宜口服给药而需在一定时间内发生药效时。

（2）预防接种。

（3）局部供药，如局部麻醉用药。

二、评估

（一）评估患者

（1）双人核对医嘱。

（2）核对患者床号、姓名、住院号和腕带（请患者自己说出床号和姓名）。

（3）评估患者病情、意识状态、配合能力、用药史、药物过敏史、不良反应史等。

（4）向患者解释操作目的和过程，取得患者配合。

（5）查看注射部位皮肤情况（皮肤颜色，有无皮疹、感染）。

（6）协助患者取舒适坐位或卧位。

（二）评估环境

安静整洁，宽敞明亮，必要时遮挡。

三、操作前准备

（一）人员准备

仪表整洁，符合要求。洗手，戴口罩。

（二）按医嘱配制药液

（1）操作台上放置注射盘、纸巾、无菌治疗巾、无菌镊子、2 mL注射器、医嘱用药液、安尔碘、75％乙醇、无菌棉签。

（2）双人核对药液标签、药名、浓度、剂量、有效期、给药途径。

（3）检查瓶口有无松动、瓶身有无破裂、药液有无浑浊、沉淀、絮状物和变质。

（4）检查注射器、安尔碘、75％乙醇、无菌棉签等，包装有无破裂，是否在有效期内。

（5）按正规操作抽吸药液，并贴好标识，置于无菌盘内。

（6）再次核对药液，记录时间并签名。

（三）物品准备

治疗车上层放置无菌盘（内置抽吸好的药液）、治疗盘（安尔碘、75％乙醇）、注射单、快速手消毒剂，以上物品符合要求，均在有效期内。治疗车下层放置生活垃圾桶、医疗废物桶、锐器盒。

四、操作程序

（1）携用物推车至患者床旁，核对床号、姓名、住院号和腕带（请患者自己说出床号和姓名）。

（2）根据注射目的选择注射部位（上臂三角肌下缘、两侧腹壁、后背、股前侧和外侧等）。

（3）常规消毒皮肤，待干。

（4）再次核对患者床号、姓名和药名。

（5）排尽空气，取干棉签夹于左手示指与中指之间。

（6）一手绷紧皮肤，另一手持注射器，示指固定针栓，针头斜面向上，与皮肤成 $30°\sim40°$（过瘦患者可捏起注射部位皮肤，并减少穿刺角度）快速刺入皮下，深度为针梗的 1/2～2/3；松开紧绷皮肤的手，抽动活塞，如无回血，缓慢推注药液。

（7）注射毕用无菌干棉签轻压针刺处，快速拔针后按压片刻。

（8）再次核对患者床号、姓名和药名，注射器按要求放置。

（9）协助患者取舒适体位，整理床单位，并告知患者注意事项。

（10）快速手消毒剂消毒双手，记录时间并签名。

（11）推车回治疗室，按医疗废物处理原则处理用物。

（12）洗手，根据病情书写护理记录单。

五、注意事项

（1）遵医嘱和药品说明书使用药品。

（2）长期注射者应注意更换注射部位。

（3）注射中、注射后观察患者不良反应和用药效果。

（4）注射＜1 mL 药液时须使用 1 mL 注射器，以保证注入药液剂量准确无误。

（5）持针时，右手示指固定针栓，但不可接触针梗，以免污染。

（6）针头刺入角度不宜超过 45°，以免刺入肌层。

（7）尽量避免应用对皮肤有刺激作用的药物作皮下注射。

（8）若注射胰岛素时，需告知患者进食时间。

（张爱玲）

第四节　肌内注射技术

一、目的

注入药物,用于不宜或不能口服或静脉注射,且要求比皮下注射更快发生疗效时。

二、评估

(一)评估患者

(1)双人核对医嘱。

(2)核对患者床号、姓名、住院号和腕带(请患者自己说出床号和姓名)。

(3)评估患者病情、治疗情况、意识状态、用药史、药物过敏史、不良反应史、肢体活动能力和合作程度。

(4)向患者解释操作目的和过程,取得患者配合。

(5)查看注射部位皮肤情况(皮肤颜色,有无皮疹、感染和皮肤划痕阳性)。

(6)协助患者取舒适坐位或卧位。

(二)评估环境

安静整洁,宽敞明亮,必要时遮挡。

三、操作前准备

(一)人员准备

仪表整洁,符合要求。洗手,戴口罩。

(二)按医嘱配制药液

(1)操作台:注射盘、无菌盘、2 mL注射器、5 mL注射器、医嘱所用药液、安尔碘、无菌棉签。如注射用药为油剂或混悬液,需备较粗针头。

(2)双人核对药物标签、药名、浓度、剂量、有效期、给药途径。

(3)检查瓶口有无松动、瓶身有无破裂,药液有无浑浊、变质。

(4)检查无菌注射器、安尔碘、无菌棉签等,包装无破裂,是否在有效期内。

(5)按正规操作抽吸药液,并贴好标识,置于无菌盘内。

(6)再次核对药液,记录时间并签名。

(三)物品准备

治疗车上层放置无菌盘(内置抽吸好药液)、安尔碘、注射单、无菌棉签、快速手消毒剂,以上物品符合要求,均在有效期内。治疗车下层放置生活垃圾桶、医疗废物桶、锐器盒。

四、操作程序

(1)携用物推车至患者床旁,核对床号、姓名、住院号和腕带(请患者自己说出床号和姓名)。

(2)协助患者取舒适体位,暴露注射部位,注意保暖,保护患者隐私,必要时可遮挡。

（3）选择注射部位（臀大肌、臀中肌、臀小肌、股外侧和上臂三角肌）。

（4）常规消毒皮肤，待干。

（5）再次核对患者床号、姓名和药名。

（6）拿取药液并排尽空气，取干棉签，夹于左手示指与中指之间，以一手拇指和示指绷紧局部皮肤，另一手持注射器，中指固定针栓，将针头迅速垂直刺入，深度约为针梗的2/3。

（7）松开紧绷皮肤的手，抽动活塞。如无回血，缓慢注入药液，同时观察反应。

（8）注射毕，用无菌干棉签轻按进针处，快速拔针，按压片刻。

（9）再次核对患者床号、姓名和药名。

（10）协助患者取舒适体位，整理床单位，注射后观察用药反应。

（11）快速手消毒剂消毒双手，记录时间并签名。

（12）推车回治疗室，按医疗废物处理原则处理用物。

（13）洗手，根据病情书写护理记录单。

五、常用肌内注射定位方法

（一）臀大肌肌内注射定位法

注射时应避免损伤坐骨神经。

1.十字法

从臀裂顶点向左或右侧画一水平线，然后从髂嵴最高点作一垂线，将一侧臀部划分为4个象限，其外上象限并避开内角为注射区。

2.连线法

从髂前上棘至尾骨作一连线，其外1/3处为注射部位。

（二）臀中肌、臀小肌肌内注射定位法

（1）以示指尖和中指尖分别置于髂前上棘和髂嵴下缘处，在髂嵴、示指、中指之间构成一个三角形区域，示指与中指构成的内角为注射部位。

（2）髂前上棘外侧三横指处（以患者手指的宽度为标准）。

（三）股外侧肌肌内注射定位法

在股中段外侧，一般成人可取髋关节下10 cm至膝关节的范围。此处大血管、神经干很少通过，且注射范围广，可供多次注射，尤其适用于2岁以下的幼儿。

（四）上臂三角肌肌内注射定位法

取上臂外侧，肩峰下2～3横指处。此处肌肉较薄，只可作小剂量注射。

（五）体位准备

1.卧位

臀部肌内注射时，为使局部肌肉放松，减轻疼痛与不适，可采用以下姿势。

（1）侧卧位：上腿伸直，放松，下腿稍弯曲。

（2）俯卧位：足尖相对，足跟分开，头偏向一侧。

（3）仰卧位：常用于危重和不能翻身的患者，采用臀中肌、臀小肌肌内注射法较为方便。

2.坐位

为门诊患者接受注射时常用体位。可供上臂三角肌或臀部肌内注射时采用。

六、注意事项

(1)遵医嘱和药品说明书使用药品。

(2)药液要现用现配,在有效期内,剂量要准确。选择两种药物同时注射时,应注意配伍禁忌。

(3)注射时应做到"两快一慢"(进针、拔针快,推注药液慢)。

(4)选择合适的注射部位,避免刺伤神经和血管,无回血时方可注射。

(5)注射时切勿将针梗全部刺入,以防针梗从根部衔接处折断。若针头折断,应先稳定患者情绪,并嘱患者保持原位不动,固定局部组织,以防断针移位,同时尽快用无菌血管钳夹住断端取出;如断端全部埋入肌肉,应速请外科医师处理。

(6)对需长期注射者,应交替更换注射部位,并选择细长针头,以避免硬结的发生。如因长期多次注射出现局部硬结时,可采用热敷、理疗等方法予以处理。

(7)2岁以下婴幼儿不宜选用臀大肌注射,因其臀大肌尚未发育好,注射时有损伤坐骨神经的危险,最好选择臀中肌和臀小肌注射。

(张爱玲)

第五节　静脉注射技术

一、目的

(1)所选用药物不宜口服、皮下注射、肌内注射,又需迅速发挥药效时。

(2)注入药物进行某些诊断性检查,如对肝、肾、胆囊等造影时需静脉注入造影剂。

二、评估

(一)评估患者

(1)双人核对医嘱。

(2)核对患者床号、姓名、住院号和腕带(请患者自己说出床号和姓名)。

(3)了解患者病情、意识状态、配合能力、药物过敏史、用药史。

(4)评估患者穿刺部位的皮肤状况、肢体活动能力、静脉充盈度和管壁弹性。选择合适静脉注射的部位,评估药物对血管的影响程度。

(5)向患者解释静脉注射的目的和方法,告知所注射药物的名称,取得患者配合。

(二)评估环境

安静整洁,宽敞明亮。

三、操作前准备

(一)人员准备

仪表整洁,符合要求。洗手、戴口罩。

（二）物品准备

1.操作台

治疗单、静脉注射所用药物、注射器。

2.按要求检查所需用物,符合要求方可使用

（1）双人核对药物名称、浓度、剂量、有效期、给药途径。

（2）检查药物的质量、标签,液体有无沉淀和变色,有无渗漏、浑浊和破损。

（3）检查注射器和无菌棉签的有效期、包装是否紧密无漏气,安尔碘的使用日期是否在有效期内。

3.配制药液

（1）安尔碘棉签消毒药物瓶口,掰开安瓿,瓿帽弃于锐器盒内。

（2）打开注射器,将外包装袋置于生活垃圾桶内,固定针头,回抽针栓,检查注射器,取下针帽置于生活垃圾桶内,抽取安瓿内药液,排气,置于无菌盘内。在注射器上贴上患者床号、姓名、药物名称、用药方法的标签。

（3）再次核对空安瓿和药物的名称、浓度、剂量、用药方法和时间。

4.备用物品

治疗车上层治疗盘内放置备用注射器 1 支、安尔碘、无菌棉签,无菌盘内放置配好的药液、垫巾。以上物品符合要求,均在有效期内。治疗车下层放置生活垃圾桶、医疗废物桶、锐器盒,含有效氯 250 mg/L 消毒液桶。

四、操作程序

（1）携用物推车至患者床旁,核对床号、姓名、住院号和腕带（请患者自己说出床号和姓名）。

（2）向患者说明静脉注射的方法、配合要点、注射药物的作用和不良反应。

（3）协助患者取舒适体位,充分暴露穿刺部位,放垫巾于穿刺部位下方。

（4）在穿刺部位上方 5～6 cm 处扎压脉带,末端向上,以防污染无菌区。

（5）安尔碘棉签消毒穿刺部位皮肤,以穿刺点为中心向外螺旋式旋转擦拭,直径＞5 cm。

（6）再次核对患者床号、姓名和药名。

（7）嘱患者握拳,使静脉充盈,左手拇指固定静脉下端皮肤,右手持注射器与皮肤成 15°～30°自静脉上方或侧方刺入,见回血后可再沿静脉进针少许。

（8）保留静脉通路者安尔碘棉签消毒静脉注射部位三通接口,以接口处为中心向外螺旋式旋转擦拭。

（9）静脉注射过程中,观察局部组织有无肿胀,严防药液渗漏,如出现渗漏立即拔出针头,按压局部,另行穿刺。

（10）拔针后,指导患者按压穿刺点 3 分钟,勿揉,凝血功能差的患者适当延长按压时间。

（11）再次核对患者床号、姓名和药名。

（12）将压脉带与输液垫巾对折取出,输液垫巾置于生活垃圾桶内,压脉带放于含有效氯 250 mg/L 消毒液桶中。整理患者衣物和床单位,观察有无不良反应,并向患者讲明注射后注意事项。快速手消毒剂消毒双手,推车回治疗室,按医疗废物处理原则整理用物。

（13）洗手,在治疗单上签名并记录时间。按护理级别书写护理记录单。

五、注意事项

（1）严格执行查对制度，需双人核对医嘱。

（2）严格遵守无菌操作原则。

（3）了解注射目的、药物对血管的影响程度、给药途径、给药时间和药物过敏史。

（4）选择粗直、弹性好、易固定的静脉，避开关节和静脉瓣。常用的穿刺静脉为肘部浅静脉：贵要静脉、肘正中静脉、头静脉。小儿多采用头皮静脉。

（5）根据患者年龄、病情和药物性质掌握注入药物的速度，并随时听取患者主诉，观察病情变化。必要时使用微量注射泵。

（6）对需要长期注射者，应有计划地由小到大、由远心端到近心端选择静脉。

（7）根据药物特性和患者肝、肾或心脏功能，采用合适的注射速度。随时听取患者主诉，观察体征及其病情变化。

（张爱玲）

第六节 静脉输血技术

静脉输血是将全血或成分血经静脉直接注入循环系统中，从而达到治疗的目的，是临床工作中常用的急救和治疗的重要手段。

一、血液及血液制品的种类

（一）全血

全血是指采集后未经任何改变而保存备用的血液，分为新鲜血和库存血两类。

1.新鲜血

新鲜血指在 4 ℃冰箱内冷藏，保存时间在 1 周内的血液，它基本上保留血液中原有的成分，可以补充各种细胞、凝血因子和血小板，适用于血液病患者。

2.库存血

在 4 ℃的冰箱内冷藏可保存 2～3 周。它保留血液的各种成分，但随着保存时间的延长，其有效成分会发生变化，保存时间越长血细胞、血小板、凝血酶原破坏越多。此外，血液酸性增高，钾离子的浓度上升，故大量输注库存血时，应注意发生酸中毒和高血钾。库存血适用于各种原因引起的大出血，用以补充血容量，维持血压。

（二）成分血

成分血是根据血液中各种成分的比重不同，将血液分离提纯，分别制成高浓度的制品。临床治疗中根据患者需要选择相关的血液成分输入，其优点是纯度高、针对性强，比全血疗效好，不良反应小，可一血多用，达到节约用血的目的，是目前临床常用的输血类型。

成分血可分为：①有形成分，如红细胞、白细胞、血小板。②血浆成分，如血浆和血浆蛋白、凝血制品。

1.红细胞制品

红细胞制品包括浓缩红细胞、洗涤红细胞、冰冻红细胞。

(1)浓缩红细胞:也称压积红细胞,细胞体积占70%～75%,只含少量血浆,主要用于血容量正常的贫血患者和携氧能力缺陷的患者。如长期慢性贫血,特别是老年人或合并有心功能不全的贫血患者,儿童慢性贫血。浓缩红细胞分离后应在24小时内使用。

(2)洗涤红细胞:红细胞经0.9%氯化钠溶液离心洗涤数次,再加入适量生理盐水。其80%～90%的白细胞、血小板被洗除,抗体物质减少,适用于脏器移植术后患者、免疫性溶血性贫血、尿毒症以及血液透析后高血钾的患者。应在6小时内使用,因故未能及时输用者只能在4℃条件下保存12小时。

(3)冰冻红细胞:保存期较长,适用于为稀有血型者保存部分红细胞和已被致敏及需长期输血治疗的患者。

(4)红细胞悬液:提取血浆后的红细胞加入等量的红细胞保养液制成,适用于战地急救及中小手术的患者。

2.白细胞

新鲜全血经离心后取其白膜层的白细胞,于4℃保存,48小时内有效,适用于对粒细胞缺乏症的患者的治疗。主要制品有白细胞浓缩液、转移因子IF、干扰素IF。

3.血小板

新鲜全血经离心所得。主要制品有含血小板血浆和血小板浓缩液、冰冻血小板。主要用于治疗严重的再生障碍性贫血、输大量库存血或体外循环心脏手术后血小板减少症,以及其他导致血小板减少所引起的出血。22℃保存,24小时有效。输血小板时需先轻轻转动容器,使沉淀的血小板悬浮于血清中,不必过滤即可进行输注,输注速度宜快,80～100滴/分。

4.血浆

血浆为全血经过分离后所得的液体部分。主要成分为血浆蛋白,不含血细胞,无凝集原,因此不出现凝集反应,单独输注时无须做血型鉴定和交叉配血试验。主要制品有新鲜液体血浆、新鲜冰冻血浆、普通冰冻血浆、冰冻干燥血浆。

5.血浆蛋白成分

以血浆为原料加工而成的制品。主要制品有清蛋白、免疫球蛋白和各种凝血制品。

二、输血的方法

输血主要有静脉输血与动脉输血,最常用的为静脉输血。动脉输血可直接迅速补充失血,特别有利于冠状动脉和脑动脉的灌注,升压效果明显,但近年来的研究表明,中心静脉快速输血完全可以达到动脉输血的效果,因而现在动脉输血临床使用较少。

(一)输血的目的

1.补充血容量

增加有效循环血量,增加心排血量,改善心肌功能和全身血液灌流,提升血压。常用于急性大出血、休克患者。

2.纠正贫血

增加血红蛋白及携氧的能力,改善全身状况。常用于因血液系统疾病而引起的严重贫血以及某些慢性消耗性疾病。

3.补充抗体、补体

新鲜血液含有多种抗体及白细胞、血小板,输血后可以增强机体免疫力。常用于严重感染、烧伤等患者。

4.补充血浆蛋白

纠正低蛋白血症,改善营养,维持胶体渗透压,减少组织渗出和水肿,保证循环血量。常用于低蛋白血症患者。

5.补充凝血因子

输入新鲜血,可以补充各种凝血因子,改善凝血功能。常用于凝血机制障碍的患者。

6.促进骨髓系统和网状内皮系统功能

常用于再生障碍性贫血、白血病等。

7.改善组织缺氧

血红蛋白失去运氧能力和不能释放氧气供组织利用时,以改善组织器官的缺氧状况。用于苯酚、一氧化碳等中毒。

(二)输血适应证

1.各种原因引起的大出血

一般一次失血在 500 mL 以内,可由组织间液进入血液循环而起到代偿;失血 $500\sim800$ mL,可输入等渗盐水、平衡液、血浆代用品或全血;失血$>1\,000$ mL 应及时输血。

2.纠正贫血或低蛋白血症

输入全血,浓缩或洗涤红细胞可纠正贫血;血浆、清蛋白液用于低蛋白血症。

3.严重感染

输血可提供抗体、补体等,以增强抗感染能力,一般采用少量多次输入新鲜血或成分血。切忌使用库存血。

4.凝血功能异常

对患有出血性疾病的患者,可输新鲜血或成分血、血小板、凝血因子、纤维蛋白原等。

(三)血型和相容性检查

1.血型

血型是指红细胞膜上特异性抗原的类型。根据红细胞所含有的凝集原,把人类的血液区分为若干类型。血型狭义来说是指红细胞抗原的差异,广义来说包括白细胞、血小板等血液各成分抗原的不同。1995 年国际输血协会认可的红细胞血型系统有 23 个,201 种抗原。临床上主要应用的是 ABO 血型系统和 Rh 血型系统。

(1)ABO 血型系统:ABO 血型是根据红细胞膜上是否存在凝集原 A 与凝集原 B 而将血液分为 A、B、AB、O 4 种血型(表 1-1)。

表 1-1 ABO 血型系统

血型(抗体)	红细胞上的凝集原(抗原)	血清中的凝集素
A	A	抗 B
B	B	抗 A
O	无	抗 A、抗 B
AB	A/B	无

(2)Rh 血型系统:人类红细胞除含 AB 抗原外,还有 C、c、D、d、E、e 6 种抗原。因 D 抗原的抗原性最强,故 Rh 血型是以 D 抗原存在与否来表示 Rh 阳性或阴性。汉族中 99% 的人为 Rh 阳性,Rh 阴性者不足 1%。Rh 阴性的人输入 Rh 阳性血液,或 Rh 阳性胎儿的红细胞从胎盘进入了 Rh 阴性的母体,就会使 Rh 阴性者产生抗 Rh 抗体,当再次输入 Rh 阳性血液或再次妊娠时,就会出现不同程度的溶血反应或新生儿的溶血。

2.交叉相容配血试验

该试验的目的在于检查受血者与献血者之间有无不相容抗体。输血前虽已验明供血者与受血者的 ABO 血型相同,为保证输血安全,在确定输血前仍需再做交叉相容配血试验。

(1)直接交叉相容配血试验:用供血者红细胞和受血者血清进行配合试验,检查受血者血清中有无破坏供血者红细胞的抗体。

(2)间接交叉相容配血试验:用供血者血清和受血者红细胞交叉配合,检查输入血液的血浆中有无能破坏受血者红细胞的抗体。

无论直接还是间接交叉配血试验,只要有一项发生凝集就表示血型不合,不能输血。

(四)输血前准备

输血前应先取得患者的理解并征得患者的同意,签署知情同意书。

1.备血

根据医嘱抽取血标本 2 mL,与已填写的输血申请单一起送往血库,做血型鉴定和交叉配血试验。采血时不要同时采集两个人的血标本,以免发生混淆。

2.取血

输血当日凭取血单去血库取血,必须与血库人员共同做好"三查""八对"。"三查"即查血的有效期、血的质量和输血装置是否完好;"八对"即对床号、姓名、住院号、血袋号、血型、交叉配血试验结果、血液种类和剂量。超过保质期不能使用。检查血液质量如发现血浆颜色变红或混浊有泡沫,红细胞与血浆界限不清等都证明有溶血现象均不能使用。查对无误,在交叉配血单上签名方可提取血液。

3.取血后

血液自血库取回后,切勿振荡,以免红细胞大量破坏引起溶血;取回的血液在室温下放置 15～20 分钟后再输入,不能将血液加温,防止血浆蛋白凝固变性而引起反应,避免放置时间过长,造成污染。

4.输血前

输血前需与另一护士再次进行核对,以确保无误。

(五)静脉输血的方法

1.目的

见静脉输血目的。

2.评估

(1)患者及供血者的血型及交叉配血结果、输血史及过敏史。

(2)患者病情、治疗情况、心理状态、对输血的理解程度与合作程度。

(3)穿刺部位皮肤及血管情况。

3.操作前准备

(1)用物准备:①间接静脉输血法同密闭式输液,仅将输液器换为输血器(滴管内有滤网,

9号静脉穿刺针头)。另备手套。②直接静脉输血法同静脉注射,另备50 mL注射器数具(根据输血量多少而定)、3.8%枸橼酸钠溶液、手套。③0.9%生理盐水、血液制品(根据医嘱准备)。

(2)患者准备:①了解输血的目的、方法、注意事项及配合要点。②在输血同意书上签字。③根据需要排尿或排便,取舒适卧位。

(3)护士准备:着装整洁,修剪指甲,洗手、戴口罩。

(4)环境准备:清洁、宽敞,光线明亮,方便操作,避免清扫等使尘埃飞扬的操作。

4.操作步骤

(1)间接输血法。①再次检查核对:将用物携至患者床旁,与另一位护士一起再次核对和检查。解释操作目的和方法。②建立静脉通道:按密闭式输液法先输入少量生理盐水。③连接血袋进行输血:戴手套,打开储血袋封口,常规消毒开口处塑料管,将输血器针头插入塑料管内,缓慢将储血袋倒挂于输液架上。④控制和调节滴速:开始输入血液速度宜慢,观察15分钟,如无不良反应,根据病情调节滴速。⑤操作后处理:协助卧位,交待患者或家属有关注意事项,将呼叫器置于易取处。整理用物,洗手,记录。⑥输血完毕后的处理:再继续滴入生理盐水,直到将输血器内的血液全部输入体内再拔针。整理床单位,清理用物,做好输血记录。

(2)直接输血法:①向供血者和患者做解释。②洗手,戴口罩,将备好的注射器内加入抗凝剂。③请供血者和患者分别卧于床上,露出一侧上臂。④认真核对受血者和供血者姓名、血型、交叉配血结果。⑤将血压计袖带缠于供血者上臂并充气。⑥选择粗大静脉(一般为时正中静脉)。戴手套,常规消毒皮肤,抽取血液,立即行静脉注射输给受血者。⑦输血毕,拔出针头,用小纱布按压穿刺点片刻至无出血。⑧清理用物,洗手,记录。

5.注意事项

(1)严格执行无菌操作和查对制度,避免事故差错和输血反应的发生。

(2)血库中的血液取出后,30分钟内给患者输入,避免久置使血液变质或被污染。

(3)在输血前后均应输入少量生理盐水,冲洗输血器管道,输注两个以上供血者的血液时,二者之间应输入少量生理盐水,血液内不得随意加入其他药品,并避免和其他溶液相混,以防血液在酸、碱、高、低渗的环境中发生凝集和溶解。

(4)静脉输血开始时速度宜慢,观察15分钟后如无反应,可根据情况调节至合适的滴速。大出血、休克时尽快补充血容量,可加压、快速输血。

(5)输血过程中要加强巡视,注意观察患者的局部是否有疼痛,有无输血反应,一旦发生输血反应,应立即停止输血并按照输血反应给予处理。加压输血时必须有护士监测,以避免空气进入体内,发生空气栓塞。

(6)多次输血或输入多个人的血时,输血前按医嘱酌情给抗过敏药。大量输库存血时应注意补充钙剂。

(7)同时输多种血液时一般应先输成分血再输全血,以保证成分血新鲜。

(8)输完血的血袋应保留24小时备查。如发生输血反应还应保留余血以备检查分析,查找原因。

(9)采用直接输血法从供血者血管内抽血不可过急过快,并注意观察其面色、血压等变化,询问有无不适。连续抽血时,只需更换注射器,不必拔出针头,但要放松袖带,并用手指压迫穿刺部位前端静脉,以减少出血。给受血者推注速度不可过快。

三、自体输血

自体输血通常指采集患者体内血液或于手术中收集自体失血再回输给同一患者的方法,即输回自己的血。自体输血的优点是无须做血型鉴定及交叉配血试验,不会产生免疫反应,扩容迅速、安全、可靠,开展自体输血将有利于开拓血源,减少储存血量,既节省血源又防止发生输血反应,同时有效地避免了因输血而引起的疾病(如肝炎、艾滋病)的传播。

自体输血有 3 种形式,包括术前预存自体血、术前稀释血液回输和术中失血回输。

(一)术前预存自体血

选择符合条件的患者于术前抽取患者的血液,在血库低温下保存,待手术时再输还给患者。一般于术前 3 周开始,每周或隔周采血 1 次。注意最后一次采血应在手术前 3 天,以利机体恢复正常的血浆蛋白水平。

(二)术前稀释血液回输

于手术开始后采血并同时自静脉给晶体或胶体溶液,借此降低血细胞比容(HCT)而同时维持血容量,目的是稀释血液,使术中失血时实际丢失的红细胞及其他成分相应减少,所采集的血在手术中或手术后补还自体。

(三)术中失血回输

适用于腹腔或胸腔钝性损伤(如脾破裂)、异位妊娠破裂、估计有大出血的手术(肝脏手术)等,血液流入腹腔 16 小时内无污染、无凝血者。自体输血的方法采用流动或离心装置自体输血器,将血液进行回收、抗凝、滤过、洗涤等处理再回输给患者。

下列情况不能使用回收血:血液已被污染者,血液可能受癌细胞污染者,血细胞严重破坏,合并心功能不全,心力衰竭,阻塞性肺部疾病,肝肾功能不全或原有贫血者均不能采用此法。自体输血量应控制在 3 500 mL 以内。大量回输自体血时,应适当补充新鲜血浆和血小板。

(张燕霄)

第七节　营养支持技术

一、肠内营养

(一)目的

(1)全面、均衡、符合生理的营养供给,以降低高分解代谢,提高机体免疫力。

(2)维持胃肠道功能,保护肝脏功能。

(3)提供经济、安全的营养治疗。

(二)操作前准备

1.告知患者和家属

操作目的、方法、注意事项、配合方法。

2.评估患者

病情、意识状态、合作程度、营养状态、管饲通路情况、输注方式。

3.操作护士

着装整洁、修剪指甲、洗手、戴口罩。

4.物品准备

肠内营养液、营养泵、肠内营养袋、加温器、20 mL 注射器、温水。必要时备插线板。

5.环境

整洁、安静。

(三)操作过程

(1)携用物至患者床旁,核对腕带及床头卡。

(2)协助患者取半卧位。

(3)固定营养泵,安装管路,检查并确认喂养管位置,抽吸并评估胃内残留量。

(4)温水冲洗胃肠营养管并与管路连接。

(5)根据医嘱调节输注速度。

(6)加温器连于喂养管上(一般温度调节在 37～40 ℃)。

(7)核对。

(8)输注完毕,温水冲洗喂养管。

(9)包裹、固定胃肠营养管。

(10)协助患者取适宜卧位,整理床单位。

(11)整理用物,按医疗垃圾分类处理用物。

(12)擦拭治疗车。

(13)洗手、记录、确认医嘱。

(四)注意事项

(1)营养液现用现配,24 小时内用完。

(2)长期留置胃肠营养管者,每天用油膏涂擦鼻腔黏膜,每天进行口腔护理。

(3)输注前后或经胃肠营养管注入药物后均用温水冲洗胃肠营养管。

(4)定期(或按照说明书)更换胃肠营养管,对胃造口、空肠造口者,保持造口周围皮肤干燥、清洁。

(5)避免空气入胃,引起胀气。

(6)加温器放到合适的位置,以免烫伤患者。

(7)抬高床头,避免患者平卧引起误吸。

(8)观察并记录输注量以及输注中、输注后的反应。

(9)特殊用药前后用约 30 mL 温水冲洗胃肠营养管,药片或药丸经研碎、溶解后注入胃肠营养管。

(10)注意放置恰当的管路标识。

(五)评价标准

(1)患者和家属能够知晓护士告知的事项,对服务满意。

(2)操作规范、安全,动作娴熟。

二、肠外营养

(一)目的

通过静脉途径输注各种营养素,补充和维持患者的营养。

（二）操作前准备

1.告知患者和家属

操作目的、方法、注意事项、配合方法。

2.评估患者

（1）病情、意识状态、合作程度、营养状态。

（2）输液通路情况、穿刺点及其周围皮肤状况。

3.操作护士

着装整洁、修剪指甲、洗手、戴口罩。

4.物品准备

治疗车、穿刺盘、营养液、20 mL注射器、输液泵、营养袋、加温器、温水。必要时备插线板。

5.环境

整洁、安静。

（三）操作过程

（1）携用物至患者床旁，核对腕带及床头卡。

（2）协助患者取舒适卧位。

（3）固定输液泵，连接电源。

（4）营养袋挂于仪器架上，排气。

（5）打开输液泵门，固定输液管，关闭输液泵门。

（6）开机，设置输液速度及预输液量。

（7）将感应器固定在墨菲氏滴管上端。

（8）消毒皮肤，二次排气。

（9）穿刺，启动输液泵，妥善固定管路。

（10）整理床单位，协助患者取舒适卧位。

（11）整理用物，按医疗垃圾分类处理用物。

（12）擦拭治疗车。

（13）洗手、记录、确认医嘱。

（四）注意事项

（1）营养液宜现配现用，若营养液配制后暂时不输注，冰箱冷藏，输注前室温下复温后再输，保存时间不超过24小时。

（2）等渗或稍高渗溶液可经周围静脉输入，高渗溶液应从中心静脉输入，明确标识。

（3）如果选择中心静脉导管输注，注意管路维护。

（4）不宜从营养液输入的管路输血、采血。

（五）评价标准

（1）患者和家属能够知晓护士告知的事项，对服务满意。

（2）遵循查对制度，符合无菌技术、安全给药原则。

（3）操作过程规范，动作娴熟。

（曹玉娇）

第八节　无　菌　技　术

一、无菌包使用技术

(一)目的

保持已经灭菌的物品处于无菌状态。

(二)操作前准备

1.操作护士

着装整洁、修剪指甲、洗手、戴口罩。

2.物品准备

无菌包、无菌持物钳及容器、治疗盘。

3.操作环境

整洁、宽敞。

(三)操作步骤

(1)检查无菌包,核对名称、有效灭菌日期、化学指示胶带颜色、包布情况。

(2)打开无菌包,揭开化学指示胶带或系带,按原折叠顺序逐层打开。

(3)用无菌钳取出物品,放于指定的区域内。

(4)包内剩余物品,按原折痕包好。

(5)注明开包时间。

(6)包内物品一次全部取出时,将包托在手中打开,另一手将包布四角抓住,使包内物品妥善置于无菌区域内。

(7)整理用物。

(四)注意事项

(1)严格遵循无菌操作原则。

(2)无菌包置于清洁、干燥处,避免潮湿。

(3)打开包布时,手不可跨越无菌区,非无菌物品不可触及无菌面。

(4)注明开包日期,开启后的无菌包使用时间不超过 24 小时。

(五)评价标准

(1)遵循无菌操作原则。

(2)护士操作过程规范、准确。

二、戴无菌手套

(一)目的

执行无菌操作或者接触无菌物品时需戴无菌手套,以保护患者,预防感染。

(二)操作前准备

1.操作护士

着装整洁、修剪指甲、洗手、戴口罩。

2.物品准备

一次性无菌手套。

3.操作环境

整洁、宽敞。

(三)操作步骤

(1)检查无菌手套包装、有效期、型号。

(2)打开手套外包装。①分次取手套法:一手掀起口袋的开口处,另一手捏住手套翻折部分(手套内面)取出手套对准五指戴上。掀起另一只袋口,以戴着无菌手套的手指插入另一只手套的翻边内面,将手套戴好。②一次性取手套法:两手同时掀起口袋的开口处,分别捏住两只手套的翻折部位,取出手套。将两手套五指对准,先戴一只手,再以戴好手套的手指插入另一只手套的翻折内面,同法戴好。

(3)双手对合交叉调整手套位置,将手套翻边扣套在工作服衣袖外面。

(4)脱手套方法:①用戴着手套的手捏住另一只手套污染面的边缘将手套脱下。②戴着手套的手握住脱下的手套,用脱下手套的手捏住另一只手套清洁面(内面)的边缘,将手套脱下。③用手捏住手套的里面丢至医疗垃圾桶内。

(5)整理用物,洗手。

(四)注意事项

(1)严格遵循无菌操作原则。

(2)戴无菌手套时,应防止手套污染。注意未戴手套的手不可触及手套的外面,戴手套的手不可触及未戴手套的手或者另一手套的里面。

(3)诊疗护理不同的患者之间应更换手套。

(4)脱手套时,应翻转脱下。

(5)脱去手套后,应按规定程序与方法洗手,戴手套不能替代洗手,必要时进行手消毒。

(6)操作时发现手套破损时,应及时更换。

(五)评价标准

(1)遵循无菌原则,符合无菌要求。

(2)操作过程规范、熟练。

(3)手套选择型号大小适宜,外观平整。

三、铺设无菌器械台

(一)目的

将无菌巾铺在清洁、干燥的器械台上,形成无菌区,放置无菌物品,以备手术使用。

(二)操作前准备

1.操作护士

着装整洁,修剪指甲,洗手,戴帽子、口罩。

2.物品准备

治疗车、无菌持物钳、无菌敷料包、器械包、手术衣及手术需要的物品。

3.操作环境

宽敞,洁净。

（三）操作过程

（1）核对、检查无菌包。

（2）打开无菌持物钳,标记开启时间。

（3）依次打开无菌敷料包、无菌器械包、无菌手术衣,分别铺置于治疗车上。

（4）用无菌持物钳夹取无菌手套置于手术衣旁。

（5）穿手术衣,戴无菌手套。

（6）整理台面,器械、敷料分别置于无菌台左、右侧。

（7）废弃物按医疗垃圾处理。

（四）注意事项

（1）严格执行无菌技术操作原则,预防交叉感染。

（2）无菌物品不超过器械台边缘。

（3）铺无菌台时身体须远离无菌区 10 cm 以上。

（4）无菌器械台边缘垂下的无菌单前侧比背侧长,无菌单垂缘至少 30 cm。

（五）评价标准

（1）符合无菌操作技术原则及查对制度。

（2）铺置无菌器械台顺序、方向正确。

（3）无菌器械台面平整,无菌物品摆放整齐、合理。

（4）移动无菌台方法正确。

（5）用物处理得当。

四、铺无菌盘

（一）目的

将无菌巾铺在清洁干燥的治疗盘内,形成无菌区,放置无菌物品,以供治疗时使用。

（二）操作前准备

1.操作护士

着装整洁、修剪指甲、洗手、戴口罩。

2.物品准备

治疗盘、无菌包、无菌持物钳及容器、无菌物品。

3.操作环境

整洁、宽敞。

（三）操作步骤

（1）检查无菌包,核对名称、有效灭菌日期、化学指示胶带颜色、包布情况。

（2）打开无菌包,使用无菌持物钳取出 1 块治疗巾,放于治疗盘内。

（3）剩余物品按原折痕包好,注明开包日期及时间。

（4）将无菌治疗巾双折平铺于治疗盘内,将上层呈扇形折叠到对侧,边缘向外。

（5）放入无菌物品。

（6）将上层盖于物品上,上下层边缘对齐,开口处向上翻折,两侧边缘向下翻折。

（7）注明铺盘日期及时间。

（8）整理用物。

（四）注意事项

（1）严格遵循无菌操作原则。

（2）铺无菌盘区域清洁干燥,无菌巾避免潮湿、污染。

（3）不可跨越无菌区,非无菌物品不可触及无菌面。

（4）注明铺无菌盘的日期、时间,无菌盘有效期为 4 小时。

（五）评价标准

（1）遵循无菌技术原则。

（2）操作轻巧、熟练、规范。

（3）用物放置符合节力及无菌要求。

（4）无菌物品摆放合理,折边外观整齐。

（蒋文婷）

第九节 排 痰 技 术

一、有效排痰法

（一）目的

对不能有效咳痰的患者进行叩背,协助排出肺部分泌物,保持呼吸道通畅。

（二）操作前准备

1.告知患者

操作目的、方法、注意事项、配合方法。

2.评估患者

（1）病情、意识状态、咳痰能力、影响咳痰的因素、合作能力。

（2）痰液的颜色、性质、量、气味。

（3）肺部呼吸音情况。

3.操作护士

着装整洁、修剪指甲、洗手、戴口罩。

4.物品准备

听诊器、隔离衣、快速手消毒剂,必要时备雾化面罩、雾化液。

5.环境

整洁、安静。

（三）操作步骤

（1）穿隔离衣,核对腕带及床头卡。

(2)协助患者取侧卧位或坐位。

(3)叩击患者胸背部,手指合拢呈杯状由肺底自下而上、自外向内叩击。

(4)叩背后,嘱患者缓慢深呼吸用力咳出痰液。

(5)听诊肺部呼吸音清。

(6)协助患者清洁口腔。

(7)整理床单位,协助患者取舒适卧位。

(8)整理用物,脱隔离衣。

(9)洗手、记录,确认医嘱。

(四)注意事项

(1)注意保护胸、腹部伤口,合并气胸、肋骨骨折时禁做叩击。

(2)根据患者体型、营养状况、耐受能力,合理选择叩击方式、时间和频率。

(3)操作过程中密切观察患者意识及生命体征变化。

(五)评价标准

(1)患者能够知晓护士告知的事项,对服务满意。

(2)操作过程规范、安全,动作娴熟。

二、经鼻或经口腔吸痰

(一)目的

充分吸出痰液,保持患者呼吸道通畅,确保患者安全。

(二)操作前准备

1.告知患者和家属

操作目的、方法、注意事项、配合方法。

2.评估患者

(1)病情、意识状态、生命体征、承受能力、合作程度。

(2)双肺呼吸音、痰鸣音、氧疗情况、SpO_2、咳嗽能力。

(3)痰液的性状。

(4)义齿、口腔及鼻腔状况。

3.操作护士

着装整洁、修剪指甲、洗手、戴口罩。

4.物品准备

治疗车、治疗盘、吸痰包、一次性吸痰管、灭菌注射用水、负压吸引装置一套、隔离衣、快速手消毒剂、污物桶、消毒桶;必要时备压舌板、开口器、舌钳、口咽通气道、听诊器。

5.环境

整洁、安静。

(三)操作过程

(1)穿隔离衣,携用物至患者床旁,核对腕带及床头卡。

(2)协助患者取适宜卧位,取下活动义齿。

(3)连接电源,打开吸引器,调节负压吸引压力 20.0～26.7 kPa(150～200 mmHg)。

(4)戴一次性无菌手套,连接吸痰管。

（5）吸痰管经口或鼻插入气道（进管时阻断负压），边旋转边向上提拉，每次吸痰时间不超过15秒。

（6）吸痰过程中密切观察患者生命体征、血氧饱和度及痰液情况，听诊呼吸音。

（7）吸痰结束，用手上的一次性手套包裹吸痰管，丢入污物桶。

（8）冲洗管路。

（9）整理床单位，协助患者取安全、舒适体位。

（10）整理用物，按医疗垃圾分类处理用物；消毒仪器及管路。

（11）脱隔离衣，擦拭治疗车。

（12）洗手、记录、确认医嘱。

（四）注意事项

（1）观察患者生命体征、血氧饱和度变化及痰液情况，并准确记录。

（2）遵循无菌原则，插管动作轻柔。吸痰管到达适宜深度前避免负压，逐渐退出的过程中提供负压。

（3）选择粗细、长短、质地适宜的吸痰管。

（4）按需吸痰，每次吸痰时均须更换吸痰管。

（5）患者痰液黏稠时可以配合翻身叩背、雾化吸入，患者发生缺氧症状时如发绀、心率下降应停止吸痰，休息后再吸。

（6）吸痰过程中，鼓励并指导清醒患者深呼吸，进行有效咳嗽。

（五）评价标准

（1）患者和家属能够知晓护士告知的事项，并能配合操作。

（2）遵循无菌原则、消毒隔离制度。

（3）操作过程规范、安全、有效，动作轻柔。

三、气管插管吸痰

（一）目的

充分吸出痰液，保持患者呼吸道通畅。

（二）操作前准备

1.告知患者和家属

操作目的、方法、注意事项、配合方法。

2.评估患者

（1）病情、意识状态、合作程度。

（2）心电监护及管路状况。

3.操作护士

着装整洁、修剪指甲、洗手、戴口罩。

4.物品准备

治疗车、负压吸引装置一套、一次性吸痰管、无菌生理盐水、隔离衣、快速手消毒剂、污物桶、消毒桶。

5.环境

安静、整洁。

（三）操作过程

（1）穿隔离衣,携用物至患者床边,核对患者腕带及床头卡。

（2）协助患者取仰卧位,头偏向操作者侧。

（3）吸痰前给予2分钟纯氧吸入。

（4）连接电源,打开吸引器,调节负压吸引压力20.0～26.7 kPa(150～200 mmHg)。

（5）戴一次性无菌手套,连接吸痰管。

（6）正确开放气道,迅速将吸痰管插入至适宜深度,边旋转边向上提拉,每次吸痰时间不超过15秒。

（7）观察患者生命体征、血氧饱和度变化,痰液的性状、量及颜色,听诊呼吸音。

（8）吸痰结束后再给予纯氧吸入2分钟。

（9）吸痰管用手上的一次性手套包裹,丢入污物桶。

（10）冲洗管路并妥善放置。

（11）整理床单位,协助患者取安全、舒适体位。

（12）整理用物,按医疗垃圾分类处理用物。

（13）脱隔离衣,擦拭治疗车。

（14）洗手、记录、确认医嘱。

（四）注意事项

（1）观察患者生命体征及呼吸机参数变化,如呼吸道被痰液堵塞、窒息,发生应立即吸痰。

（2）遵循无菌原则,每次吸痰时均须更换吸痰管,应先吸气管内,再吸口鼻处。

（3）吸痰前整理呼吸机管路,倾倒冷凝水。

（4）掌握适宜的吸痰时间。呼吸道管路每周更换消毒1次,发现污染严重,随时更换。

（5）注意吸痰管插入是否顺利,遇有阻力时,应分析原因,不得粗暴操作。

（6）选择型号适宜的吸痰管,吸痰管外径应≤气管插管内径的1/2。

（7）吸痰过程中,鼓励并指导清醒患者深呼吸,进行有效咳痰。

（五）评价标准

（1）患者和家属能够知晓护士告知的事项,并能配合操作。

（2）遵循无菌技术、标准预防、消毒隔离原则。

（3）护士操作过程规范、安全、有效。

四、排痰机使用

（一）目的

协助排除肺部痰液,预防、减轻肺部感染。

（二）操作前准备

1.告知患者

操作目的、方法、注意事项、配合方法。

2.评估患者

（1）病情、意识状态、耐受能力、心理反应、合作程度。

（2）胸部皮肤情况及肺部痰液分布情况。

3.操作护士

着装整洁、修剪指甲、洗手、戴口罩。

4.物品准备

振动排痰机、叩击头套、快速手消毒剂。

5.环境

整洁、安静、私密。

(三)操作步骤

(1)携用物至患者床旁,核对腕带及床头卡。

(2)协助患者取适宜体位。

(3)连接振动排痰机电源,开机。

(4)调节强度、频率。

(5)选择排痰模式(自动和手动),定时。

(6)安装适宜的叩击头及套。

(7)叩击头振动后,方可放于胸部背部及前后两侧并给予适当的压力治疗。

(8)治疗结束,撤除叩击头套。

(9)整理床单位,协助患者取安全、舒适卧位。

(10)整理用物,按医疗垃圾分类处理用物。

(11)洗手、记录、确认医嘱。

(四)注意事项

(1)注意皮肤感染、胸部肿瘤、心内附壁血栓、严重心房颤动、心室颤动、急性心肌梗死、不能耐受振动的患者禁忌使用。

(2)密切监测患者病情变化,如患者感到不适,应及时停止治疗。

(3)应将叩击头置于叩击部位不动,持续数秒,再更换叩击部位,或叩击头缓慢在身体表面移动,要避免快速移动,以免影响治疗效果。

(4)根据患者情况选择治疗时间,一般为5～10分钟。

(五)评价标准

(1)患者和家属能够知晓护士告知的事项,对服务满意。

(2)注意观察患者肺部情况。

(3)护士操作过程规范、准确。

(刘佳静)

第十节 氧 疗 技 术

一、鼻导管或面罩吸氧

(一)目的

纠正各种原因造成的缺氧状态,提高患者血氧含量及动脉血氧饱和度。

（二）操作前准备

1.告知患者

操作目的、方法、注意事项、配合方法。

2.评估患者

（1）病情、意识、呼吸状态、缺氧程度、心理反应、合作程度。

（2）鼻腔状况：有无鼻息肉、鼻中隔偏曲或分泌物阻塞等情况。

3.操作护士

着装整洁、修剪指甲、洗手、戴口罩。

4.物品准备

治疗车、一次性吸氧管或吸氧面罩、湿化瓶、蒸馏水、氧流量表、水杯、棉签、吸氧卡、笔、快速手消毒剂、污物桶、消毒桶。

5.环境

安全、安静、整洁。

（三）操作过程

（1）携用物至患者床旁，核对腕带及床头卡。

（2）协助患者取适宜体位。

（3）清洁双侧鼻腔。

（4）正确安装氧气装置，管路或面罩连接紧密，确定氧气流出通畅。

（5）根据病情调节氧流量。

（6）固定吸氧管或面罩。

（7）填写吸氧卡。

（8）用氧过程中密切观察患者呼吸、神志、氧饱和度及缺氧程度改善情况等。

（9）整理床单位，协助患者取舒适卧位。

（10）整理用物，按医疗垃圾分类处理用物。

（11）擦拭治疗车。

（12）洗手、记录、确认医嘱。

（四）注意事项

（1）保持呼吸道通畅，注意气道湿化。

（2）保持吸氧管路通畅，无打折、分泌物堵塞或扭曲。

（3）面罩吸氧时，检查面部、耳郭皮肤受压情况。

（4）吸氧时先调节好氧流量再与患者连接，停氧时先取下鼻导管或面罩，再关闭氧流量表。

（5）注意用氧安全，尤其是使用氧气筒给氧时注意防火、防油、防热、防震。

（6）长期吸氧患者，湿化瓶内蒸馏水每天更换一次，湿化瓶每周浸泡消毒 1 次，每次 30 分钟，然后洗净、待干、备用。

（7）新生儿吸氧应严格控制用氧浓度和用氧时间。

（五）评价标准

（1）患者能够知晓护士告知的事项，对服务满意。

（2）操作过程规范、安全，动作娴熟。

二、一次性使用吸氧管(OT-MI 人工肺)

(一)目的

纠正各种原因造成的缺氧状态,提高患者血氧含量及动脉血氧饱和度。

(二)操作前准备

1.告知患者和家属

操作目的、方法、注意事项、配合方法。

2.评估患者

(1)病情、意识、缺氧程度、呼吸、自理能力、合作程度。

(2)鼻腔状况。

3.操作护士

着装整洁、修剪指甲、洗手、戴口罩。

4.物品准备

治疗车、氧流量表、人工肺、水杯、棉签、快速手消毒剂、吸氧卡、笔,必要时备吸氧面罩。

5.环境

安静、整洁。

(三)操作过程

(1)携用物至患者床旁,核对腕带及床头卡。

(2)协助患者取舒适卧位。

(3)正确安装氧气装置。

(4)清洁鼻腔。

(5)根据病情调节氧流量。

(6)吸氧并固定吸氧管或面罩。

(7)观察患者缺氧改善情况。

(8)整理床单位,协助患者取舒适、安全卧位。

(9)整理用物,按医疗垃圾分类处理用物。

(10)擦拭治疗车。

(11)洗手、签字、确认医嘱。

(四)注意事项

(1)保持呼吸道通畅,注意气道湿化。

(2)保持吸氧管路通畅,无打折、分泌物堵塞或扭曲。

(3)面罩吸氧时,检查面部、耳郭皮肤受压情况。

(4)吸氧时先调节好氧流量再与患者连接,停氧时先取下鼻导管或面罩,再关闭氧流量表。

(5)注意用氧安全,尤其是使用氧气筒给氧时注意防火、防油、防热、防震。

(6)新生儿吸氧应严格控制用氧浓度和用氧时间。

(五)评价标准

(1)患者和家属能够知晓护士告知的事项,并能配合,对服务满意。

(2)操作过程规范、安全,动作娴熟。

(王琳琳)

第十一节 铺 床 技 术

一、备用床

(一)目的

保持病室整洁,准备接收新患者。

(二)操作前准备

1.操作护士

着装整洁,修剪指甲,洗手,戴口罩。

2.物品准备

床、床垫、床褥、棉被或毛毯、枕芯、床罩、床单、被套、枕套。

3.环境

整洁、安静。

(三)操作过程

(1)移开床旁桌椅于适宜位置。

(3)用物按使用顺序放于床旁椅上。

(3)检查床垫。

(4)将床褥齐床头平放于床垫上,并铺平。

(5)铺床单或床罩。

(6)将棉被或毛毯套入被套内。

(7)两侧内折后与床内沿平齐。

(8)尾端塞于床垫下。

(9)套枕套,将枕头平放于床头正中。

(10)移回床旁桌、椅。

(11)处理用物后,洗手。

(四)注意事项

(1)注意省时、节力,防止职业损伤。

(2)铺床时,病室内无患者进食或治疗。

(五)评价标准

(1)用物准备齐全。

(2)床单位整洁、美观。

二、麻醉床

(一)目的

便于接收和护理麻醉手术后的患者;使患者安全、舒适、预防并发症。

（二）操作前准备

1.评估患者

诊断、病情、手术和麻醉方式。

2.操作护士

着装整洁、修剪指甲、洗手、戴口罩。

3.物品准备

（1）床上用物：床垫、床褥、棉被或毛毯、枕芯、床罩、一次性中单、被套、枕套。

（2）麻醉护理盘：治疗巾、开口器、舌钳、通气导管、牙垫、弯盘、吸氧管、吸痰管、棉签、压舌板、镊子、纱布。

（3）其他：心电监护仪、听诊器、血压计、吸氧装置、吸痰装置、生理盐水、手电筒、胶布、护理记录单、笔、输液架。

4.环境

安静、整洁。

（三）操作过程

（1）移开床旁桌椅于适宜位置。

（2）用物按使用顺序放于床旁椅上。

（3）从床头至床尾铺平床褥后，铺上床罩、根据患者手术麻醉情况和手术部位铺中单。

（4）将棉被或毛毯套入被套内。

（5）盖被尾端向上反折，齐床尾。

（6）将背门一侧盖被塞于床垫下，对齐床沿。

（7）将近门一侧盖被边缘向上反折，对齐床沿。

（8）套枕套后，将枕头横立于床头正中。

（9）移回床旁桌、椅。

（10）处理用物。

（11）洗手。

（四）注意事项

（1）注意省时、节力，防止职业损伤。

（2）枕头平整、充实。

（3）病室及床单位整洁、美观。

（五）评价标准

（1）用物准备齐全。

（2）操作过程规范，符合省时、省力原则。

（3）床单位整洁、美观、符合术后护理要求。

三、卧床患者更换床单

（一）目的

为卧床患者更换床单，保持清洁，增进舒适。

（二）操作前准备

1.告知患者

更换床单的目的及过程,教会患者配合方法。

2.评估患者

（1）病情、意识、身体移动能力及合作程度。

（2）有无肢体活动障碍、偏瘫和骨折。

（3）有无引流管、输液管及伤口,有无尿便失禁。

（4）年龄、性别、体重、心理状态与需求。

3.操作护士

着装整洁、仪表端庄、洗手、戴口罩。

4.物品准备

护理车、清洁的大单、一次性中单、被套、枕套、床刷及半湿状布套、污衣袋等。

5.环境

安静、整洁。

（三）操作过程

（1）根据需要移开床旁桌椅。

（2）松开固定在床单上的各种引流管,防止引流管脱落。

（3）移枕头,协助患者移向对侧。

（4）松开近侧各层床单,将其上卷于中线处塞于患者身下。

（5）扫床。

（6）按序依次铺近侧各层床单。

（7）移枕头,协助患者移至近侧。

（8）同法,铺另一侧。

（9）整理盖被,更换枕套。

（10）固定引流管。

（11）协助患者取舒适卧位,必要时上床挡。

（12）整理用物,洗手。

（四）注意事项

（1）保证患者安全,体位舒适。

（2）注意节力。

（3）注意观察病情变化。

（五）评价标准

（1）用物准备齐全。

（2）操作过程规范,符合省时、省力原则。

（3）床单位整洁、美观、患者安全舒适。

（刘桂军）

第二章 神经内科护理

第一节 三叉神经痛

三叉神经痛是一种原因未明的三叉神经分布区内闪电样反复发作的剧痛,不伴三叉神经功能破坏的症状,又称为原发性三叉神经痛。

一、病理生理

三叉神经感觉根切断术活检可见神经节细胞消失、炎症细胞浸润,神经鞘膜不规则增厚、髓鞘瓦解,轴索节段性蜕变、裸露、扭曲、变形等。

二、病因与诱因

原发性三叉神经痛病因尚未完全明确,周围学说认为病变位于半月神经节至脑桥间部分,是由多种原因引起的压迫所致;中枢学说认为三叉神经痛为一种感觉性癫痫样发作,异常放电部位可能在三叉神经脊束核或脑干。

发病机制迄今仍在探讨之中。较多学者认为是各种原因引起三叉神经局部脱髓鞘产生异位冲动,相邻轴索纤维伪突触形成或产生短路,轻微痛觉刺激通过短路传入中枢,中枢传出冲动亦通过短路传入,如此叠加造成三叉神经痛发作。

三、临床表现

(1)70%～80%的病例发生在 40 岁以上,女性稍多于男性,多为一侧发病。

(2)以面部三叉神经分布区内突发的剧痛为特点,似触电、刀割、火烫样疼痛,以面颊部、上下颌或舌疼痛最明显;口角、鼻翼、颊部和舌等处最敏感,轻触、轻叩即可诱发,故有"触发点"或"扳机点"之称。严重者洗牙、刷牙、谈话、咀嚼都可以诱发,以致不敢做这些动作。发作时患者常常双手紧握拳或握物,或用力按压痛部,或用手擦痛部,以减轻疼痛。因此,患者多出现面部皮肤粗糙,色素沉着,眉毛脱落等现象。

(3)每次发作从数秒至 2 分钟。其发作来去突然,间歇期完全正常。

(4)疼痛可固定累及三叉神经的某一分支,尤其以第二、三支多见,也可以同时累及两支,同时三支受累者少见。

（5）病程可呈周期性，开始发作次数较少，间歇期长，随着病程进展使发作逐渐频繁，间歇期缩短，甚至整日疼痛不止。本病可以缓解，但极少自愈。

（6）原发性三叉神经痛者神经系统检查无阳性体征。继发性三叉神经疼痛，多伴有其他脑神经及脑干受损的症状及体征。

四、辅助检查

（一）螺旋 CT 检查

螺旋 CT 检查能更好地显示颅底三孔区正常和病理的颅脑组织结构和骨质结构。对于发现和鉴别继发性三叉神经痛的原因及病变范围尤为有效。

（二）MRI 综合成像

快速梯度回波（FFE）加时间飞跃法即 TOF 法技术。它可以同时兼得三叉神经和其周围血管的影像，已作为 MRI 对于三叉神经痛诊断和鉴别诊断的首选检查。

五、治疗

（一）药物治疗

首选卡马西平，开始为 0.1 g，2 次/天，随后每天增加 0.1 g，最大剂量不超过 1.0 g/d。直到疼痛消失，然后再逐渐减量，最小有效维持剂量常为 0.6～0.8 g/d。如卡马西平无效，可考虑苯妥英钠 0.1 g，口服 3 次/天。如卡马西平与苯妥英钠均无效，可试用氯硝西泮 6～8 mg/d 口服。40%～50% 患者可有效控制发作，25% 患者疼痛明显缓解。可同时服用大剂量维生素 B_{12}，1 000～2 000 μg，肌内注射，2～3 次/周，4～8 周为 1 个疗程，部分患者疼痛可缓解。

（二）经皮半月神经节射频电凝治疗法

采用射频电凝治疗对大多数患者有效，可缓解疼痛数月至数年。但可致面部感觉异常、角膜炎、复视、咀嚼无力等并发症。

（三）封闭治疗

药物治疗无效者可行三叉神经纯乙醇或甘油封闭治疗。

（四）手术治疗

以上治疗长达数年无效且又能耐受开颅手术者，可考虑三叉神经终末支或半月神经节内感觉支切断术，或行微血管减压术。手术治疗虽然止痛疗效良好，但也有可能失败，或产生严重的并发症，术后复发，甚至有生命危险等。因此，只有经过上述几种治疗后仍无效且剧痛难忍者才考虑手术治疗。

六、护理评估

（一）一般评估

1.生命体征

一般无特殊。

2.患者的主诉

有无三叉神经痛的临床表现。

3.相关记录

患者神志、年龄、性别、体重、体位、饮食、睡眠、皮肤等记录结果。尤其疼痛的评估,包括对疼痛程度、疼痛控制及疼痛不良作用的评估。主要包括以下 3 个方面。

(1)疼痛强度的单维测量。

(2)疼痛分成感觉强度和不愉快两个维度来测量。

(3)对疼痛经历的感觉、情感及认知评估方面的多维评估。

(二)身体评估

1.头颈部

(1)角膜反射:患者向一侧注视,用捻成细束的棉絮由外向内轻触角膜,反射动作为双侧直接和间接的闭眼活动。角膜反射可以受多种病变的影响。如一侧三叉神经受损造成角膜麻木时,刺激患侧角膜则双侧均无反应,而在做健侧角膜反射时,仍可引起双侧反应。

(2)腭反射:用探针或棉签轻刺软腭弓、咽腭弓边缘,正常时可引起腭帆上提,伴恶心或呕吐反应。当一侧反射消失,表明检查侧三叉神经、舌咽神经和迷走神经损害。

(3)眉间反射:用叩诊锤轻轻叩击两眉之间的部位,可出现两眼轮匝肌收缩和两眼睑闭合。一侧三叉神经及面神经损害,均可使该侧眉间反射减弱或消失。

(4)运动功能的评估:检查时,首先应注意观察患者两侧颞部及颌部是否对称,有无肌萎缩,然后让患者用力反复咬住磨牙,检查时双手掌按触两侧咬肌和颞肌,如肌肉无收缩,或一侧有明显肌收缩减弱,即有判断价值。另外可嘱患者张大口,观察下颌骨是否有偏斜,如有偏斜证明三叉神经运动支受损。

(5)感觉功能的评估:检查时,可用探针轻划(测触感)与轻刺(测痛感)患侧的三叉神经各分布区的皮肤与黏膜,并与健侧相比较。如果痛觉丧失时,需再做温度觉检查,以试管盛冷、热水测试。可用两支玻璃管分盛 0~10 ℃冷水和 40~50 ℃温水交替地接触患者的皮肤,请其报出"冷"和"热"。

2.胸部

无特殊。

3.腹部

无特殊。

4.四肢

无特殊。

(三)心理-社会评估

1.疾病知识

患者对疾病的性质、过程、防治及预后知识的了解程度。

2.心理状况

了解疾病对其日常生活、学习和工作的影响,患者能否面对现实、适应角色转变,有无人格改变、反应迟钝、记忆力及计算力下降或丧失等精神症状。

3.社会支持系统

了解家庭的组成、经济状况、文化教育背景;家属对患者的关心、支持及对患者所患疾病的认识程度;了解患者的工作单位或医疗保险机构所能承担的帮助和支持情况;患者出院后的继续就医条件,居住地的社区保健资源或继续康复治疗的可能性。

(四)辅助检查结果的评估

1.常规检查

一般无特殊,注意监测肝肾功能有无异常。

2.头颅CT

颅底三孔区的颅脑组织结构和骨质结构有无异常。

3.MRI综合成像

三叉神经和其周围血管的影像有无异常。

(五)常用药物治疗效果的评估

1.卡马西平

(1)用药剂量、时间、方法的评估与记录。

(2)不良反应的评估:头晕、嗜睡、口干、恶心、消化不良等,多可消失。出现皮疹、共济失调、昏迷、肝功能受损、心绞痛、精神症状时需立即停药。

(3)血液系统毒性反应的评估:本药最严重的不良反应,但较少见,可产生持续性白细胞计数减少、单纯血小板计数减少及再生障碍性贫血。

2.苯妥英钠

(1)服用药物的具体情况:是否餐后服用,主要剂型、剂量与持续用药时间。

(2)不良反应的评估:本品不良反应小,长期服药后常见眩晕、嗜睡、头晕、恶心、呕吐、厌食、失眠、便秘、皮疹等反应,亦可有变态反应。有时有牙龈增生(儿童多见,使用钙盐可减轻),偶有共济失调、白细胞数减少、巨细胞贫血、神经性震颤;严重时有视力障碍及精神错乱、紫癜等。长期服用可引起骨质疏松,孕妇服用有可能致胎儿畸形。

3.氯硝西泮

(1)服用药物的具体情况:是否按时服用,主要剂型、剂量与持续用药时间。

(2)不良反应的评估:最常见的不良反应为嗜睡和步态不稳及行为紊乱,老年患者偶见短暂性精神错乱,停药后消失。偶有一过性头晕、全身瘙痒、复视等不良反应。对孕妇及闭角性青光眼患者禁用。对肝肾功能有一定的损害,故对肝、肾功能不全者应慎用或禁用。

七、护理诊断

(一)疼痛

面颊、上下颌及舌疼痛,与三叉神经受损(发作性放电)有关。

(二)焦虑

与疼痛反复、频繁发作有关。

八、护理措施

(一)避免发作诱因

由于本病为突然、反复发作的阵发性剧痛,患者非常痛苦,加之咀嚼、哈欠和讲话均可能诱发,患者常不敢洗脸、刷牙、进食和大声说话等,故表现为面色憔悴、精神抑郁和情绪低落,应指导患者保持心情愉快、生活有规律、合理休息、适度娱乐;选择清淡、无刺激的饮食,严重者可进食流质;帮助患者尽可能减少刺激因素,如保持周围环境安静、室内光线柔和,避免因周围环境刺激而产生焦虑情绪,以致诱发或加重疼痛。

（二）疼痛护理

观察患者疼痛的部位、性质，了解疼痛的原因与诱因；与患者讨论减轻疼痛的方法与技巧，鼓励患者运用指导式想象、听轻音乐、阅读报纸、杂志等分散注意力，以达到精神放松、减轻疼痛的目的。

（三）用药护理

指导患者遵医嘱正确服用止痛药，并告知药物可能出现的不良反应，如服用卡马西平应先行血常规检查以了解患者的基本情况，用药2个月内应每2周检查血常规1次。如无异常情况，以后每3个月检查血常规1次。

（四）就诊指标

出现头晕、嗜睡、口干、恶心、步态不稳、肝功能损害、皮疹和白细胞计数减少及时就医；患者不要随意更换药物或自行停药。

九、护理效果评价

（1）患者疼痛程度得到有效控制，达到预定疼痛控制目标。

（2）患者能正确认识疼痛并主动参与疼痛治疗护理。

（3）患者不舒适被及时发现，并予以相应处理。

（4）患者掌握相关疾病知识，遵医行为好。

（5）患者对治疗效果满意。

（王琳琳）

第二节　吉兰-巴雷综合征

吉兰-巴雷综合征（GBS）又称急性感染性脱髓鞘性多发性神经病，是可能与感染有关和免疫机制参与的急性特发性多发性神经病。临床上表现为四肢弛缓性瘫痪，末梢型感觉障碍和脑脊液蛋白细胞分离等。本病确切病因不清，可能与空肠弯曲菌感染有关；或是机体免疫发生紊乱，产生针对周围神经的免疫应答，引起周围神经脱髓鞘。本病年发病率为（0.6～1.9）/10万，我国尚无系统的流行病学资料。

一、诊断

（一）病史采集要点

1.起病情况

以儿童或青少年多见，急性或亚急性起病，数天或2周内达高峰。需要耐心分析，争取掌握比较确切的起病时间，了解病情进展情况。

2.主要临床表现

主要临床表现为运动、感觉和自主神经损害。肢体弛缓性瘫痪，从下肢远端向上发展，至上肢并累及脑神经（也可以首发症状为双侧周围性面瘫）。感觉异常如烧灼感、麻木、疼痛等，以远端为主。自主神经紊乱症状明显，如心律失常、皮肤营养障碍等，但大多患者不会出现尿、便障碍，严重患者或可有。

3.既往史

若发现可能致病的原因有较大意义。如起病前1～4周有无胃肠或呼吸道感染症状,有无疫苗接种史,或者外科手术史,有无明显诱因。

(二)体格检查要点

1.一般情况

精神疲乏,若感染严重者,可有不同程度的发热。窦性心动过速,血压不稳定,出汗多,皮肤红肿及营养障碍。

2.神经系统检查

神志清,高级神经活动正常。脑神经以双侧周围性面瘫、延髓性麻痹为主,四肢呈弛缓性瘫痪,末梢型感觉障碍,大、小便功能障碍多不明显。

(三)门诊资料分析

1.血常规

白细胞数量轻度升高或正常。

2.生化

血钾含量正常。

3.病史和检查

可见患者有运动、感觉和自主神经障碍,因此,定位在周围神经病变。起病前有感染等病史,考虑为感染性或自身免疫性疾病,应进一步检查感染和免疫相关指标以确诊。

(四)进一步检查项目

1.腰穿

脑脊液蛋白细胞分离是本病特征性表现,蛋白含量增高而细胞数正常,出现在起病后2～3周,但在第1周正常。

2.肌电图

发现运动和感觉神经传导速度明显减慢,有失神经或轴索变性的肌电改变。脱髓鞘病变呈节段性和斑点状特点,可能某一神经感觉传导速度正常,另一神经异常,因此,早期要检查多根神经。发病早期可能只有F波或H反射延迟或消失。

二、鉴别诊断

(一)低血钾型周期性瘫痪

本病一般有甲状腺功能亢进症、低血钾病史。起病快(数小时～1天),恢复也快(2～3天)。四肢弛缓性瘫痪,无呼吸肌麻痹和脑神经受损,无感觉障碍。脑脊液没有蛋白细胞分离。血钾低,补钾有效。有既往发作史。

(二)脊髓灰质炎

本病为脊髓前角病变,没有感觉障碍和脑神经受损。多在发热数天后,体温未恢复正常时出现瘫痪,通常只累及一侧肢体。但本病起病后3周可见脑脊液蛋白细胞分离。

(三)重症肌无力

本病为神经肌肉接头病变,主要累及骨骼肌,因此,没有感觉障碍和自主神经症状。症状呈波动性,晨轻暮重。疲劳试验和肌电图有助于临床诊断。

三、治疗

（一）治疗原则

（1）尽早明确诊断，及时治疗。

（2）根据病情的严重程度进行分型，合理制订治疗方案。

（3）治疗过程中应密切观察病情，注意药物毒副作用。

（4）积极预防和控制感染及消化道出血等症。

（5）早期康复训练对功能恢复有重要意义，同时可提高患者自信心，观察治疗效果。

（二）治疗计划

1.基础治疗（对症支持治疗）

（1）辅助呼吸：患者气促，血氧饱和度降低，动脉血氧分压下降至 9.3 kPa（70 mmHg）以下，可进行气管插管，呼吸机辅助呼吸，必要时气管切开。加强护理，保持呼吸道通畅，定时翻身、叩背，雾化吸入，吸痰等。

（2）重症患者持续心电监护，窦性心动过速通常无须处理。血压高时可予小剂量降压药，血压低时可予扩容等。

（3）穿长弹力袜，预防深静脉血栓。

（4）保持床单平整，勤翻身，预防压疮。

（5）吞咽困难者可予鼻饲，以免食物误入气管导致窒息。

（6）尿潴留可加压按压腹部，无效时可留置尿管。便秘可用大黄苏打片、番泻叶等。出现肠梗阻时应禁食，并请外科协助治疗。

（7）出现疼痛，可予非阿片类镇痛药或试用卡马西平。

（8）早期开始康复治疗，包括肢体被动和主动运动，防止挛缩，用夹板防止足下垂畸形，以及针灸、按压、理疗和步态训练等。

2.特异治疗（病因治疗）

（1）血浆置换：按每千克体重 40 mL 或 1～1.5 倍血浆容量计算每次交换血浆量，可用 5% 清蛋白复原血容量，减少使用血浆的并发症。轻、中、重患者每周应分别做 2 次、4 次和 6 次。主要禁忌证是严重感染、心律失常、心功能不全及凝血系统疾病等。

（2）免疫球蛋白静脉滴注（IVIG）：成人按 0.4 g/（kg·d）剂量，连用 5 天，尽早使用或在呼吸肌麻痹之前使用。禁忌证是先天性 IgA 缺乏，因为免疫球蛋白制品含少量 IgA，此类患者使用后可导致 IgA 致敏，再次应用可发生变态反应。常见不良反应有发热、面红等，减慢输液速度即可减轻。引起肝功能损害者，停药 1 个月即可恢复。

（3）以上两种方法是治疗吉兰-巴雷综合征的首选方法，可消除外周血免疫活性细胞、细胞因子和抗体等，减轻神经损害。尽管两种治疗费用昂贵，但是严重病例或是进展快速病例，均应早期使用，可能减少辅助通气的费用和改变病程。

（4）激素通常认为对吉兰-巴雷综合征无效，并有不良反应。但是，在无经济能力或无血浆置换和 IVIG 医疗条件时，可试用甲泼尼龙 500 mg/d，静脉滴注，连用 5～7 天；或地塞米松 10 mg/d，静脉滴注，连用 7～10 天为 1 个疗程。

四、护理诊断

(一)呼吸困难

呼吸困难与病变侵犯呼吸肌,引起呼吸肌麻痹有关。

(二)有误吸的危险

这与病变侵犯脑神经,使得吞咽肌群无力有关。

(三)生活自理能力缺陷

其与运动神经脱髓鞘改变引起的四肢瘫痪有关。

(四)有失用综合征的危险

此与运动神经脱髓鞘改变引起的四肢瘫痪有关。

(五)皮肤完整性受损

其与运动神经脱髓鞘改变引起的四肢瘫痪有关。

(六)便秘

便秘与自主神经功能障碍及长期卧床有关。

(七)恐惧

恐惧与运动障碍引起的快速进展性四肢瘫,或呼吸肌麻痹引起呼吸困难带来的濒死感有关。

五、护理措施

(一)严密观察病情变化

患者因四肢瘫痪,躯干、肋间肌和膈肌麻痹而致呼吸困难,甚至呼吸肌麻痹。因此,应重点观察患者呼吸情况。如果出现呼吸肌群无力,表现为呼吸困难、咳痰无力、烦躁不安及口唇发绀等缺氧症状,应及时给予吸氧。必要时进行气管切开,使用人工呼吸机辅助呼吸。

(二)保持呼吸道通畅和防止并发症的发生

(1)能否保持患者呼吸道通畅是关系患者生命安危的关键。对已气管切开使用人工呼吸机的患者应采取保护性隔离。病室温度保持在 22～24 ℃,避免空气干燥,定时通风,保持室内空气新鲜。

(2)吸痰时要严格执行无菌操作,使用一次性吸痰管,操作前后洗手,防止交叉感染。

(3)每 2～3 小时翻身、叩背 1 次,气管内滴药,如 2‰碳酸氢钠,促进痰液排出。预防发生肺不张。

(4)气管切开伤口每天换药,并观察伤口情况。

(5)减少探视。

(三)防止压疮的发生

本病发病急骤,瘫痪肢体恢复缓慢,因此,久卧患者要每天擦洗 1～2 次,保持皮肤清洁。患者床褥干净、平整。每 2～3 小时翻身更换体位,以免局部受压过久。按压骨突处,促进局部血液循环。

(四)加强对瘫痪肢体的护理

GBS 患者瘫痪特点为四肢对称性瘫痪,患病早期应保持侧卧、仰卧时的良肢位,恢复期做好患者主动、被动训练,步态训练,以利于肢体功能恢复。

(五)生活护理

患者四肢瘫痪,气管切开不能讲话。因此,护理人员必须细致地了解患者的各项要求,做好患者口腔、皮肤、会阴部的护理。

（六）鼻饲护理

患者应进食营养丰富和易消化的食物。吞咽困难者可行鼻饲，以保证营养。鼻饲时应注意以下几点。

（1）鼻饲前将床头抬高30°。

（2）每次鼻饲前应回抽胃液，观察有无胃潴留、胃液颜色，并观察胃管有无脱出。

（3）每次鼻饲量不宜过多，在200～300 mL。

（4）鼻饲物的温度不宜过热，在38～40 ℃。

（5）速度不宜过快，15～20分钟，以防止呃逆。

（6）鼻饲之后，注入20 mL清水，清洗胃管。

（七）肠道护理

患者长期卧床肠蠕动减慢，常有便秘，应多饮水、多吃粗纤维的食物。可做腹部按压，按顺时针方向，必要时服用缓泻药，确保患者保持排便通畅。

（八）心理护理

要做好患者心理护理，介绍有关疾病的知识，鼓励患者配合医护人员的治疗，树立战胜疾病的信心，早日康复。

（九）健康教育

（1）指导患者养成良好的生活习惯，注意休息，保证充足的睡眠。

（2）指导患者坚持每天定时服药，不可随意更改药物剂量，定期复查。

（3）指导患者坚持活动和肢体功能锻炼，克服依赖心理，逐步做一些力所能及的事情。

（王琳琳）

第三节　面　神　经　炎

面神经炎是由茎乳孔内面神经非特异性炎症所致的周围性面瘫，又称为特发性面神经麻痹或称贝尔麻痹，是一种最常见的面神经瘫痪疾病。

一、病理生理

其早期病理改变主要为神经水肿和脱髓鞘病变，严重者可出现轴突变性，以茎乳孔和面神经管内部分尤为显著。

二、病因与诱因

面神经炎的病因尚未完全阐明。受凉、感染、中耳炎、茎乳孔周围水肿及面神经在面神经管出口处受压、缺血、水肿等均可引起发病。

三、临床表现

（1）本病任何年龄、任何季节均可发病，男性比女性略多。一般为急性发病，常于数小时或

1～3 天症状达到高峰。

(2)主要表现为一侧面部表情肌瘫痪,额纹消失,不能皱额蹙眉;眼裂闭合不能或闭合不完全;病侧鼻唇沟变浅,口角歪向健侧(露齿时更明显);吹口哨及鼓腮不能等。

(3)病初可有侧耳后麻痹或下颌角后疼痛。少数人可有茎乳孔附近及乳突压痛。面神经病变在中耳鼓室段者可出现说话时回响过度和病侧舌前 2/3 味觉缺失。影响膝状神经节者,除上述表现外,还出现病侧乳突部疼痛,耳郭与外耳道感觉减退,外耳道或鼓膜出现疱疹,称为 Hunt 综合征。

四、辅助检查

面神经传导检查对早期(起病 5～7 天)完全瘫痪者的预后判断是一项有用的检查方法,肌电图(EMG)检查表现为病侧诱发的肌电动作电位 M 波波幅明显下降,如为正常的 30% 或以上者,则可望在 2 月内完全恢复。如为 10%～29% 者,则需要 2～8 月才能恢复,且有一定程度的并发症;如仅为 10% 以下者,则需要 6～12 月才有可能恢复,并常伴有并发症(面肌痉挛等);如病后10 天内出现失神经电位,恢复时间将延长。

五、治疗

改善局部血液循环,减轻面部神经水肿,促使功能恢复。

(1)急性期应尽早使用糖皮质激素,可用泼尼松 30 mg 口服,1 次/天,或地塞米松静脉滴注10 mg/d,疗程 1 周左右,并用大剂量维生素 B_1、维生素 B_{12} 肌内注射,还可以采用红外线照射或超短波透热疗法。若为带状疱疹引起者,可口服阿昔洛韦 7～10 天。眼裂不能闭合者,可根据情况使用眼膏、眼罩,或缝合眼睑以保护角膜。

(2)恢复期可进行面肌的被动或主动运动训练,也可采用碘离子透入理疗、针灸、高压氧等治疗。

(3)2～3 个月后,对自愈较差的高危患者可行面神经减压手术,以争取恢复的机会。发病后1 年以上仍未恢复者,可考虑整容手术或面-舌下神经或面-副神经吻合术。

六、护理评估

(一)一般评估

1.生命体征

一般无特殊。体温升高常见于感染。

2.患者的主诉

(1)诱因:发病前有无受凉、感染、中耳炎。

(2)发作症状:发作时有无侧耳后麻痹或下颌角后疼痛,一侧面部表情肌瘫痪,额纹消失,不能皱额蹙眉;眼裂闭合不能或闭合不完全;病侧鼻唇沟变浅,口角歪向健侧(露齿时更明显);不能吹口哨及鼓腮。

(3)发病形式:是否急性发病,持续时间,症状的部位、范围、性质、严重程度等。

(4)既往检查、治疗经过及效果,是否有遵医嘱治疗。目前情况包括使用药物的名称、剂量、用法和有无不良反应。

3.其他

体质指数(BMI)、体位、皮肤黏膜、饮食状况及排便情况的评估和/或记录结果。口腔卫生评估:评估患者的口腔卫生清洁程度,患侧脸颊是否留有食物残渣。疼痛的评估:使用口诉言词评分法、数字等级评定量表、面部表情测量图对疼痛程度、疼痛控制及疼痛不良作用的评估。

(二)身体评估

1.头颈部

(1)外观评估:患侧额皱纹是否浅,眼裂是否增宽。鼻唇沟是否浅,口角是否低,口是否向健侧歪斜。

(2)运动评估:让患者做皱额、闭眼、吹哨、露齿、鼓气动作,比较两侧是否相等。

(3)味觉评估:让患者伸舌,检查者以棉签或毛笔蘸少许试液(醋、盐、糖等),轻擦于舌的前部,如有味觉可以手指预定符号表示,不能伸舌和讲话。先试可疑一侧再试健侧。每种味觉试验完毕时,需用温水漱口,一般舌尖对甜、咸味最敏感,舌后部对酸味最敏感。

2.胸部

无特殊。

3.腹部

无特殊。

4.四肢

无特殊。

(三)心理-社会评估

(1)了解患者对疾病知识(特别是预后)的了解。

(2)观察患者有无心理异常的表现,患者面部肌肉出现瘫痪,自身形象改变,容易导致其焦虑和急躁的情绪。

(3)了解其患者家庭经济状况,家属及社会支持程度。

(四)辅助检查结果的评估

1.常规检查

一般无特殊,注意监测体温、血常规有无异常。

2.面神经传导检查

有无异常。

(五)常用药物治疗效果的评估

以糖皮质激素为主要用药。

(1)服用药物的具体情况:是否餐后服用,主要剂型、剂量与持续用药时间。

(2)胃肠道反应评估:这是口服糖皮质激素最常见的不良反应,主要表现为上腹痛、恶心及呕吐等。

(3)出血评估:糖皮质激素可诱发或加剧胃和十二指肠溃疡的发生,严重时引起出血甚至穿孔。患者服药期间,应定期检测血常规和异常出血的情况。

(4)体温变化及其相关感染灶的表现:糖皮质激素对机体免疫反应有多个环节的抑制作用,削弱机体的抵抗力。容易诱发各种感染的发生,尤其是上呼吸道、泌尿道、皮肤(含肛周)的感染。

(5)神经、精神症状的评估:小剂量糖皮质激素可引起精神欣快感,而大剂量则出现兴奋、多语、烦躁不安、失眠、注意力不集中和易激动等精神症状,少数尚可出现幻觉、谵妄、昏睡等症状,也有企图自杀者,这种精神失常可迅速恶化。

七、护理诊断

（一）身体意象紊乱

与面神经麻痹所致口角歪斜等有关。

（二）疼痛

下颌角或乳突部疼痛，与面神经病变累及膝状神经节有关。

八、护理措施

（一）心理护理

患者突然出现面部肌肉瘫痪，自身形象改变，害怕遇见熟人，不敢出现在公共场所。容易导致焦虑、急躁情绪。应观察有无心理异常的表现，鼓励患者表达对面部形象改变后的心理感受和对疾病预后担心的真实想法；告诉患者本病大多预后良好，并介绍治愈病例，指导克服焦躁情绪和害羞心理，正确对待疾病，积极配合治疗；同时护士在与患者谈话时应语言柔和、态度和蔼亲切，避免任何伤害患者自尊的言行。

（二）休息与修饰指导

急性期注意休息，防风、防寒，尤其患侧耳后茎乳孔周围应予保护，预防诱发。外出时可戴口罩，系围巾，或使用其他改善自身形象的恰当修饰。

（三）饮食护理

选择清淡饮食，避免粗糙、干硬、辛辣食物，有味觉障碍的患者应注意食物的冷热度，以防烫伤口腔黏膜；指导患者饭后及时漱口，清除口腔患侧滞留食物，保持口腔清洁，预防口腔感染。

（四）预防眼部并发症

眼睑不能闭合或闭合不全者予以眼罩、眼镜遮挡及点眼药等保护，防止角膜炎、溃疡。

（五）功能训练

指导患者尽早开始面肌的主动运动与被动运动。只要患侧面部能运动，就应进行面肌功能训练，可对着镜子做皱眉、举额、闭眼、露齿、鼓腮和吹口哨等运动，每天数次，每次5～15分钟，并辅以面肌按摩，以促进早日康复。

（六）就诊指标

受凉、感染、中耳炎后出现一侧面部表情肌瘫痪，额纹消失，不能皱额蹙眉；眼裂闭合不能或闭合不完全；病侧鼻唇沟变浅，口角歪向健侧（露齿时更明显）；不能吹口哨及鼓腮及侧耳后麻痹或下颌角后疼痛，及时就医。

九、护理效果评价

（1）患者能够正确对待疾病，积极配合治疗。

（2）患者能够掌握相关疾病知识，做好外出的自我防护。

（3）患者口腔清洁舒适，无口腔异物、异味及口臭，无烫伤。

（4）患者无角膜炎、溃疡的发生。

（5）患者积极参与康复锻炼，坚持自我面肌功能训练。

（6）患者对治疗效果满意。

（王琳琳）

第三章　呼吸内科护理

第一节　慢性支气管炎

慢性支气管炎是由于感染或非感染因素引起气管、支气管黏膜及其周围组织的慢性非特异性炎症。临床以咳嗽、咳痰或伴有喘息反复发作为特征,每年持续 3 个月以上,且连续 2 年以上。

一、病因和发病机制

慢性支气管炎的病因极为复杂,迄今尚有许多因素还不够明确,往往是多种因素长期相互作用的综合结果。

(一)感染

病毒、支原体和细菌感染是本病急性发作的主要原因。病毒感染以流感病毒、鼻病毒、腺病毒和呼吸道合胞病毒常见;细菌感染以肺炎链球菌、流感嗜血杆菌和卡他莫拉菌及葡萄球菌常见。

(二)大气污染

化学气体如氯气、二氧化氮、二氧化硫等刺激性烟雾,空气中的粉尘等均可刺激支气管黏膜,使呼吸道清除功能受损,为细菌入侵创造条件。

(三)吸烟

吸烟为本病发病的主要因素。吸烟时间的长短与吸烟量决定发病率的高低,吸烟者的患病率较不吸烟者高 2～8 倍。

(四)过敏因素

喘息型支气管患者多有过敏史。患者痰中嗜酸性粒细胞和组胺的含量及血中 IgE 明显高于正常。此类患者实际上应属慢性支气管炎合并哮喘。

(五)其他因素

气候变化特别是寒冷空气与慢性支气管炎的病情加重有密切关系。自主神经功能失调,副交感神经功能亢进,老年人肾上腺皮质功能减退,慢性支气管炎的发病率增加。维生素 C 缺乏和维生素 A 缺乏易患慢性支气管炎。

二、临床表现

(一)症状

患者常在寒冷季节发病,出现咳嗽、咳痰,尤其以晨起显著,白天多于夜间。病毒感染痰液为白色黏液泡沫状,继发细菌感染,痰液转为黄色或黄绿色黏液脓性,偶可带血。慢性支气管炎反复发作后,支气管黏膜的迷走神经感受器反应性增高,副交感神经功能亢进,可出现过敏现象而发生喘息。

(二)体征

早期多无体征。急性发作期可有肺底部闻及干、湿性啰音。喘息型支气管炎在咳嗽或深吸气后可闻及哮鸣音,发作时,有广泛哮鸣音。

(三)并发症

(1)阻塞性肺气肿:为慢性支气管炎最常见的并发症。

(2)支气管肺炎:慢性支气管炎蔓延至支气管周围肺组织中,患者表现寒战、发热、咳嗽加剧、痰量增多且呈脓性;白细胞计数及中性粒细胞增多;胸部 X 线显示双下肺野有斑点状或小片阴影。

(3)支气管扩张。

三、诊断

(一)辅助检查

1.血常规

白细胞计数及中性粒细胞数可升高。

2.胸部 X 线

单纯型慢性支气管炎,X 线片检查阴性或仅见双下肺纹理增多、增粗、模糊、呈条索状或网状。继发感染时为支气管周围炎症改变,表现为不规则斑点状阴影,重叠于肺纹理之上。

3.肺功能检查

早期病变多在小气道,常规肺功能检查多无异常。

(二)诊断要点

凡咳嗽、咳痰或伴有喘息,每年发作持续 3 个月,连续 2 年或 2 年以上者,并排除其他心、肺疾病(如肺结核、肺尘埃沉着病、支气管哮喘、支气管扩张、肺癌、肺脓肿、心脏病、心功能不全等)、慢性鼻咽疾病后,即可诊断。如每年发病不足 3 个月,但有明确的客观检查依据(如胸部 X 线、肺功能等)亦可诊断。

(三)鉴别诊断

1.支气管扩张

多于儿童或青年期发病,常继发于麻疹、肺炎或百日咳后,并有咳嗽、咳痰反复发作的病史,合并感染时痰量增多,并呈脓性或伴有发热,病程中常反复咯血。在肺下部周围可闻及不易消散的湿性啰音。晚期重症患者可出现杵状指(趾)。胸部 X 线可见双肺下野纹理粗乱或呈卷发状。薄层高分辨 CT(HRCT)检查有助于确诊。

2.肺结核

活动性肺结核患者多有午后低热、消瘦、乏力、盗汗等中毒症状。咳嗽痰量不多,常有咯血。

老年肺结核的中毒症状多不明显,常被慢性支气管炎的症状所掩盖而误诊。胸部 X 线上可发现结核病灶,部分患者痰结核菌检查可获阳性。

3.支气管哮喘

支气管哮喘常为特质性患者或有过敏性疾病家族史,多于幼年发病。一般无慢性咳嗽、咳痰史。哮喘多突然发作,且有季节性,血和痰中嗜酸性粒细胞常增多,治疗后可迅速缓解。发作时双肺布满哮鸣音,呼气延长,缓解后可消失,且无症状,但气道反应性仍增高。慢性支气管炎合并哮喘的患者,病史中咳嗽、咳痰多发生在喘息之前,迁延不愈较长时间后伴有喘息,且咳嗽、咳痰的症状多较喘息更为突出,平喘药物疗效不如哮喘等可资鉴别。

4.肺癌

肺癌多发生于 40 岁以上男性,并有多年吸烟史的患者,刺激性咳嗽常伴痰中带血和胸痛。胸部 X 线检查,肺部常有块影或反复发作的阻塞性肺炎。痰脱落细胞及支气管镜等检查,可明确诊断。

5.慢性肺间质纤维化

慢性咳嗽,咳少量黏液性非脓性痰,进行性呼吸困难,双肺底可闻及爆裂音(Velcro 啰音),严重者发绀并有杵状指。胸部 X 线见中下肺野及肺周边部纹理增多紊乱呈网状结构,其间见弥漫性细小斑点阴影。肺功能检查呈限制性通气功能障碍,弥散功能减低,动脉血氧分压(PaO_2)下降。肺活检是确诊的手段。

四、治疗

(一)急性发作期及慢性迁延期的治疗

以控制感染、祛痰、镇咳为主,同时解痉平喘。

1.抗感染药物

及时、有效、足量,感染控制后及时停用,以免产生细菌耐药或二重感染。一般患者可按常见致病菌用药。可选用青霉素 G 80×10^4 U 肌内注射;复方磺胺甲噁唑,每次 2 片,2 次/天;阿莫西林 2～4 g/d,3～4 次口服;氨苄西林 2～4 g/d,分 4 次口服;头孢氨苄 2～4 g/d 或头孢拉定 1～2 g/d,分 4 次口服;头孢呋辛 2 g/d 或头孢克洛 0.5～1 g/d,分 2～3 次口服。亦可选择新一代大环内酯类抗生素,如罗红霉素,0.3 g/d,2 次口服。抗菌治疗疗程一般 7～10 天,反复感染病例可适当延长。严重感染时,可选用氨苄西林、环丙沙星、氧氟沙星、阿米卡星、奈替米星或头孢菌素类联合静脉滴注给药。

2.祛痰镇咳药

刺激性干咳者不宜单用镇咳药物,否则痰液不易咳出。可给盐酸溴环己胺醇 30 mg 或羧甲基半胱氨酸 500 mg,3 次/天,口服。乙酰半胱氨酸(富露施)及氯化铵甘草合剂均有一定的疗效。α-糜蛋白酶雾化吸入亦有消炎祛痰的作用。

3.解痉平喘

解痉平喘主要为解除支气管痉挛,利于痰液排出。常用药物为氨茶碱 0.1～0.2 g,8 次/小时口服;丙卡特罗 50 mg,2 次/天;特布他林 2.5 mg,2～3 次/天。慢性支气管炎有可逆性气道阻塞者,应常规应用支气管舒张剂,如异丙托溴铵(异丙阿托品)气雾剂、特布他林等吸入治疗。阵发性咳嗽常伴不同程度的支气管痉挛,应用支气管扩张药后可改善症状,并有利于痰液的排出。

（二）缓解期的治疗

应以增强体质，提高机体抗病能力和预防发作为主。

五、护理措施

（一）常规护理

1.环境

保持室内空气新鲜、流通，安静，舒适，温湿度适宜。

2.休息

急性发作期应卧床休息，取半卧位。

3.给氧

持续低流量吸氧。

4.饮食

给予高热量、高蛋白、高维生素易消化饮食。

（二）专科护理

1.解除气道阻塞，改善肺泡通气

及时清除痰液，神志清醒患者应鼓励咳嗽，痰稠不易咯出时，给予雾化吸入或雾化泵药物喷入，减少局部淤血水肿，以利痰液排出。危重体弱患者，定时更换体位，叩击背部，使痰易于咯出，餐前应给予胸部叩击或胸壁震荡。方法：患者取侧卧位，护士两手手指并拢，手背隆起，指关节微屈，自肺底由下向上，由外向内叩拍胸壁，震动气管，边拍边鼓励患者咳嗽，以促进痰液的排出，每侧肺叶叩击 3～5 分钟。对神志不清者，可进行机械吸痰，需注意无菌操作，抽吸压力要适当，动作轻柔，每次抽吸时间不超过 15 秒，以免加重缺氧。

2.合理用氧，减轻呼吸困难

根据缺氧和二氧化碳潴留的程度不同，合理用氧，一般给予低流量、低浓度、持续吸氧，如病情需要提高氧浓度，应辅以呼吸兴奋剂刺激通气或使用呼吸机改善通气，吸氧后如呼吸困难缓解、呼吸频率减慢、节律正常、血压上升、心率减慢、心律正常、发绀减轻、皮肤转暖、神志转清、尿量增加等，表示氧疗有效。若呼吸过缓，意识障碍加深，需考虑二氧化碳潴留加重，必要时采取增加通气量措施。

（刘佳静）

第二节 肺 栓 塞

肺栓塞（pulmonary embolism，PE）是由内源性或外源性栓子堵塞肺动脉或其分支引起肺循环和右心功能障碍的一组临床和病理生理综合征，包括肺血栓栓塞症（pulmonary thromboembolism，PTE）、脂肪栓塞综合征、羊水栓塞、空气栓塞、肿瘤栓塞等。

来自静脉系统或右心的血栓堵塞肺动脉或其分支引起肺循环和呼吸功能障碍的临床和病理综合征称为PTE，因此，是最常见的 PE 类型，临床上 95％以上的 PE 是由于 PTE 所致，临床上所说的 PE 通常指的是 PTE。PE 中 80％～90％的栓子来源于下肢或骨盆深静脉血栓，临床上又把 PE 和深静脉血栓形成（deep venous thrombosis,DVT）划归于静脉血栓栓塞症（venous thromboembolism,VTE），并认为 PE 和 DVT 具有相同的易患因素，大多数情况下二者伴随发生，为 VTE 的两种不同临床表现形式。PE 可单发或多发，但常发生于右肺和下叶。当栓子堵塞肺动脉，如果其支配区的肺组织因血流受阻或中断而发生坏死，称之为肺梗死（pulmonary infarction,PI）。由于肺组织同时接受肺动脉、支气管动脉和肺泡内气体三重供氧，因此肺动脉阻塞时临床上较少发生肺梗死。如存在基础心肺疾病或病情严重，影响到肺组织的多重氧供，才有可能导致 PI。

经济舱综合征（economy class syndrome,ECS）是指由于长时间空中飞行，静坐在狭窄而活动受限的空间内，双下肢静脉回流减慢，血液淤滞，从而发生 DVT 和/或 PTE，又称为机舱性血栓形成。长时间坐车（火车、汽车、马车等）旅行也可以引起 DVT 和/或 PTE，故广义的 ECS 又称为旅行者血栓形成。

"e 栓塞"是指上网时间比较长而导致的下肢静脉血栓形成并栓塞的事件，与现代工作中电脑普及以及相应工作习惯有关。

一、病因与发病机制

PE 的栓子 99% 是属血栓性质的，因此，导致血栓形成的危险因素多为 PE 的病因。这些危险因素包括自身因素（多为永久性因素）和获得性因素（多为暂时性因素）。自身因素一般指血液中一些抗凝物质及纤溶物质先天性缺损，如蛋白 C 缺乏、蛋白 S 缺乏、抗凝血酶Ⅲ（ATⅢ）缺乏，以及凝血因子 V Leiden 突变和凝血酶原（PTG）20210A 突变等，为明确的 VTE 危险因素，常以反复静脉血栓形成和栓塞为主要临床表现，称为遗传性血栓形成倾向或遗传性易栓症。若 40 岁以下的年轻患者无明显诱因反复发生 DVT 和 PTE，或发病呈家族聚集倾向，应注意检测这些患者的遗传缺陷。获得性因素临床常见包括高龄、长期卧床、长时间旅行、动脉疾病（含颈动脉及冠状动脉病变）、近期手术史、创伤或活动受限（如卒中、肥胖、真性红细胞增多症、管状石膏固定患肢）、VTE 病史、急性感染、抗磷脂抗体综合征、恶性肿瘤、妊娠、口服避孕药或激素替代治疗等。另外随着医学科学技术的发展，心导管、有创性检查及治疗技术（如 ICD 植入和中心静脉置管等）的广泛开展，也大大增加了 DVT-PE 的发生，因此，充分重视上述危险因素有助于对 PE 的早期识别。

引起 PTE 的血栓可以来源于下腔静脉径路、上腔静脉径路或右心腔，其中大部分来源于下肢深静脉，尤其是从腘静脉上端到髂静脉段的下肢近端深静脉（占 50%～90%）。盆腔静脉丛亦是血栓的重要来源。

由于 PE 致肺动脉管腔阻塞，栓塞部位肺血流量减少或中断，机械性肺毛细血管前动脉高压，加之肺动脉、冠状动脉反射性痉挛，使肺毛细血管床减少，肺循环阻力增加，肺动脉压力上升，使右心负荷加重，心排血量下降。由于右心负荷加重致右心压力升高，右室扩张致室间隔左移，导致左室舒张末期容积减少和充盈减少，使主动脉与右室压力阶差缩小及左心室功能下降，进而心排血量减少，体循环血压下降，冠状动脉供血减少及心肌缺血，致脑动脉及冠状动脉供血不足，患者可发生脑供血不足、脑梗死、心绞痛、急性冠状动脉综合征、心功能不全等。肺动脉压力升高程度与血管阻塞程度有关。由于肺血管床具备强大的储备能力，对于原无心肺异常的患者，肺血管床面积减少 25%～30% 时，肺动脉平均压轻度升高；肺血管床面积减少 30%～40% 时，肺动脉平均压可达 4.0 kPa（30 mmHg）以上，右室平均压可升高；肺血管床面积减少40%～50% 时，肺动脉平均压可达 5.3 kPa(40 mmHg),右室充盈压升高,心排血指数下降;肺血管床面积减少 50%～70%时,可出现持续性肺动脉高压;肺血管床面积减少达85%以上时,则可发生猝死。PE 时由于低氧血症及肺血管内皮功能损伤,释放内皮素、血管紧张素Ⅱ,加之血栓中的血小板活化脱颗粒释放 5-羟色胺、缓激肽、血栓素 A、二磷酸腺苷、血小板活化因子等大量血管活性物质,均进一步使肺动脉血管收缩,致肺动脉高压等病理、生理改变。PE 后堵塞部位肺仍保持通气,但无血流,肺泡不能充分地进行气体交换,致肺泡无效腔增大,导致肺通气/血流比例失调,低氧血症发生。由于右心房与左心房之间压差倒转,约 1/3 的患者超声可检测到经卵圆孔的右向左分流,加重低氧血症,同时也增加反常栓塞和卒中的风险。较小的和远端的栓子虽不影响血流动力学,但可使肺泡出血,导致咯血、胸膜炎和轻度的胸膜渗出,临床表现为"肺梗死"。

若急性 PE 后肺动脉内血栓未完全溶解,或反复发生 PTE,则可能形成慢性血栓栓塞性肺动脉高压(chronic thromboembolic pulmonary hypertension,CTEPH),继而出现慢性肺心病,右心代偿性肥厚和右心衰竭。

二、临床表现

PE 发生后临床表现多种多样,可涉及呼吸、循环及神经系统等多个系统,但是缺乏特异性。其表现主要取决于栓子的大小、数量,与肺动脉堵塞的部位、程度、范围,也取决于过去有无心肺疾病、血流动力学状态、基础心肺功能状态、患者的年龄及全身健康状况等。较小栓子可能无任何临床症状。小范围的 PE(面积低于肺循环 50%)一般没有症状或仅有气促,以活动后尤为明显。当肺循环>50%突然发生栓塞时,就会出现严重的呼吸功能和心功能障碍。

多数患者因呼吸困难、胸痛、先兆晕厥、晕厥和/或咯血而疑诊为急性肺栓塞。常见的症状如下:①不明原因的呼吸困难及气促,尤以活动后明显,为 PE 最重要、最常见的症状,发生率为 80%～90%。②胸痛为 PE 常见的症状,发生率为 40%～70%,可分为胸膜炎性胸痛(40%～70%)及心绞痛样胸痛(4%～12%)。胸膜炎性胸痛常为较小栓子栓塞周边的肺小动脉,局部肺组织中的血管活性物质及炎性介质释放累及胸膜所致。胸痛多与呼吸有关,吸气时加重,并随炎症反应消退或胸腔积液量的增加而消失。心绞痛样胸痛常为较大栓子栓塞大的肺动脉所致,是梗死面积较大致血流动力学变化,引起冠状动脉血流减少,患者出现典型心绞痛样发作,发生时间较早,往往在栓塞后迅速出现。③晕厥发生率为 11%～20%,为大面积 PE 所致心排血量降低致脑缺血。值得重视的是,临床上晕厥可见于 PE 首发或唯一临床症状。出现晕厥往往提示预后不良,有晕厥症状的 PTE 病死率高达 40%,其中部分患者可猝死。④咯血占 10%～30%,多发于梗死后 24 小时内,常为少量咯血,大咯血少见,多示肺梗死发生。⑤烦躁不安、惊恐甚至濒死感,多提示梗死面积较大,与严重呼吸困难或胸痛有关。⑥咳嗽、心悸等。各病例可出现以上症状的不同组合。临床上有时出现所谓"三联征",即同时出现呼吸困难、胸痛及咯血,但仅见于 20%的,常常提示肺梗死。急性肺栓塞也可完全无症状,仅在诊断其他疾病或尸检时被意外发现。

(一)症状

常见体征如下。

1.呼吸系统

呼吸频率增加(>20 次/分)最常见;发绀;肺部有时可闻及哮鸣音和/或细湿啰音;合并肺不张和胸腔积液时出现相应的体征。

2.循环系统

心率加快（＞90 次/分），主要表现为窦性心动过速，也可发生房性心动过速、心房颤动、心房扑动或室性心律失常；多数患者血压可无明显变化，低血压和休克罕见，但一旦发生常提示中央型急性肺栓塞和/或血流动力学受损；颈静脉充盈、怒张或搏动增强；肺动脉瓣区第二心音亢进或分裂，三尖瓣可闻及收缩期杂音。

3.其他

可伴发热，多为低热，提示肺梗死。

（二）体征

下肢 DVT 的主要表现为患肢肿胀、周径增大、疼痛或压痛、皮肤色素沉着，行走后患肢易疲劳或肿胀加重。但半数以上的下肢 DVT 患者无自觉症状和明显体征。应测量双侧下肢的周径来评价其差别。

（三）DVT 的症状与体征

周径的测量点分别为髌骨上缘以上 15 cm 处，髌骨下缘以下 10 cm 处。双侧相差＞1 cm 即考虑有临床意义。

三、辅助检查

尽管血气分析的检测指标不具有特异性，但有助于对 PE 的筛选。为提高血气分析对 PE 诊断的准确率，应以患者就诊时卧位、未吸氧、首次动脉血气分析的测量值为准。由于动脉血氧分压随年龄的增长而下降，所以血氧分压的正常预计值应按照公式 $PaO_2(mmHg)=106-0.14×$ 年龄（岁）进行计算。70%～86% 的患者示低氧血症及呼吸性碱中毒，93% 的患者有低碳酸血症，86%～95% 的患者肺泡-动脉血氧分压差 $P_{(A-a)}O_2$ 增加[＞2.0 kPa(15 mmHg)]。

（一）动脉血气分析

为目前诊断 PE 及 DVT 的常规实验室检查方法。急性血栓形成时，凝血和纤溶系统同时激活，引起血浆 D-二聚体水平升高，如＞500 $\mu g/L$ 对诊断 PE 有指导意义。D-二聚体水平与血栓大小、堵塞范围无明显关系。由于血浆中 2%～3% 的血浆纤维蛋白原转变为血浆蛋白，故正常人血浆中可检测到微量 D-二聚体，正常时 D-二聚体＜250 $\mu g/L$。D-二聚体测定敏感性高而特异性差，阴性预测价值很高，水平正常多可以排除急性 PE 和 DVT。在某些病理情况下也可以出现 D-二聚体水平升高，如肿瘤、炎症、出血、创伤、外科手术以及急性心肌梗死和主动脉夹层，所以 D-二聚体水平升高的阳性预测价值很低。本项检查的主要价值在于急诊室排除急性肺栓塞，尤其是低度可疑的患者，而对确诊无益。中度急性肺栓塞可疑的患者，即使检测 D-二聚体水平正常，仍需要进一步检查。高度急性肺栓塞可疑的患者，不主张检测 D-二聚体水平，此类患者不论检测的结果如何，均不能排除急性肺栓塞，需行超声或 CT 肺动脉造影进行评价。

（二）血浆 D-二聚体测定

心电图改变是非特异性的，常为一过性和多变性，需动态比较观察有助于诊断。窦性心动过速是最常见的心电图改变，其他包括电轴右偏，右心前导联及 Ⅱ、Ⅲ、aVF 导联 T 波倒置（此时应注意与非 ST 段抬高性急性冠脉综合征进行鉴别），完全性或不完全性右束支传导阻滞等；最典型的心电图表现是 $S_IQ_{III}T_{III}$（Ⅰ导联 S 波变深，S 波＞1.5 mm，Ⅲ导联有 Q 波和 T 波倒置），但比较少见。房性心律失常，尤其是心房颤动也比较多见。

(三)心电图

心电图在提示诊断、预后评估及排除其他心血管疾病方面有重要价值。超声心动图具有快捷、方便和适合床旁检查等优势,尤其适用于急诊,可提供急性肺栓塞的直接和间接征象,直接征象为发现肺动脉近端或右心腔(包括右心房和右心室)的血栓,如患者临床表现同时符合 PTE,既可明确诊断。间接征象多是右心负荷过重的表现,如右室壁局部运动幅度降低;右室和/或右房扩大;室间隔左移和运动异常;近端肺动脉扩张;三尖瓣反流速度增加等。既往无心肺疾病的患者发生急性肺栓塞,右心室壁一般无增厚,肺动脉收缩压几乎不超过 $4.7 \sim 5.3$ kPa($35 \sim 40$ mmHg)。因此在临床表现的基础上结合超声心动图,有助于鉴别急、慢性肺栓塞。

(四)超声心动图

PE 时 X 线检查可出现以下征象。

1.肺动脉阻塞征

区域性肺血管纹理纤细、稀疏或消失,肺野透亮度增加。

2.肺动脉高压征及右心扩大征

右下肺动脉干增宽或伴截断征,肺动脉段膨隆以及右心室扩大。

3.肺组织继发改变

肺野局部片段阴影,尖端指向肺门的楔形阴影,肺不张。

(五)胸部 X 线检查

胸部 X 线检查或膨胀不全,肺不张侧可见膈肌抬高,有时合并胸腔积液。CT 肺动脉造影具有无创、快捷、图像清晰、性价比较高等特点,且可以直观判断肺动脉阻塞的程度和形态,以及累及的部位和范围,因此,CT 肺动脉造影是目前急诊确诊 PE 最主要的手段之一。CT 肺动脉造影可显示主肺动脉、左右肺动脉及其分支的血栓或栓子,不仅能够发现段以上肺动脉内的栓子,对亚段或以上的 PE 的诊断价值较高,其诊断敏感度为 83%,特异度为 78%~100%。但对亚段以下的肺动脉内血栓的诊断敏感性较差。PE 的直接征象为肺动脉内的低密度充盈缺损,部分或完全包围在不透光的血流之间(轨道征),或者呈完全充盈缺损,远端血管不显影。间接征象包括肺野楔形密度增高影,条带状的高密度区或盘状肺不张,中心肺动脉扩张及远端血管分支减少或消失等。同时也可以对右室的形态和室壁厚度等右心室改变的征象进行分析。

(六)CT 肺动脉造影

本项检查是二线诊断手段,在急诊的应用价值有限,通常禁用于肾功能不全、造影剂过敏患者或者妊娠妇女。严重肺动脉高压,中度以上心脏内右向左分流及肺内分流者禁用此诊断方法。典型征象是与通气显像不匹配的肺段分布灌注缺损。其诊断肺栓塞的敏感性为 92%,特异性为 87%,且不受肺动脉直径的影响,尤其在诊断亚段以下肺动脉血栓栓塞中具有特殊意义。

(七)放射性核素肺通气灌注扫描

放射性核素肺通气灌注扫描是学界公认诊断 PE 的金指标,属有创性检查,不作为 PTE 诊断的常规检查方法。肺动脉造影可显示直径 1.5 mm 的血管栓塞,其敏感性为 98%,特异性为 95%~98%。肺动脉造影影像特点:直接征象为血管腔内造影剂充盈缺损,伴或不伴轨道征的血流阻断;间接征象为栓塞区域血流减少及肺动脉分支充盈及排空延迟。通常在患者需要介入治疗如导管抽吸栓子、直接肺动脉内溶栓时应用。

(八)肺动脉造影

单次屏气 20 秒内完成磁共振肺动脉造影扫描,可直接显示肺动脉内栓子及肺栓塞所致的低灌注区。与 CT 肺动脉造影相比,磁共振肺动脉造影的优势在于可同时评价患者的右心功能,对于无法进行造影的碘过敏患者也适用,缺点在于不能作为独立排除急性肺栓塞的检查。

(九)磁共振肺动脉造影

对于 PE 来讲,磁共振肺动脉造影十分重要,有助于寻找 PE 栓子的来源。血管超声多普勒检查为首选方法,可直接提示血管腔大小、管壁厚度及管腔内异常回声。除下肢静脉超声外,对可疑的患者应推荐加压静脉超声成像(compression venous ultrasonography,CUS)检查,即通过探头压迫静脉等技术诊断 DVT。静脉不能被压陷或静脉腔内无血流信号为 DVT 的特定征象。CUS 诊断近端血栓的敏感度为 90%,特异度为 95%。

四、护理评估

(1)监测生命体征,观察患者有无呼吸异常、脉搏增快、血压下降。

(2)观察有无"肺梗死三联征":剧烈胸痛、晕厥、咯血。

(3)观察有无口唇及肢端发绀、鼻翼翕动、三凹征、辅助呼吸肌参与呼吸等呼吸困难的表现。

(4)观察患者有无下肢肿胀、疼痛或压痛,皮肤发红或色素沉着等深静脉血栓的表现。

(5)评估辅助检查结果 D-二聚体在肺血栓栓塞症急性期升高;动脉血气分析表现为低氧血症、低碳酸血症、肺泡-动脉血氧分压差增大;深静脉超声检查发现血栓。

(6)评估有无活动性出血、近期自发颅内出血等溶栓禁忌证。

五、护理措施

(一)体位与活动

抬高床头,绝对卧床休息。

(二)氧疗

根据缺氧严重程度选择鼻导管或面罩给氧。如患者有意识改变,氧分压(PaO_2)<8.0 kPa(60 mmHg),二氧化碳分压($PaCO_2$)>6.7 kPa(50 mmHg)时行机械通气。

(三)用药护理

1.溶栓药

常用尿激酶、链激酶、重组纤溶酶原激活物静脉输注。

2.抗凝药物

常用普通肝素输注、低分子肝素皮下注射、华法林口服。

3.镇静止痛药物

常用吗啡或哌替啶止痛。

4.用药注意事项

溶栓、抗凝治疗期间观察大小便颜色,有无皮下、口腔黏膜、牙龈、鼻腔、穿刺点出血等。观察患者神志,警惕颅内出血征象。使用吗啡者观察有无呼吸抑制。定时测国际标准化比值(INR)、活化部分凝血活酶时间(APTT)、凝血酶原时间(PT)及血小板。

(四)健康教育

(1)告知患者避免挖鼻、剔牙及肌内注射,禁用硬毛牙刷,以免引起出血。

(2)禁食辛辣、坚硬、多渣饮食,服用华法林期间,避免摄入萝卜、菠菜、咖啡等。

(3)告知患者戒烟,控制体重、血压、血脂、血糖。

（4）告知下肢静脉血栓患者禁止按摩或冷热敷患肢。

（5）定期随访，定时复查 INR、APTT、PT 及血小板。

（王琳琳）

第三节 肺 脓 肿

肺脓肿是由多种病原菌引起肺实质坏死的肺部化脓性感染。早期为肺组织的化脓性炎症，继而坏死、液化，由肉芽组织包绕形成脓肿。高热、咳嗽和咳大量脓臭痰为其临床特征。本病可见于任何年龄，青壮年男性及年老体弱有基础疾病者多见。自抗生素广泛应用以来，发病率明显降低。

一、病因及发病机制

急性肺脓肿的主要病原体是细菌，常为上呼吸道、口腔的定植菌，包括需氧、厌氧和兼性厌氧菌。厌氧菌感染占主要地位，主要包括核粒梭形杆菌、消化球菌等。常见的需氧和兼性厌氧菌包括金黄色葡萄球菌、化脓链球菌（A 组溶血性链球菌）、肺炎克雷伯杆菌和铜绿假单胞菌。免疫力低下者（如接受化学治疗、白血病或艾滋病患者），其病原菌也可为真菌。根据病因和感染途径不同，肺脓肿可分为以下 3 种类型。

（一）吸入性肺脓肿

吸入性肺脓肿是临床上最多见的类型，病原体经口、鼻、咽吸入致病，误吸为最主要的发病原因。正常情况下，吸入物可由呼吸道迅速清除，但当受凉、劳累等诱因导致全身或局部免疫力下降时；或有意识障碍，如全身麻醉或气管插管、醉酒、脑血管意外时，吸入的病原菌亦可致病。此外，也可由上呼吸道的慢性化脓性病灶，如扁桃体炎、鼻窦炎、牙槽脓肿等脓性分泌物经气管被吸入肺内致病。吸入性肺脓肿发病部位与解剖结构相关，常为单发性，由于右主支气管较陡直，且管径较粗大，因而右侧多发。病原体多为厌氧菌。

（二）继发性肺脓肿

继发性肺脓肿可继发于：①某些肺部疾病，如细菌性肺炎、支气管扩张、空洞型肺结核、支气管肺癌、支气管囊肿等感染。②支气管异物堵塞也是肺脓肿发生的重要因素，尤其是小儿肺脓肿。③邻近器官的化脓性病变蔓延至肺，如食管穿孔感染、膈下脓肿、肾周围脓肿及脊柱脓肿等波及肺组织引起肺脓肿。阿米巴肝脓肿可穿破膈肌至右肺下叶，形成阿米巴肺脓肿。

（三）血源性肺脓肿

因皮肤外伤、感染、痈、疖、骨髓炎、静脉吸毒、感染性心内膜炎等肺外感染病灶的细菌或脓毒性栓子经血行播散至肺部，引起小血管栓塞，产生化脓性炎症、组织坏死导致肺脓肿。金黄色葡萄球菌、表皮葡萄球菌及链球菌为常见致病菌。

二、病理

肺脓肿早期为含致病菌的污染物阻塞细支气管，形成小血管炎性栓塞，进而致病菌繁殖引起肺组织化脓性炎症、坏死，形成肺脓肿，继而肺坏死组织液化破溃经支气管部分排出，形成有气液平的脓腔。另因病变累及部位的不同,可并发支气管扩张、局限性纤维蛋白性胸膜炎、脓胸、脓气胸、支气管胸膜瘘等。急性肺脓肿经积极治疗或充分引流,脓腔缩小甚至消失,或仅剩少量纤维瘢痕。如治疗不彻底或支气管引流不畅,炎症持续存在,超过 3 个月称为慢性肺脓肿。

三、临床表现

(一)症状

急性肺脓肿患者,起病急,寒战、高热,体温高达 39～40 ℃,伴有咳嗽、咳少量黏液痰或黏液脓性痰,典型痰液呈黄绿色、脓性,有时带血。炎症累及胸膜可引起胸痛。伴精神不振、全身乏力、食欲缺乏等全身毒性症状。如感染未能及时控制,于发病后 10～14 天可突然咳出大量脓臭痰及坏死组织,痰量可达300～500 mL/d,痰静置后分三层。厌氧菌感染时痰带腥臭味。一般在咳出大量脓痰后,体温明显下降,全身毒性症状随之减轻。约 1/3 患者有不同程度的咯血,偶有中、大量咯血而突然窒息死亡者。部分患者发病缓慢,仅有一般的呼吸道感染症状。血源性肺脓肿多先有原发病灶引起的畏寒、高热等全身脓毒血症的表现。经数天或数周后出现咳嗽、咳痰,痰量不多,极少咯血。慢性肺脓肿患者除咳嗽、咳脓痰、不规则发热、咯血外,还有贫血、消瘦等慢性消耗症状。

(二)体征

肺部体征与肺脓肿的大小、部位有关。早期病变较小或位于肺深部,多无阳性体征;病变发展较大时可出现肺实变体征,有时可闻及异常支气管呼吸音;病变累及胸膜时,可闻及胸膜摩擦音或胸腔积液体征。慢性肺脓肿常伴有杵状指(趾)、消瘦、贫血等。血源性肺脓肿多无阳性体征。

四、实验室及其他检查

(一)实验室检查

急性肺脓肿患者血常规白细胞计数明显增高,中性粒细胞在 90% 以上,多有核左移和中毒颗粒。慢性肺脓肿血白细胞可稍升高或正常,红细胞和血红蛋白减少。血源性肺脓肿患者的血培养可发现致病菌。并发脓胸时,可做胸腔脓液培养及药物敏感试验。

(二)痰细菌学检查

气道深部痰标本细菌培养可有厌氧菌和/或需氧菌存在。血培养有助于确定病原体和选择有效的抗菌药物。

(三)影像学检查

胸部 X 线早期可见肺部炎性阴影,肺脓肿形成后,脓液排出,脓腔出现圆形透亮区和气液平面,四周有浓密炎症浸润。炎症吸收后遗留有纤维条索状阴影。慢性肺脓肿呈厚壁空洞,周围有纤维组织增生及邻近胸膜增厚。CT 能更准确定位及发现体积较小的脓肿。

(四)纤维支气管镜检查

纤维支气管镜检查有助于明确病因、病原学诊断及治疗。

五、护理诊断

(一)体温过高

体温过高与肺组织炎症性坏死有关。

（二）清理呼吸道无效

清理呼吸道无效与脓痰聚积有关。

（三）营养失调，低于机体需要量

营养失调，低于机体需要量与肺部感染导致机体消耗增加有关。

（四）气体交换受损

气体交换受损与气道内痰液积聚、肺部感染有关。

（五）潜在并发症

咯血、窒息、脓气胸、支气管胸膜瘘。

六、护理目标

体温降至正常，营养改善，呼吸系统症状减轻或消失，未发生并发症。

七、护理措施

（一）一般护理

保持室内空气流通、适宜温度湿度、阳光充足。晨起、饭后、体位引流后及睡前协助患者漱口，做好口腔护理。鼓励患者多饮水，进食高热量、高蛋白、高维生素等营养丰富的食物。

（二）病情观察

观察痰的颜色、性状、气味和静置后是否分层。准确记录 24 小时排痰量。当大量痰液排出时，要注意观察患者咳痰是否顺畅，咳嗽是否有力，避免脓痰引起窒息；当痰液减少时，要观察患者中毒症状是否好转，若中毒症状严重，提示痰液引流不畅，做好脓液引流的护理，以保持呼吸道通畅。若发现血痰，应及时报告医师，咯血量较多时，应严密观察体温、脉搏、呼吸、血压以及神志的变化，准备好抢救药品和用品，嘱患者患侧卧位，头偏向一侧，警惕大咯血或窒息的突然发生。

（三）用药及体位引流护理

肺脓肿治疗原则是抗生素治疗和痰液引流。

1.抗生素治疗

吸入性肺脓肿一般选用青霉素，对青霉素过敏或不敏感者可用林可霉素、克林霉素或甲硝唑等药物。开始给药采用静脉滴注，体温通常在治疗后 3～10 天降至正常，然后改为肌内注射或口服。如抗生素有效，宜持续 8～12 周，直至胸片上空洞和炎症完全消失，或仅有少量稳定的残留纤维化。若疗效不佳，要注意根据细菌培养和药物敏感试验结果选用有效抗菌药物。遵医嘱使用抗生素、祛痰药、支气管扩张剂等药物，注意观察疗效及不良反应。

2.痰液引流

痰液引流可缩短病程，提高疗效。无大咯血、中毒症状轻者可进行体位引流排痰，每天 2～3 次，每次 10～15 分钟。痰黏稠者可用祛痰药、支气管舒张药或生理盐水雾化吸入以利脓液引流。有条件应尽早应用纤维支气管镜冲洗及吸引治疗，脓腔内还可注入抗生素，加强局部治疗。

3.手术治疗

内科治疗 3 个月以上效果不好，或有并发症，可考虑手术治疗。

（四）心理护理

向患者及家属及时介绍病情，解释各种症状和不适的原因，说明各项诊疗、护理操作目的、操作程序和配合要点。由于疾病带来口腔脓臭气味使患者害怕与人接近，在帮助患者口腔护理的同时消除患者的紧张心理。主动关心并询问患者的需要,使患者增加治疗的依从性和信心,指导患者正确对待本病,使其勇于说出内心感受,并积极进行疏导。教育患者家属配合医护人员做好患者的心理指导,使患者树立治愈疾病的信心,以促进疾病早日康复。

(五)健康教育

1.疾病知识指导

指导患者及家属了解肺脓肿的发生、发展、治疗和有效预防方面的知识。积极治疗肺炎、皮肤疖、痈或肺外化脓性等原发病灶。指导患者练习深呼吸,鼓励患者咳嗽并采取有效的方式排痰,保持呼吸道通畅,促进病情恢复。对重症患者做好监护,教育家属若发现病情变化及时向医师报告。

2.生活指导

指导患者生活要有规律,劳逸结合,增加营养物质的摄入。提倡健康的生活方式。重视口腔护理,在晨起、饭后、体位引流后、睡前要漱口、刷牙,防止污染分泌物误吸入下呼吸道。鼓励患者平日多饮水,戒烟、戒酒。保持环境整洁、舒适,维持适宜的室温与湿度,注意保暖,避免受凉。

3.用药指导

抗生素治疗非常重要,但需要时间较长,为防止病情反复,应遵从治疗计划。指导患者及家属根据医嘱服药,向患者讲解抗生素等药物的用药疗程、方法及不良反应,发现异常及时向医师报告。

4.加强易感人群护理

对意识障碍、慢性病、长期卧床者,应注意指导家属协助患者经常变换体位、翻身、叩背促进痰液排出,疑有异物吸入时要及时清除。有感染征象时应及时就诊。

八、护理效果评价

患者体温平稳,呼吸系统症状消失,营养改善,无并发症发生或出现并发症后得到及时处理。

(王琳琳)

第四节　急性肺水肿

急性肺水肿是由多种原因引起的肺组织血管外液体异常增多,液体由间质进入肺泡,甚至呼吸道,出现泡沫状分泌物。表现为急性呼吸困难、发绀,呼吸做功增加,两肺布满湿啰音,甚至从气道涌出大量泡沫样痰液。人体可发生两类性质完全不同的肺水肿:心源性肺水肿(亦称流体静力学或血流动力学肺水肿)和非心源性肺水肿(亦称通透性增高肺水肿、急性肺损伤或急性呼吸窘迫综合征)。

一、发病机制

(一)肺毛细血管静水压

肺毛细血管静水压(Pmv)是使液体从毛细血管流向间质的驱动力,正常情况下,Pmv 约 1.1 kPa(8 mmHg),有时易与肺毛细血管楔压(PCWP)相混淆。PCWP 反映肺毛细血管床的压力,可估计左心房压(LAP),正常情况下较 Pmv 高 0.1～0.3 kPa(1～2 mmHg)。肺水肿时 PCWP 和 Pmv 并非呈直接相关,两者的关系取决于总肺血管阻力(肺静脉阻力)。

(二)肺间质静水压

肺毛细血管周围间质的静水压即肺间质静水压(Ppmv),与 Pmv 相对抗,两者差别越大,则毛细血管内液体流出越多。肺间质静水压为负值,正常值为 −17～−8 mmHg,可能与肺组织的机械活动、弹性回缩以及大量淋巴液回流对肺间质的吸引有关。理论上 Ppmv 的下降亦可使静水压梯度升高,当肺不张进行性再扩张时,出现复张性肺水肿可能与 Ppmv 骤降有关。

(三)肺毛细血管胶体渗透压

肺毛细血管胶体渗透压(πmv)由血浆蛋白形成,正常值为 3.3～3.9 kPa(25～28 mmHg),但随个体的营养状态和输液量不同而有所差异。πmv 是对抗 Pmv 的主要力量,单纯的 πmv 下降能使毛细血管内液体外流增加。但在临床上并不意味着血液稀释后,患者会出现肺水肿,经血液稀释后血浆蛋白浓度下降,但过滤至肺组织间隙的蛋白也不断地被淋巴系统所转移,Pmv 的下降可与 πmv 的降低相平行,故 πmv 与 Pmv 间梯度即使发挥净渗透压的效应,也可保持相对的稳定。

πmv 和 PCWP 间的梯度与血管外肺水压呈非线性关系。当 Pmv<2.0 kPa(15 mmHg)、毛细血管通透性正常时,πmv-PCWP≤1.2 kPa(9 mmHg)可作为出现肺水肿的界限,也可作为治疗肺水肿疗效观察的动态指标。

(四)肺间质胶体渗透压

肺间质胶体渗透压(πpmv)取决于间质中渗透性、活动的蛋白质浓度,它受反应系数(δ_f)和毛细血管内液体流出率(Q_f)的影响,是调节毛细血管内液体流出的重要因素。πpmv 正常值为 1.6～1.9 kPa(12～14 mmHg),难以直接测定。临床上可通过测定支气管液的胶体渗透压鉴别肺水肿的类型,如支气管液与血浆蛋白的胶体渗透压比值<60%,则为血流动力学改变所致的肺水肿,如比值>75%,则为毛细血管渗透增加所致的肺水肿,称为肺毛细血管渗漏综合征。

(五)毛细血管通透性

资料表明,越过内皮细胞屏障时,通透性肺水肿透过的蛋白多于压力性水肿;仅越过上皮细胞屏障时,两者没有明显差别。毛细血管通透性增加,使 δ 从正常的 0.8 降至 0.3～0.5,表明血管内蛋白,尤其是清蛋白大量外渗,使 πmv 与 πpmv 梯度下降。

二、病理与病理生理

(一)心源性急性肺水肿

正常情况下,两侧心腔的排血量相对恒定,当心肌严重受损、左心负荷过重而引起心排血量降低和肺淤血时,过多的液体从肺泡毛细血管进入肺间质甚至肺泡内,则产生急性肺水肿,实际上是左心衰竭最严重的表现,多见于急性左心衰竭和二尖瓣狭窄患者。

有以下并发症的患者术中易发生左心衰竭:①左心室心肌病变,如冠心病、心肌炎等;②左心室压力负荷过度,如高血压、主动脉狭窄等;③左心室容量负荷过重,如主动脉瓣关闭不全、左向右分流的先天性心脏病等。

当左心室舒张末压>1.6 kPa(12 mmHg),毛细血管平均压>4.7 kPa(35 mmHg),肺静脉平均压>4.0 kPa(30 mmHg)时,肺毛细血管静水压超过血管内胶体渗透压及肺间质静水压,可导致急性肺水肿,若同时有肺淋巴管回流受阻,更易发生急性肺水肿。其病理、生理表现为肺顺应性减退、气道阻力和呼吸作用增强、缺氧、呼吸性酸中毒,间质静水压增高压迫肺毛细血管、升高肺动脉压,从而增加右心负荷,导致右心功能不全。

(二)神经源性肺水肿

中枢神经系统损伤后,颅内压急剧升高,脑血流量减少,造成下丘脑功能紊乱,解除了对视前核水平和下丘脑尾部"水肿中枢"的抑制,引起交感神经系统兴奋,释放大量儿茶酚胺,使周围血管强烈收缩,血流阻力加大,大量血液由阻力较高的体循环转至阻力较低的肺循环,引起肺静脉高压,肺毛细血管压随之升高,跨肺毛细血管 Starling 力不平衡,液体由血管渗入至肺间质和肺泡内,最终形成急性肺水肿。延髓是发生神经源性肺水肿的关键神经中枢,交感神经的激发是产生肺高压及肺水肿的基本因素,而肺高压是神经源性肺水肿发生的重要机制。通过给予交感神经阻断剂或肾上腺素 α 受体阻断剂,皆可降低或避免神经源性肺水肿的发生。

(三)液体负荷过重

围术期输血补液过快或输液过量,使右心负荷增加。当输入胶体液达血浆容量的 25% 时,心排血量可增多至 300%。若患者伴有急性心力衰竭,虽通过交感神经兴奋维持心排血量,但神经性静脉舒张作用减弱,对肺血管压力和容量的骤增不能有效调节,导致肺组织间隙水肿。

大量输注晶体液,使血管内胶体渗透压下降,增加液体从血管的滤出,聚集到肺组织间隙中,易致心、肾功能不全、静脉压增高或淋巴循环障碍患者发生肺水肿。

(四)复张性肺水肿

复张性肺水肿是各种原因所致肺萎陷后,在肺复张时或复张后 24 小时内发生的急性肺水肿。一般认为与多种因素有关,如负压抽吸迅速排出大量胸膜积液、大量气胸所致的突然肺复张,均可造成单侧性肺水肿。

临床上多见于气胸或胸腔积液 3 个月后出现进行性快速肺复张,1 小时后可表现为肺水肿的临床症状,50% 的肺水肿发生在 50 岁以上老年人。水肿液的形成遵循 Starling 公式。复张性肺水肿发生时,肺动脉压和 PCWP 正常,水肿液蛋白浓度与血浆蛋白浓度的比值 > 0.7,说明存在肺毛细血管通透性增加。肺萎陷越久,复张速度越快,胸膜腔负压越大,越易发生肺水肿。

肺复张性肺水肿的病理生理机制可能如下:①肺泡长期萎缩,使 II 型肺细胞代谢障碍,肺泡表面活性物质减少,肺泡表面张力增加,使肺毛细血管内液体向肺泡内滤出。②肺组织长期缺氧,使肺毛细血管内皮和肺泡上皮的完整性受损,通透性增加。③使用负压吸引设备,突然增加胸内负压,使复张肺的毛细血管压力与血流量增加,作用于已受损的毛细血管,使管壁内外的压力差增大;机械性力量使肺毛细血管内皮间隙孔变形,间隙增大,促使血管内液和血浆蛋白流入肺组织间隙。④在声门紧闭的情况下用力吸气,负压峰值可超 −5.0 kPa(−50 cmH$_2$O),如负的胸膜腔内压传至肺间质,增加肺毛细血管和肺间质静水压之差,则增加肺循环液体的渗出。⑤肺的快速复张引起胸膜腔内压急剧改变,肺血流增加而压力升高,并产生高的直线血流速度,加大了血管内和间质的压差。当其超过一定阈值时,液体进入间质和肺泡形成肺水肿。

(五)高原性肺水肿

高原性肺水肿是一种由低海拔地区急速进入海拔 3 000 m 以上地区的常见病,主要表现为发绀、心率增快、心排血量增多或减少、体循环阻力增加和心肌受损。其发病因素是多方面的,如缺氧性肺血管收缩、肺动脉高压、高原性脑水肿、全身和肺组织生化改变。肺代偿功能异常和心功能减退是造成重度低氧血症的直接原因。高原性肺水肿为高蛋白渗出性肺水肿,炎性介质是毛细血管增加的主要原因。

(六)通透性肺水肿

通透性肺水肿指肺水和血浆蛋白通过肺毛细血管内间隙进入肺间质,肺淋巴液回流量增加,淋巴液内蛋白含量亦明显增加,表明肺毛细血管内皮细胞功能失常。

1.感染性肺水肿

感染性肺水肿指继发于全身感染和/或肺部感染的肺水肿,如革兰阴性杆菌感染所致的败血症和肺炎球菌性肺炎均可引起肺水肿,主要是通过增加肺毛细血管壁通透性所致。肺水肿亦可继发于病毒感染。流感病毒、水痘-带状疱疹病毒所致的病毒性肺炎均可引起肺水肿。

2.毒素吸入性肺水肿

毒素吸入性肺水肿指吸入有害性气体或毒物所致的肺水肿。有害性气体包括二氧化氮、氯、光气、氨、氟化物、二氧化硫等,毒物以有机磷农药最为常见。其病理、生理表现如下:①有害性气体引起变态反应或直接损害,使肺毛细血管通透性增加,减少肺泡表面活性物质,并通过神经体液因素引起肺静脉收缩和淋巴管痉挛,使肺组织水分增加。②有机磷通过皮肤、呼吸道和消化道进入人体,与胆碱酯酶结合,抑制该酶的作用,使乙酰胆碱在体内积聚,导致支气管痉挛、分泌物增加、呼吸肌麻痹和呼吸中枢抑制,导致缺氧和肺毛细血管通透性增加。

3.淹溺性肺水肿

淹溺性肺水肿指淡水和海水淹溺所致的肺水肿。淡水为低渗性,被大量吸入后,很快通过肺泡-毛细血管膜进入血循环,导致肺组织的组织学损伤和全身血容量增加,肺泡-毛细血管膜损伤较重或左心代偿功能障碍时,诱发急性肺水肿。高渗性海水进入肺泡后,使得血管内大量水分进入肺泡引起肺水肿。肺水肿引起缺氧可加重肺泡上皮、毛细血管内皮细胞损害,增加毛细血管通透性,进一步加重肺水肿。

4.尿毒症性肺水肿

肾衰竭患者常伴肺水肿和纤维蛋白性胸膜炎。主要发病因素如下:①高血压所致左心衰竭;②少尿患者循环血容量增多;③血浆蛋白减少,血管内胶体渗透压降低,肺毛细血管静水压与胶体渗透压差距增大,促进肺水肿形成。

5.氧中毒性肺水肿

氧中毒性肺水肿指长时间吸入高浓度($>60\%$)氧引起肺组织损害所致的肺水肿。一般在常压下吸入纯氧 $12\sim24$ 小时,高压下 $3\sim4$ 小时即可发生氧中毒。氧中毒的损害以肺组织为主,表现为上皮细胞损害、肺泡表面活性物质减少、肺泡透明膜形成,引起肺泡和间质水肿,以及肺不张。其毒性作用是由于氧分子还原成水时所产生的中间产物自由基(如超氧阴离子、过氧化氢、羟自由基和单线态氧等)所致。正常时氧自由基为组织内抗氧化系统,如超氧化物歧化酶(SOD)、过氧化氢酶、谷胱甘肽氧化酶所清除。吸入高浓度氧,氧自由基形成加速,当其量超过组织抗氧化系统清除能力时,即可造成肺组织损伤,形成肺损伤。

(七)与麻醉相关的肺水肿

1.麻醉药过量

麻醉药过量引起肺水肿,可见于吗啡、美沙酮、急性巴比妥酸盐和海洛因中毒。发病机制可能与下列因素有关:①抑制呼吸中枢,引起严重缺氧,使毛细血管通透性增加,同时伴有肺动脉高压,产生急性肺水肿。②缺氧刺激下丘脑引起周围血管收缩,血液重新分布而致肺血容量增加。③海洛因所致肺水肿可能与神经源性发病机制有关。④个别患者的易感性或变态反应。

2.呼吸道梗阻

围术期喉痉挛常见于麻醉诱导期插管强烈刺激,亦见于术中神经牵拉反应,以及甲状腺手术因神经阻滞不全对气道的刺激。气道通畅时,胸腔内压对肺组织间隙压力的影响不大,但急性上呼吸道梗死时,用力吸气造成胸膜腔负压增加,几乎全部传导至血管周围间隙,促进血管内液进入肺组织间隙。上呼吸道梗阻时,患者处于挣扎状态,缺氧和交感神经活性极度亢进,可导致肺小动脉痉挛性收缩、肺小静脉收缩、肺毛细血管通透性增加。酸中毒又可增加对心脏做功的抑制,除非呼吸道梗阻解除,否则将形成恶性循环,加速肺水肿的发展。

3.误吸

围术期呕吐或胃内容物反流可引起吸入性肺炎和支气管痉挛,肺表面活性物质灭活和肺毛细血管内皮细胞受损,从而使液体渗出至肺组织间隙内,发生肺水肿。患者表现为发绀、心动过速、支气管痉挛和呼吸困难。肺组织损害的程度与胃内容物的 pH 直接相关,pH>2.5 的胃液所致的损害要比 pH<2.5 者轻微得多。

4.肺过度膨胀

一侧肺不张使单肺通气,全部潮气量进入一侧肺内,导致肺过度充气膨胀,随之出现肺水肿,其机制可能与肺容量增加有关。

三、临床表现

发病早期,均先有肺间质性水肿,肺泡毛细血管间隔内的胶原纤维肿胀,刺激附近的肺毛细血管旁"J"感受器,反射性引起呼吸频率增快,促进肺淋巴液回流,同时表现为过度通气。

水肿液在肺泡周围积聚后,沿着肺动脉、静脉和小气道鞘延伸,在支气管堆积到一定程度,引起支气管狭窄,可出现呼气性啰音。患者常主诉胸闷、咳嗽,有呼吸困难、颈静脉怒张,听诊可闻及哮鸣音和少量湿啰音。若发现和治疗不及时,则可继发为肺泡性肺水肿。

肺泡性肺水肿时,水肿液进入末梢细支气管和肺泡,当水肿液溢满肺泡后,出现典型的粉红色泡沫痰,液体充满肺泡后不能参与气体交换,通气/血流比值下降,引起低氧血症。插管患者可表现呼吸道阻力增大和发绀,经气管导管喷出或涌出大量的粉红色泡沫痰。

四、诊断

肺水肿发病早期多为间质性肺水肿,若未及时发现和治疗,可继发为肺泡性肺水肿,加重心肺功能紊乱,故应重视早期诊断和治疗。

肺水肿的诊断主要根据症状、体征和 X 线表现,一般并不困难。临床上同时测定 PCWP 和 πmv,πmv-PCWP 正常值为 (1.20 ± 0.2) kPa$[(9.7 \pm 1.7)$ mmHg$]$,当 πmv-PCWP≤ 0.5 kPa$(4$ mmHg$)$时,提示肺内肺水增多,有助于早期诊断。复张性肺水肿常伴有复张性低血压。

五、鉴别诊断

心源性肺水肿在肺间质和肺泡腔的渗出以红细胞为主。左心衰竭导致肺淤血。非心源性肺水肿在肺间质和肺泡腔的渗出以血浆内的一些蛋白、体液为主。肺泡-毛细血管膜的通透性增加,为漏出性肺水肿。

(一)心源性肺水肿

1.主要表现

常突然发作、高度气急、呼吸浅速、端坐呼吸、咳嗽、咳白色或粉红色泡沫痰、面色灰白、口唇及肢端发绀、大汗、烦躁不安、心悸、乏力等。

2.体征

体征包括双肺广泛水泡音和/或哮鸣音、心率增快、心尖区奔马律及收缩期杂音、心界向左扩大,可有心律失常和交替脉,不同心脏病尚有相应体征和症状。

急性心源性肺水肿是一种严重的重症,必须分秒必争进行抢救,以免危及患者生命。具体急救措施包括:①非特异性治疗;②查出肺水肿的诱因进行治疗;③识别及治疗肺水肿的基础心脏病变。

(二)非心源性肺水肿

1.主要表现

进行性加重的呼吸困难、端坐呼吸、大汗、发绀、咳粉红色泡沫痰。

2.体征

双肺可闻及广泛湿啰音,可先出现在双肺中下部,然后波及全肺。

3.X 线

早期可出现 Kerley 线,提示间质性肺水肿,进一步发展可出现肺泡肺水肿。

肺毛细血管楔压(PCWP)用于鉴别心源性及非心源性肺水肿。前者 PCWP$>$1.6 kPa(12 mmHg),后者 PCWP$\leqslant$1.6 kPa(12 mmHg)。

六、治疗

治疗原则为针对病因治疗,是缓解和根本消除肺水肿的基本措施;维持气道通畅,充分供氧和机械通气治疗,纠正低氧血症;降低肺血管静水压,提高血浆胶体渗透压,改善肺毛细血管通透性;保持患者镇静,预防和控制感染。

(一)充分供氧和机械通气治疗

1.维持气道通畅

水肿液进入肺泡和细支气管后汇集至气管,使呼吸道阻塞,增加气道压,从气管喷出大量粉红色泡沫痰,即便用吸引器抽吸,水肿液仍大量涌出。采用去泡沫剂能提高水肿液清除效果。

2.充分供氧

轻度缺氧患者可用鼻导管给氧,每分钟 6～8 L;重度低氧血症患者,行气管内插管,进行机械通气,同时保证呼吸道通畅。约 85% 的急性肺水肿患者须行短时间气管内插管。

3.间歇性正压通气

间歇性正压通气(IPPV)通过增加肺泡压和肺组织间隙压力,阻止肺毛细血管内液滤出;降低右心房充盈压,减少肺内血容量,缓解呼吸肌疲劳,降低组织氧耗量。常用的参数是潮气量8～10 mL/kg,呼吸频率 12～14 次/分,吸气峰值压力应$<$4.0 kPa(30 mmHg)。

4.持续正压通气或呼气末正压通气

应用 IPPV,$FiO_2>$0.6 仍不能提高 PaO_2,可用持续正压通气(CPAP)或呼气末正压通气(PEEP)。通过开放气道,扩张肺泡,增加功能残气量,改善肺顺应性以及通气/血流比值。合适的 PEEP 通常先从 0.5 kPa(5 cmH$_2$O)开始,逐步增加到 1.0～1.5 kPa(10～15 cmH$_2$O),其前提是对患者心排血量无明显影响。

(二)降低肺毛细血管静水压

1.增强心肌收缩力

急性肺水肿合并低血压时,病情更为险恶。应用适当的正性变力药物使左心室能在较低的充盈压下维持或增加心排血量,包括速效强心苷、拟肾上腺素药和能量合剂等。

强心苷药物表现为剂量相关性的心肌收缩力增强,同时可以降低房颤时的心率、延长舒张期充盈时间,使肺毛细血管平均压下降。强心药对高血压性心脏病、冠心病引起的左心衰竭所造成的急性肺水肿疗效明显。氨茶碱除增加心肌收缩力、降低后负荷外,还可舒张支气管平滑肌。

2.降低心脏前后负荷

当 CVP 为 1.5 kPa(15 cmH$_2$O),PCWP 增高达 2.0 kPa(15 mmHg)以上时,应限制输液,同时静脉注射利尿药,如呋塞米、依他尼酸等。若不见效,可加倍剂量重复给药,尤其对心源性或输液过多引起的急性肺水肿,可迅速有效地从肾脏将液体排出体外,使肺毛细血管静水压下降,减少气道水肿液。使用利尿药时应注意补充氯化钾,并避免血容量过低。

吗啡解除焦虑、松弛呼吸道平滑肌,有利于改善通气,同时具有降低外周静脉张力、扩张小动脉的作用,减少回心血量,降低肺毛细血管静水压。一般静脉注射吗啡 5 mg,起效迅速,对高血压、二尖瓣狭窄等引起的肺水肿效果良好,应早期使用。在没有呼吸支持的患者,应严密监测呼吸功能,防止吗啡抑制呼吸。休克患者禁用吗啡。

东莨菪碱、山莨菪碱及阿托品对中毒性急性肺水肿疗效满意,该类药物具有较强的解除阻力血管及容量血管痉挛的作用,可降低心脏前后负荷,增加肺组织灌注量及冠状动脉血流,增加动脉血氧分压,同时还具有解除支气管痉挛、抑制支气管分泌过多液体、兴奋呼吸中枢及抑制大脑皮质活动的作用。

患者体位对回心血量有明显影响,取坐位或头高位有助于减少静脉回心血量、减轻肺淤血、降低呼吸做功和增加肺活量,但低血压和休克患者应取平卧位。

α受体阻滞剂可使全身及内脏血管扩张、回心血量减少,改善肺水肿。可用酚妥拉明 10 mg 加入 5% 葡萄糖溶液 100～200 mL 静脉滴注。硝普钠通过降低心脏后负荷改善肺水肿,但对二尖瓣狭窄引起者要慎用。

(三)镇静及感染的防治

1.镇静药物

咪达唑仑、丙泊酚具有较强的镇静作用,可减少患者的惊恐和焦虑,减轻呼吸急促,将急促而无效的呼吸调整为均匀有效的呼吸,减少呼吸做功。有利于通气治疗患者的呼吸与呼吸机同步,以改善通气。

2.预防和控制感染

感染性肺水肿继发于全身感染和/或肺部感染所致的肺水肿,革兰阴性杆菌所致的败血症是引起肺水肿的主要原因。各种原因引起的肺水肿均应预防肺部感染,除加强护理外,应常规给予抗生素以预防肺部感染。常用的抗生素有氨基糖苷类抗生素、头孢菌素和氯霉素。

给予抗生素的同时,应用肾上腺皮质激素,可以预防毛细血管通透性增加,减轻炎症反应,促使水肿消退,并能刺激细胞代谢,促进肺泡表面活性物质产生,增强心肌收缩,降低外周血管阻力。

临床常用的药物有氢化可的松、地塞米松和泼尼松龙,通常在发病 24～48 小时内用大剂量皮质激素。氢化可的松首次静脉注射 200～300 mg,24 小时用量可达 1 g 以上;地塞米松首次用量可静脉注射 30～40 mg,随后每 6 小时静脉注射 10～20 mg,甲泼尼龙的剂量为 30 mg/kg 静脉注射,用药不宜超过72 小时。

(四)复张性肺水肿的防治

防止跨肺泡压的急剧增大是预防肺复张性肺水肿的关键。行胸腔穿刺或引流复张时,应逐步减少胸内液气量,复张过程应在数小时以上,负压吸引不应超过 1.0 kPa(10 cmH$_2$O),每次抽液量不应超过 1 000 mL。

若患者出现持续性咳嗽,应立即停止抽吸或钳闭引流管,术中膨胀肺时,应注意潮气量和压力适中,主张采用双腔插管以免健侧肺过度扩张,肺复张后持续做一段时间的 PEEP,以保证复张过程中跨肺泡压差不致过大,防止复张后肺毛细血管渗漏的增加。

肺复张性肺水肿治疗的目的是维持患者足够的氧合和血流动力学的稳定。无症状者无须特殊处理,低氧血症较轻者予以吸氧,较重者则需气管内插管,应用 PEEP 及强心利尿剂和激素。向胸内注入 50～100 mL 气体、做肺动脉栓塞术均是可取的方法。在肺复张期间要避免输液过多、过快。

七、护理评估

(1)监测生命体征,观察患者有无呼吸增快(频率可达 30～40 次/分)、心率增快、脉搏细速、血压升高或持续下降。

(2)观察有无皮肤发绀、湿冷、毛孔收缩、尿量减少等微循环灌注不足表现。

(3)观察患者有无咯粉红色泡沫痰等肺水肿特征性表现。

(4)心肺听诊有无干啰音或湿啰音。

八、护理措施

(一)体位

协助患者取坐位,双腿下垂。

(二)氧疗

遵医嘱予以吸氧 6～8 L/min,可于湿化瓶中加入 50% 乙醇湿化,乙醇可使肺泡内泡沫表面张力降低而破裂、消散。若患者不能耐受,可降低乙醇浓度或间歇使用。病情严重者采用无创或有创机械通气。

(三)用药护理

1.镇静剂

常用吗啡皮下或静脉注射,注意观察患者有无呼吸抑制、心动过缓、血压下降。呼吸衰竭、昏迷、严重休克者禁用。

2.利尿剂

常用呋塞米静脉推注,观察患者有无腹胀、恶心、呕吐、心律失常;有无嗜睡、意识淡漠、肌痛性痉挛;有无烦躁或谵妄、呼吸浅慢、手足抽搐等低钾、低钠血症及低氯性碱中毒等电解质紊乱表现。准确记录 24 小时尿量,监测血钾变化和心律。

3.血管扩张剂

常用硝普钠和硝酸甘油静脉滴注或微量泵泵入。硝普钠现配现用,避光输注,控制速度,严密监测血压变化,根据血压调整剂量。

4.洋地黄制剂

常用毛花苷 C 0.2～0.4 mg 稀释后缓慢静脉推注,观察心率和节律变化,心率或脉搏<60 次/分时停止用药。当出现食欲缺乏、恶心、心悸、头痛、黄绿视、视物模糊,心律从规则变为不规则,或从不规则变为规则时可能是中毒反应,应立即停药并告知医师。

(四)健康教育

(1)告知患者避免劳累、情绪激动等诱因。

(2)告知患者限制钠盐及液体摄入。

(3)告知患者疾病相关知识,如出现频繁咳嗽、气喘、咳粉红色泡沫痰时,立即取端坐位并及时就诊。

（王琳琳）

第五节　急性呼吸窘迫综合征

急性呼吸窘迫综合征(acute respiratory distress syndrome,ARDS)是指严重感染、创伤、休克等非心源性疾病过程中,肺毛细血管内皮细胞和肺泡上皮细胞损伤造成弥漫性肺间质及肺泡水肿,导致的急性低氧性呼吸功能不全或衰竭,属于急性肺损伤(acute lung injury,ALI)的严重阶段。以肺容积减少、肺顺应性降低、严重的通气/血流比例失调为病理生理特征。临床上表现为进行性低氧血症和呼吸窘迫,肺部影像学表现为非均一性的渗出性病变。本病起病急、进展快、病死率高。

ALI 和 ARDS 是同一疾病过程中的两个不同阶段,ALI 代表早期和病情相对较轻的阶段,而 ARDS 代表后期病情较为严重的阶段。发生 ARDS 时患者必然经历过 ALI,但并非所有的ALI 都会发展为 ARDS。引起 ALI 和 ARDS 的原因很多,根据肺部直接和间接损伤对病因进行分类,可分为肺内因素和肺外因素。肺内因素是指致病因素对肺的直接损伤,包括:①化学性因素,如吸入毒气、烟尘、胃内容物及氧中毒等。②物理性因素,如肺挫伤、放射性损伤等。③生物性因素,如重症肺炎。肺外因素是指致病因素通过神经体液因素间接引起肺损伤,包括严重休克、感染中毒症、严重非胸部创伤、大面积烧伤、大量输血、急性胰腺炎、药物或麻醉品中毒等。ALI 和 ARDS 的发生机制非常复杂,目前尚不完全清楚。多数学者认为,ALI 和 ARDS 是由多种炎性细胞、细胞因子和炎性介质共同参与引起的广泛肺毛细血管急性炎症性损伤过程。

一、临床表现

ARDS 的临床表现可以有很大差别,取决于潜在疾病和受累器官的数目和类型。

(一)症状体征

(1)发病迅速:ARDS 多发病迅速,通常在发病因素攻击(如严重创伤、休克、败血症、误吸)后12～48 小时发病,偶尔有长达 5 天者。

(2)呼吸窘迫:ARDS 最常见的症状,主要表现为气急和呼吸频率增快,呼吸频率大多在25～50 次/分。其严重程度与基础呼吸频率和肺损伤的严重程度有关。

（3）咳嗽、咳痰、烦躁和神志变化：ARDS 可有不同程度的咳嗽、咳痰，可咳出典型的血水样痰，可出现烦躁、神志恍惚。

（4）发绀：未经治疗 ARDS 的常见体征。

（5）ARDS 患者也常出现呼吸类型的改变，主要为呼吸浅快或潮气量的变化。病变越严重，这一改变越明显，甚至伴有吸气时鼻翼翕动及三凹征。在早期自主呼吸能力强时，常表现为深快呼吸，当呼吸肌疲劳后，则表现为浅快呼吸。

（6）早期可无异常体征，或仅有少许湿啰音；后期多有水泡音，也可出现管状呼吸音。

（二）影像学表现

1.胸部 X 线检查

早期病变以间质性为主，胸部 X 线常无明显异常或仅见血管纹理增多，边缘模糊，双肺散在分布的小斑片状阴影。随着病情进展，上述的斑片状阴影进一步扩展，融合成大片状，或两肺均匀一致增加的毛玻璃样改变，伴有支气管充气征，心脏边缘不清或消失，称为"白肺"。

2.胸部 CT 检查

与胸部 X 线相比，胸部 CT 尤其是高分辨 CT（HRCT）可更为清晰地显示出肺部病变分布、范围和形态，为早期诊断提供帮助。由于肺毛细血管膜通透性一致性增高，引起血管内液体渗出，两肺斑片状阴影呈现重力依赖性现象，还可出现变换体位后的重力依赖性变化。在 CT 上表现为病变分布不均匀：①非重力依赖区（仰卧时主要在前胸部）正常或接近正常。②前部和中间区域呈毛玻璃样阴影。③重力依赖区呈现实变影。这些提示肺实质的实变出现在受重力影响最明显的区域。无肺泡毛细血管膜损伤时，两肺斑片状阴影均匀分布，既不出现重力依赖现象，也无变换体位后的重力依赖性变化。这一特点有助于与感染性疾病鉴别。

（三）实验室检查

1.动脉血气分析

$PaO_2 < 8.0$ kPa（60 mmHg），有进行性下降趋势，在早期 $PaCO_2$ 多不升高，甚至可因过度通气而低于正常；早期多为单纯呼吸性碱中毒；随病情进展可合并代谢性酸中毒，晚期可出现呼吸性酸中毒。氧合指数较动脉氧分压更能反映吸氧时呼吸功能的障碍，而且与肺内分流量有良好的相关性，计算简便。氧合指数参照范围为 53.2～66.5 kPa（400～500 mmHg），在 ALI 时 $\leqslant 40.0$ kPa（300 mmHg），ARDS 时 $\leqslant 26.7$ kPa（200 mmHg）。

2.血流动力学监测

通过漂浮导管，可同时测定并计算肺动脉压（PAP）、肺动脉楔压（PAWP）等，不仅对诊断、鉴别诊断有价值，而且也是机械通气治疗的重要监测指标。肺动脉楔压一般<1.6 kPa（12 mmHg），若>2.4 kPa（18 mmHg），则支持左侧心力衰竭的诊断。

3.肺功能检查

ARDS 发生后呼吸力学发生明显改变，包括肺顺应性降低和气道阻力增高，肺无效腔/潮气量是不断增加的，肺无效腔/潮气量增加是早期 ARDS 的一种特征。

二、诊断及鉴别诊断

中华医学会呼吸病学分会制定的诊断标准如下。

（1）有 ALI 和/或 ARDS 的高危因素。

（2）急性起病、呼吸频数和/或呼吸窘迫。

（3）低氧血症：ALI 时氧合指数≤40.0 kPa（300 mmHg）；ARDS 时氧合指数≤26.7 kPa（200 mmHg）。

（4）胸部 X 线检查，提示两肺浸润阴影。

（5）肺动脉楔压≤2.4 kPa（18 mmHg）或临床上能除外心源性肺水肿。

符合以上 5 项条件者，可以诊断 ALI 或 ARDS。必须指出，ARDS 的诊断标准并不具有特异性，诊断时必须排除大面积肺不张、自发性气胸、重症肺炎、急性肺栓塞和心源性肺水肿（表 3-1）。

表 3-1 ARDS 与心源性肺水肿的鉴别

类别	ARDS	心源性肺水肿
特点	高渗透性	高静水压
病史	创伤、感染等	心脏疾病
双肺浸润阴影	＋	＋
重力依赖性分布现象	＋	＋
发热	＋	可能
白细胞计数增多	＋	可能
胸腔积液	－	＋
吸纯氧后分流	较高	可较高
肺动脉楔压	正常	高
肺泡液体蛋白	高	低

三、治疗

ARDS 是呼吸系统的一个急症，必须在严密监护下进行。治疗目标是改善肺的氧合功能，纠正缺氧，维护脏器功能和防治并发症。治疗措施如下。

（一）氧疗

应采取一切有效措施尽快提高 PaO_2，纠正缺氧。可给高浓度吸氧，使 $PaO_2 \geqslant 8.0$ kPa（60 mmHg）或 $SaO_2 \geqslant 90\%$。轻症患者可使用面罩给氧，但多数患者需采用机械通气。

（二）去除病因

病因治疗在 ARDS 防治中占有重要地位，主要是针对涉及的基础疾病。感染是 ALI 和 ARDS 常见原因也是首位高危因素，而 ALI 和 ARDS 又易并发感染。如果 ARDS 的基础疾病是脓毒症，除了清除感染灶外，还应选择敏感抗生素，同时收集痰液或血液标本分离培养病原菌和进行药敏试验，指导下一步抗生素的选择。一旦建立人工气道并进行机械通气，即应给予广谱抗生素，以预防呼吸道感染。

（三）机械通气

机械通气是最重要的支持手段。如果没有机械通气，许多 ARDS 患者会因呼吸衰竭在数小时至数天内死亡。机械通气的指征目前尚无统一标准，多数学者认为，一旦诊断为 ARDS 就应进行机械通气。在 ALI 阶段可试用无创正压通气，使用无创机械通气治疗时应严密监测患者的生命体征及治疗反应。神志不清、休克、气道自洁能力障碍的 ALI 和 ARDS 患者不宜采用无创机械通气。如无创机械通气治疗无效或病情继续加重，应尽快建立人工气道，行有创机械通气。

为了防止肺泡萎陷，保持肺泡开放，改善氧合功能，避免机械通气所致的肺损伤，目前常采用肺保护性通气策略,主要措施包括以下两方面。

1.呼气末正压

适当加用呼气末正压可使呼气末肺泡内压增大,肺泡保持开放状态,从而达到防止肺泡萎陷,减轻肺泡水肿,改善氧合功能和提高肺顺应性的目的。应用呼气末正压应首先保证有效循环血容量足够,以免因胸内正压增加而降低心排血量,而减少实际的组织氧运输;呼气末正压先从低水平 $0.3\sim0.5$ kPa($3\sim5$ cmH$_2$O)开始,逐渐增加,直到 PaO$_2$>8.0 kPa(60 mmHg)、SaO$_2$>90%时的呼气末正压水平,一般呼气末正压水平为 $0.5\sim1.8$ kPa($5\sim18$ cmH$_2$O)。

2.小潮气量通气和允许性高碳酸血症

ARDS 患者采用小潮气量($6\sim8$ mL/kg)通气,使吸气平台压控制在 $3.0\sim3.4$ kPa($30\sim35$ cmH$_2$O)以下,可有效防止因肺泡过度充气而引起的肺损伤。为保证小潮气量通气的进行,可允许一定程度的二氧化碳潴留[PaCO$_2$ 一般不宜高于 $10.7\sim13.3$ kPa($80\sim100$ mmHg)]和呼吸性酸中毒(pH $7.25\sim7.30$)。

(四)控制液体入量

在维持血压稳定的前提下,适当限制液体入量,配合利尿药,使出入量保持轻度负平衡(每天 500 mL 左右),使肺脏处于相对"干燥"状态,有利于肺水肿的消除。液体管理的目标是在最低[$0.7\sim1.1$ kPa($5\sim8$ mmHg)]的肺动脉楔压下维持足够的心排血量及氧运输量。在早期可给予高渗晶体液,一般不推荐使用胶体液。存在低蛋白血症的 ARDS 患者,可通过补充清蛋白等胶体溶液和应用利尿药,有助于实现液体负平衡,并改善氧合。若限液后血压偏低,可使用多巴胺和多巴酚丁胺等血管活性药物。

(五)加强营养支持

营养支持的目的不仅为了纠正现有的患者的营养不良,还为预防患者营养不良的恶化。营养支持可经胃肠道或胃肠外途径实施。如有可能应尽早经胃肠补充部分营养,这样不但可以减少补液量,还可有效改善胃肠营养。

(六)加强护理、防治并发症

有条件时应在 ICU 动态监测患者的呼吸、心律、血压、尿量及动脉血气分析等,及时纠正酸碱失衡和电解质紊乱。注意预防呼吸机相关性肺炎的发生,尽量缩短病程和机械通气时间,加强物理治疗,包括体位、翻身、叩背、排痰和气道湿化等。积极防治应激性溃疡和多器官功能障碍综合征。

(七)其他治疗

糖皮质激素、肺泡表面活性物质替代治疗、吸入一氧化氮在 ALI 和 ARDS 的治疗中可能有一定价值,但疗效尚不肯定。不推荐常规应用糖皮质激素预防和治疗 ARDS。糖皮质激素既不能预防 ARDS 的发生,对早期 ARDS 也没有治疗作用。ARDS 发病>14 天应用糖皮质激素会明显增加病死率。感染性休克并发 ARDS 的患者,如合并肾上腺皮质功能不全,可考虑应用替代剂量的糖皮质激素。肺表面活性物质有助于改善氧合,但是还不能将其作为 ARDS 的常规治疗手段。

四、护理目标

(1)早期发现 ARDS 的迹象,及时有效地协助抢救。维持生命体征稳定,挽救患者生命。

(2)做好人工气道的管理,维持患者最佳气体交换,改善低氧血症,减少机械通气并发症。

（3）采取俯卧位通气护理,缓解肺部压迫,改善心脏的灌注。

（4）积极预防感染等各种并发症,提高救治成功率。

（5）加强基础护理,增加患者舒适感。

（6）减轻患者心理不适,使其配合治疗、保持平静。

五、护理措施

（一）及早发现病情变化

ARDS通常在疾病或严重损伤的最初24～48小时后发生。首先出现呼吸困难,通常呼吸浅快。吸气时可存在肋间隙和胸骨上窝凹陷。皮肤可出现发绀和斑纹,吸氧不能使之改善。

护士发现上述情况要高度警惕,及时报告医师,进行动脉血气和胸部X线等相关检查。一旦诊断考虑ARDS,立即积极治疗。若没有机械通气的相应措施,应尽早转至有条件的医院。患者转运过程中应有专职医师和护士陪同,并准备必要的抢救设备,氧气必不可少。若有行机械通气治疗的指征,可以先行气管插管后转运。

（二）密切监护

迅速连接监测仪,密切监护患者心率、心律、血压等生命体征,尤其是呼吸频率、节律、深度及血氧饱和度等。观察患者意识、发绀情况、末梢温度等。注意有无呕血、黑便等消化道出血的表现。

（三）氧疗和机械通气的护理治疗

ARDS最紧迫的问题在于纠正顽固性低氧,改善呼吸困难,为治疗基础疾病赢得时间。需要对患者实施氧疗甚至机械通气。

1.严密监测患者呼吸情况及缺氧症状

若单纯面罩吸氧不能维持满意的血氧饱和度,应予辅助通气。首先可尝试采用经面罩持续气道正压吸氧等无创通气,但大多需要机械通气吸入氧气。遵医嘱给予高浓度氧气吸入或使用呼气末正压呼吸(positive end expiratory pressure,PEEP)并根据动脉血气分析值的变化调节氧浓度。

2.使用PEEP时应严密观察,防止患者出现气压伤

PEEP是在呼气终末时给予气道以一恒定正压使之不能回复到大气压的水平。可以增加肺泡内压和功能残气量改善氧合,防止呼气使肺泡萎陷,增加气体分布和交换,减少肺内分流,从而提高PaO_2。由于PEEP使胸腔内压升高,静脉回流受阻,致心搏减少,血压下降,严重时可引起循环衰竭,另外正压过高,肺泡过度膨胀、破裂有导致气胸的危险。所以在监护过程中,注意PEEP观察有无心率增快、突然胸痛、呼吸困难加重等相关症状,发现异常立即调节PEEP压力并报告医师处理。

3.帮助患者采取有利于呼吸的体位

如端坐位或高枕卧位。

4.人工气道的管理

（1）妥善固定气管插管,观察气道是否通畅,定时对比听诊双肺呼吸音。经口插管者要固定好牙垫,防止阻塞气道。每班检查并记录导管刻度,观察有无脱出或误入一侧主支气管。套管固定松紧适宜,以能放入一指为准。

（2）气囊充气适量:充气过少易产生漏气,充气过多可压迫气管黏膜导致气管食管瘘,可以采

用最小漏气技术,用来减少并发症发生。方法:用 10 mL 注射器将气体缓慢注入,直至在喉及气管部位听不到漏气声,向外抽出气体每次 0.25～0.5 mL,至吸气压力到达峰值时出现少量漏气为止,再注入 0.25～0.5 mL 气体,此时气囊容积为最小封闭容积,气囊压力为最小封闭压力,记录注气量。观察呼吸机上气道峰压是否下降及患者能否发音说话,长期机械通气患者要观察气囊有无破损、漏气现象。

(3)保持气道通畅:严格无菌操作,按需适时吸痰。过多反复抽吸会刺激黏膜,使分泌物增加。先吸气道再吸口、鼻腔,吸痰前给予充分气道湿化、翻身叩背、吸纯氧 3 分钟,吸痰管最大外径不超过气管导管内径的 1/2,迅速插吸痰管至气管插管,感到阻力后撤回吸痰管 1～2 cm,打开负压边后退边旋转吸痰管,吸痰时间不应超过 15 秒。吸痰后密切观察痰液的颜色、性状、量及患者心率、心律、血压和血氧饱和度的变化,一旦出现心律失常和呼吸窘迫,立即停止吸痰,给予吸氧。

(4)用加温湿化器对吸入气体进行湿化,根据病情需要加入盐酸氨溴索、异丙托溴铵等,每天 3 次雾化吸入。湿化满意标准为痰液稀薄、无泡沫、不附壁能顺利吸出。

(5)呼吸机使用过程中注意电源插头要牢固,不要与其他仪器共用一个插座;机器外部要保持清洁,上端不可放置液体;开机使用期间定时倒掉管道及集水瓶内的积水,集水瓶安装要牢固;定时检查管道是否漏气、有无打折、压缩机工作是否正常。

(四)维持有效循环,维持出入液量轻度负平衡

循环支持治疗的目的是恢复和提供充分的全身灌注,保证组织的灌流和氧供,促进受损组织的恢复。在能保持酸碱平衡和肾功能前提下达到最低水平的血管内容量。

(1)护士应迅速帮助完成该治疗目标。选择大血管,建立 2 个以上的静脉通道,正确补液,改善循环血容量不足。

(2)严格记录出入量、每小时尿量。出入量管理的目标是在保证血容量、血压稳定前提下,24 小时出量超过入量 500～1 000 mL,利于肺内水肿液的消退。充分补充血容量后,护士遵医嘱给予利尿剂,消除肺水肿。观察患者对治疗的反应。

(五)俯卧位通气护理

由仰卧位改变为俯卧位,可使 75％ARDS 患者的氧合改善。可能与血流重新分布,改善背侧肺泡的通气,使部分萎陷肺泡再膨胀达到"开放肺"的效果有关。随着通气/血流比例的改善进而改善了氧合。但存在血流动力学不稳定、颅内压增高、脊柱外伤、急性出血、骨科手术、近期腹部手术、妊娠等为禁忌实施俯卧位。

(1)患者发病 24～36 小时后取俯卧位,翻身前给予纯氧吸入 3 分钟。预留足够的管路长度,注意防止气管插管过度牵拉致脱出。

(2)为减少特殊体位给患者带来的不适,用软枕垫高头部 15°～30°角,嘱患者双手放在枕上,并在髋、膝、踝部放软枕,每 1～2 小时更换 1 次软枕的位置,每 4 小时更换 1 次体位,同时考虑患者的耐受程度。

(3)注意血压变化,因俯卧位时支撑物放置不当,可使腹压增加,下腔静脉回流受阻而引起低血压,必要时在翻身前提高吸氧浓度。

(4)注意安全、防坠床。

(六)预防感染的护理

护理方法如下:①注意严格无菌操作,每天更换气管插管切口敷料,保持局部清洁干燥,预防或消除继发感染。②加强口腔及皮肤护理,以防护理不当而加重呼吸道感染及发生压疮。③密切观察体温变化,注意呼吸道分泌物的情况。

(七)心理护理

减轻恐惧,增加心理舒适度:①评估患者的焦虑程度,指导患者学会自我调整心理状态,调控不良情绪。主动向患者介绍环境,解释治疗原则,解释机械通气、监测及呼吸机的报警系统,尽量消除患者的紧张感。②耐心向患者解释病情,对患者提出的问题要给予明确、有效和积极的信息,消除患者心理紧张和顾虑。③护理患者时保持冷静和耐心,表现出自信和镇静。④若患者因呼吸困难或人工通气不能讲话,可提供纸笔或以手势与患者交流。⑤加强巡视,了解患者的需求,帮助患者解决问题。⑥帮助并指导患者及家属应用松弛疗法、按摩等。

(八)营养护理

ARDS 患者处于高代谢状态,应及时补充热量和高蛋白、高脂肪营养物质。能量摄取既应满足代谢的需要,又应避免糖类摄取过多,蛋白摄取量一般为每天 1.2~1.5 g/kg。

尽早采用肠内营养,协助患者取半卧位,充盈气囊,证实胃管在胃内后,用加温器和输液泵匀速泵入营养液。若出现肠鸣音消失或胃潴留,暂停鼻饲,给予胃肠减压。一般留置 5~7 天后拔除饲管,更换到对侧鼻孔,以减少鼻窦炎的发生。

(九)健康教育

在疾病的不同阶段,根据患者的文化程度做好相关知识的宣传和教育,让患者了解病情的变化过程。

(1)提供舒适安静的环境以利于患者休息,指导患者正确卧位休息,讲解由仰卧位改变为俯卧位的意义,尽可能减少特殊体位给患者带来的不适。

(2)向患者解释咳嗽、咳痰的重要性,指导患者掌握有效咳痰的方法,鼓励并协助患者咳嗽、排痰。

(3)指导患者自己观察病情变化,如有不适及时通知医护人员。

(4)嘱患者严格按医嘱用药,按时服药,不要随意增减药物剂量及种类。服药过程中,需密切观察患者用药后反应,以指导用药剂量。

(5)出院指导:指导患者出院后仍以休息为主,活动量要循序渐进,注意劳逸结合。此外,患者病后生活方式的改变需要家人的积极配合和支持,应指导患者家属给患者创造一个良好的身心休养环境。出院后 1 个月内来院复查 1~2 次,出现情况随时来院复查。

(叶 庆)

第六节 重 症 肺 炎

肺炎是指终末气道、肺泡和肺间质的炎症,可由病原微生物、理化因素、免疫损伤、过敏及药物所致。细菌性肺炎是最常见的肺炎,也是最常见的感染性疾病之一。

目前肺炎按患病环境分成社区获得性肺炎(community-acquired pneumonia,CAP)和医院获得性肺炎(hospital-acquired pneumonia,HAP)。CAP 是指在医院外罹患的感染性肺实质炎症,包括具有明确潜伏期的病原体感染而在入院后平均潜伏期内发病的肺炎。HAP 亦称医院内肺炎(nosocomial pneumonia,NP),是指患者入院时不存在,也不处于潜伏期,而于入院 48 小时后在医院(包括老年护理院、康复院等)内发生的肺炎。HAP 还包括呼吸机相关性肺炎(ventilator associated pneumonia,VAP)和卫生保健相关性肺炎(healthcare associated pneumonia,HCAP)。CAP 和 HAP 年发病率分别约为12/1 000人口和(5~10)/1 000 住院患者,近年发病率有增加的趋势。肺炎病死率门诊肺炎患者<5%,住院患者平均为12%,入住重症监护病房(ICU)者约 40%。发病率和病死率高的原因与社会人口老龄化、吸烟、伴有基础疾病和免疫功能低下有关,如慢性阻塞性肺病、心力衰竭、肿瘤、糖尿病、尿毒症、神经疾病、药瘾、嗜酒、艾滋病、久病体衰、大型手术、应用免疫抑制剂和器官移植等。此外,亦与病原体变迁、耐药菌增加、HAP 发病率增加、病原学诊断困难、不合理使用抗生素和部分人群贫困化加剧等有关。

重症肺炎至今仍无普遍认同的定义,需入住 ICU 者可认为是重症肺炎。目前一般认为,如果肺炎患者的病情严重到需要通气支持(急性呼吸衰竭、严重气体交换障碍伴高碳酸血症或持续低氧血症)、循环支持(血流动力学障碍、外周低灌注)及加强监护治疗(肺炎引起的脓毒症或基础疾病所致的其他器官功能障碍)时可称为重症肺炎。

一、病因和发病机制

正常的呼吸道免疫防御机制(支气管内黏液-纤毛运载系统、肺泡巨噬细胞等细胞防御的完整性等)使气管隆凸以下的呼吸道保持无菌。是否发生肺炎取决于两个因素:病原体和宿主因素。如果病原体数量多,毒力强和/或宿主呼吸道局部和全身免疫防御系统损害,即可发生肺炎。病原体可通过下列途径引起社区获得性肺炎:①空气吸入;②血行播散;③邻近感染部位蔓延;④上呼吸道定植菌的误吸。医院获得性肺炎还可通过误吸胃肠道的定植菌(胃食管反流)和通过人工气道吸入环境中的致病菌引起。病原体直接抵达下呼吸道后,滋生繁殖,引起肺泡毛细血管充血、水肿,肺泡内纤维蛋白渗出及细胞浸润。

二、临床表现

(一)社区获得性肺炎

(1)新近出现的咳嗽、咳痰或原有呼吸道疾病症状加重,并出现脓性痰,伴或不伴胸痛。

(2)发热。

(3)肺实变体征和/或闻及湿性啰音。

(4)白细胞>10×10^9/L 或<4×10^9/L,伴或不伴细胞核左移。

(5)胸部 X 线检查显示片状、斑片状浸润性阴影或间质性改变,伴或不伴胸腔积液。

以上 1~4 项中任何 1 项加第 5 项,除外非感染性疾病可做出诊断。CAP 常见病原体为肺炎链球菌、支原体、衣原体、流感嗜血杆菌和呼吸病毒(甲、乙型流感病毒、腺病毒、呼吸合胞病毒和副流感病毒)等。

(二)医院获得性肺炎

住院患者 X 线检查出现新的或进展的肺部浸润影加上下列 3 个临床症候中的 2 个或以上可以诊断为肺炎。

(1)发热超过 38 ℃。

(2)血白细胞增多或减少。

(3)脓性气道分泌物。

HAP 的临床表现、实验室和影像学检查特异性低,应注意与肺不张、心力衰竭和肺水肿、基础疾病肺侵犯、药物性肺损伤、肺栓塞和急性呼吸窘迫综合征等相鉴别。无感染高危因素患者的常见病原体依次为肺炎链球菌、流感嗜血杆菌、金黄色葡萄球菌、大肠埃希菌、肺炎克雷伯杆菌等；有感染高危因素患者为金黄色葡萄球菌、铜绿假单胞菌、肠杆菌属、肺炎克雷伯杆菌等。

三、诊断标准

不同国家制定的重症肺炎的诊断标准有所不同，但都注重对客观生命体征、肺部病变范围、器官灌注和氧合状态的评估，临床医师可根据具体情况选用。以下列出目前常用的几项诊断标准。

（一）中华医学会呼吸病学分会 2006 年颁布的重症肺炎诊断标准

（1）意识障碍。

（2）呼吸频率≥30 次/分。

（3）PaO_2<8.0 kPa（60 mmHg）、氧合指数（PaO_2/FiO_2）<40.0 kPa（300 mmHg），需行机械通气治疗。

（4）动脉收缩压<12.0 kPa（90 mmHg）。

（5）并发脓毒性休克。

（6）胸部 X 线显示双侧或多肺叶受累，或入院 48 小时内病变扩大≥50%。

（7）少尿：尿量<20 mL/h，或<80 mL/4 h，或急性肾衰竭需要透析治疗。

符合 1 项或以上者可诊断为重症肺炎。

（二）美国感染病学会（IDSA）和美国胸科学会（ATS）2007 年新修订的诊断标准

具有 1 项主要标准或 3 项或以上次要标准可认为是重症肺炎，需要入住 ICU。

（1）主要标准：①需要有创通气治疗；②脓毒性休克需要血管收缩剂。

（2）次要标准：①呼吸频率≥30 次/分；②PaO_2/FiO_2≤33.3 kPa（250 mmHg）；③多叶肺浸润；④意识障碍/定向障碍；⑤尿毒症（BUN≥7.14 mmol/L）；⑥白细胞减少（白细胞数<4×10^9/L）；⑦血小板减少（血小板<100×10^9/L）；⑧低体温（体温<36 ℃）；⑨低血压需要紧急的液体复苏。

说明：其他指标也可认为是次要标准，包括低血糖（非糖尿病患者）、急性酒精中毒/酒精戒断、低钠血症、不能解释的代谢性酸中毒或乳酸升高、肝硬化或无脾；需要无创通气也可等同于次要标准的①和②；白细胞减少仅系感染引起。

（三）英国胸科学会（BTS）2001 年制定的 CURB 标准

1.标准一

存在以下 4 项核心标准的 2 项或以上即可诊断为重症肺炎：①新出现的意识障碍；②尿素氮（BUN）>7 mmol/L；③呼吸频率≥30 次/分；④收缩压<12.0 kPa（90 mmHg）或舒张压≤8.0 kPa（60 mmHg）。

CURB 标准比较简单、实用，应用起来较为方便。

2.标准二

（1）存在以上 4 项核心标准中的 1 项且存在以下 2 项附加标准时须考虑有重症倾向。附加标准包括：①PaO_2<8.0 kPa（60 mmHg）/SaO_2<92%（任何 FiO_2）；②胸片提示双侧或多叶肺炎。

（2）不存在核心标准但存在 2 项附加标准，并同时存在以下 2 项基础情况时，也须考虑有重症倾向。基础情况包括：①年龄≥50 岁；②存在慢性基础疾病。

如存在标准二中(1)(2)两种有重症倾向的情况时,需结合临床进行进一步评判。在(1)情况下需至少12小时后进行一次再评估。

CURB-65即改良的CURB标准,标准在符合下列5项诊断标准中的3项或以上时,即考虑为重症肺炎,需考虑收入ICU治疗:①新出现的意识障碍;②BUN>7 mmol/L;③呼吸频率≥30次/分;④收缩压<12.0 kPa(90 mmHg)或舒张压≤8.0 kPa(60 mmHg);⑤年龄≥65岁。

四、严重度评价

评价肺炎病情的严重程度对于决定在门诊或入院治疗甚或ICU治疗至关重要。肺炎临床的严重性决定于3个主要因素:局部炎症程度,肺部炎症的播散和全身炎症反应。除此之外,患者如有下列其他危险因素会增加肺炎的严重度和死亡危险。

(一)病史

年龄>65岁;存在基础疾病或相关因素,如慢性阻塞性肺疾病、糖尿病、充血性心力衰竭、慢性肾功能不全、慢性肝病、一年内住过院、疑有误吸、神志异常、脾切除术后状态、长期嗜酒或营养不良。

(二)体征

呼吸频率>30次/分;脉搏≥120次/分;血压<12.0/8.0 kPa(90/60 mmHg);体温≥40 ℃或≤35 ℃;意识障碍;存在肺外感染病灶如败血症、脑膜炎。

(三)实验室和影像学异常

白细胞>20×10^9/L 或<4×10^9/L,或中性粒细胞计数<1×10^9/L;呼吸空气时 PaO_2<8.0 kPa(60 mmHg)、PaO_2/FiO_2<39.9 kPa(300 mmHg),或 $PaCO_2$>6.7 kPa(50 mmHg);血肌酐>106 μmol/L或BUN>7.1 mmol/L;血红蛋白<90 g/L或血细胞比容<30%;血浆清蛋白<25 g/L;败血症或弥漫性血管内凝血的证据如血培养阳性、代谢性酸中毒、凝血酶原时间和部分凝血活酶时间延长、血小板减少;胸部X线病变累及一个肺叶以上、出现空洞、病灶迅速扩散或出现胸腔积液。

为使临床医师更精确地做出入院或门诊治疗的决策,近几年用评分方法作为定量的方法在临床上得到了广泛的应用。肺炎患者预后研究小组(pneumonia outcomes research team, PORT)评分系统(表3-2)是目前常用的评价社区获得性肺炎(community acquired pneumonia, CAP)严重度以及判断是否必须住院的评价方法,其也可用于预测CAP患者的病死率。其预测死亡风险分级如下。1~2级:≤70分,病死率0.1%~0.6%;3级:71~90分,病死率0.9%;4级:91~130分,病死率9.3%;5级:>130分,病死率27.0%。PORT评分系统因可以避免过度评价肺炎的严重度而被推荐使用,即其可保证一些没必要住院的患者在院外治疗。

表3-2　PORT评分系统

患者特征	分值	患者特征	分值	患者特征	分值
年龄		脑血管疾病	10	实验室和放射学检查	
男性	年龄	肾脏疾病	10	pH<7.35	30
女性	年龄-10	体格检查		BUN>11 mmol/L(>30 mg/dL)	20
住护理院	+10	神志改变	20	Na^+<130 mmol/L	20

续表

患者特征	分值	患者特征	分值	患者特征	分值
并存疾病		呼吸频率>30 次/分	20	葡萄糖>14 mmol/L （>250 mg/dL）	10
肿瘤性疾病	30	收缩血压<12.0 kPa （90 mmHg）	20	血细胞比容<30%	10
肝脏疾病	20	体温<35 ℃或>40 ℃	15	PaO_2<8.0 kPa(60 mmHg)	10
充血性心力衰竭	10	脉率>125 次/分	10	胸腔积液	10

为避免评价 CAP 肺炎患者的严重度不足，可使用改良的 BTS 重症肺炎标准：呼吸频率 ≥30 次/分，舒张压≤8.0 kPa(60 mmHg)，BUN>6.8 mmol/L，意识障碍。4 个因素中存在 2 个 可确定患者的死亡风险更高。此标准因简单易用，且能较准确地确定 CAP 的预后而被广泛 应用。

临床肺部感染积分(clinical pulmonary infection score,CPIS)(表 3-3)则主要用于医院获得 性肺炎(hospital acquired pneumonia,HAP)包括呼吸机相关性肺炎(ventilator-associated pneu- monia,VAP)的诊断和严重度判断，也可用于监测治疗效果。此积分范围为 0～12 分，若积分为 6 分时一般认为有肺炎。

表 3-3　临床肺部感染积分评分表

参数	标准	分值
体温	≥36.5 ℃，≤38.4 ℃	0
	38.5～38.9 ℃	1
	≥39 ℃，或≤36 ℃	2
白细胞计数(×10^9/L)	≥4.0，≤11.0	0
	<4.0，>11.0	1
	杆状核白细胞	2
气管分泌物	<14+吸引	0
	≥14+吸引	1
	脓性分泌物	2
氧合指数(PaO_2/FiO_2)	>240 或急性呼吸窘迫综合征	0
	≤240	2
胸部 X 线	无渗出	0
	弥漫性渗出	1
	局部渗出	2
半定量气管吸出物培养 (0,1+,2+,3+)	病原菌≤1+或无生长	0
	病原菌≥1+	1
	革兰染色发现与培养相同的病原菌	2

五、治疗

(一)临床监测

1.体征监测

监测重症肺炎的体征是一项简单、易行和有效的方法,患者往往有呼吸频率和心率加快、发绀、肺部病变部位湿啰音等。目前多数指南都将呼吸频率加快(≥30次/分)作为重症肺炎诊断的主要或次要标准。意识状态也是监测的重点,神志模糊、意识不清或昏迷提示重症肺炎可能。

2.氧合状态和代谢监测

PaO_2、PaO_2/FiO_2、pH、混合静脉血氧分压(PvO_2)、胃张力测定、血乳酸测定等都可对患者的氧合状态进行评估。单次的动脉血气分析一般仅反映患者瞬间的氧合情况;重症患者或有病情明显变化者应进行系列血气分析或持续动脉血气监测。

3.胸部影像学监测

重症肺炎患者应进行系列胸部 X 线监测,主要目的是及时了解患者的肺部病变是加重还是好转,是否合并有胸腔积液、气胸,是否发展为肺脓肿、急性呼吸窘迫综合征(acute respiratory distress syndrome,ARDS)等。检查的频度应根据患者的病情而定,如要了解病变短期内是否增大,一般每 48 小时进行一次检查评价;如患者临床情况突然恶化(呼吸窘迫、严重低氧血症等),在不能除外合并气胸或进展至 ARDS 时,应短期内复查;而当患者病情明显好转及稳定时,一般可 10～14 天后复查。

4.血流动力学监测

重症肺炎患者常伴有脓毒症,可引起血流动力学的改变,故应密切监测患者的血压和尿量。这 2 项指标比较简单、易行,且非常可靠,应作为常规监测的指标。中心静脉压的监测可用于指导临床补液量和补液速度。部分重症肺炎患者可并发中毒性心肌炎或 ARDS,如临床上难于区分时,应考虑行漂浮导管检查。

5.器官功能监测

器官功能监测包括脑功能、心功能、肾功能、胃肠功能、血液系统功能等,进行相应的血液生化和功能检查。一旦发现异常,要积极处理,注意防止多器官功能障碍综合征(multiple organ dysfunction syndrome,MODS)的发生。

6.血液监测

血液监测包括外周血白细胞计数、C 反应蛋白、降钙素原、血培养等。

(二)抗生素治疗

经验性联合应用抗生素治疗重症肺炎的理论依据是,联合应用能够覆盖可能的微生物并预防耐药的发生。对于铜绿假单胞菌肺炎,联用 β 内酰胺类和氨基糖苷类具有潜在的协同作用,优于单药治疗;然而氨基糖苷类抗生素的抗菌谱窄,毒性大,特别是对于老年患者,其肾损害的发生率比较高。临床应用氨基糖苷类时要注意其为浓度依赖性抗生素,一般要用足够剂量、提高峰药浓度以提高疗效,同时也应避免与毒性相关的谷浓度的升高。在监测药物的峰浓度时,庆大霉素和妥布霉素＞7 $\mu g/mL$,或阿米卡星＞28 $\mu g/mL$ 的效果较好。氨基糖苷类的另一个不足是对支气管分泌物的渗透性较差,仅能达到血药浓度的 40%。此外,肺炎患者的支气管分泌物 pH 较低,在这种环境下许多抗生素活性都会降低。因此,有时联合应用氨基糖苷类抗生素并不能增加疗效,反而增加了肾毒性。

目前对于重症肺炎,抗生素的单药治疗也已受到临床医师的重视。新的头孢菌素、碳青霉烯类、其他β内酰胺类和氟喹诺酮类抗生素由于抗菌效力强、广谱,并且耐细菌β内酰胺酶,故可用于单药治疗。即使对于重症 HAP,只要不是耐多药的病原体,如铜绿假单胞菌、不动杆菌和耐甲氧西林金黄色葡萄球菌等,仍可考虑抗生素的单药治疗。对重症 VAP 有效的抗生素一般包括亚胺培南、美罗培南、头孢吡肟和哌拉西林/他唑巴坦。对于重症肺炎患者来说,临床上的初始治疗常联用多种抗生素,在获得细菌培养结果后,如果没有高度耐药的病原体就可以考虑转为针对性的单药治疗。

临床上一般认为不适合单药治疗的情况包括:①可能感染革兰阳性、革兰阴性菌和非典型病原体的重症 CAP。②怀疑铜绿假单胞菌或肺炎克雷伯杆菌的菌血症。③可能是金黄色葡萄球菌和铜绿假单胞菌感染的 HAP。三代头孢菌素不应用于单药治疗,因其在治疗中易诱导肠杆菌属细菌产生β内酰胺酶而导致耐药发生。

对于重症 VAP 患者,如果为高度耐药病原体所致的感染则联合治疗是必要的。目前有3种联合用药方案:①β内酰胺类联合氨基糖苷类,在抗铜绿假单胞菌上有协同作用,但也应注意前面提到的氨基糖苷类的毒性作用。②两个β内酰胺类联合使用,因这种用法会诱导出对两种药同时耐药的细菌,故虽然有过成功治疗的报道,仍不推荐使用。③β内酰胺类联合氟喹诺酮类,虽然没有抗菌协同作用,但也没有潜在的拮抗作用;氟喹诺酮类对呼吸道分泌物穿透性很好,对其疗效有潜在的正面影响。

对于铜绿假单胞菌所致的重症肺炎,联合治疗往往是必要的。抗假单胞菌的β内酰胺类抗生素包括青霉素类的哌拉西林、阿洛西林、氨苄西林、替卡西林、阿莫西林;第三代头孢菌素类的头孢他啶、头孢哌酮;第四代头孢菌素类的头孢吡肟;碳青霉烯类的亚胺培南、美罗培南;单酰胺类的氨曲南(可用于青霉素类过敏的患者);β内酰胺类/β内酰胺酶抑制剂复合剂的替卡西林/克拉维酸钾、哌拉西林/他唑巴坦。其他的抗假单胞菌抗生素还包括氟喹诺酮类和氨基糖苷类。

1.重症 CAP 的抗生素治疗

重症 CAP 患者的初始治疗应针对肺炎链球菌(包括耐药肺炎链球菌)、流感嗜血杆菌、军团菌和其他非典型病原体,在某些有危险因素的患者还有可能为肠道革兰阴性菌属包括铜绿假单胞菌的感染。无铜绿假单胞菌感染危险因素的 CAP 患者可使用β内酰胺类联合大环内酯类或氟喹诺酮类(如左氧氟沙星、加替沙星、莫西沙星等)。因目前为止还没有确立单药治疗重症 CAP 的方法,所以很难确定其安全性、有效性(特别是并发脑膜炎的肺炎)或用药剂量。可用于重症 CAP 并经验性覆盖耐药肺炎链球菌的β内酰胺类抗生素有头孢曲松、头孢噻肟、亚胺培南、美罗培南、头孢吡肟、氨苄西林/舒巴坦或哌拉西林/他唑巴坦。目前高达 40% 的肺炎链球菌对青霉素或其他抗生素耐药,其机制不是β内酰胺酶介导而是青霉素结合蛋白的改变。虽然不少β内酰胺类和氟喹诺酮类抗生素对这些病原体有效,但对耐药肺炎链球菌肺炎并发脑膜炎的患者应使用万古霉素治疗。如果患者有假单胞菌感染的危险因素(如支气管扩张、长期使用抗生素、长期使用糖皮质激素)应联合使用抗假单胞菌抗生素并应覆盖非典型病原体,如环丙沙星加抗假单胞菌β内酰胺类,或抗假胞菌β内酰胺类加氨基糖苷类加大环内酯类或氟喹诺酮类。

临床上选取任何治疗方案都应根据当地抗生素耐药的情况、流行病学和细菌培养及实验室结果进行调整。关于抗生素的治疗疗程目前也很少有资料可供参考,应考虑感染的严重程度,菌血症、多器官功能衰竭、持续性全身炎症反应和损伤等。一般来说,根据疾病的严重程度和宿主免疫抑制的状态,肺炎链球菌肺炎疗程为 7～10 天,军团菌肺炎的疗程需要 14～21 天。ICU 的大多数治疗都是通过静脉途径,但近期的研究表明只要病情稳定、没有发热,即使为危重患者,3 天静脉给药后亦可转为口服给药,即序贯或转换治疗。转换为口服治疗的药物可选择氟喹诺酮类,因其生物利用度高,口服治疗也可达到与静脉给药相同的血药浓度。

由于嗜肺军团菌在重症 CAP 的相对重要性,应特别注意其治疗方案。虽然目前有很多体外有抗军团菌活性的药物,但在治疗效果上仍缺少前瞻性、随机对照研究的资料。回顾性的资料和长期临床经验支持用红霉素 4 g/d 以治疗住院的军团菌肺炎患者。在多肺叶病变、器官功能衰竭或严重免疫抑制的患者,在治疗前 3～5 天应加用利福平。其他大环内酯类(克拉霉素和阿奇霉素)也有效。除上述之外,可供选择的药物有氟喹诺酮类(环丙沙星、左氧氟沙星、加替沙星、莫西沙星)或多西环素。氟喹诺酮类在治疗军团菌肺炎的动物模型中特别有效。

2.重症 HAP 的抗生素治疗

HAP 应根据患者的情况和最可能的病原体而采取个体化治疗。对于早发的(住院 4 天内起病者)重症肺炎患者而没有特殊病原体感染危险因素者,应针对"常见病原体"治疗。这些病原体包括肺炎链球菌、流感嗜血杆菌、甲氧西林敏感的金黄色葡萄球菌和非耐药的革兰阴性细菌。抗生素可选择第二代、第三代、第四代头孢菌素,β 内酰胺类/β 内酰胺酶抑制剂复合剂,氟喹诺酮类或联用克林霉素和氨曲南。

对于任意时间起病、有特殊病原体感染危险因素的轻中症肺炎患者,有感染"常见病原体"和其他病原体危险者,应评估危险因素来指导治疗。如果有近期腹部手术或明确的误吸史,应注意厌氧菌,可在主要抗生素基础上加用克林霉素或单用 β 内酰胺类/β 内酰胺酶抑制剂复合剂;如果患者有昏迷或有头部创伤、肾衰竭或糖尿病史,应注意金黄色葡萄球菌感染,需针对性选择有效的抗生素;如果患者起病前使用过大剂量的糖皮质激素,或近期有抗生素使用史,或长期 ICU 住院史,即使患者的 HAP 并不严重,也应经验性治疗耐药病原体。治疗方法是联用两种抗假单胞菌抗生素,如果气管抽吸物革兰染色见阳性球菌还需加用万古霉素(或可使用利奈唑胺或奎奴普丁/达福普汀)。所有的患者,特别是气管插管的 ICU 患者,经验性用药必须持续到痰培养结果出来之后。如果无铜绿假单胞菌或其他耐药革兰阴性细菌感染,则可根据药敏情况使用单一药物治疗。非耐药病原体的重症 HAP 患者可用任何以下单一药物治疗:亚胺培南、美罗培南、哌拉西林/他唑巴坦或头孢吡肟。

ICU 中 HAP 的治疗也应根据当地抗生素敏感情况,以及当地经验和对某些抗生素的偏爱而调整。每个 ICU 都有它自己的微生物药敏情况,而且这种情况随时间的变化而变化,因而有必要经常更新经验用药的策略。经验用药中另一个需要考虑的是"抗生素轮换"策略,它是指标准经验治疗过程中有意更改抗生素使细菌暴露于不同的抗生素,从而减少抗生素耐药的选择性压力,达到减少耐药病原体感染发生率的目的。"抗生素轮换"策略目前仍在研究之中,还有不少问题未能明确,包括每个用药循环应该持续多久?应用什么药物进行循环?这种方法在内科和外科患者的有效性分别有多高?循环药物是否应该针对革兰阳性细菌同时也针对革兰阴性细菌等。

在某些患者中,雾化吸入这种局部治疗可用以弥补全身用药的不足。氨基糖苷类雾化吸入可能有一定的益处,但只用于革兰阴性细菌肺炎全身治疗无效者。多黏菌素雾化吸入也可用于耐药铜绿假单胞菌的感染。

对于初始经验治疗失败的患者,应该考虑其他感染性或非感染性的诊断,包括肺曲霉感染。对持续发热并有持续或进展性肺部浸润的患者可经验性使用两性霉素 B。虽然传统上应使用开放肺活检来确定其最终诊断,但临床上是否活检仍应个体化。临床上还应注意其他的非感染性肺部浸润的可能性。

(三)支持治疗

支持治疗主要包括液体补充、血流动力学、通气和营养支持,起到稳定患者状态的作用,而更直接的治疗仍需要针对患者的基础病因。流行病学证据显示,营养不良影响肺炎的发病和危重患者的预后。同样,临床资料也支持肠内营养可以预防肺炎的发生,特别是对于创伤的患者。对于严重脓毒症和多器官功能衰竭的分解代谢旺盛的重症肺炎患者,在起病48小时后应开始经肠内途径进行营养支持,一般把导管插入到空肠进行喂养以避免误吸;如果使用胃内喂养,最好是维持患者半卧体位以减少误吸的风险。

(四)胸部理疗

叩背、体位引流和振动可以促进黏痰排出的效果尚未被证实。胸部理疗广泛应用的局限在于:①其有效性未被证实,特别是不能减少患者的住院时间。②费用高,需要专人使用。③有时引起 PaO_2 的下降。目前的经验是胸部理疗对于脓痰过多(>30 mL/d)或严重呼吸肌疲劳不能有效咳嗽的患者是最为有用的,如对囊性纤维化、慢性阻塞性肺疾病和支气管扩张的患者。

使用自动化病床的侧翻疗法,有时加以振动叩击,是一种有效地预防外科创伤及内科患者肺炎的方法,但其地位仍不确切。

(五)促进痰液排出

雾化和湿化可降低痰的黏度,因而可改善不能有效咳嗽患者的排痰,然而雾化产生的大多水蒸气都沉积在上呼吸道并引起咳嗽,一般并不影响痰的流体特性。目前很少有数据支持湿化能特异性地促进细菌清除或肺炎吸收的观点。乙酰半胱氨酸能破坏痰液的二硫键,有时也用于肺炎患者的治疗,但由于其刺激性,因而在临床应用上受到一定限制。痰中的 DNA 增加了痰液黏度,重组的 DNA 酶能裂解 DNA,已证实在囊性纤维化患者中有助于改善症状和肺功能,但对肺炎患者其价值尚未被证实。支气管舒张药也能促进黏液排出和纤毛运动频率,对慢性阻塞性肺疾病合并肺炎的患者有效。

六、护理目标

(1)维持生命体征稳定,降低病死率。

(2)维持呼吸道通畅,促进有效咳嗽、排痰。

(3)维持正常体温,减轻高热伴随症状,增加患者舒适感。

(4)供给足够营养和液体。

(5)预防传染和继发感染。

七、护理措施

(一)病情监护

重症肺炎患者病情危重、变化快,特别是高龄及合并严重基础疾病的患者,需要严密监护病情变化,包括持续监测心电图、血压、呼吸、血氧饱和度,监测意识、尿量、血气分析结果、肾功能、电解质、血糖变化。任何异常变化均应及时报告医师,早期处理。同时床边备好吸引装置、吸氧装置、气管插管和气管切开等抢救用品及抢救药物等。

(二)维持呼吸功能的护理

(1)密切观察患者的呼吸情况,监护呼吸频率、节律、呼吸音、血氧饱和度。出现呼吸急促、呼吸困难,口唇、指(趾)末梢发绀,低氧血症(血氧饱和度<80％),双肺呼吸音减弱,必须及时给予鼻导管或面罩进行有效吸氧,根据病情变化调节氧浓度和流量。面罩呼吸机加压吸氧时,注意保持密闭,对于面颊部极度消瘦的患者,在颊部与面罩之间用脱脂棉垫衬托,避免漏气影响氧疗效果和皮肤压迫。意识清楚的患者嘱其用鼻呼吸,脱面罩间歇时间不宜过长。鼓励患者多饮水,减少张口呼吸和说话。

(2)常规及无创呼吸机加压吸氧不能改善缺氧时,采取气管插管呼吸机辅助通气。机械通气需要患者较好的配合,事先向患者简明讲解呼吸机原理、保持自主呼吸与呼吸机同步的配合方法、注意事项等。指导患者使用简单的身体语言表达需要,如用动腿、眨眼、动手指表示口渴、翻身、不适等或写字表达。机械通气期间严格做好护理,每天更换呼吸管道,浸泡消毒后再用环氧乙烷灭菌;严格按无菌技术操作规程吸痰。护理操作特别是给患者翻身时,注意呼吸机管道水平面保持一定倾斜度,使其低于患者呼吸道,集水瓶应在呼吸环路的最低位,并及时检查倾倒管道内、集水瓶内冷凝水,避免其反流入气道。根据症状、血气分析、血氧饱和度调整吸入氧浓度,力求在最低氧浓度下达到最佳的氧疗效果,争取尽快撤除呼吸机。

(3)保持呼吸道通畅,及时清除呼吸道分泌物。①遵医嘱给予雾化吸入每天2次,有效湿化呼吸道。正确使用雾化吸入,雾化液用生理盐水配制,温度在35℃左右。使喷雾器保持竖直向上,并根据患者的姿势调整角度和位置,吸入过程护士必须在场严密观察病情,如出现呼吸困难、口周发绀,应停止吸入,立即吸痰、吸氧,不能缓解时通知医师。症状缓解后继续吸入。每次雾化后,协助患者翻身、叩背。叩背时五指并拢成空心掌,由下而上,由外向内,有节律地轻叩背部。通过振动,使小气道分泌物松动易于进入较大气道,有利于排痰及改善肺通气、换气功能。每次治疗结束后,雾化器内余液应全部倾倒,重新更换灭菌蒸馏水;雾化器连接管及面罩用0.5％三氯异氰尿酸(健之素)消毒液浸泡30分钟,用清水冲净后晾干备用。②指导患者定时有效咳嗽,病情允许时使患者取坐位,先深呼吸,轻咳数次将痰液集中后,用力咳出,也可促使肺膨胀。协助患者勤翻身,改变体位,每2小时叩背体疗1次。对呼吸无力、衰竭的患者,用手指压在胸骨切迹上方刺激气管,促使患者咳嗽排痰。③老年人、衰弱的患者,咳嗽反射受抑制者,呼吸防御机制受损,不能有效地将呼吸道分泌物排出时,应按需要吸痰。用一次性吸痰管,检查导管通畅后,在无负压情况下将吸痰管轻轻插入10~15cm,退出1~2cm,以便游离导管尖端,然后打开负压,边旋转边退出。有黏液或分泌物处稍停。每次吸痰时间应少于15秒。吸痰时,同一根吸痰管应先吸气道内分泌物,再吸鼻腔内分泌物,不能重复进入气道。

(4)研究表明,患者俯卧位发生吸入性肺炎的概率比左侧卧位和仰卧位患者低,定时帮助患者取该体位。进食时抬高床头30°~45°,减少胃液反流误吸机会。

(三)合并感染性休克的护理

发生休克时,患者取去枕平卧位,下肢抬高20°~30°,增加回心血量和脑部血流量。保持静脉通道畅通,积极补充血容量,根据心功能、皮肤弹性、血压、脉搏、尿量及中心静脉压情况调节输液速度,防止肺水肿。加强抗感染,使用血管活性药物时,用药浓度、单位时间用量,严格遵医嘱,动态观察病情,及时反馈,为治疗方案的调整提供依据。体温不升者给予棉被保暖,避免使用热水袋、电热毯等加温措施。

（四）合并急性肾衰竭的护理

少尿期准确记录出入量,留置导尿,记录每小时尿量,严密观察肾功能及电解质变化,根据医嘱严格控制补液量及补液速度。高血钾是急性肾衰竭患者常见死亡原因之一,此期避免摄入含钾高的食物;多尿期应注意补充水分,保持水、电解质平衡。尿量<20 mL/h 或<80 mL/24 h 的急性肾衰竭者需要血液透析治疗。

（五）发热的护理

高热时帮助降低体温,减轻高热伴随症状,增加患者舒适感。每 2 小时监测 1 次体温。密切观察发热规律、特点及伴随症状,及时报告医师对症处理;寒战时注意保暖,高热给予物理降温,冷毛巾敷前额,冰袋置于腋下、腹股沟等处,或温水、乙醇擦浴。物理降温效果差时,遵医嘱给予退热剂。降温期间要注意随时更换汗湿的衣被,防止受凉,鼓励患者多饮水,保证机体需要,防止肾血流灌注不足,诱发急性肾功能不全。加强口腔护理。

（六）预防感染及继发感染

（1）采取呼吸道隔离措施,切断传播途径。单人单室,避免交叉感染。严格遵守各种消毒、隔离制度及无菌技术操作规程,医护人员操作前后应洗手,特别是接触呼吸道分泌物和护理气管切开、插管患者前后要彻底流水洗手,并采取戴口罩、手套等隔离手段。开窗通风保持病房空气流通,每天定时紫外线空气消毒 30～60 分钟,加强病房内物品的消毒,所有医疗器械和物品特别是呼吸治疗器械定时严格消毒、灭菌。控制陪护及探视人员流动,实行无陪人管理。对特殊感染、耐药菌株感染及易感人群应严格隔离,及时通报。

（2）加强呼吸道管理。气管切开患者更换内套管前,必须充分吸引气囊周围分泌物,以免含菌的渗出液漏入呼吸道诱发肺炎。患者取半坐位以减少误吸危险。尽可能缩短人工气道留置和机械通气时间。

（3）患者分泌物、痰液存放于黄色医疗垃圾袋中焚烧处理,定期将呼吸机集水瓶内液体倒入装有0.5％健之素消毒液的容器中集中消毒处理。

（七）营养支持治疗的护理

营养支持是重要的辅助治疗。重症肺炎患者防御功能减退,体温升高使代谢率增加,机体需要增加免疫球蛋白、补体、内脏蛋白的合成,支持巨噬细胞、淋巴细胞活力及酶活性。提供重症肺炎患者高蛋白、高热量、富含维生素、易消化的流质或半流质饮食,尽量符合患者口味,少食多餐。有时需要鼻饲营养液,必要时胃肠外应用免疫调节剂,如免疫球蛋白、血浆、清蛋白和氨基酸等营养物质以提高抵抗力,增强抗感染效果。

（八）舒适的护理

为保证患者舒适感,重视基础护理。重症肺炎急性期患者要卧床休息,安排好治疗、护理时间,尽量减少干扰,保证休息。帮助患者维持舒服的治疗体位。保持病室清洁、安静,空气新鲜。室温保持在22～24 ℃,使用空气湿化器保持空气相对湿度为 60％～70％。保持床铺干燥、平整。保持口腔清洁。

（九）采集痰标本的护理干预

痰标本是最常用的下呼吸道病原学标本,其检验结果是选择抗生素治疗的确切依据,正确采集痰标本非常重要。准确的采样是经气管采集法,但患者有一定痛苦,不易被接受。临床一般采用自然咳痰法。采集痰标本应注意必须在抗生素治疗前采集新鲜、深咳后的痰,迅速送检,避免标本受到口咽处正常细菌群的污染,以保证细菌培养结果准确性。具体方法:嘱患者先将唾液吐出、漱口,并指导或辅助患者深吸气后咳嗽,咳出肺部深处痰液,留取标本。收集痰液后应在30分钟内送检。经气管插管收集痰标本时,可使用一次性痰液收集器。用无菌镊夹持吸痰管插入气管深部,注意勿污染吸痰管。留痰过程注意无菌操作。

(十)心理护理

评估患者的心理状态,采取有针对性的护理。患者病情重,呼吸困难、发热、咳嗽等明显不适,导致患者烦躁和恐惧,加压通气、气管插管、机械通气患者尤其明显,上述情绪加重呼吸困难。护士要鼓励患者倾诉,多与其交流,语言交流困难时,用文字或体态语言主动沟通,尽量消除其紧张恐惧心理。了解患者的经济状况及家庭成员情况,帮助患者寻求更多支持和帮助。及时向患者及家属解释,介绍病情和治疗方案,使其信任和理解治疗、护理的作用,增加安全感,保持情绪稳定。

(十一)健康教育

出院前指导患者坚持呼吸功能锻炼,做深呼吸运动,增强体质。减少去公共场所的次数,预防感冒。上呼吸道感染急性期外出戴口罩。居室保持良好的通风,保持空气清新。均衡膳食,增加机体抵抗力,戒烟,避免劳累。

(柯莉思)

第七节　重　症　哮　喘

支气管哮喘(简称哮喘)是常见的慢性呼吸道疾病之一。近年来,其患病率在全球范围内有逐年增加的趋势,参照全球哮喘防治倡议(GINA)和我国 2008 年版支气管哮喘防治指南,将定义重新修订为哮喘是由多种细胞包括气道的炎性细胞和结构细胞(如嗜酸性粒细胞、肥大细胞、T 淋巴细胞、中性粒细胞、平滑肌细胞、气道上皮细胞等)和细胞组分参与的气道慢性炎症性疾病。这种慢性炎症导致气道高反应性,通常出现广泛多变的可逆性气流受限,并引起反复发作性的喘息、气急、胸闷或咳嗽等症状,常在夜间和/或清晨发作、加剧,多数患者可自行缓解或经治疗缓解。如果哮喘急性发作,虽经积极吸入糖皮质激素($\leqslant 1\,000\ \mu g/d$)和应用长效 β_2 受体激动剂或茶碱类药物治疗数小时,病情不缓解或继续恶化;或哮喘呈暴发性发作,哮喘发作后短时间内即进入危重状态,则称为重症哮喘。如病情得不到有效控制,可迅速发展为呼吸衰竭而危及生命,故需住院治疗。

一、病因和发病机制

(一)病因

哮喘的病因还不十分清楚,目前认为同时受遗传因素和环境因素的双重影响。

(二)发病机制

哮喘的发病机制不完全清楚,可能是免疫-炎症反应、神经机制和气道高反应性及其之间的相互作用。重症哮喘目前已经基本明确的发病因素主要有以下几种。

1.诱发因素的持续存在

诱发因素的持续存在使机体持续地产生抗原-抗体反应,发生气道炎症、气道高反应性和支气管痉挛,在此基础上,支气管黏膜充血水肿、大量黏液分泌并形成黏液栓,阻塞气道。

2.呼吸道感染

细菌、病毒及支原体等的感染可引起支气管黏膜充血肿胀及分泌物增加,加重气道阻塞;某些微生物及其代谢产物还可以作为抗原引起免疫-炎症反应,使气道高反应性加重。

3.糖皮质激素使用不当

长期使用糖皮质激素常常伴有下丘脑-垂体-肾上腺皮质轴功能抑制,突然减量或停用,可造成体内糖皮质激素水平的突然降低,造成哮喘的恶化。

4.脱水、痰液黏稠、电解质紊乱

哮喘急性发作时,呼吸道丢失水分增加、多汗造成机体脱水,痰液黏稠不易咳出而阻塞大小气道,加重呼吸困难,同时由于低氧血症可使无氧酵解增加,酸性代谢产物增加,合并代谢性酸中毒,使病情进一步加重。

5.精神心理因素

许多学者提出心理社会因素通过对中枢神经、内分泌和免疫系统的作用而导致哮喘发作,是使支气管哮喘发病率和死亡率升高的一个重要因素。

二、病理生理

重症哮喘的支气管黏膜充血水肿、分泌物增多甚至形成黏液栓以及气道平滑肌的痉挛导致呼吸道阻力在吸气和呼气时均明显升高,小气道阻塞,肺泡过度充气,肺内残气量增加,加重吸气肌肉的负荷,降低肺的顺应性,内源性呼气末正压(PEEPi)增大,导致吸气功耗增大。小气道阻塞,肺泡过度充气,相应区域毛细血管的灌注减低,引起肺泡通气/血流(V/Q)比例的失调,患者常出现低氧血症,多数患者表现为过度通气,通常 $PaCO_2$ 降低,若 $PaCO_2$ 正常或升高,应警惕呼吸衰竭的可能性或是否已经发生了呼吸衰竭。重症哮喘患者,若气道阻塞不迅速解除,潮气量将进行性下降,最终将会发生呼吸衰竭。哮喘发作持续不缓解,也可能出现血液循环的紊乱。

三、临床表现

(一)症状

重症哮喘患者常出现极度严重的呼气性呼吸困难、被迫采取坐位或端坐呼吸,干咳或咳大量白色泡沫痰,不能讲话、紧张、焦虑、恐惧、大汗淋漓。

(二)体征

患者常出现呼吸浅快,呼吸频率增快(>30/分),可有三凹征,呼气期两肺满布哮鸣音,也可哮鸣音不出现,即所谓的"寂静胸",心率增快(>120/分),可有血压下降,部分患者出现奇脉、胸腹反常运动、意识障碍,甚至昏迷。

四、实验室和辅助检查

(一)痰液检查

哮喘患者痰涂片显微镜下可见到较多嗜酸性粒细胞、脱落的上皮细胞。

(二)呼吸功能检查

哮喘发作时,呼气流速指标均显著下降,第1秒用力呼气容积(FEV_1)、第1秒用力呼气容积占用力肺活量比值($FEV_1/FVC\%$,即1秒率)以及呼气峰值流速(PEF)均减少。肺容量指标可见用力肺活量减少、残气量增加、功能残气量和肺总量增加,残气占肺总量百分比增高。大多数成人哮喘患者呼气峰值流速<50%预计值则提示重症发作,呼气峰值流速<33%预计值提示危重或致命性发作,需做血气分析检查以监测病情。

(三)血气分析

由于气道阻塞且通气分布不均,通气/血流比例失衡,大多数重症哮喘患者有低氧血症,PaO_2<8.0 kPa(60 mmHg),少数患者 PaO_2<6.0 kPa(45 mmHg),过度通气可使 $PaCO_2$ 降低,pH 上升,表现为呼吸性碱中毒;若病情进一步发展,气道阻塞严重,可有缺氧及二氧化碳潴留,$PaCO_2$ 上升,pH 下降,出现呼吸性酸中毒;若缺氧明显,可合并代谢性酸中毒。$PaCO_2$ 正常往往是哮喘恶化的指标,高碳酸血症是哮喘危重的表现,需给予足够的重视。

(四)胸部 X 线检查

早期哮喘发作时可见两肺透亮度增强,呈过度充气状态,并发呼吸道感染时可见肺纹理增加及炎性浸润阴影。重症哮喘要注意气胸、纵隔气肿及肺不张等并发症的存在。

(五)心电图检查

重症哮喘患者心电图常表现为窦性心动过速、电轴右偏,偶见肺性 P 波。

五、诊断

(一)哮喘的诊断标准

(1)反复发作喘息、气急、胸闷或咳嗽,多与接触变应原、冷空气、物理、化学性刺激以及病毒性上呼吸道感染、运动等有关。

(2)发作时双肺可闻及散在或弥漫性、以呼气相为主的哮鸣音,呼气相延长。

(3)上述症状和体征可经治疗缓解或自行缓解。

(4)除去其他疾病所引起的喘息、气急、胸闷和咳嗽。

(5)临床表现不典型者(如无明显喘息或体征),应至少具备以下 1 项试验阳性:①支气管激发试验或运动激发试验阳性。②支气管舒张试验阳性,第 1 秒用力呼气容积增加≥12%,且第 1 秒用力呼气容积增加绝对值≥200 mL。③呼气峰值流速日内(或 2 周)变异率≥20%。

符合(1)~(4)条或(4)~(5)条者,可以诊断为哮喘。

(二)哮喘的分期及分级

根据临床表现,哮喘可分为急性发作期、慢性持续期和临床缓解期。急性发作是指喘息、气促、咳嗽、胸闷等症状突然发生,或原有症状急剧加重,常有呼吸困难,以呼气流量降低为其特征,常因接触变应原、刺激物或呼吸道感染诱发。哮喘急性发作时,病情严重程度可分为轻度、中度、重度、危重四级(表 3-4)。

表 3-4　哮喘急性发作时病情严重程度的分级

临床特点	轻度	中度	重度	危重
气短	步行、上楼时	稍事活动	休息时	—
体位	可平卧	喜坐位	端坐呼吸	
谈话方式	连续成句	常有中断	仅能说出字和词	不能说话
精神状态	可有焦虑或尚安静	时有焦虑或烦躁	常有焦虑、烦躁	嗜睡、意识模糊
出汗	无	有	大汗淋漓	—

续表

临床特点	轻度	中度	重度	危重
呼吸频率（次/分）	轻度增加	增加	＞30	—
辅助呼吸肌活动及三凹征	常无	可有	常有	胸腹矛盾运动
哮鸣音	散在,呼气末期	响亮、弥漫	响亮、弥漫	减弱,甚至消失
脉率（次/分）	＜100	100～120	＞120	脉率变慢或不规则
奇脉（深吸气时收缩压下降）	无,＜1.3 kPa（10 mmHg）	可有,1.3～3.3 kPa（10～25 mmHg）	常有,＞3.3 kPa（25 mmHg）	无
使用 β_2 受体激动剂后呼气峰值流速占预计值或个人最佳值%	＞80%	60%～80%	＜60%或＜100 L/min或作用时间＜2 小时	
PaO_2（吸空气）	正常	≥8.0 kPa（60 mmHg）	＜8.0 kPa（60 mmHg）	＜8.0 kPa（60 mmHg）
$PaCO_2$	＜6.0 kPa（45 mmHg）	≤6.0 kPa（45 mmHg）	＞6.0 kPa（45 mmHg）	＞6.0 kPa（45 mmHg）
SaO_2（吸空气,%）	＞95	91～95	≤90	≤90
pH	—	—	—	降低

注:1 mmHg≈0.133 kPa。

六、鉴别诊断

（一）左侧心力衰竭引起的喘息样呼吸困难

（1）患者多有高血压、冠状动脉粥样硬化性心脏病、风湿性心脏病和二尖瓣狭窄等病史和体征。

（2）阵发性咳嗽,咳大量粉红色泡沫痰,两肺可闻及广泛的湿啰音和哮鸣音,左心界扩大,心率增快,心尖部可闻及奔马律。

（3）胸部 X 线及心电图检查符合左心病变。

（4）鉴别困难时,可雾化吸入 β_2 受体激动剂或静脉注射氨茶碱缓解症状后,进一步检查,忌用肾上腺素或吗啡,以免造成危险。

（二）慢性阻塞性肺疾病

（1）中老年人多见,起病缓慢、病程较长,多有长期吸烟或接触有害气体的病史。

（2）慢性咳嗽、咳痰,晨间咳嗽明显,气短或呼吸困难逐渐加重。有肺气肿体征,两肺可闻及湿啰音。

（3）慢性阻塞性肺疾病急性加重期和哮喘区分有时十分困难,用支气管扩张药和口服或吸入激素做治疗性试验可能有所帮助。慢性阻塞性肺疾病也可与哮喘合并同时存在。

（三）上气道阻塞

（1）呼吸道异物者有异物吸入史。

（2）中央型支气管肺癌、气管支气管结核、复发性多软骨炎等气道疾病,多有相应的临床病史。

(3)上气道阻塞一般出现吸气性呼吸困难。

(4)胸部 X 线、CT、痰液细胞学或支气管镜检查有助于诊断。

(5)平喘药物治疗效果不佳。

此外,应与变态反应性肺浸润、自发性气胸相鉴别。

七、治疗

哮喘急性发作的治疗取决于发作的严重程度以及对治疗的反应。对于具有哮喘相关死亡高危因素的患者,应给予高度重视。高危患者包括:①曾经有过气管插管和机械通气的濒于致死性哮喘的病史。②在过去 1 年中因为哮喘而住院或看急诊。③正在使用或近期停用口服糖皮质激素。④目前未使用吸入糖皮质激素。⑤过分依赖速效 β_2 受体激动剂,特别是每月使用沙丁胺醇(或等效药物)超过 1 支的患者。⑥有心理疾病或社会心理问题,包括使用镇静药。⑦有对哮喘治疗不依从的历史。

(一)轻度和部分中度急性发作哮喘患者可在家庭中或社区中治疗

治疗措施主要为重复吸入速效 β_2 受体激动剂,在第 1 小时每次吸入沙丁胺醇 $100\sim200\ \mu g$ 或特布他林 $250\sim500\ \mu g$,必要时每 20 分钟重复 1 次,随后根据治疗反应,轻度调整为 $3\sim4$ 小时再用 $2\sim4$ 喷,中度 $1\sim2$ 小时用 $6\sim10$ 喷。如果对吸入性 β_2 受体激动剂反应良好(呼吸困难显著缓解,呼气峰值流速占预计值 $>80\%$ 或个人最佳值,且疗效维持 $3\sim4$ 小时),通常不需要使用其他药物。如果治疗反应不完全,尤其是在控制性治疗的基础上发生的急性发作,应尽早口服糖皮质激素(泼尼松龙 $0.5\sim1\ mg/kg$ 或等效剂量的其他激素),必要时到医院就诊。

(二)部分中度和所有重度急性发作均应到急诊室或医院治疗

1.联合雾化吸入 β_2 受体激动剂和抗胆碱能药物

β_2 受体激动剂通过对气道平滑肌和肥大细胞等细胞膜表面的 β_2 受体的作用,舒张气道平滑肌、减少肥大细胞脱颗粒和介质的释放等,缓解哮喘症状。重症哮喘时应重复使用速效 β_2 受体激动剂,推荐初始治疗时连续雾化给药,随后根据需要间断给药(6 次/天)。雾化吸入抗胆碱药物,如溴化异丙托品(常用剂量为 $50\sim125\ \mu g$,$3\sim4$ 次/天)、溴化氧托品等可阻断节后迷走神经传出支,通过降低迷走神经张力而舒张支气管,与 β_2 受体激动剂联合使用具有协同、互补作用,能够取得更好的支气管舒张作用。

2.静脉使用糖皮质激素

糖皮质激素是最有效的控制气道炎症的药物,重度哮喘发作时应尽早静脉使用糖皮质激素,特别是对吸入速效 β_2 受体激动剂初始治疗反应不完全或疗效不能维持者。如静脉及时给予琥珀酸氢化可的松($400\sim1\ 000\ mg/d$)或甲泼尼龙($80\sim160\ mg/d$),分次给药,待病情得到控制和缓解后,改为口服给药(如静脉使用激素 $2\sim3$ 天,继之以口服激素 $3\sim5$ 天),静脉给药和口服给药的序贯疗法有可能减少激素用量和不良反应。

3.静脉使用茶碱类药物

茶碱具有舒张支气管平滑肌作用,并具有强心、利尿、扩张冠状动脉、兴奋呼吸中枢和呼吸肌等作用。临床上在治疗重症哮喘时静脉使用茶碱作为症状缓解药,静脉注射氨茶碱[首次剂量为 $4\sim6\ mg/kg$,注射速度不宜超过 $0.25\ mg/(kg \cdot min)$,静脉滴注维持剂量为 $0.6\sim0.8\ mg/(kg \cdot h)$],茶碱可引起心律失常、血压下降,甚至死亡,其有效、安全的血药浓度范围应在 $6\sim15\ \mu g/mL$,在有条件的情况下应监测其血药浓度,及时调整浓度和滴速。发热、妊娠、抗结核治疗可以降低茶碱的血药浓度;而肝疾病、充血性心力衰竭以及合用西咪替丁(甲氰咪胍)、喹诺酮类、大环内酯类药物等可影响茶碱代谢而使其排泄减慢,增加茶碱的毒性作用,应引起重视,并酌情调整剂量。

4.静脉使用 β_2 受体激动剂

平喘作用较为迅速,但因全身不良反应的发生率较高,国内较少使用。

5.氧疗

使 $SaO_2 \geqslant 90\%$,吸氧浓度一般 30% 左右,必要时增加至 50%,如有严重的呼吸性酸中毒和肺性脑病,吸氧浓度应控制在 30% 以下。

6.气管插管机械通气

重度和危重哮喘急性发作经过氧疗、全身应用糖皮质激素、β_2 受体激动剂等治疗,临床症状和肺功能无改善,甚至继续恶化,应及时给予机械通气治疗,其指征主要包括意识改变、呼吸肌疲劳、$PaCO_2 \geqslant 6.0$ kPa(45 mmHg)等。可先采用经鼻(面)罩无创机械通气,若无效应及早行气管插管机械通气。哮喘急性发作机械通气需要较高的吸气压,可使用适当水平的呼气末正压治疗。如果需要过高的气道峰压和平台压才能维持正常通气容积,可试用允许性高碳酸血症通气策略以减少呼吸机相关肺损伤。

八、护理目标

(1)及早发现哮喘先兆,保障最佳治疗时机,终止发作。
(2)尽快解除呼吸道阻塞,纠正缺氧,挽救患者生命。
(3)减轻患者身体、心理的不适及痛苦。
(4)提高患者的活动能力,提高生活质量。
(5)健康教育,提高自护能力,减少复发,维护肺功能。

九、护理措施

(一)院前急救时的护理

(1)首先做好出诊前的评估:接到出诊联系电话时询问患者的基本情况,做出预测评估及相应的准备。除备常规急救药外,需备短效的糖皮质激素及 β_2 受体激动剂(气雾剂)、氨茶碱等。做好机械通气的准备,救护车上的呼吸机调好参数,准备吸氧面罩。

(2)到达现场后,迅速评估病情及周围环境,判断是否有诱发因素。简单询问相关病史,评估病情。立即监测生命体征、意识状态的情况,发生呼吸、心搏骤停时立即配合医师进行心肺复苏,建立人工气道进行机械辅助通气。尽快解除呼吸道阻塞,及时纠正缺氧是抢救患者的关键。给予氧气吸入,面罩或者用高频呼吸机通气吸氧。遵医嘱立即帮助患者吸入糖皮质激素和 β_2 受体激动剂定量气雾剂,氨茶碱缓慢静脉滴注,肾上腺素 $0.25 \sim 0.5$ mg 皮下注射,30 分钟后可重复 1 次。迅速建立静脉通道。固定好吸氧、输液管,保持通畅。重症哮喘病情危急,严重缺氧导致极其恐惧、烦躁,护士要鼓励患者,端坐体位做好固定,扣紧安全带,锁定担架平车与救护车定位把手,并在旁扶持。运送途中,密切监护患者的呼吸频率及节律、血氧饱和度、血压、心率、意识的变化,观察用药反应。

(二)确保气道通畅

维护有效排痰、保持呼吸道通畅是急重症哮喘的护理重点。

(1)哮喘发作时,支气管黏膜充血水肿,腺体分泌亢进,合并感染更重,产生大量痰液。而此时患者因呼吸急促、喘息，呼吸道水分丢失，致使痰液黏稠不易咳出，大量黏痰形成痰栓阻塞气管、支气管，导致严重气道阻塞，加上气道痉挛，气道内压力明显增加，加重喘息及感染。因此必须注意补充水分、湿化气道，积极排痰，保持呼吸道通畅。

（2）按时协助患者翻身、叩背，加强体位引流；雾化吸入，湿化气道，稀释痰液，防止痰栓形成。采用小雾量、短时间、间歇雾化方式，湿化时密切观察患者呼吸状态，发现喘息加重、血氧饱和度下降等异常立即停止雾化。床边备吸痰器，防止痰液松解后大量涌出导致窒息。吸痰时动作轻柔、准确，吸力和深度适当，尽量减少刺激并达到有效吸引。每次吸痰时间不超过 15 秒，该过程中注意观察患者的面色、呼吸、血氧饱和度、血压及心率的变化。严格无菌操作，避免交叉感染。

（三）吸氧治疗的护理

（1）给氧方式、浓度和流量根据病情及血气分析结果予以调节。一般给予鼻导管吸氧，氧流量 4～6 L/min；有二氧化碳潴留时，氧流量 2～4 L/min；出现低氧血症时改用面罩吸氧，氧流量 6～10 L/min。经过吸氧和药物治疗病情不缓解，低氧血症和二氧化碳潴留加剧时进行气管插管呼吸机辅助通气。此时应做好呼吸机和气道管理，防止医源性感染，及时有效地吸痰和湿化气道。气管插管患者吸痰前后均应吸入纯氧 3～5 分钟。

（2）吸氧治疗时，观察呼吸窘迫有无缓解，意识状况，末梢皮肤黏膜颜色、湿度等，定时监测血气分析。高浓度吸氧（＞60%）持续 6 小时以上时，应注意有无烦躁、情绪激动、呼吸困难加重等中毒症状。

（四）药物治疗的护理

终止哮喘持续发作的药物根据其作用机制可分为具有抗炎作用和缓解症状作用两大类。给药途径包括吸入、静脉和口服。

1.吸入给药的护理

吸入的药物局部抗炎作用强，直接作用于呼吸道，所需剂量较小，全身性不良反应较少。剂型有气雾剂、干粉和溶液。护士指导患者正确吸入药物。先嘱患者将气呼尽，然后开始深吸气，同时喷出药液，吸气后屏气数秒，再慢慢呼出。吸入给药有口咽部局部的不良反应，包括声音嘶哑、咽部不适和念珠菌感染，吸药后让患者及时用清水含漱口咽部。密切观察用药效果和不良反应，严格掌握吸入剂量。

2.静脉给药的护理

经静脉用药有糖皮质激素、茶碱类及 β 受体激动剂。护士要熟练掌握常用静脉注射平喘药物的药理学、药代动力学、不良反应、使用方法及注意事项，严格执行医嘱的用药剂量、浓度和给药速度，合理安排输液顺序。保持静脉通路畅通，药液无外渗，确保药液在规定时间内输入。观察治疗反应，监测呼吸频率、节律、血氧饱和度、心率、心律和哮喘症状的变化等。应用拟肾上腺素和茶碱类药物时应注意观察有无心律失常、心动过速、血压升高、肌肉震颤、抽搐、恶心、呕吐等不良反应，严格控制输入速度，及时反馈病情变化，供医师及时调整医嘱，保持药物剂量适当；应用大剂量糖皮质激素类药物应观察是否有消化道出血或水、钠潴留和低钾性碱中毒等表现，发现后及时通知医师处理。

3.口服给药

重度哮喘吸入大剂量激素治疗无效的患者应早期口服糖皮质激素，一般使用半衰期较短的糖皮质激素，如泼尼松、泼尼松龙或甲基泼尼松龙等。每次服药护士应协助，看患者服下，防止漏服或服用时间不恰当。正确的服用方法是每天或隔天清晨顿服，以减少外源性激素对脑垂体-肾上腺轴的抑制作用。

（五）并发症的观察和护理

重危哮喘患者主要并发症是气胸、皮下气肿、纵隔气肿、心律失常、心功能不全等,发生时间主要在发病 48 小时内,尤其是前 24 小时。在入院早期要特别注意观察,尤应注意应用呼吸机治疗者及入院前有肺气肿和/或肺心病的重症哮喘患者。

（1）气胸是发生率最高的并发症。气胸发生的征象是清醒患者突感呼吸困难加重、胸痛、烦躁不安,血氧饱和度降低。由于胸膜腔内压增加,使用呼吸机时机器报警。护士此时要注意观察有无气管移位,血流动力学是否稳定等,并立即报告医师处理。

（2）皮下气肿一般发生在颈胸部,重者可累及到腹部。表现为颈胸部肿胀,触诊有握雪感或捻发感。单纯皮下气肿一般对患者影响较轻,但是皮下气肿多来自气胸或纵隔气肿,如处理不及时可危及生命。

（3）纵隔气肿是最严重的并发症,可直接影响到循环系统,导致血压下降、心律失常,甚至心搏骤停,短时间内导致患者死亡。发现皮下气肿,同时有血压、心律的明显改变,应考虑到纵隔气肿的可能,立即报告医师急救处理。

（4）心律失常患者存在的低氧及高碳酸血症、氨茶碱过量、电解质紊乱、胸部并发症等,均可导致各种期前收缩、快速心房纤颤、室上速等心律失常。发现新出现的心律失常或原有心律失常加重,要针对性地观察是否存在上述原因,做出相应的护理并报告医师处理。

（六）出入量管理

急重症哮喘发作时因张口呼吸、大量出汗等原因容易导致脱水、痰液黏稠不易咳出,必须严格出入量管理,为治疗提供准确依据。监测尿量,必要时留置导尿,准确记录24 小时出入量及每小时尿量,观察出汗情况、皮肤弹性,若尿量少于 30 mL/h,应通知医师处理。神志清醒者,鼓励饮水。对口服不足及神志不清者,经静脉补充水分,一般每天补液 2 500～3 000 mL,根据患者的心功能状态调整滴速,避免诱发心力衰竭、急性肺水肿。在补充水分的同时应严密监测血清电解质,及时补充纠正,保持酸碱平衡。

（七）基础护理

哮喘发作时,患者生活不能自理,护士要做好各项基础护理,尽量维护患者的舒适感。

（1）保持病室空气新鲜流通,温度（18～22 ℃）、湿度（50％～60％）适宜,避免寒冷、潮湿、异味。注意保暖,避免受凉感冒。室内不摆放花草,整理床铺时防止尘埃飞扬。护理操作尽量集中进行,保障患者休息。

（2）帮助患者取舒适的半卧位和坐位,适当用靠垫等维持,减轻患者体力。每天 3 次进行常规口腔、鼻腔清洁护理,有利于呼吸道通畅,预防感染并发症。口唇干燥时涂液状石蜡。

（3）保持床铺清洁、干燥、平整。对意识障碍加强皮肤护理,保持皮肤清洁、干燥,及时擦干汗液,更换衣服,每 2 小时翻身 1 次,避免局部皮肤长期受压。协助床上排泄,提供安全空间,尊重患者,及时清理污物并清洗会阴。

（八）安全护理

为意识不清、烦躁的患者提供保护性措施,使用床档,防止坠床摔伤。哮喘发作时,患者常采取强迫坐位,给予舒适的支撑物,如移动餐桌、升降架等。哮喘缓解后,协助患者侧卧位休息。

（九）饮食护理

给予高热量、高维生素、易消化的流质食物,病情好转后改半流质、普通饮食。避免产气、辛辣、刺激性食物及容易引起过敏的食物,如鱼、虾等。

(十)心理护理

严重缺氧时患者异常痛苦,有窒息和濒死感,患者均存在不同程度的焦虑、烦躁或恐惧,后者诱发或加重哮喘,形成恶性循环。护士应主动与患者沟通,提供细致护理,给患者精神安慰及心理支持,说明良好的情绪能促进缓解哮喘,帮助患者控制情绪。

(十一)健康教育

为了有效控制哮喘发作、防止病情恶化,必须提高患者的自我护理能力,并且鼓励亲属参与教育计划,使其准确了解患者的需求,能提供更合适的帮助。患者经历自我处理成功的体验后会增强控制哮喘的信心,改善其生活质量,提高治疗依从性。具体内容:哮喘相关知识,包括支气管哮喘的诱因、前驱症状、发作时的简单处理、用药等;自我护理技能的培养,包括气雾剂的使用、正确使用峰流速仪监测、合理安排日常生活和定期复查等。

1.指导环境控制

识别致敏源和刺激物,如宠物、花粉、油漆、皮毛、灰尘、吸烟、刺激性气体等,尽量减少与之接触。居室或工作学习的场所要保持清洁,常通风。

2.呼吸训练

指导患者正确的腹式呼吸法、轻咳排痰法及缩唇式呼吸等,保证哮喘发作时能有效地呼吸。

3.病情监护指导

指导患者自我检测病情,每天用袖珍式峰流速仪监测最大呼出气流速,并进行评定和记录。急性发作前的征兆有使用短效 β 受体激动剂次数增加、早晨呼气峰流速下降、夜间苏醒次数增加或不能入睡,夜间症状严重等。一旦有上述征象,及时复诊。嘱患者随身携带止喘气雾剂,一出现哮喘先兆时立即吸入,同时保持平静。通过指导患者及照护者掌握哮喘急性发作的先兆和处理常识,把握好急性加重前的治疗时间窗,一旦发生时能采取正确的方式进行自救和就医,避免病情恶化或争取抢救时间。

4.指导患者严格遵医嘱服药

指导患者应在医师指导下坚持长期、规则、按时服药,向患者及照护者讲明各种药物的不良反应及服用时注意事项,指导其加强病情观察。如疗效不佳或出现严重不良反应时立即与医师联系,不能随意更改药物种类、增减剂量或擅自停药。

5.指导患者适当锻炼,保持情绪稳定

在缓解期可做医疗体操、呼吸训练、太极拳等,戒烟,减少对气道的刺激。避免情绪激动、精神紧张和过度疲劳,保持愉快情绪。

6.指导个人卫生和营养

细菌和病毒感染是哮喘发作的常见诱因。哮喘患者应注意与流感者隔离,定期注射流感疫苗,预防呼吸道感染。保持良好的营养状态,增强抗感染的能力。胃肠道反流可诱发哮喘发作,睡前 3 小时禁饮食、抬高枕头可预防。

(柯莉思)

第八节　呼 吸 衰 竭

一、疾病概述

呼吸衰竭是指各种原因引起的肺通气和/或换气功能严重障碍,以致在静息状态下亦不能维持足够的气体交换,导致低氧血症伴(或不伴)高碳酸血症,进而引起一系列病理生理改变和相应临床表现的综合征。其临床表现缺乏特异性,明确诊断有赖于动脉血气分析:在海平面、静息状态、呼吸空气条件下,动脉血氧分压(PaO_2)<8.0 kPa(60 mmHg),伴或不伴二氧化碳分压($PaCO_2$)>6.7 kPa(50 mmHg),并排除心内解剖分流和原发于心排血量降低等因素,可诊为呼吸衰竭。

(一)相关病理生理

1.低氧血症和高碳酸血症的发生机制

各种病因通过引起肺泡通气不足、弥散障碍、肺泡通气/血流比例失调、肺内动-静脉解剖分流增加和氧耗量增加五个主要机制,使通气和/或换气过程发生障碍,导致呼吸衰竭。临床上单一机制引起的呼吸衰竭很少见,往往是多种机制并存或随着病情的发展先后参与发挥作用。

2.低氧血症和高碳酸血症对机体的影响

呼吸衰竭时发生的低氧血症和高碳酸血症,能够影响全身各系统器官的代谢、功能甚至使组织结构发生变化。通常先引起各系统器官的功能和代谢发生一系列代偿适应反应,以改善组织的供氧,调节酸碱平衡和适应改变了的内环境。当呼吸衰竭进入严重阶段时,则出现代偿不全,表现为各系统器官严重的功能和代谢紊乱直至衰竭。

(二)呼吸衰竭的病因

完整的呼吸过程由相互衔接并同时进行的外呼吸、气体运输和内呼吸3个环节来完成。参与外呼吸即肺通气和肺换气的任何一个环节的严重病变,都可导致呼吸衰竭。

1.气道阻塞性病变

气管-支气管的炎症、痉挛、肿瘤、异物、纤维化瘢痕,如慢性阻塞性肺疾病、重症哮喘等引起气道阻塞和肺通气不足,或伴有通气/血流比例失调,导致缺氧和二氧化碳潴留,发生呼吸衰竭。

2.肺组织病变

各种累及肺泡和/或肺间质的病变,如肺炎、肺气肿、严重肺结核、弥漫性肺纤维化、肺水肿、硅肺等,均致肺泡减少、有效弥散面积减少、肺顺应性减低、通气/血流比例失调,导致缺氧或合并二氧化碳潴留。

3.肺血管疾病

肺栓塞、肺血管炎等可引起通气/血流比例失调,或部分静脉血未经过氧合直接流入肺静脉,导致呼吸衰竭。

4.胸廓与胸膜病变

胸部外伤造成连枷胸、严重的自发性或外伤性气胸、脊柱畸形、大量胸腔积液或伴有胸膜肥厚与粘连、强直性脊柱炎、类风湿性脊柱炎等,均可影响胸廓活动和肺脏扩张,造成通气减少及吸入气体分布不均,导致呼吸衰竭。

5.神经肌肉疾病

脑血管疾病、颅脑外伤、脑炎以及镇静催眠剂中毒,可直接或间接抑制呼吸中枢。脊髓颈段或高位胸段损伤(肿瘤或外伤)、脊髓灰质炎、多发性神经炎、重症肌无力、有机磷中毒、破伤风以及严重的钾代谢紊乱,均可累及呼吸肌,造成呼吸肌无力、疲劳、麻痹,导致呼吸动力下降而引起肺通气不足。

(三)呼吸衰竭的分类

在临床实践中,通常按动脉血气分析、发病急缓及病理、生理的改变进行分类,本部分主要按照发病急缓进行的分类。

1.急性呼吸衰竭

由于某些突发的致病因素,如严重肺疾病、创伤、休克、电击、急性气道阻塞等,使肺通气和/或换气功能迅速出现严重障碍,在短时间内引起呼吸衰竭。因机体不能很快代偿,若不及时抢救,会危及患者生命。

2.慢性呼吸衰竭

慢性呼吸衰竭指一些慢性疾病(如慢性阻塞性肺疾病、肺结核、间质性肺疾病、神经肌肉病变等,其中以慢性阻塞性肺疾病最常见)造成呼吸功能的损害逐渐加重,经过较长时间发展为呼吸衰竭。早期虽有低氧血症或伴高碳酸血症,但机体通过代偿适应,生理功能障碍和代谢紊乱较轻,仍保持一定的生活活动能力,动脉血气分析 pH 在正常范围(7.35～7.45)。另一种临床较常见的情况是在慢性呼吸衰竭的基础上,因合并呼吸系统感染、气道痉挛或并发气胸等情况,病情加重,在短时间内出现 PaO_2 显著下降和 $PaCO_2$ 显著升高,称为慢性呼吸衰竭急性加重,其病理生理学改变和临床情况兼有急性呼吸衰竭的特点。

(四)临床表现

1.急性呼吸衰竭

急性呼吸衰竭的临床表现主要是低氧血症所致的呼吸困难和多器官功能障碍。

(1)呼吸困难:呼吸衰竭最早出现的症状。多数患者有明显的呼吸困难,可表现为频率、节律和幅度的改变。较早表现为呼吸频率增快,病情加重时出现呼吸困难,辅助呼吸肌活动加强,如三凹征。中枢性疾病或中枢神经抑制性药物所致的呼吸衰竭,表现为呼吸节律改变,如潮式呼吸、比奥呼吸等。

(2)发绀:缺氧的典型表现。当动脉血氧饱和度低于90%时,可在口唇、指甲出现发绀;另应注意,因发绀的程度与还原型血红蛋白含量相关,所以红细胞增多者发绀更明显,贫血者则不明显或不出现;严重休克等原因引起末梢循环障碍的患者,即使动脉血氧分压尚正常,也可出现发绀,称作外周性发绀。而真正由于动脉血氧饱和度降低引起的发绀,称为中央性发绀。发绀还受皮肤色素及心功能的影响。

(3)精神神经症状:急性缺氧可出现精神错乱、躁狂、昏迷、抽搐等症状。如合并急性二氧化碳潴留,可出现嗜睡、淡漠、扑翼样震颤,以至于呼吸骤停。

(4)循环系统:多数患者有心动过速;严重低氧血症、酸中毒可引起心肌损害,亦可引起周围循环衰竭、血压下降、心律失常、心搏停止。

(5)消化和泌尿系统:严重呼吸衰竭对肝肾功能都有影响,部分病例可出现丙氨酸氨基转移酶与血浆尿素氮升高;个别病例可出现尿蛋白、红细胞和管型。因胃肠道黏膜屏障功能损伤,导致胃肠道黏膜充血水肿、糜烂渗血或应激性溃疡,引起上消化道出血。

2.慢性呼吸衰竭

慢性呼吸衰竭的临床表现与急性呼吸衰竭大致相似。但以下几个方面有所不同。

（1）呼吸困难:慢性阻塞性肺疾病所致的呼吸衰竭,病情较轻时表现为呼吸费力伴呼气延长,严重时发展成浅快呼吸。若并发二氧化碳潴留,$PaCO_2$升高过快或显著升高以致发生二氧化碳麻醉时,患者可由呼吸过速转为浅慢呼吸或潮式呼吸。

（2）神经症状:慢性呼吸衰竭伴二氧化碳潴留时,随$PaCO_2$升高可表现为先兴奋后抑制现象。兴奋症状包括失眠、烦躁、躁动、夜间失眠而白天嗜睡（昼夜颠倒现象）。但此时切忌用镇静或催眠药,以免加重二氧化碳潴留,发生肺性脑病。肺性脑病表现为神志淡漠、肌肉震颤或扑翼样震颤、间歇抽搐、昏睡,甚至昏迷等。亦可出现腱反射减弱或消失,锥体束征阳性等。此时应与合并脑部病变做鉴别。

（3）循环系统表现:二氧化碳潴留使外周体表静脉充盈、皮肤充血、温暖多汗、血压升高、心排血量增多而致脉搏洪大;多数患者有心率加快;因脑血管扩张产生搏动性头痛。

（五）辅助检查

1.动脉血气分析

动脉血气分析对于判断呼吸衰竭和酸碱失衡的严重程度及指导治疗具有重要意义。由于血气受年龄、海拔高度、氧疗等多种因素的影响,在具体分析时一定要结合临床情况。

2.肺功能检测

尽管在某些重症患者,肺功能检测受到限制,但通过肺功能的检测能判断通气功能障碍的性质（阻塞性、限制性或混合性）及是否合并有换气功能障碍,并对通气和换气功能障碍的严重程度进行判断。而呼吸肌功能测试能够提示呼吸肌无力的原因和严重程度。

3.影像学检查

影像学检查包括普通胸部 X 线、胸部 CT 和放射性核素肺通气/灌注扫描、肺血管造影等。

4.纤维支气管镜检查

纤维支气管镜检查对于明确大气道情况和取得病理学证据具有重要意义。

（六）治疗原则

呼吸衰竭总的治疗原则:治疗原发病、保持呼吸道通畅、纠正缺氧和改善通气,恰当的氧疗原则等;加强一般支持治疗和对其他重要脏器功能的监测与支持。

（七）药物治疗

1.支气管扩张剂

缓解支气管痉挛,可选用 β_2 肾上腺素受体激动剂、抗胆碱药、糖皮质激素或茶碱类药物等。在急性呼吸衰竭时,主要经静脉给药。慢性呼吸衰竭患者常用雾化吸入法给药,急性呼吸衰竭患者常需静脉给药。

2.呼吸兴奋剂

（1）主要适用于以中枢抑制为主、通气量不足引起的呼吸衰竭,对于以肺换气功能障碍为主所导致的呼吸衰竭患者,不宜使用。常用的药物包括尼可刹米和洛贝林,用量过大可引起不良反应。近年来这两种药物在西方国家几乎已被淘汰,取而代之的有多沙普仑,该药对于镇静催眠药过量引起的呼吸抑制和慢性阻塞性肺疾病并发急性呼吸衰竭有显著的呼吸兴奋效果。

（2）呼吸兴奋剂的使用原则:必须保持气道通畅,否则会促发呼吸肌疲劳,并进而加重二氧化碳潴留;脑缺氧、水肿未纠正而出现频繁抽搐者慎用;患者的呼吸肌功能基本正常;

不可突然停药。

二、护理评估

(一)一般评估

(1)生命体征(T、P、R、BP、SaO_2):严密监测患者生命体征变化,有条件须在监护室,或使用监护仪,密切观察与记录患者的生命体征与氧饱和度情况。评估患者有无呼吸频率增快,有无心动过速、血压下降、心律失常等情况。

(2)评估患者意识情况:有无精神错乱、躁狂、昏迷、抽搐等急性缺氧症状。或可出现嗜睡、淡漠、扑翼样震颤等急性二氧化碳潴留症状。

(3)评估患者有无发绀及呼吸困难程度。

(4)评估患者有无出现呕血、黑便等上消化道出血症状。

(二)身体评估

1.视诊

(1)是否为急性面容:有无发绀等缺氧体征;有无皮肤温暖潮红,有无球结膜充血水肿等二氧化碳潴留体征。

(2)呼吸运动有无三凹征,有无呼吸费力伴呼气延长,有无呼吸频率改变、深度、节律异常。如表现为呼吸过速或呼吸浅快;呼吸节律改变,如潮式呼吸、比奥呼吸等。

2.触诊

外周皮肤温湿度情况。外周体表静脉充盈、皮肤充血、温暖多汗是慢性呼吸衰竭二氧化碳潴留的表现。如出现皮肤湿冷,考虑病情严重,进入休克状态。

3.听诊

双肺呼吸音是否减弱或消失,有无闻及干、湿啰音。

(三)心理-社会评估

患者在疾病治疗过程中的心理反应与需求,家庭及社会支持情况,引导患者正确配合疾病的治疗与护理。

(四)辅助检查结果评估

1.动脉血气分析

分析氧分压与二氧化碳分压情况,有无 $PaO_2 < 8.0$ kPa(60 mmHg)和/或 $PaCO_2 > 6.7$ kPa(50 mmHg),评估患者呼吸衰竭的类型;综合分析血 pH、HCO_3^-、碱剩余等情况,评估患者有无酸碱失衡及失衡的类型。

2.影像学检查

评估胸部 X 线、胸部 CT 和放射性核素肺通气/灌注扫描、肺血管造影等结果,协助医师找出呼吸衰竭的病因。

3.其他检查

分析肺功能检查结果,评估患者是否存在通气功能和/或换气功能障碍及其严重程度;评估纤维支气管镜结果,明确大气道情况和取得病理学证据。

(五)呼吸衰竭分型的评估

1.Ⅰ型呼吸衰竭

Ⅰ型呼吸衰竭即缺氧性呼吸衰竭,血气分析特点是 $PaO_2 < 8.0$ kPa(60 mmHg),$PaCO_2$ 降低

或正常。主要见于肺换气障碍(通气/血流比例失调、弥散功能损害和肺动-静脉分流)疾病,如严重肺部感染性疾病、间质性肺疾病、急性肺栓塞等。

2.Ⅱ型呼吸衰竭

Ⅱ型呼吸衰竭即高碳酸性呼吸衰竭,血气分析特点是 $PaO_2 < 8.0$ kPa(60 mmHg),同时伴有 $PaCO_2 > 6.7$ kPa(50 mmHg)。多为肺泡通气不足所致,也可同时伴有换气功能障碍,此时低氧血症更为严重,如慢性阻塞性肺疾病。

三、护理诊断

(一)低效性呼吸形态

低效性呼吸形态与肺泡通气不足、通气与血流比例失调、肺泡弥散障碍有关。

(二)清理呼吸道无效

清理呼吸道无效与呼吸道分泌物多而黏稠、咳嗽无力、意识障碍或人工气道有关。

(三)焦虑

焦虑与病情危重、死亡威胁及需求未能满足有关。

(四)潜在并发症

水、电解质紊乱及酸碱失衡,肺性脑病,上消化道出血,周围循环衰竭。

四、护理措施

(一)保持呼吸道通畅

(1)清除呼吸道分泌物及异物,如湿化气道,机械吸痰等方法。

(2)昏迷患者用仰头提颏法打开气道。

(3)缓解支气管痉挛。按医嘱使用支气管扩张剂。

(4)建立人工气道。对于病情严重又不能配合、昏迷、呼吸道大量痰潴留伴有窒息危险或 $PaCO_2$ 进行性增高的患者,若常规治疗无效,应及时建立人工气道。采用简易人工气道,如口咽通气道、鼻咽通气道和喉罩(是气管内导管的临时替代法);严重者采用气管内导管:气管插管和气管切开。

(二)氧疗护理

1.氧疗适应证

呼吸衰竭患者 $PaO_2 < 8.0$ kPa(60 mmHg),是氧疗的绝对适应证,氧疗的目的是使 $PaO_2 > 8.0$ kPa(60 mmHg)。

2.氧疗的方法

临床常用、简便的方法是应用鼻导管或鼻塞法吸氧,还有面罩、气管内和呼吸机给氧法。缺氧伴二氧化碳潴留者,可用鼻导管或鼻塞法给氧;缺氧严重而无二氧化碳潴留者,可用面罩给氧。吸入氧浓度与氧流量的关系:吸入氧浓度(%)=21+氧流量(L/min)×4。

3.氧疗的原则

(1)Ⅰ型呼吸衰竭:多为急性呼吸衰竭,应给予较高浓度(35%<吸氧浓度<50%)或高浓度(>50%)氧气吸入。急性呼吸衰竭,通常要求氧疗后 PaO_2 维持在接近正常范围。

(2)Ⅱ型呼吸衰竭:给予低流量(1~2 L/min)、低浓度(<35%)持续吸氧。慢性呼吸衰竭,通常要求氧疗后 PaO_2 维持在 8.0 kPa(60 mmHg)或 SaO_2 在 90%以上。

4.氧疗疗效的观察

若呼吸困难缓解、发绀减轻、心率减慢、尿量增多、神志清醒及皮肤转暖,提示氧疗有效。若发绀消失、神志清楚、精神好转、$PaO_2 > 8.0$ kPa(60 mmHg)、$PaCO_2 < 6.7$ kPa(50 mmHg),考虑终止氧疗,停止前必须间断吸氧几天后,方可完全停止氧疗。若意识障碍加深或呼吸过度表浅、缓慢,提示二氧化碳潴留加重,应根据血气分析和患者表现,遵医嘱及时调整吸氧流量和氧浓度。

(三)增加通气量、减少二氧化碳潴留

1.适当使用呼吸兴奋剂

在呼吸道通畅的前提下,遵医嘱使用呼吸兴奋剂,适当提高吸入氧流量及氧浓度,静脉输液时速度不宜过快,若出现恶心、呕吐、烦躁、面色潮红及皮肤瘙痒等现象,提示呼吸兴奋剂过量,需减量或停药。若4～12小时未见效,或出现肌肉抽搐等严重不良反应时,应立即报告医师。对烦躁不安,夜间失眠患者,禁用麻醉剂,慎用镇静剂,以防止引起呼吸抑制。

2.机械通气的护理

对于经过氧疗、应用呼吸兴奋剂等方法仍不能有效改善缺氧和二氧化碳潴留时,需考虑机械通气。

(1)做好术前准备工作,减轻或消除紧张、恐惧情绪。

(2)按规程连接呼吸机导管。

(3)加强患者监护和呼吸机参数及功能的监测。

(4)注意吸入气体加温和湿化,及时吸痰。

(5)停用呼吸机前后做好撤机护理。

(四)抗感染

遵医嘱选择有效的抗生素控制呼吸道感染,对长期应用抗生素患者注意有无"二重感染"。

(五)病情监测

(1)观察呼吸困难的程度、呼吸频率、节律和深度。

(2)观察有无发绀、球结膜充血、水肿、皮肤温暖多汗及血压升高等缺氧和二氧化碳潴留表现。

(3)监测生命体征及意识状态。

(4)监测并记录出入液量。

(5)监测血气分析和血生化检查。

(6)监测电解质和酸碱平衡状态。

(7)观察呕吐物和粪便性状。

(8)观察有无神志恍惚、烦躁、抽搐等肺性脑病表现,一旦发现,应立即报告医师协助处理。

(六)饮食护理

给予高热量、高蛋白、富含多种维生素、易消化、少刺激性的流质或半流质饮食。对昏迷患者应给予鼻饲或肠外营养。

(七)心理护理

经常巡视、了解和关心患者,特别是对建立人工气道和使用机械通气的患者。采用各项医疗护理措施前,向患者做简要说明,给患者安全感,取得患者信任和合作。指导患者应用放松技术、分散注意力。

（八）健康教育

1.疾病知识指导

向患者及家属介绍疾病发生、发展与治疗、护理过程，与其共同制订长期防治计划。指导患者和家属学会合理家庭氧疗的方法以及注意事项。

2.疾病预防指导

指导患者呼吸功能锻炼和耐寒锻炼，如缩唇呼吸、腹式呼吸及冷水洗脸等；教会患者有效咳嗽、咳痰、体位引流及叩背等方法。若病情变化，应及时就诊。

3.生活指导

劝告吸烟患者戒烟，避免吸入刺激性气体；改进膳食，增进营养，提高机体抵抗力。指导患者制订合理的活动与休息计划，劳逸结合，以维护心、肺功能状态。

4.用药指导

遵医嘱正确用药，了解药物的用法、用量和注意事项及不良反应等。

5.就诊指标

（1）呼吸困难加重。

（2）口唇发绀加重。

（3）咳嗽剧烈、咳痰不畅。

（4）神志淡漠、嗜睡、躁动等意识障碍表现。

五、护理效果评价

（1）患者呼吸困难、发绀减轻。

（2）患者血气分析结果提示 PaO_2 升高、$PaCO_2$ 降低。

（3）患者气道通畅，痰鸣音消失。

（4）患者水、电解质、酸碱失衡情况改善。

（5）患者焦虑减轻或消失。

（6）患者意识状态好转。

（柯莉思）

第九节　慢性阻塞性肺疾病

一、疾病概述

慢性阻塞性肺疾病（chronic obstructive pulmonary disease，COPD）是一组气流受限为特征的肺部疾病，气流受限不完全可逆，呈进行性发展，但是可以预防和治疗的疾病。慢性阻塞性肺疾病主要累及肺部，但也可以引起肺外各器官的损害。

（一）相关病理生理

慢性支气管炎并发肺气肿时，视其严重程度可引起一系列病理生理改变。早期病变局限于细小气道，仅闭合容积增大，反映肺组织弹性阻力及小气道阻力的动态肺顺应性降低。病变累及大气道时,肺通气功能障碍,最大通气量降低。随着病情的发展,肺组织弹性日益减退,肺泡持续扩大,回缩障碍,则残气量及残气量占肺总量的百分比增加。肺气肿加重导致大量肺泡周围的毛细血管受膨胀肺泡的挤压而退化,致使肺毛细血管大量减少,肺泡间的血流量减少,此时肺泡虽有通气,但肺泡壁无血液灌流,导致生理无效腔气量增大;也有部分肺区虽有血液灌流,但肺泡通气不良,不能参与气体交换。如此,肺泡及毛细血管大量丧失,弥散面积减少,产生通气与血流比例失调,导致换气功能发生障碍。通气和换气功能障碍可引起缺氧和二氧化碳潴留,发生不同程度的低氧血症和高碳酸血症,最终出现呼吸功能衰竭。

(二)病因与诱因

确切的病因不清楚。但认为与肺部对香烟烟雾等有害气体或有害颗粒的异常炎症反应有关。这些反应存在个体易感因素和环境因素的互相作用。

(1)吸烟为重要的发病因素,吸烟者慢性支气管炎的患病率比不吸烟者高 2~8 倍,烟龄越长,吸烟量越大,慢性阻塞性肺疾病患病率越高。

(2)职业粉尘和化学物质:接触职业粉尘及化学物质,如烟雾、变应原、工业废气及室内空气污染等,浓度过高或时间过长时,均可能产生与吸烟类似的慢性阻塞性肺疾病。

(3)空气污染:大气中的有害气体如二氧化硫、二氧化氮、氯气等可损伤气道黏膜上皮,使纤毛清除功能下降,黏液分泌增加,为细菌感染增加条件。

(4)感染因素:与慢性支气管炎类似,感染亦是慢性阻塞性肺疾病发生发展的重要因素之一。

(5)蛋白酶-抗蛋白酶失衡。

(6)炎症机制。

(7)其他:自主神经功能失调、营养不良、气温变化等都有可能参与慢性阻塞性肺疾病的发生、发展。

(三)临床表现

起病缓慢、病程较长。主要症状如下。

1.慢性咳嗽

随病程发展可终身不愈。常晨间咳嗽明显,夜间有阵咳或排痰。

2.咳痰

一般为白色黏液或浆液性泡沫性痰,偶可带血丝,清晨排痰较多。急性发作期痰量增多,可有脓性痰。

3.气短或呼吸困难

早期在劳力时出现,后逐渐加重,以致在日常活动甚至休息时也感到气短,是慢性阻塞性肺疾病的标志性症状。

4.喘息和胸闷

部分患者特别是重度患者或急性加重时出现喘息。

5.其他

晚期患者有体重下降,食欲缺乏等。

6.慢性阻塞性肺疾病病程分期

慢性阻塞性肺疾病的病程可以根据患者的症状和体征的变化分为如下两期:①急性加重期是指在疾病发展过程中,短期内出现咳嗽、咳痰、气促和/或喘息加重,痰量增多,呈脓性或黏液脓性痰,可伴发热等症状。②稳定期指患者咳嗽、咳痰、气促等症状稳定或较轻。

7.并发症

(1)慢性呼吸衰竭:常在慢性阻塞性肺疾病急性加重时发生,其症状明显加重,发生低氧血症和/或高碳酸血症,可具有缺氧和二氧化碳潴留的临床表现。

(2)自发性气胸:如有突然加重的呼吸困难,并伴有明显的发绀,患侧肺部叩诊为鼓音,听诊呼吸音减弱或消失,应考虑并发自发性气胸,通过 X 线检查可以确诊。

(3)慢性肺源性心脏病:由于慢性阻塞性肺疾病肺病变引起肺血管床减少及缺氧致肺动脉痉挛、血管重塑,导致肺动脉高压、右心室肥厚扩大,最终发生右心功能不全。

(四)辅助检验

1.肺功能检查

肺功能检查是判断气流受限的主要客观指标,对慢性阻塞性肺疾病诊断、严重程度评价、疾病进展、预后及治疗反应等有重要意义。

(1)第 1 秒用力呼气容积占用力肺活量百分比(FEV_1/FVC),是评价气流受限的一项敏感指标。

(2)第 1 秒用力呼气容积占预计值百分比($FEV_1\%$ 预计值),是评估慢性阻塞性肺疾病严重程度的良好指标,其变异性小,易于操作。

(3)吸入支气管舒张药后 $FEV_1/FVC<70\%$ 及 $FEV_1<80\%$ 预计值者,可确定为不能完全可逆的气流受限。

2.胸部 X 线检查

慢性阻塞性肺疾病早期胸片可无变化,以后可出现肺纹理增粗、紊乱等非特异性改变,也可出现肺气肿改变。胸部 X 线改变对慢性阻塞性肺疾病诊断特异性不高,主要作为确定肺部并发症及与其他肺疾病鉴别之用。

3.胸部 CT 检查

CT 检查不应作为慢性阻塞性肺疾病的常规检查。高分辨 CT 对有疑问病例的鉴别诊断有一定意义。

4.血气分析

血气分析对确定发生低氧血症、高碳酸血症、酸碱平衡失调以及判断呼吸衰竭的类型有重要价值。

5.其他

慢性阻塞性肺疾病合并细菌感染时,外周血白细胞计数增高,核左移。痰培养可能查出病原菌;常见病原菌为肺炎链球菌、流感嗜血杆菌、卡他莫拉菌、肺炎克雷伯杆菌等。

(五)治疗原则

1.缓解期治疗原则

减轻症状,阻止慢性阻塞性肺疾病病情发展,缓解或阻止肺功能下降,改善慢性阻塞性肺疾病患者的活动能力,提高其生活质量,降低病死率。

2.急性加重期治疗原则

控制感染、抗炎、平喘、解痉,纠正呼吸衰竭与右心衰竭。

(六)缓解期药物治疗

1.支气管舒张药

短期按需应用以暂时缓解症状,长期规则应用以减轻症状。

（1）β₂肾上腺素受体激动剂：主要有沙丁胺醇气雾剂，每次 $100\sim200~\mu g(1\sim2$ 喷），定量吸入，疗效持续 $4\sim5$ 小时，每 24 小时不超过 $8\sim12$ 喷。特布他林气雾剂亦有同样作用。可缓解症状，尚有沙美特罗、福莫特罗等长效 β₂肾上腺素受体激动剂，每天仅需吸入 2 次。

（2）抗胆碱能药：慢性阻塞性肺疾病常用的药物，主要品种为异丙托溴铵气雾剂，定量吸入，起效较沙丁胺醇慢，持续 $6\sim8$ 小时，每次 $40\sim80~mg$，每天 $3\sim4$ 次。长效抗胆碱药有噻托溴铵选择性作用于 M_1、M_3 受体，每次吸入 $18~\mu g$，每天 1 次。

（3）茶碱类：茶碱缓释或控释片 0.2 g，每 12 小时 1 次；氨茶碱 0.1 g，每天 3 次。

2.祛痰药

对痰不易咳出者可应用。常用药物有盐酸氨溴索 30 mg，每天 3 次，N-乙酰半胱氨酸 0.2 g，每天 3 次，或羧甲司坦 0.5 g，每天 3 次。稀化黏素 0.5 g，每天 3 次。

3.糖皮质激素

对重度和极重度患者（Ⅲ级和Ⅳ级），反复加重的患者，长期吸入糖皮质激素与长效 β₂肾上腺素受体激动剂联合制剂，可增加运动耐量、减少急性加重发作频率、提高生活质量，甚至有些患者的肺功能得到改善。

4.长期家庭氧疗（LTOT）

对慢性阻塞性肺疾病慢性呼吸衰竭者可提高生活质量和生存率。对血流动力学、运动能力、肺生理和精神状态均会产生有益的影响。LTOT 指征：①$PaO_2\leqslant7.3~kPa(55~mmHg)$ 或 SaO_2 $\leqslant88\%$，有或没有高碳酸血症。②$PaO_2~7.3\sim8.0~kPa(55\sim60~mmHg)$，或 $SaO_2<89\%$，并有肺动脉高压、心力衰竭水肿或红细胞增多症（血细胞比容＞0.55）。一般用鼻导管吸氧，氧流量为 $1.0\sim2.0~L/min$，吸氧时间 $10\sim15~h/d$。目的是使患者在静息状态下，达到 $PaO_2\geqslant8.0~kPa$ $(60~mmHg)$ 和/或使 SaO_2 升至 90%。

（七）急性发作期药物治疗

1.支气管舒张药

药物同稳定期。有严重喘息症状者可给予较大剂量雾化吸入治疗，如应用沙丁胺醇 $500~\mu g$ 或异丙托溴铵 $500~\mu g$，或沙丁胺醇 $1~000~\mu g$ 加异丙托溴铵 $250\sim500~\mu g$，通过小型雾化器给患者吸入治疗以缓解症状。

2.抗生素

应根据患者所在地常见病原菌类型及药物敏感情况积极选用抗生素治疗。如给予 β 内酰胺类/β 内酰胺酶抑制剂；第二代头孢菌素、大环内酯类或喹诺酮类。如果找到确切的病原菌，根据药敏结果选用抗生素。

3.糖皮质激素

对需住院治疗的急性加重期患者可考虑口服泼尼松龙 $30\sim40~mg/d$，也可静脉给予甲泼尼龙 $40\sim80~mg$，每天 1 次。连续 $5\sim7$ 天。

4.祛痰剂

溴己新 $8\sim16~mg$，每天 3 次；盐酸氨溴索 30 mg，每天 3 次，酌情选用。

5.吸氧

持续低流量吸氧。

二、护理评估

(一)一般评估

1.生命体征

急性加重期时合并感染患者可有体温升高;呼吸频率常达每分钟 30～40 次。

2.患者主诉

有无慢性咳嗽、咳痰、气短、喘息和胸闷等症状。

3.相关记录

体温、呼吸、心率、皮肤、饮食、出入量、体重等记录结果。

(二)身体评估

1.视诊

胸廓前后径增大,肋间隙增宽,剑突下胸骨下角增宽,称为桶状胸。部分患者呼吸变浅,频率增快,严重者可有缩唇呼吸等。

2.触诊

双侧语颤减弱。

3.叩诊

肺部过清音,心浊音界缩小,肺下界和肝浊音界下降。

4.听诊

两肺呼吸音减弱,呼气延长,部分患者可闻及湿啰音和/或干啰音。

(三)心理-社会评估

患者在疾病治疗过程中的心理反应与需求,家庭及社会支持情况,引导患者正确配合疾病的治疗与护理。

(四)辅助检查结果评估

1.肺功能检查

吸入支气管舒张药后 $FEV_1/FVC < 70\%$ 及 $FEV_1 < 80\%$ 预计值者,可确定为不能完全可逆的气流受限。

2.血气分析

对确定发生低氧血症、高碳酸血症、酸碱平衡失调以及判断呼吸衰竭的类型有重要价值。

3.痰培养

痰培养可能查出病原菌。

(五)慢性阻塞性肺疾病常用药效果的评估

(1)每天用药剂量、用药的方法(雾化吸入法、口服、静脉滴注)的评估与记录。

(2)评估急性发作时,是否能正确使用定量吸入器(MDI),用药后呼吸困难是否得到缓解。

(3)评估患者是否掌握常用三种雾化吸入器的正确使用方法:定量吸入器(MDI)、都保干粉吸入器、准纳器。并注意用后漱口。

三、护理诊断

(一)气体交换受损

气体交换受损与气道阻塞、通气不足、呼吸肌疲劳、分泌物过多和肺泡呼吸面积减少有关。

（二）清理呼吸道无效

清理呼吸道无效与分泌物增多而黏稠、气道湿度减低和无效咳嗽有关。

（三）焦虑

焦虑与健康状况改变、病情危重、经济状况有关。

四、护理措施

（一）休息与活动

中度以上慢性阻塞性肺疾病急性加重期患者应卧床休息，协助患者采取舒适体位，极重度患者宜采取身体前倾坐位，视病情增加适当的活动，以患者不感到疲劳，不加重病情为宜。

（二）病情观察

观察咳嗽、咳痰及呼吸困难的程度，观察血压、心率，监测动脉血气和水、电解质、酸碱平衡情况。

（三）控制感染

遵医嘱给予抗感染治疗，有效地控制呼吸道感染

（四）合理用氧

采用低流量持续给氧，流量 1～2 L/min。提倡长期家庭氧疗，每天氧疗时间在 15 小时以上。

（五）用药护理

遵医嘱应用抗生素、支气管舒张药和祛痰药，注意观察部效及不良反应。

（六）呼吸功能训练

指导患者正确进行缩唇呼吸和腹式呼吸训练。

1.缩唇呼吸

呼气时将口唇缩成吹笛子状，气体经缩窄的口唇缓慢呼出（图 3-1）。作用：提高支气管内压，防止呼气时小气道过早陷闭，以利肺泡气体排出。

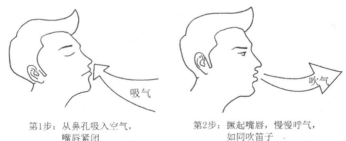

第1步：从鼻孔吸入空气，嘴唇紧闭

第2步：撅起嘴唇，慢慢呼气，如同吹笛子

图 3-1　缩唇呼吸

2.腹式呼吸

患者可取立位、平卧位、半卧位，两手分别放于前胸部和上腹部。用鼻缓慢吸气，膈肌最大程度下降，腹部松弛，腹部凸出，手感到腹部向上抬起；经口呼气，呼气时腹肌收缩，膈肌松弛，膈肌因腹部腔内压增加而上抬，推动肺部气体排出，手感到下降（图 3-2）。

3.缩唇呼吸和腹式呼吸训练

每天训练 3～4 次，每次重复 8～10 次。

(七)保持呼吸道通畅

(1)痰多黏稠、难以咳出的患者需要多饮水,以达到稀释痰液的目的。

(2)遵医嘱每天进行氧气或超声雾化吸入。

(3)护士或家属协助给予胸部叩击和体位引流。

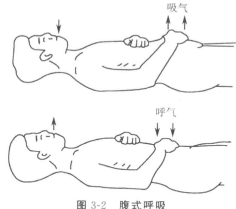

图 3-2 腹式呼吸

(4)指导有效咳嗽:尽可能加深吸气,以增加或达到必要的吸气容量;吸气后要有短暂的闭气,以使气体在肺内得到最大的分布,稍后关闭声门,可进一步增强气道中的压力,而后增加胸膜腔内压即增高肺泡内压力,这是使呼气时产生高气流的重要措施;最后声门开放,肺内冲出的高速气流,使分泌物从口中喷出。

(5)必要时给予机械吸痰或纤支镜吸痰。

(八)减轻焦虑

护士与家属共同帮助患者去除焦虑产生的原因;与家属、患者共同制订和实施康复计划;指导患者放松技巧。但要向家属与患者强调镇静安眠药对该病的危害,会抑制呼吸中枢,加重低氧血症和高碳酸血症,需慎用或不用。

(九)健康教育

1.疾病预防指导

戒烟是预防慢性阻塞性肺疾病的重要措施,避免粉尘和刺激性气体的吸入;避免和呼吸道感染患者接触,在呼吸道传染病流行期间,尽量避免去人群密集的公共场所;指导患者要根据气候变化,及时增减衣物,避免受凉感冒。

制订个体化锻炼计划:增强体质,按患者情况坚持全身有氧运动;坚持进行腹式呼吸及缩唇呼吸训练。

2.饮食指导

重视缓解期营养摄入,改善营养状况。应制订高热量、高蛋白、高维生素饮食计划。

3.家庭氧疗的指导

护士应指导患者和家属做到:①了解氧疗的目的、必要性及注意事项;②注意安全,供氧装置周围严禁烟火,防止氧气燃烧爆炸;③氧疗装置定期更换、清洁、消毒。

4.就诊指标

(1)患者咳嗽、咳痰症状加重。

(2)原有的喘息症状加重,或出现呼吸困难伴或不伴皮肤、口唇、甲床发绀。

（3）咳出脓性或黏液脓性痰,伴发热。

（4）突发明显的胸痛,咳嗽时明显加重。

（5）出现下垂部位水肿,如下肢等。

五、护理效果评价

（1）患者自觉症状好转(咳嗽、咳痰、呼吸困难减轻)。

（2）患者体温降至正常,生命体征稳定。

（3）患者能学会缩唇呼吸与腹式呼吸,学会有效咳嗽。

（4）患者能独立操作 3 种常用支气管扩张剂气雾剂,并了解其使用方法和注意事项。

（5）患者能掌握家属氧疗的使用方法与注意事项。

（6）患者情绪稳定。

（柯莉思）

第四章 心内科护理

第一节 原发性高血压

原发性高血压(简称高血压)是以血压升高为主要临床表现但原因不明的综合征。高血压是导致充血性心力衰竭、卒中、冠心病、肾衰竭、夹层动脉瘤的发病率和病死率升高的主要危险性因素之一,严重影响人们的健康和生活质量,是最常见的疾病。因此,防治高血压非常必要。

一、血压分类和定义

目前,我国采用国际上统一的血压分类和标准,将 18 岁以上成人的血压按不同水平分类,高血压定义为收缩压≥18.7 kPa(140 mmHg)和/或舒张压≥12.0 kPa(90 mmHg),根据血压升高水平,又进一步将高血压分为 1、2、3 级(表 4-1)。

表 4-1 血压的分类(WHO/ISH,1999 年)

类别	收缩压(mmHg)		舒张压(mmHg)
理想血压	<120	和	<80
正常血压	<130	和	<85
正常高值	130~139	或	85~89
高血压			
1 级(轻度)	140~159	或	90~99
亚组:临界高血压	140~149	或	90~94
2 级(中毒)	160~179	或	100~109
3 级(重度)	≥180	或	≥110
单纯收缩期高血压	≥140	和	<90
亚组:临界收缩期高血压	140~149	和	<90

注:当患者的收缩压和舒张压分属不同分类时,应当用较高的分类。

二、病因

(一)遗传

高血压具有明显的家族性,父母均为高血压者,其子女患高血压的概率明显高于父母均无高血压者的概率。约 60% 的高血压患者可询问到有高血压家族史。

(二)饮食

膳食中钠盐摄入量与人群血压水平和高血压患病率呈正相关。摄盐越多,血压水平和患病率越高,钾摄入量与血压呈负相关,限制钠补充钾可使高血压患者血压降低。钾的降压作用可能是通过促进排钠而减少细胞外液容量。有研究表明膳食中钙不足可使血压升高。大量研究显示,高蛋白质摄入、饮食中饱和脂肪酸或饱和脂肪酸/不饱和脂肪酸比值较高、饮酒过量都属于升压因素。

(三)精神

城市脑力劳动者高血压患病率超过体力劳动者,从事精神紧张度高的职业者发生高血压的可能性较大,长期生活在噪声环境中听力敏感性减退者患高血压也较多。高血压患者经休息后往往症状和血压可得到一定改善。

(四)肥胖

超重或肥胖是血压升高的重要危险因素。一般采用体质指数(BMI),即体重(kg)/身高(m)²(以 20~24 为正常范围)。血压与 BMI 呈显著正相关。肥胖的类型与高血压发生关系密切,向心性肥胖者容易发生高血压,表现为腰围往往大于臀围。

(五)其他

服避孕药妇女容易出现血压升高。一般在终止服用避孕药后 3~6 个月血压常恢复正常。阻塞性睡眠呼吸暂停综合征(OSAS)是指睡眠期间反复发作性呼吸暂停。OSAS 常伴有重度打鼾,患此病的患者常有高血压。

三、发病机制

原发性高血压的发病机制至今还没有一个完整统一的认识。目前认为高血压的发病机制集中在以下几个方面。

(一)交感神经系统活性亢进

已知反复的精神刺激与过度紧张可以引起高血压。长期处于应激状态如从事驾驶员、飞行员等职业者高血压患病率明显增高。当大脑皮质兴奋与抑制过程失调时,交感神经和副交感神经之间的平衡失调,交感神经兴奋性增加,其末梢释放去甲肾上腺素、肾上腺素、多巴胺、血管升压素等儿茶酚胺类物质增多,从而引起阻力小动脉收缩增强使血压升高。

(二)肾素-血管紧张素-醛固酮系统(RAAS)激活经典的 RAAS

肾小球旁细胞分泌的肾素,激活从肝脏产生的血管紧张素原转化为血管紧张素Ⅰ,然后再经肺循环中的血管紧张素转换酶(ACE)的作用转化为血管紧张素Ⅱ。血管紧张素Ⅱ作用于血管紧张素Ⅱ受体,有如下作用:①直接使小动脉平滑肌收缩,外周阻力增加。②刺激肾上腺皮质球状带,使醛固酮分泌增加,致使肾小管远端集合管的钠重吸收加强,导致水、钠潴留。③交感神经冲动发放增加使去甲肾上腺素分泌增加。以上作用均可使血压升高。近年来发现血管壁、心脏、脑、肾脏及肾上腺中也有 RAAS 的各种组成成分。局部 RAAS 各成分对心脏、血管平滑肌的作用,可能在高血压发生和发展中有更大影响,占有十分重要的地位。

（三）其他

细胞膜离子转运异常可使血管收缩反应性增强和平滑肌细胞增生与肥大,血管阻力增高;肾脏潴留过量摄入的钠盐,使体液容量增大,机体为避免心排血量增高使组织过度灌注,全身阻力小动脉收缩增强,导致外周血管阻力增高;胰岛素抵抗所致的高胰岛素血症可使电解质代谢发生障碍,还使血管对体内升压物质反应性增强,血液中儿茶酚胺水平增加,血管张力增高,从而使血压升高。

四、病理生理和病理解剖

高血压的早期表现为全身细小动脉的间歇性痉挛,仅有主动脉壁轻度增厚,全身细小动脉和脏器无明显的器质性改变,患者多无明显症状。如病变持续,可导致许多脏器受累,最重要的是心、脑、肾组织的病变。

（一）心脏

心脏主要表现为左心室肥厚和扩大,病变晚期可导致心力衰竭。这种由高血压引起的心脏病称为高血压性心脏病。长期高血压还可引起冠状动脉粥样硬化。

（二）脑

由于脑细小动脉的长期硬化和痉挛,使动脉壁缺血、缺氧而通透性增高,容易形成微小动脉瘤,当血压突然升高时,微小动脉瘤破裂,从而发生脑出血。高血压可促使脑动脉发生粥样硬化,导致脑血栓形成。

（三）肾脏

细小动脉硬化引起的缺血使肾小球缺血、变性、坏死,继而纤维化及玻璃样变,并累及相应的肾小管,使之萎缩、消失,间质出现纤维化。因残存的肾单位越来越少,最终导致肾衰竭。

五、临床表现

（一）症状

大多数患者早期症状不明显,常见症状有头痛、头晕、耳鸣、眼花、乏力、心悸,还有的表现为失眠、健忘、注意力不集中、情绪易波动或发怒等。经常在体检或其他疾病就医检查时发现血压升高。血压升高常与情绪激动、精神紧张、体力活动有关,休息或去除诱因血压可下降。

（二）体征

血压受昼夜、气候、情绪、环境等因素影响波动较大。一般清晨起床活动后血压迅速升高,夜间血压较低;冬季血压较高,夏季血压较低;情绪不稳定时血压高;在医院或诊所血压明显增高,在家或医院外的环境中血压低。体检时可听到主动脉瓣区第二心音亢进、收缩期杂音,长期高血压时有心尖冲动明显增强,搏动范围扩大以及心尖冲动左移体征,提示左心室增大。

（三）恶性或急进性高血压

表现为患者发病急骤,舒张压多持续在 16.7～18.7 kPa（130～140 mmHg）或更高。常有头痛、视力模糊或失明,视网膜可发生出血、渗出及视盘水肿,肾脏损害突出,持续蛋白尿、血尿及管型尿,病情进展迅速,如不及时治疗,易出现严重的脑、心、肾损害,发生脑血管意外、心力衰竭和尿毒症,最后多因尿毒症而死亡,但也可死于脑血管意外或心力衰竭。

六、并发症

(一)高血压危象

在情绪激动、精神紧张、过度劳累、寒冷等诱因作用下,小动脉发生强烈痉挛,血压突然急剧升高,收缩压可达 34.7 kPa(260 mmHg)、舒张压可达 16.0 kPa(120 mmHg)以上,影响重要脏器血液供应而出现危急症状。在高血压的早、中、晚期均可发生。患者出现头痛、恶心、呕吐、烦躁、心悸、出汗、视力模糊等征象,伴有椎-基底动脉、视网膜动脉、冠状动脉等累及的缺血表现。

(二)高血压脑病

高血压脑病发生在重症高血压患者,是指血压突然或短期内明显升高,由于过高的血压干扰了脑血管的自身调节机制,脑组织血流灌注过多造成脑水肿。出现中枢神经功能障碍征象。临床表现为弥漫性严重头痛、呕吐、烦躁、意识模糊、精神错乱、局灶性或全身抽搐,甚至昏迷。

(三)主动脉夹层

主动脉夹层指主动脉腔内的血液通过内膜的破口进入主动脉壁中层而形成的血肿,夹层分离突然发生时多数患者突感胸部疼痛,向胸前及背部放射,随夹层涉及范围而可以延至腹部、下肢及颈部。疼痛剧烈难以忍受,起病后即达高峰,呈刀割或撕裂样。突发剧烈的胸痛常误诊为急性心肌梗死。高血压是导致本病的重要因素。患者因剧痛而有休克外貌,焦虑不安、大汗淋漓、面色苍白、心率加速,从而使血压增高。

(四)其他

其他并发症可合并急性左心衰竭、急性冠脉综合征、脑出血、脑血栓形成、腔隙性脑梗死、慢性肾衰竭等。

七、辅助检查

(一)测量血压

定期测量血压是早期诊断高血压和评估严重程度的主要方法,采用经验证合格的水银柱或电子血压计,测量安静休息坐位时上臂肱动脉处血压,必要时还应测量平卧位和站立位血压。但须在未服用降压药物情况下的不同时间测量 3 次血压,才能确诊。对偶有血压超出正常值者,需定期重复测量后确诊。通常在医疗单位或家中随机测血压的方式不能可靠地反映血压的波动和在休息、日常活动状态下的情况。近年来,24 小时动态血压监测已逐渐应用于临床及高血压的防治工作上。一般监测的时间为 24 小时,测压时间间隔为 15~30 分钟,可较为客观和敏感地反映患者的实际血压水平,可了解血压的昼夜变化节律性和变异性,估计靶器官损害与预后,比随机测血压更为准确。动态血压监测的参考标准正常值:24 小时低于 16.7/10.7 kPa(130/80 mmHg),白天低于 135/85 mmHg,夜间低于 16.7/10.0 kPa(125/75 mmHg)。正常血压波动夜间 2~3 时处于血压最低,清晨迅速上升,上午 6~10 时和下午 4~8 时出现两个高峰,尔后缓慢下降。高血压患者的动态血压曲线也类似,但波动幅度较正常血压时大。

(二)体格检查

除常规检查外还有身高,体重,双上肢血压,颈动脉及上下肢动脉搏动情况,颈、腹部血管有无杂音,腹主动脉搏动,肾增大,眼底等的情况。

(三)尿液检查

通过肉眼观察尿的颜色、透明度、有无血尿;测比重、pH、糖和蛋白含量,并作镜下检验。尿比重降低(＜1.010)提示肾小管浓缩功能障碍。正常尿液 pH 为 5～7,原发性醛固酮增多症尿呈酸性。

(四)血生化检查

空腹血糖、血钾、肌酐、尿素氮、尿酸、胆固醇、甘油三酯、低密度脂蛋白、高密度脂蛋白等。

(五)超声心动图

超声心动图能更为可靠地诊断左心室肥厚,测定计算所得的左心室重量指数(LVMI),是一项反映左心室肥厚及其程度的较为准确的指标,与病理解剖的相关性和符合率好。超声心动图还可评价高血压患者的心功能,包括左心室射血分数、收缩功能、舒张功能。

(六)眼底检查

眼底检查可见血管迂曲,颜色苍白,反光增强,动脉变细,视网膜渗出、出血、视盘水肿等。眼底改变可反映高血压的严重程度,分为 4 级:Ⅰ级,动脉出现轻度硬化、狭窄、痉挛、变细;Ⅱ级,视网膜动脉中度硬化、狭窄,出现动脉交叉压迫,静脉阻塞;Ⅲ级,动脉中度以上狭窄伴局部收缩,视网膜有棉絮状渗出、出血和水肿;Ⅳ级,出血或渗出物伴视盘水肿。高血压眼底改变与病情的严重程度和预后密切相关。

(七)胸透或胸片、心电图

胸透或胸片、心电图对诊断高血压及评估预后都有帮助。

八、治疗

(一)目的

治疗目的是通过降压治疗使高血压患者的血压达标,以期最大限度地降低心脑血管发病和死亡的总危险。

(二)降压目标值

一般高血压人群降压目标值＜18.7/12.0 kPa(140/90 mmHg);高血压高危患者(糖尿病及肾病)降压目标值＜16.7/10.7 kPa(130/80 mmHg);老年收缩期性高血压的降压目标值:收缩压 18.7～20.0 kPa(140～150 mmHg),舒张压 12.0 kPa(90 mmHg)但不低于 8.7～9.3 kPa(65～70 mmHg),舒张压降得过低可能抵消收缩压下降得到的好处。

(三)非药物治疗

非药物治疗主要是改善生活方式,改善生活方式对降低血压和心脑血管危险的作用已得到广泛认可,所有患者都应采用这些措施,包括以下几点。

1.戒烟

吸烟所致的危害是使高血压并发症如心肌梗死、脑卒中和猝死的危险性显著增加,加重脂质代谢紊乱,降低胰岛素敏感性,降低内皮细胞依赖性血管扩张效应,并降低或抵消降压治疗的疗效。戒烟对心脑血管的良好益处,任何年龄组均可显示。

2.减轻体重

超重 10% 以上的高血压患者体重减少 5 kg,血压便有明显降低,体重减轻亦可增加降压药物疗效,对改善糖尿病、胰岛素抵抗、高脂血症和左心室肥厚等均有益。

3.减少过多的乙醇摄入

戒酒和减少饮酒可使血压显著降低,适量饮酒仍有明显加压反应者应戒酒。

4.适当运动

适当运动有利于改善胰岛素抵抗和减轻体重,提高心血管调节能力,稳定血压水平。较好的运动方式是低或中等强度的运动,可根据年龄及身体状况选择,中老年高血压患者可选择步行、慢跑、上楼梯、骑车等,一般每周 3～5 次,每次 30～60 分钟。运动强度可采用心率监测法,运动时心率不应超过最大心率(180 或 170 次/分)的 60%～85%。

5.减少钠盐的摄入量、补充钙和钾盐

膳食中约大部分钠盐来自烹调用盐和各种腌制品,所以应减少烹调用盐及腌制品的食用,每人每天食盐量摄入应少于 2.4 g(相当于氯化钠 6 g)。通过食用含钾丰富的水果如香蕉、橘子和蔬菜如油菜、香菇、大枣等,增加钾的摄入。喝牛奶补充钙的摄入。

6.多食含维生素丰富的食物

多吃水果和蔬菜,减少食物中饱和脂肪酸的含量和脂肪总量。

7.减轻精神压力,保持心理平衡

长期精神压力和情绪忧郁是降压治疗效果欠佳的重要原因,亦可导致高血压。应对患者作耐心的劝导和心理疏导,鼓励其参加社交活动、户外活动等。

(四)降压药物治疗对象

高血压 2 级或以上患者[≥21.3/13.3 kPa(160/100 mmHg)];高血压合并糖尿病、心、脑、肾靶器官损害患者;血压持续升高 6 个月以上,改善生活方式后血压仍未获得有效控制者。从心血管危险分层的角度,高危和极高危患者应立即开始使用降压药物强化治疗。中危和低危患者则先继续监测血压和其他危险因素,之后再根据血压状况决定是否开始药物治疗。

(五)降压药物治疗

1.降压药物分类

现有的降压药种类很多,目前常用降压药物可归纳为以下几大类(表 4-2):利尿剂、β 受体阻滞剂、钙通道阻滞剂、血管紧张素转换酶抑制剂和血管紧张素 Ⅱ 受体阻滞剂、α 受体阻滞剂。

表 4-2　常用降压药物名称、剂量及用法

药物种类	药名	剂量	用法(每天)
利尿剂	氢氯噻嗪	12.5～25 mg	1～3 次
	呋塞米	20 mg	1～2 次
	螺内酯	20 mg	1～3 次
β 受体阻滞剂	美托洛尔	12.5～50 mg	2 次
	阿替洛尔	12.5～25 mg	1～2 次
钙通道阻滞剂	硝苯地平控释片	30 mg	1 次
	地尔硫䓬缓释片	90～180 mg	1 次
血管紧张素转换酶抑制剂	卡托普利	25～50 mg	2～3 次
	依那普利	5～10 mg	1～2 次
血管紧张素 Ⅱ 受体阻滞剂	缬沙坦	80～160 mg	1 次
	伊贝沙坦	150 mg	1 次
α 受体阻滞剂	哌唑嗪	0.5～3 mg	2～3 次
	特拉唑嗪	1～8 mg	1 次

2.联合用药

临床实际使用降压药时,由于患者心血管危险因素状况、并发症、靶器官损害、降压疗效、药

物费用以及不良反应等,都可能影响降压药的具体选择。任何药物在长期治疗中均难以完全避免其不良反应,联合用药可使不同的药物互相取长补短,有可能减轻或抵消某些不良反应。联合用药可减少单一药物剂量,提高患者的耐受性和依从性。现在认为,2级高血压[≥21.3/13.3 kPa(160/100 mmHg)]患者在开始时就可以采用两种降压药物联合治疗,有利于血压在相对较短的时间内达到目标值。比较合理的两种降压药联合治疗方案:利尿药与β受体阻滞剂;利尿药与ACEI或血管紧张素受体拮抗剂(ARB);二氢吡啶类钙通道阻滞剂与β受体阻滞剂;钙通道阻滞剂与ACEI或ARB,α阻滞剂和β阻滞剂。必要时也可用其他组合,包括中枢作用药如α₂受体激动剂、咪哒唑啉受体调节剂,以及ACEI与ARB;国内研制了多种复方制剂,如复方降压片、降压0号等,以当时常用的利血平、双肼屈嗪(血压达静)、氢氯噻嗪为主要成分,因其有一定降压效果,服药方便且价格低廉而广泛使用。

九、护理措施

(一)一般护理

1.休息

早期高血压患者可参加工作,但不要过度疲劳,坚持适当的锻炼,如骑自行车、跑步、做体操及打太极拳等。要有充足的睡眠,保持心情舒畅,避免精神紧张和情绪激动,消除恐惧、焦虑、悲观等不良情绪。晚期血压持续增高,伴有心、肾、脑病时应卧床休息。关心体贴患者,使其精神愉快,鼓励患者树立战胜疾病的信心。

2.饮食

饮食方面应给低盐、低脂肪、低热量饮食,以减轻体重。因为摄入总热量太大超过消耗量,多余的热量转化为脂肪,身体就会发胖,体重增加,提高血液循环的要求,必定提高血压。鼓励患者多食水果、蔬菜、戒烟、控制饮酒、咖啡、浓茶等刺激性饮料。少吃胆固醇含量多的食物,对服用排钾利尿剂的患者应注意补充含钾高的食物如蘑菇、香蕉、橘子等。肥胖者应限制热能摄入,控制体重在理想范围之内。

3.病房环境

病房环境应整洁、安静、舒适、安全。

(二)对症护理及病情观察护理

1.剧烈头痛

当出现剧烈头痛伴恶心、呕吐,常是血压突然升高、高血压脑病,应立即让患者卧床休息,并测量血压及脉搏、心率、心律,积极协助医师采取降压措施。

2.呼吸困难、发绀

呼吸困难、发绀由高血压引起的左心衰竭所致,应立即给予舒适的半卧位,及时给予氧气吸入。按医嘱应用洋地黄治疗。

3.心悸

严密观察脉搏、心率、心律变化并做记录。安静休息,严禁下床,并安慰患者消除紧张情绪。

4.水肿

晚期高血压伴心肾衰竭时可出现水肿。护理中注意严格记录出入量,限制钠盐和水分摄入。严格卧床休息,注意皮肤护理,严防压疮发生。

5.昏迷、瘫痪

昏迷、瘫痪由晚期高血压引起脑血管意外所引起。应注意安全护理,防止患者坠床、窒息、肢体烫伤等。

6.病情观察护理

对血压持续增高的患者,应每天测量血压 2～3 次,并做好记录,必要时测立、坐、卧位血压,掌握血压变化规律。如血压波动过大,要警惕脑出血的发生。如在血压急剧增高的同时,出现头痛、视物模糊、恶心、呕吐、抽搐等症状,应考虑高血压脑病的发生。如出现端坐呼吸、喘憋、发绀、咳粉红色泡沫痰等,应考虑急性左心衰竭的发生。出现上述各种表现时均应立即送医院进行紧急救治。另外,在变换体位时也应动作缓慢,以免发生意外。有些降压药可引起水、钠潴留。因此,需每天测体重,准确记录出入量,观察水肿情况,注意保持出入量的平衡。

(三)用药观察与护理

1.用药原则

终身用药,缓慢降压,从小剂量开始逐步增加剂量,即使血压降至理想水平后,也应服用维持量,老年患者服药期间改变体位要缓慢,以免发生意外,合理联合用药。

2.药物不良反应观察

使用噻嗪类和袢利尿剂时应注意血钾、血钠的变化;用 β 受体阻滞剂应注意其抑制心肌收缩力、心动过缓、房室传导时间延长、支气管痉挛、低血糖、血脂升高的不良反应;钙通道阻滞剂硝苯地平的不良反应有头痛、面红、下肢水肿、心动过速;血管紧张素转换酶抑制剂可有头晕、乏力、咳嗽、肾功能损害等不良反应。

(四)心理护理

患者多表现有易激动、焦虑及抑郁等心理特点,而精神紧张、情绪激动、不良刺激等因素均与高血压密切相关。因此,对待患者应耐心、亲切、和蔼、周到。根据患者特点,有针对性地进行心理疏导。同时,让患者了解控制血压的重要性,帮助患者训练自我控制的能力,参与自身治疗护理方案的制订和实施,指导患者坚持长期的饮食、药物、运动治疗,将血压控制在接近正常的水平,以减少对靶器官的进一步损害,定期复查。

(五)健康教育

1.饮食调节指导

强调高血压患者要以低盐、低脂肪、低热量、低胆固醇饮食为宜;少吃或不吃含饱和脂肪的动物脂肪,多食含维生素的食物,多摄入富含钾、钙的食物,食盐量应控制在 3～5 g/d,严重高血压患者的食盐量控制在 1～2 g/d。饮食要定量、均衡、不暴饮暴食;同时适当地减轻体重,有利于降压。戒烟和控制酒量。

2.休息和锻炼指导

高血压患者的休息和活动应根据患者的体质、病情适当调节,病重体弱者,应以休息为主。随着病情好转,血压稳定,每天适当从事一些工作、学习、劳动将有益身心健康;还可以增加一些适宜的体能锻炼,如散步、慢跑、打太极拳、体操等有氧活动。患者应在运动前了解自己的身体状况,以此来决定自己的运动种类、强度、频度和持续时间。注意规律生活,保证充足的休息和睡眠,对于睡眠差、易醒、早醒者,可在睡前饮热牛奶 200 mL,或用 40～50 ℃温水泡足 30 分钟,或选择自己喜爱的放松精神情绪的音乐协助入睡。总之,要注意劳逸结合,养成良好的生活习惯。

3.心理健康教育

高血压的发病机制是除躯体因素外,心理因素占主导地位,强烈的焦虑、紧张、愤怒以及压抑常为高血压的诱发因素,因此教会患者自我调节和自我控制能力是关键。护士要鼓励患者保持豁达、开朗愉快的心境和稳定的情绪,培养广泛的爱好和兴趣。同时指导家属为患者创造良好的生活氛围,避免引起患者情绪紧张、激动和悲哀等不良刺激。

4.血压监测指导

建议患者自行购买血压计,随时监测血压。指导患者和家属正确测量血压的方法,监测血压、做好记录,复诊时对医师加减药物剂量会有很好的参考依据。

5.用药指导

由于高血压是一种慢性病,需要长期的、终身的服药治疗,而这种治疗要患者自己或家属配合进行,所以患者及家属要了解服用的药物种类及用药剂量、用药方法、药物的不良反应、服用药物的最佳时间,以便发挥药物的最佳效果和减少不良反应。出现不良反应要及时报告主诊医师,以便调整药物及采取必要的处理措施。切不可血压降下来就停药,血压上升又服药,血压反复波动,对健康极为不利。由于这类患者大多是年纪较大,容易遗忘服药,可建议患者在家中醒目之处做标记,以起到提示作用。对血压显著增高多年的患者,血压不宜下降过快,因为患者往往不能适应,并可导致心、脑、肾血液的供应不足而引起脑血管意外,如使用可引起明显直立性低血压药物时,应向患者说明平卧起立或坐位起立时,动作要缓慢,以免血压突然下降,出现晕厥而发生意外。

6.按时就医

服完药出现血压升高或过低;血压波动大;出现眼花、头晕、恶心呕吐、视物不清、偏瘫、失语、意识障碍、呼吸困难、肢体乏力等情况时,立即到医院就医。如病情危重,可求助"120"急救中心。

（张　霞）

第二节　心 包 炎

心包炎是指心包因细菌、病毒、自身免疫、物理、化学等因素而发生急性炎性反应和渗液,以及心包粘连、增厚、缩窄、钙化等慢性病变。临床上主要有急性心包炎和慢性缩窄性心包炎。

一、急性心包炎

(一)病因和病理

1.病因

急性心包炎常继发于全身疾病。可因感染、结缔组织异常、代谢异常、损伤心肌梗死或某些药物引起,或为非特异性,临床上以结核性、化脓性和风湿性心包炎多见。急性心包炎的病因,过去常见于风湿热、结核及细菌感染。近年来有了明显变化,病毒感染、肿瘤及心肌梗死性心包炎发病率明显增多。另外,自身免疫、代谢性疾病、物理因素等均可引起。

2.病理

急性心包炎的病理可分为纤维蛋白性和渗出性两种。

(1)纤维蛋白性:为急性心包炎的初级阶段,心包的脏层出现纤维蛋白,白细胞及少量内皮细胞组成的炎性渗出物,使心包壁呈绒毛状、不光滑、由于此期尚无明显液体积聚,心包的收缩和舒张功能不受限。

(2)渗出性:随着病情发展,心包腔渗出液增多,主要为浆液性纤维蛋白渗液。渗出液可呈血性、脓性,100~300 mL。积液一般数周至数月内吸收,可伴有壁层和脏层的粘连、增厚和缩窄。当短时间渗出液量增多,心包腔内压力迅速上升,限制心脏舒张期的血液充盈和收缩期的心排血量,超出心代偿能力时,可出现心脏压塞,发生休克。

(二)临床表现

1.纤维蛋白性心包炎

(1)症状:可由原发疾病引起,如结核可有午后潮热、盗汗。化脓性心包炎可有寒战、高热、大汗等。心包本身炎症,可见胸骨后疼痛、呼吸困难、咳嗽、声音嘶哑、吞咽困难等。由于炎症波及第 5 或 6 肋间水平以下的心包壁层,此阶段心前区疼痛为最主要症状。急性特异性心包炎及感染性心包炎等疼痛症状较明显,而缓慢发展的结核性或肿瘤性心包炎疼痛症状较轻。疼痛可为钝痛或尖锐痛,向颈部、斜方肌区(特别是左侧)或肩部放射,疼痛程度轻重不等,通常在胸部活动、咳嗽和呼吸时加重;坐起和前倾位缓解。冠脉缺血疼痛则不随胸部活动或卧位而加重,两者可鉴别。

(2)体征:心包摩擦音是纤维蛋白性心包炎的典型体征。由粗糙的壁层和脏层在心脏活动时相互摩擦而产生,呈刮抓样,与心音发生无相关性。典型的心包摩擦音以胸骨左缘第 3、4 肋间最清晰,常间歇出现并时间短暂,有时仅出现于收缩期,甚至仅在舒张期闻及。坐位时前倾和深吸气时听诊器加压更易听到。心包摩擦音可持续数小时到数天。当心包积液量增多将两层包膜分开时,摩擦音消失,如有粘连仍可闻及。

2.渗出性心包炎

(1)症状:呼吸困难是心包积液时最突出的症状,与支气管、肺受压及肺淤血有关。呼吸困难严重时,患者呈端坐呼吸,身体前倾、呼吸浅快、可有面色苍白、发绀等。急性心脏压塞时,出现烦躁不安、上腹部胀痛、水肿、头晕甚至休克。也可出现压迫症状:压迫支气管引起激惹性咳嗽;压迫食管引起吞咽困难;压迫喉返神经导致声音嘶哑。

(2)体征:具体如下。

1)心包积液体征:①心界向两侧增大,相对浊音界消失,患者由坐位变卧位时第 2、3 肋间心浊音界增宽。②心尖冲动弱,可在心浊音界左缘内侧处触及。③心音遥远、心率增快。④Ewart征,大量心包积液压迫左侧肺部,在左肩胛骨下区可出现浊音及支气管呼吸音。

2)心包叩击音:少数患者在胸骨左缘第 3、4 肋间可听到声音响亮呈拍击样的心包叩击音,因心脏舒张受到心包积液的限制,血流突然终止,形成漩涡和冲击心室壁产生震动所致。

3)心脏压塞体征:当心包积液聚集较慢时,可出现亚急性或慢性心包压塞,表现为体循环静脉淤血、奇脉等;快速的心包积液(仅 100 mL)即可引起急性心脏压塞,表现为急性循环衰竭、休克等。其征象有:①体循环静脉淤血表现为颈静脉怒张,吸气时明显、静脉压升高、肝大伴压痛、腹水、皮下水肿等。②心排血量下降引起收缩压降低、脉压变小、脉搏细弱,重者心排血量降低发生休克。③奇脉是指大量心包积液,触诊时桡动脉呈吸气性显著减弱或消失,呼气时声音复原的现象。

(三)辅助检查

1.实验室检查

原发病为感染性疾病可出现白细胞计数增加、红细胞沉降率增快。

2.X 线检查

渗出性心包炎心包积液量＞300 mL 时,心脏阴影向两侧扩大,上腔静脉影增宽及右心膈角呈锐角,心缘的正常轮廓消失,呈水滴状或烧瓶状,心脏随体位而移动。心脏搏动减弱或消失。

3.心电图检查

其改变取决于心包脏层下心肌受累的范围和程度。

(1)常规 12 导联(aVR 导联除外)有 ST 段弓背向下型抬高及 T 波增高,1 天至数天后回到等电位线。

(2)T 波低平、倒置,可持续数周至数月或长期存在。

(3)可有低电压,大量积液时见电交替。

(4)可出现心律失常,以窦性心动过速多见,部分发生房性心律失常,还可有不同程度的房室传导阻滞。

4.超声心动图检查

对诊断心包积液和观察心包积液量的变化有重要意义。M 型或二维超声心动图均可见液性暗区可确诊。

5.心包穿刺

对心包炎性质的鉴别、解除心脏压塞及治疗心包炎均有重要价值。

(1)心包积液测定腺苷脱氨酶活性,≥30 U/L 对结核性心包炎的诊断有高度的特异性。

(2)抽取定量的积液可解除心脏压塞症状。

(3)心包腔内注入抗生素或化疗药物可治疗感染性或肿瘤性心包炎。

6.心包活检

可明确病因。

(四)治疗

急性心包炎的治疗与预后取决于病因,所以诊治的开始应着眼于筛选能影响处理的特异性病因,检测心包积液和其他超声心动图异常,并给予对症治疗。胸痛可以服用布洛芬 600～800 mg,每天 3 次,如果疼痛消失可以停用,如果对非甾体抗炎药物不敏感,可能需要给予糖皮质激素治疗,泼尼松 60 mg 口服,每天 1 次,1 周内逐渐减量至停服,也可以辅助性麻醉类止痛剂。急性非特异性心包炎和心脏损伤后综合征患者可有心包炎症反复发作成为复发性心包炎,可以给予秋水仙碱 0.5～1 mg,每天 1 次,至少 1 年,缓慢减量停药。如果是心包积液影响了血流动力学稳定,可以行心包穿刺。病因明确后应该针对病因进行治疗。

(五)护理评估

1.健康史

评估患者有无结核病史和近期有无纵隔、肺部或全身其他部位的感染史;有无风湿性疾病、心肾疾病及肿瘤、外伤、过敏、放射性损伤的病史。

2.身体状况

(1)全身症状:多由原发疾病或心包炎症本身引起,感染性心包炎常有畏寒、发热、肌肉酸痛、出汗等全身感染症状,结核性心包炎还有低热、盗汗、乏力等。

(2)心前区疼痛:为最初出现的症状,是纤维蛋白性心包炎的重要表现,多见于急性非特异心包炎和感染性心包炎(不包括结核性心包炎)。部位常在心前区或胸骨后,呈锐痛或刺痛,可放射至颈部、左肩、左臂、左肩胛区或左上腹部,于体位改变、深呼吸、咳嗽、吞咽、左侧卧位时明显。

(3)呼吸困难:渗出性心包炎最突出的症状。心脏压塞时,可有端坐呼吸、呼吸浅快、身体前倾和口唇发绀等。

(4)心包摩擦音:心包炎特征性体征,在胸骨左缘第3、4肋间听诊最清楚,呈抓刮样粗糙音,与心音的发生无相关性。部分患者可在胸壁触到心包摩擦感。

(5)心包积液征及心脏压塞征:心浊音界向两侧扩大,并随体位改变而变化,心尖冲动弱而弥散或消失,心率快,心音低而遥远。颈静脉怒张、肝大、腹水、下肢水肿。血压下降、脉压变小、奇脉,甚至出现休克征象。

(6)其他:气管、喉返神经、食管等受压,可出现刺激性咳嗽、声音嘶哑、吞咽困难等。

3.心理状况

患者常因住院影响工作和生活,及心前区疼痛、呼吸困难而紧张、烦躁,急性心脏压塞时可出现晕厥,患者更感到恐慌不安。

(六)护理诊断

1.疼痛(心前区疼痛)

与心包纤维蛋白性炎症有关。

2.气体交换受损

与肺淤血及肺组织受压有关。

3.心排血量减少

与大量心包积液妨碍心室舒张充盈有关。

4.体温过高

与感染有关。

5.焦虑

与住院影响工作、生活及病情重有关。

(七)护理目标

(1)疼痛减轻或消失。

(2)呼吸困难减轻或消失。

(3)心排血量能满足机体需要,心排血量减少症状和肺淤血症状减轻或消失。

(4)体温降至正常范围。

(5)焦虑感消失,情绪稳定。

(八)护理措施

1.一般护理

(1)保持病房环境安静、舒适、空气新鲜,温湿度适宜;安置患者取半卧位或前倾坐位休息,提供床头桌便于伏案休息,以减轻呼吸困难。

(2)给予低热量、低动物脂肪、低胆固醇、适量蛋白质和富含维生素的食物,少食多餐,避免饱餐及刺激性食物、烟酒;有肺淤血症状时给低盐饮食。

(3)出现呼吸困难或胸痛时立即给予氧气吸入,一般为 1～2 L/min 持续吸氧,嘱患者少说话,以减少耗氧。

(4)心前区疼痛时,遵医嘱适当给予镇静剂以减轻疼痛,嘱患者勿用力咳嗽或突然改变体位,以免诱发或加重心前区疼痛。

(5)畏寒或寒战时,注意保暖;高热时,给予物理降温或按医嘱给予小剂量退热剂,退热时需补充体液,以防虚脱,及时揩干汗液、更换衣服床单,防止受凉。

(6)鼓励患者说出内心的感受,向患者简要介绍病情和进行必要的解释,给予心理安慰,使患者产生信任、安全感。

2.病情观察

(1)定时监测和记录生命体征了解患者心前区疼痛的变化情况,密切观察心脏压塞的表现。

(2)患者呼吸困难,血压明显下降、口唇发绀、面色苍白、心动过速,甚至休克时,应及时向医师报告,并做好心包穿刺的准备工作。

(3)对水肿明显和应用利尿剂治疗患者,需准确记录出入量,观察水肿部位的皮肤及有无乏力、恶心、呕吐、腹胀、心律不齐等低血钾表现,并定期复查血清钾,出现低血钾症时遵医嘱及时补充氯化钾。

3.心包穿刺术护理

(1)术前:应备好心包穿刺包,急救药品及器械;向患者做好解释工作,将治疗的意义、过程、术中配合等情况告诉患者(如术中勿剧烈咳嗽或深呼吸),必要时遵医嘱给予少量镇静剂。

(2)术中:应陪伴患者,给予支持、安慰;熟练地配合医师进行穿刺治疗,配合医师观察心电图,如出现 ST 段抬高或室性期前收缩提示针尖触及心室壁,出现 PR 段抬高和房性期前收缩,则提示针尖触及心房,应提醒医师立即退针。

(3)术后:应记录抽液量和积液性质,按要求留标本送检;嘱患者绝对卧床 4 小时,可采取半卧位或平卧位;密切观察患者的血压、呼吸、脉搏、心率及心律的变化,并做好记录,发现异常及时进行处理;如患者因手术刺激出现胸痛或精神紧张影响休息时,可给予镇静剂。

4.健康教育

告知急性心包炎患者,经积极病因治疗,大多数可以痊愈,仅极少数会演变成慢性缩窄性心包炎。因此,必须坚持足够疗程的有效药物治疗,以预防缩窄性心包炎的发生。指导患者充分休息,摄取高热量、高蛋白、高维生素的易消化饮食,限制钠盐摄入。防寒保暖,防止呼吸道感染。

(九)护理效果评价

(1)心前区疼痛缓解,能随意调整体位,深呼吸、咳嗽、吞咽不受影响,心包摩擦音消失。

(2)呼吸的频率及深度已恢复正常,发绀消失。

(3)血压和脉压已恢复正常,水肿、肝大等心脏压塞征象好转或已消失。

(4)体温下降或已恢复正常,血白细胞计数正常。

(5)紧张、烦躁、恐慌不安等不良心理反应消失,情绪稳定。

二、慢性缩窄性心包炎

(一)病因与病理

1.病因

慢性缩窄性心包继发于急性炎症,其原因为结核或其他感染、新生物、日光或声音的辐射、创伤和心脏手术等。在我国以结核性为最常见,其次为化脓性或创伤性心包炎后演变而来。少数与心包肿瘤、急性非特异性心包炎及放射性心包炎等有关。

2.病理

缩窄性心包炎继发于急性心包炎。急性心包炎后,随着积液逐渐吸收,可有纤维组织增生、心包增厚粘连、壁层与脏层融合钙化。心包缩窄使心室舒张期扩展受阻,心室舒张期充盈减少,使心搏量下降,导致动脉系统供血不足,进一步发展会影响心脏收缩功能,使静脉回流受阻,出现静脉系统淤血。

(二)临床表现

1.症状

起病隐匿,常于急性心包炎后数月至数年发生心包缩窄。早期症状为劳力性呼吸困难,严重时不能平卧,呈端坐呼吸。常见食欲缺乏、腹部胀满或疼痛、头晕、乏力等症状。

2.体征

(1)心脏体征:①心尖冲动减弱或消失。②心浊音界正常或稍大,心音低而遥远。③部分患者在胸骨左缘第3、4肋间于舒张早期可听到心包叩击音。④可出现期前收缩与房颤等。

(2)心包腔缩窄和心腔受压的表现:①出现静脉回流受限的体征,如颈静脉怒张、肝大、胸腔积液、腹水、下肢水肿等。②少数患者出现 Friedreich 征(舒张早期颈静脉突然塌陷现象)和 Kussmaul 征(吸气时颈静脉怒张明显,静脉压进一步上升),是因充盈压过高的右心房在三尖瓣开放时压力骤然下降所致。③收缩压降低,舒张压升高,脉压变小,脉搏细弱无力。由于心排血量减少,反射性引起周围小动脉痉挛。

(三)辅助检查

1.实验室检查

可有轻度贫血,肝淤血出现肝功能损害,血浆精蛋白生成减少,肾淤血可有蛋白尿、一过性尿素氮升高。

2.X线检查

心搏减弱或消失,可出现心影增大,呈三角形,左、右心缘变直,主动脉弓小或难以辨认;上腔静脉扩张;心包钙化等征象。

3.心电图检查

常提示心肌受累的范围和程度。主要表现为 QRS 波群低电压和 T 波倒置或低平;T 波倒置越深,提示心肌损害越重。

4.超声心动图检查

可见心包增厚、钙化、室壁活动减弱等表现。

5.CT 及 MR 检查

CT 及 MR 检查是识别心包增厚和钙化可靠与敏感的方法,若见心室呈狭窄的管状畸形、心房增大和下腔静脉扩张,可提示心包缩窄。

6.右心导管检查

可见肺毛细血管压力、肺动脉舒张压力、右心室舒张末期压力及右心房压力均增高[>33.3 kPa(250 mmHg)]等特征性表现。右心房压力曲线呈 M 型或 W 型,右心室压力曲线呈收缩压轻度升高、舒张早期下陷和舒张期的高原型曲线。

(四)治疗

慢性缩窄性心包炎是一个进展性疾病,其心包增厚、临床症状和血流动力学表现不会自动逆转,外科心包剥离术是唯一确切的治疗。内科治疗包括利尿、扩张静脉和限盐。窦性心动过速是一种代偿机制,所以β受体阻滞剂应该避免或谨慎使用。房颤伴快心室率,地高辛为首选,并应该在β受体阻滞剂和钙通道阻滞剂之前使用,心率控制在80～90次/分。

(五)护理评估

1.健康史

评估急性心包炎病史和治疗情况。

2.身体状况

起病缓慢,一般在急性心包炎后2～8个月逐渐出现明显的心脏压塞(体循环淤血和心排血量不足)征象。主要表现为不同程度的呼吸困难,头晕、乏力、衰弱、心悸、胸闷、咳嗽、腹胀、食欲缺乏、肝区疼痛等;体征主要有颈静脉怒张、肝大、腹水、下肢水肿等;心脏听诊有心音低钝,心包叩击音及期前收缩、心房颤动等心律失常;晚期可有收缩压下降、脉压变小等。

3.心理状况

患者因病程漫长、生活不能自理或需要做心包切开术等而焦虑不安。

(六)护理诊断

1.活动无耐力

与心排血量不足有关。

2.体液过多

与体循环淤血有关。

(七)护理目标

(1)活动耐力增强,能胜任正常体力活动。

(2)水肿减轻或消退。

(八)护理措施

1.一般护理

(1)患者需卧床休息至心慌、气短、水肿症状减轻后,方可起床轻微活动,并逐渐增加活动量。合理安排每天活动计划,以活动后不出现心慌、呼吸困难、水肿加重等为控制活动量的标准。

(2)给予高蛋白、高热量、高维生素饮食,适当限制钠盐摄入,防止因低蛋白血症及水、钠潴留而加重腹水及下肢水肿。

(3)因机体抵抗力低下及水肿部位循环不良、营养障碍,易形成压疮和继发感染,故应加强皮肤护理,以免产生压疮。

(4)加强与患者的心理沟通,体贴关怀患者,和家属共同做好思想疏导工作,消除患者的不良心理反应,使患者树立信心,以良好的精神状态配合各项治疗。

2.病情观察

定时监测和记录生命体征,准确记录出入量,密切观察心脏压塞症状的变化,发现病情变化尽快向医师报告,以便及时处理。

3.心包切开术的护理

心包切开引流术的目的是缓解压迫症状,防止心肌萎缩。

(1)术前向患者说明手术的意义和手术的必要性、可靠性,解除思想顾虑,使患者和家属增加对手术的心理适应性和对医护人员的信任感。

(2)术后做好引流管的护理,记录引流液的量和性质,并按要求留标本送检;同时严密观察患者的脉搏、心率、心律和血压变化,如有异常及时报告医师并协助处理。

4.健康教育

教育缩窄性心包炎患者应注意充分休息,加强营养,注意防寒保暖,防止呼吸道感染。指出应尽早接受手术治疗,以获得持久的血流动力学恢复和临床症状明显改善。

(九)护理效果评价

(1)活动后心慌、气短、乏力等症状减轻或缓解,日常生活能自理。

(2)水肿减轻或已消失,颈静脉怒张、肝大、腹水等减轻或已恢复正常。

(张　霞)

第三节　心　肌　炎

心肌炎常是全身性疾病在心肌上的炎症性表现,由于心肌病变范围大小及病变程度的不同,轻者可无临床症状,严重可致猝死,诊断及时并经适当治疗者,可完全治愈,迁延不愈者,可形成慢性心肌炎或导致心肌病。

一、病因病机

(一)病因

细菌性白喉杆菌、溶血性链球菌、肺炎双球菌、伤寒杆菌等。病毒如柯萨奇病毒、艾柯病毒、肝炎病毒、流行性出血热病毒、流感病毒、腺病毒等,其他如真菌、原虫等均可致心肌炎。但目前以病毒性心肌炎较常见。

致病条件因素:①运动可致病毒在心肌内繁殖复制加剧,加重心肌炎症和坏死。②细菌感染:细菌和病毒混合感染时,可能起协同致病作用。③妊娠可以增强病毒在心肌内的繁殖,所谓围产期心肌病可能是病毒感染所致。④其他如营养不良、高热寒冷、缺氧、过度饮酒等,均可诱发病毒性心肌炎。

(二)发病机制

从动物实验、临床与病毒学、病理观察,发现有以下2种机制。

1.病毒直接作用

实验中将病毒注入血循环后可致心肌炎。以在急性期,主要在起病9天以内,患者或动物的心肌中可分离出病毒,病毒荧光抗体检查结果阳性,或在电镜检查时发现病毒颗粒。病毒感染心肌细胞后产生溶细胞物质,使细胞溶解。

2.免疫反应

病毒性心肌炎起病9天后心肌内已不能再找到病毒,但心肌炎病变仍继续;有些患者病毒感染的其他症状轻微而心肌炎表现颇为严重;还有些患者心肌炎的症状在病毒感染其他症状开始一段时间以后方才出现;有些患者的心肌中可能发现抗原抗体复合体。以上都提示免疫机制的存在。

(三)病理改变

病变范围大小不一,可为弥漫性或局限性。随病程发展可为急性或慢性。病变较重者肉眼见心肌非常松弛,呈灰色或黄色,心腔扩大。病变较轻者在大体检查时无发现,仅在显微镜下有所发现而赖以诊断,而病理学检查必须在多个部位切片,方使病变免于遗漏。在显微镜下,心肌纤维之间与血管四周的结缔组织中可发现细胞浸润,以单核细胞为主。心肌细胞可有变性、溶解或坏死。病变如在心包下区则可合并心包炎,成为病毒性心包心肌炎。病变可涉及心肌与间质,也可涉及心脏的起搏与传导系统如窦房结、房室结、房室束和束支,成为心律失常的发病基础。病毒的毒力越强,病变范围越广。在实验性心肌炎中,可见到心肌坏死之后由纤维组织替代。

二、临床表现

取决于病变的广泛程度与部位。重者可致猝死,轻者几乎无症状。老幼均可发病,但以年轻人较易发病。男性多于女性。

(一)症状

心肌炎的症状可能出现于原发的症状期或恢复期。如在原发病的症状期出现,其表现可被原发病掩盖。多数患者在发病前有发热、全身酸痛、咽痛、腹泻等症状,反映全身性病毒感染,但也有部分患者原发病症状轻而不显著,须仔细追问方被注意到,而心肌炎症状则比较显著。心肌炎患者常诉胸闷、心前区隐痛、心悸、乏力、恶心、头晕。临床上诊断的心肌炎中,90%左右以心律失常为主诉或首见症状,其中少数患者可发生昏厥或阿-斯综合征。极少数患者起病后发展迅速,出现心力衰竭或心源性休克。

(二)体征

1.心脏扩大

轻者心脏不扩大,一般有暂时性扩大,不久即恢复。心脏扩大显著反映心肌炎广泛而严重。

2.心率改变

心率增速与体温不相称,或心率异常缓慢,均为心肌炎的可疑征象。

3.心音改变

心尖区第一音可减低或分裂。心音可呈胎心样。心包摩擦音的出现反映有心包炎存在。

4.杂音

心尖区可能有收缩期吹风样杂音或舒张期杂音,前者为发热、贫血、心腔扩大所致,后者因左心室扩大造成的相对性左房室瓣狭窄。杂音响度都不超过三级。心肌炎好转后即消失。

5.心律失常

极常见,各种心律失常都可出现,以房性与室性期前收缩最常见,其次为房室传导阻滞,此外,心房颤动、病态窦房结综合征均可出现。心律失常是造成猝死的原因之一。

6.心力衰竭

重症弥漫性心肌炎患者可出现急性心力衰竭,属于心肌泵血功能衰竭,左右心同时发生衰竭,引起心排血量过低,故除一般心力衰竭表现外,易合并心源性休克。

三、辅助检查

(一)心电图

心电图异常的阳性率高,且为诊断的重要依据,起病后心电图由正常可突然变为异常,随感染的消退而消失。主要表现有 ST 段下移,T 波低平或倒置。

(二)X线检查

由于病变范围及病变严重程度不同,放射线检查亦有较大差别,1/3～1/2 心脏扩大,多为轻中度扩大,明显扩大者多伴有心包积液,心影呈球形或烧瓶状,心搏动减弱,局限性心肌炎或病变较轻者,心界可完全正常。

(三)血液检查

白细胞计数在病毒性心肌炎可正常,偏高或降低,血沉大多正常,亦可稍增快,C 反应蛋白大多正常,GOT、GPT、LDH、CPK 正常或升高,慢性心肌炎多在正常范围。有条件者可做病毒分离或抗体测定。

四、诊断

病毒性心肌炎的诊断必须建立在有心肌炎的证据和病毒感染的证据基础上。胸闷、心悸常可提示心脏波及,心脏扩大、心律失常或心力衰竭为心脏明显受损的表现,心电图上 ST-T 改变与异位心律或传导障碍反映心肌病变的存在。病毒感染的证据有以下各点:①有发热、腹泻或流感症状,发生后不久出现心脏症状或心电图变化。②血清病毒中和抗体测定阳性结果,由于柯萨奇 B 病毒最为常见,通常检测此组病毒的中和抗体,在起病早期和 2～4 周各取血标本 1 次,如 2 次抗体效价示 4 倍上升或其中 1 次≥1:640,可作为近期感染该病毒的依据。③咽、肛拭病毒分离,如阳性有辅助意义,有些正常人也可阳性,其意义须与阳性中和抗体测定结果相结合。④用聚合酶链反应法从粪便、血清或心肌组织中检出病毒 RNA。⑤心肌活检,从取得的活组织做病毒检测,病毒学检查对心肌炎的诊断有帮助。

五、治疗

应卧床休息,以减轻组织损伤,病变加速恢复。伴有心律失常,应卧床休息 2～4 周,然后逐渐增加活动量,严重心肌炎伴有心脏扩大者,应休息 6 个月至 1 年,直到临床症状完全消失,心脏大小恢复正常。应用免疫抑制剂,激素的应用尚有争论,但重症心肌炎伴有房室传导阻滞,心源性休克心功能不全者均可应用激素。常用泼的松,40～60 mg/d,病情好转后逐渐减量,6 周为 1 个疗程。必要时亦可用氢化可的松或地塞米松,静脉给药。心力衰竭者可用强心、利尿、血管扩张剂。心律失常者同一般心律失常的治疗。

六、护理措施

(1)遵医嘱给予氧气吸入,给予药物治疗。注意心肌炎时心肌细胞对洋地黄的耐受性较差,应用洋地黄时应特别注意其毒性反应。

(2)休息与活动:反复向患者解释急性期卧床休息可减轻心脏负荷,减少心肌耗氧量,有利于心功能的恢复,防止病情恶化或转为慢性病程。患者常需卧床 2～3 周,待症状、体征和实验室检查恢复后,方可逐渐增加活动量。

(3)心理护理:告诉患者体力恢复需要一段时间,不要急于求成。当活动耐力有所增加时,应及时给予鼓励。对不愿意活动或害怕活动的患者,应给予心理疏导,督促患者完成范围内的活动量。

(4)病情观察:急性期严密监测患者的体温、心率、心律、血压的变化,发现心率突然变慢、血压偏低、频发期前收缩、房室传导阻滞及时报告。观察患者有无脉速、易疲劳、呼吸困难、烦躁及肺水肿的表现。

（5）活动中监测：病情稳定后，与患者及家属一起制订并实施每天活动计划，严密监测活动时心率、心律、血压变化，若活动后出现胸闷、心悸、呼吸困难、心律失常等，应停止活动，以此作为限制最大活动量的指征。

七、健康教育

（1）讲解充分休息的必要性及心肌营养药物的作用。指导患者进食高蛋白、高维生素、易消化饮食，尤其是补充富含维生素 C 的食物如新鲜蔬菜、水果，以促进心肌代谢与修复，戒烟酒。

（2）告诉患者经积极治疗后多数可以痊愈，少数可留有心律失常后遗症，极少数患者在急性期因严重心律失常、急性心力衰竭和心源性休克而死亡，有部分患者演变成慢性心肌炎。

（3）积极预防感冒，避免受凉及接触传染源，恢复期每天有一定时间的户外活动，以适应环境，增强体质。

（4）积极治疗和消除细菌感染灶，如慢性扁桃体炎、慢性鼻窦炎、中耳炎等。

（5）遵医嘱按时服药，定期复查。

（6）教会患者及家属测脉搏、节律，发现异常或有胸闷、心悸等不适应及时复诊。

（张　霞）

第四节　感染性心内膜炎

感染性心内膜炎为心脏内膜表面的微生物感染，伴赘生物形成。赘生物为大小不等、形状不一的血小板和纤维素团块，内含大量微生物和少量炎性细胞。瓣膜为最常受累部位，但感染也可发生在间隔缺损部位、腱索或心壁内膜。根据病程分为急性和亚急性：①急性感染性心内膜炎的特征为中毒症状明显；病程进展迅速，数天至数周引起瓣膜破坏；感染迁移多见；病原体主要为金黄色葡萄球菌；②亚急性感染性心内膜炎的特征为中毒症状轻；病程数周至数月；感染迁移少见；病原体以草绿色链球菌多见，其次为肠球菌。

感染性心内膜炎又可分为自体瓣膜、人工瓣膜和静脉药瘾者的心内膜炎。

一、自体瓣膜心内膜炎

（一）病因及发病机制

1.病因

链球菌和葡萄球菌分别占自体心内膜炎病原微生物的 65% 和 25%。急性自体瓣膜心内膜炎主要由金黄色葡萄球菌引起，少数由肺炎球菌、淋球菌、A 族链球菌和流感嗜血杆菌等所致。亚急性自体瓣膜心内膜炎最常见的致病菌是草绿色链球菌，其次为 D 族链球菌、表皮葡萄球菌，其他细菌较少见。

2.发病机制

（1）亚急性病例至少占 2/3，发病与下列因素有关。①血流动力学因素：亚急性者主要发生于器质性心脏病,首先为心脏瓣膜病,尤其是二尖瓣和主动脉瓣;其次为先天性心血管病,如室间隔缺损、动脉导管未闭、法洛四联症和主动脉瓣缩窄。赘生物常位于血流从高压腔经病变瓣口或先天缺损至低压腔产生高速射流和湍流的下游,可能与这些部位的压力下降和内膜灌注减少,有利于微生物沉积和生长有关。高速射流冲击心脏或大血管内膜处致局部损伤易于感染。②非细菌性血栓性心内膜炎病变:当心内膜的内皮受损暴露其下结缔组织的胶原纤维时,血小板在该处聚集,形成血小板微血栓和纤维蛋白沉着,成为结节样无菌性赘生物,称非细菌性血栓性心内膜病变,是细菌定居瓣膜表面的重要因素。③短暂性菌血症:各种感染或细菌寄居的皮肤黏膜的创伤常导致暂时性菌血症,循环中的细菌若定居在无菌性赘生物上,即可发生感染性心内膜炎。④细菌感染无菌赘生物:取决于发生菌血症之频度和循环中细菌的数量、细菌黏附于无菌性赘生物的能力。草绿色链球菌从口腔进入血流的机会频繁,黏附力强,因而成为亚急性感染性心内膜炎的最常见致病菌。

细菌定居后,迅速繁殖,促使血小板进一步聚集和纤维蛋白沉积,感染赘生物增大。当赘生物破裂时,细菌又被释放进入血流。

(2)急性自体瓣膜心内膜炎发病机制尚不清楚,主要累及正常心瓣膜,主动脉瓣常受累。病原菌来自皮肤、肌肉、骨骼或肺等部位的活动感染灶。循环中细菌量大,细菌毒力强,具有高度侵袭性和黏附于内膜的能力。

(二)临床表现

1.症状

从暂时的菌血症至出现症状的时间长短不一,多在2周以内。

(1)亚急性感染性心内膜炎起病隐匿,可有全身不适、乏力、食欲缺乏、面色苍白、体重减轻等非特异性症状,头痛、背痛和肌肉关节痛常见。发热是最常见的症状,多呈弛张热型,午后和夜间较高,伴寒战和盗汗。

(2)急性感染性心内膜炎以败血症为主要临床表现。起病急骤,进展迅速,患者出现高热、寒战、呼吸急促,伴有头痛、背痛、胸痛和四肢肌肉关节疼痛,突发心力衰竭者较为常见。

2.体征

(1)心脏杂音:80%～85%的患者可闻及心脏杂音,杂音性质的改变为本病特征性表现,急性者要比亚急性者更易出现杂音强度和性质的变化,可由基础心脏病和/或心内膜炎导致瓣膜损害所致,如赘生物的生长与破裂、脱落有关。腱索断裂或瓣叶穿孔是迅速出现新杂音的重要因素。

(2)周围体征:多为非特异性,近年已不多见。①瘀点可出现于任何部位,以锁骨以上皮肤、口腔黏膜和睑结膜常见;②指和趾甲下线状出血;③Osler结节为指和趾垫出现的豌豆大的红或紫色痛性结节,略高出皮肤,亚急性者较常见;④Roth斑为视网膜的卵圆性出血斑块,其中心呈白色,亚急性者多见;⑤Janeway损害是位于手掌或足底直径1～4 mm无压痛出血红斑,急性者常见。

(3)动脉栓塞:多见于病程后期,但约1/3的患者是首发症状。赘生物引起动脉栓塞占20%～40%,栓塞可发生在机体的任何部位。脑、心脏、脾、肾、肠系膜、四肢和肺为临床常见的动脉栓塞部位。脑栓塞可出现神志和精神改变、视野缺损、失语、吞咽困难、瞳孔大小不对称、偏瘫、抽搐或昏迷等表现。肾栓塞常出现腰痛、血尿等,严重者可有肾功能不全。脾栓塞时,患者出现左上腹剧痛,呼吸或体位改变时加重。肺栓塞常发生突然胸痛、气急、发绀、咯血。

（4）其他：贫血，较常见，主要由于感染导致骨髓抑制而引起，多为轻、中度，晚期患者可重度贫血。15％～50％病程超过 6 周的患者可有脾大；部分患者可见杵状指（趾）。

（三）并发症

（1）心脏并发症：心力衰竭为最常见并发症，其次为心肌炎。

（2）动脉栓塞和血管损害多见于病程后期，急性较亚急性者多见，部分患者中也可为首发症状。①脑：约 1/3 患者有神经系统受累，表现为脑栓塞、脑细菌性动脉瘤、脑出血（细菌性动脉瘤破裂引起）和弥漫性脑膜炎。患者出现神志和精神改变、失语、视野缺损、轻偏瘫、抽搐或昏迷等表现。②肾：大多数患者有肾脏损害，包括肾动脉栓塞和肾梗死、肾小球肾炎和肾脓肿。迁移性脓肿多见于急性患者。肾栓塞常出现血尿、腰痛等，严重者可有肾功能不全。③脾：发生脾栓塞，患者出现左上腹剧痛，呼吸或体位改变时加重。④肺：肺栓塞常出现突然胸闷、气急、胸痛、发绀、咯血等。⑤动脉：肠系膜动脉损害可出现急腹症症状；肢体动脉损害出现受累肢体变白或发绀、发冷、疼痛、跛行，甚至动脉搏动消失。⑥其他：可有细菌性动脉瘤，引起细菌性动脉瘤占 3％～5％。迁移性脓肿多见于急性期患者。

二、人工瓣膜心内膜炎

发生于人工瓣膜置换术后 60 天以内者为早期人工瓣膜心内膜炎，60 天以后发生者为晚期人工瓣膜心内膜炎。早期者常为急性暴发性起病，约 1/2 的致病菌为葡萄球菌，表皮葡萄球菌多于金黄色葡萄球菌；其次为革兰阴性杆菌和真菌。晚期者以亚急性表现常见，致病菌以链球菌最常见，其次为葡萄球菌。除赘生物形成外，常致人工瓣膜部分破裂、瓣周漏、瓣环周围组织和心肌脓肿，最常累及主动脉瓣。术后发热、出现心杂音、脾大或周围栓塞征，血培养同一种细菌阳性结果至少 2 次，可诊断本病。预后不良，难以治愈。

三、静脉药瘾者心内膜炎

静脉药瘾者心内膜炎多见于年轻男性。致病菌最常来源于皮肤，药物污染所致者较少见，金黄色葡萄球菌为主要致病菌，其次为链球菌、革兰阴性杆菌和真菌。大多累及正常心瓣膜，三尖瓣受累占 50％以上，其次为主动脉瓣和二尖瓣。急性发病者多见，常伴有迁移性感染灶。亚急性表现多见于有感染性心内膜炎史者。年轻伴右心金黄色葡萄球菌感染者病死率在 5％以下，而左心革兰阴性杆菌和真菌感染者预后不良。

四、护理目标

患者体温恢复正常，心功能改善，活动耐力增加；营养改善，抵抗力增强；焦虑减轻，未发生并发症或发生后被及时控制。

五、护理措施

（一）一般护理

1.休息与活动

急性感染性心内膜炎患者应卧床休息，限制活动，保持环境安静，空气新鲜，减少探视。亚急性者，可适当活动，但应避免剧烈运动及情绪激动。

2.饮食

给予清淡、高热量、高蛋白、高维生素、低胆固醇、易消化的半流质或软食,补充营养和水分。有心力衰竭者,适当限制钠盐的摄入。注意变换饮食口味,鼓励患者多饮水,做好口腔护理,以增进食欲。

(二)病情观察

1.观察体温及皮肤黏膜变化

每4~6小时测量体温1次,准确绘制体温曲线,以反映体温动态变化,判断病情进展及治疗效果。评估患者有无皮肤瘀点、指(趾)甲下线状出血、Osler结节等皮肤黏膜病损。

2.栓塞的观察

注意观察脑、肾、肺、脾和肢体动脉等栓塞的表现,脑栓塞出现神志和精神改变、失语、偏瘫或抽搐等;肾栓塞出现腰痛、血尿等;肺栓塞发生突然胸痛、呼吸困难、发绀和咯血等;脾栓塞出现左上腹剧痛;肢体动脉栓塞表现为肢体变白或发绀、皮肤温度降低、动脉搏动减弱或消失等。有变化及时报告医师并协助处理。

(三)发热护理

高热患者应卧床休息,注意病室的温度和湿度适宜。给予冰袋物理降温或温水擦浴等,准确记录体温变化。出汗较多时可在衣服和皮肤之间垫上柔软毛巾,便于潮湿后及时更换,增强舒适感,并防止因频繁更衣而导致患者受凉。保证被服干燥清洁,以增加舒适感。

(四)用药护理

抗微生物药物治疗是最重要的治疗措施。遵医嘱给予抗生素治疗,观察用药效果。坚持大剂量全疗程长时间的抗生素治疗,严格按照时间点用药,以确保维持有效的血药浓度。注意保护静脉,可使用静脉留置针,避免多次穿刺而增加患者的痛苦。注意观察药物的不良反应。

(五)正确采集血培养标本

告诉患者暂时停用抗生素和反复多次采血培养的必要性,以取得患者的理解与配合。本病的菌血症为持续性,无须在体温升高时采血。每次采血量10~20 mL作需氧和厌氧菌培养,至少应培养3周。

(1)未经治疗的亚急性患者,应在第一天每间隔1小时采血1次,共3次。如次日未见细菌生长,重复采血3次后,开始抗生素治疗。

(2)用过抗生素者,停药2~7天后采血。

(3)急性患者应在入院后立即安排采血,在3小时内每隔1小时采血1次,共取3次血标本后,按医嘱开始治疗。

(六)心理护理

由于发热、感染不易控制,疗程长,甚至出现并发症,患者常出现情绪低落、恐惧心理,应加强与患者的沟通,耐心解释治疗目的与意义,安慰、鼓励患者,给予心理支持,使其积极配合治疗。

(七)健康教育

告诉患者及家属有关本病的知识,坚持足够疗程的抗生素治疗的重要意义。患者在施行口腔手术、泌尿、生殖和消化道的侵入性检查或外科手术治疗前应预防性使用抗生素。嘱患者注意防寒保暖,保持口腔和皮肤清洁,少去公共场所,减少病原体入侵的机会。教会患者自我监测体温变化、有无栓塞表现,定期门诊随访。教育家属应给予患者以生活照顾、精神支持,鼓励患者积极治疗。

六、护理效果评价

通过治疗和护理患者体温基本恢复正常,心功能得到改善,提高了活动耐力;营养状况改善,抵抗力增强;焦虑减轻,未发生并发症或发生后得到及时控制。

(张 霞)

第五节 风湿性心脏瓣膜病

风湿性心脏病(简称风心病)多见于 20～40 岁,女性多于男性,约 1/3 的患者无典型风湿热病史。二尖瓣病变最常见,发生率达 95%～98%;主动脉瓣病变次之,发生率为 20%～35%;三尖瓣病变为 5%;肺动脉瓣病变仅为 1%;联合瓣膜病变占 20%～30%。非风湿性心瓣膜病见于老年瓣膜病、二尖瓣脱垂综合征、先天性瓣膜异常、感染性心内膜炎、外伤等。

一、二尖瓣狭窄

(一)病因和发病机制

二尖瓣狭窄(MS)几乎均为风湿性,2/3 为女性,急性风湿热一般 10 年后(至少 2 年)才出现杂音,常于 25～30 岁时出现症状。先天性 MS 罕见,患儿的存活时间一般不超过 2 年。老年性二尖瓣狭窄患者并不罕见。占位性病变,如左心房黏液瘤或血栓形成很少导致 MS。

MS 是一种进行性损害性病变,狭窄程度随年龄增加而逐渐加重。无症状期为 10～20 年。多数患者在风湿热发作后 10 年内无狭窄的临床症状。在随后的 10 年内,多数患者可做出二尖瓣狭窄的诊断,但患者常无症状。正常二尖瓣瓣口面积为 4～6 cm²,当瓣口缩小到1.5～2.5 cm²时,才出现明显的血流动力学障碍,患者可感到劳累时心悸气促,常见于 20～40 岁患者。再过 10 年,当瓣口缩小到 1.1～1.5 cm² 时,就会出现明显的左心衰竭症状。当瓣口<1.0 cm² 时,肺动脉压明显升高,患者出现右心衰竭的症状和体征,随后因反复发作心力衰竭而死亡。

(二)临床表现

1.症状

MS 的临床表现主要有呼吸困难、咯血、咳嗽、心悸,少数患者可有胸痛、晕厥。合并快速性心房颤动、肺部感染等,可发生急性左心衰竭。有胸痛者,常提示合并冠心病、严重主动脉瓣病变或肺动脉高压(致右心室缺血)等。出现晕厥者少见,如反复发生晕厥多提示合并主动脉瓣狭窄、左心房球形血栓、并发肺栓塞或左心房黏液瘤等。由于患者左心房扩大和肺动脉扩张而挤压左喉返神经而引起声音嘶哑,压迫食管可引起吞咽困难。肺水肿为重度二尖瓣狭窄的严重并发症,患者突然出现重度呼吸困难,不能平卧,咳粉红色泡沫样痰,双肺布满啰音,如不及时抢救,往往致死。长期的肺瘀血可引起肺动脉高压、右心衰竭而使患者出现颈静脉怒张、肝大、直立性水肿和胸腔积液、腹水等;右心衰竭发生后患者的呼吸困难减轻,发生急性肺水肿和大咯血的危险性减少。

MS 常并发心房颤动(发生率为 20%～60%,平均为 50%),主要见于病程晚期;房颤发生后心排血量减少 20% 左右,可诱发、加重心功能不全,甚至引起急性肺水肿。房颤发生后平均存活年限为 5 年左右,但也有存活长达 25 年以上者。由于房颤后心房内血流缓慢及淤滞,故易促发心房内血栓形成,血栓脱落后可引起栓塞。其他并发症有感染性心内膜炎(8%)、肺部感染等。

2.体征

查体可有二尖瓣面容——双颧绀红色,心尖区第一心音(S_1)亢进和开瓣音(如瓣膜钙化僵硬则第一心音减弱、开瓣音消失),心尖区有低调的隆隆样舒张中晚期杂音,常伴舒张期震颤。肺动脉高压时可有肺动瓣第二音(P_2)亢进,也可有肺动脉扩张及三尖瓣关闭不全的杂音。心房颤动特别是伴有较快心室率时,心尖区舒张期杂音可发生改变或暂时消失,心率变慢后杂音又重新出现。所谓"哑型 MS"是指有 MS 存在,但临床上未能闻及心尖区舒张期杂音,这种情况可见于快速性心房颤动、合并重度二尖瓣反流或主动脉瓣病变、心脏重度转位、合并肺气肿、肥胖以及重度心功能不全等。

(三)诊断

1.辅助检查

(1)X 线:典型表现为二尖瓣型心脏,左心房大、右心室大、主动脉结小,食管下段后移,肺瘀血,间质性肺水肿和含铁血黄素沉着等征象。

(2)心电图:可出现二尖瓣型 P 波,PTFV1(+),心电轴右偏和右心室肥厚。

(3)超声心动图:可确定狭窄瓣口面积及形态,M 型超声可见二尖瓣运动曲线呈典型"城垛样改变"。

2.诊断要点

查体发现心尖区隆隆样舒张期杂音、心尖区 S_1 亢进和开瓣音、P_2 亢进,可考虑 MS 的诊断。辅助检查可明确诊断。

依瓣口大小,将 MS 分为轻、中、重度;其瓣口面积分别为 1.5~2.0 cm²、1.0~1.5 cm²、<1.0 cm²。

(四)鉴别诊断

临床上应与下列情况的心尖区舒张期杂音相鉴别,如功能性 MS、左心房黏液瘤或左心房球形血栓、扩张型或肥厚型心肌病、三尖瓣狭窄、Austin-Flint 杂音、Carey-Coombs 杂音以及甲状腺功能亢进、贫血、二尖瓣关闭不全、室间隔缺损等流经二尖瓣口的血流增加时产生的舒张期杂音。

(五)治疗

MS 患者左心室并无压力负荷或容量负荷过重,因此没有任何特殊的内科治疗。内科治疗的重点是针对房颤和防止血栓栓塞并发症。对出现肺瘀血或肺水肿的患者,可慎用利尿药和静脉血管扩张药,以减轻心脏前负荷和肺瘀血。洋地黄仅适用于控制快速性房颤时的心室率。β 受体阻滞剂仅适用于心房颤动并快速心室率或有窦性心动过速时。MS 的主要治疗措施是手术。

二、二尖瓣关闭不全

(一)病因和发病机制

二尖瓣关闭(MR)包括急性和慢性 2 种类型。急性二尖瓣关闭不全起病急,病情重。急性 MR 多为腱索断裂或乳头肌断裂引起,此外,感染性心内膜炎所致的瓣膜穿孔、二尖瓣置换术后发生的瓣周漏、MS 的闭式二尖瓣分离术或球囊扩张术的瓣膜撕裂等也可引起。慢性 MR 在我国以风心病为其最常见原因,在西方国家则二尖瓣脱垂为常见原因。其他原因有冠心病、老年瓣膜病、感染性心内膜炎、左心室显著扩大、先天畸形、特发性腱索断裂、系统性红斑狼疮、类风湿关节炎、肥厚型梗阻性心肌病、心内膜心肌纤维化和左心房黏液瘤等。

急性 MR 时,左心房压急速上升,进而导致肺瘀血,甚至急性肺水肿,相继出现肺动脉高压及右心衰竭;而左心室的前向排血量明显减少。慢性 MR 时,左心房顺应性增加,左心房扩大。同时扩大的左心房、左心室在较长时间内适应容量负荷增加,使左心房室压不至于明显上升,故肺瘀血出现较晚。持续的严重过度负荷,终致左心衰竭,肺瘀血、肺动脉高压、右心衰竭相继出现。

(二)临床表现

1.症状

轻度 MR 患者,如无细菌性心内膜炎等并发症,可无症状。最早症状常为活动后易疲乏,或体力活动后心悸、呼吸困难。当出现左心衰竭时,可表现为活动后呼吸困难或端坐呼吸,但较少发生肺水肿及咯血。一旦出现左心衰竭,多呈进行性加重,病情多难以控制。急性 MR 时,起病急,病情重,肺瘀血,甚至急性肺水肿,相继出现肺动脉高压及右心衰竭。

2.体征

查体于心尖区可闻及全收缩期吹风样高调一贯性杂音,可伴震颤;杂音一般向左腋下和左肩胛下区传导。心尖冲动呈高动力型;瓣叶缩短所致重度关闭不全者,第一心音常减弱。

二尖瓣脱垂者的收缩期非喷射性喀喇音和收缩晚期杂音为本病的特征。凡使左心室舒张末期容积减少的因素,如从平卧位到坐位或直立位、吸入亚硝酸异戊酯等都可以使喀喇音提前和收缩期杂音延长;凡使左心室舒张末期容积增加的因素,如下蹲、握拳、使用普萘洛尔(心得安)等均使喀喇音出现晚和收缩期杂音缩短。严重的二尖瓣脱垂产生全收缩期杂音。

(三)诊断

1.辅助检查

(1)左心室造影:为本病半定量反流严重程度的"金标准"。

(2)多普勒超声:诊断 MR 敏感性几乎达 100%,一般将左心房内最大反流面积$<4\ cm^2$ 为轻度反流,$4\sim8\ cm^2$ 为中度反流,$>8\ cm^2$ 为重度反流。

(3)超声心动图:可显示二尖瓣形态特征,并提供心腔大小、心功能及并发症等情况。

2.诊断要点

MR 的主要诊断依据为心尖区响亮而粗糙的全收缩期杂音,伴左心房、左心室增大。确诊有赖于超声心动图等辅助检查。

(四)鉴别诊断

因非风湿性 MR 占全部 MR 的 55%,加之其他心脏疾病也可在心尖区闻及收缩期杂音,故应注意鉴别。非风湿性 MR 杂音可见于房缺合并 MR、乳头肌功能不全或断裂、室间隔缺损、三尖瓣关闭不全、主动脉瓣狭窄及关闭不全、二尖瓣腱索断裂或瓣叶穿孔、二尖瓣脱垂、二尖瓣环钙化、扩张型心肌病、直背综合征等。

(五)治疗

1.二尖瓣关闭不全

无症状的慢性 MR、左心室功能正常时,并无公认的内科治疗。如无高血压,也无应用扩血管药或 ACEI 的指征。主要的治疗措施是手术。

2.二尖瓣脱垂

二尖瓣脱垂不伴有 MR 时,内科治疗主要是预防心内膜炎和防止栓塞。β 受体阻滞剂可应用于二尖瓣脱垂患者伴有心悸、心动过速或伴交感神经兴奋增加的症状以及有胸痛、忧虑的患者。

三、主动脉瓣狭窄

(一)病因和发病机制

主动脉瓣狭窄(AS)的主要原因是风湿性、先天性和老年退行性瓣膜病变。风湿性 AS 约占慢性风湿性心脏病的 25%，男性多见，几乎均伴发二尖瓣病变和主动脉瓣关闭不全。

正常瓣口面积为 ≥3.0 cm²。当瓣口面积减少一半时，收缩期无明显跨瓣压差；≤1.0 cm² 时，左心室收缩压明显增高，压差显著。左心室对慢性 AS 所致后负荷增加的代偿机制为进行性左心室壁向心性肥厚，顺应性降低，左心室舒张末期压力进行性增高；进而导致左心房代偿性肥厚，最终由于室壁应力增高、心肌缺血和纤维化而致左心衰竭。严重的 AS 致心肌缺血。

(二)临床表现

1.症状

AS 可多年无症状，一旦出现症状平均寿命仅 3 年。典型的 AS 三联症是晕厥、心绞痛和劳力性呼吸困难。呼吸困难是最常见的症状，约见于 90% 的患者，先是劳力性呼吸困难，进而发生端坐呼吸、阵发性夜间呼吸困难和急性肺水肿。心绞痛见于 60% 的有症状患者，多发生于劳累或卧床时，3%~5% 的患者可发生猝死。晕厥或晕厥先兆可见于 1/3 的有症状患者，可发生于用力或服用硝酸甘油时，表明 AS 严重。晕厥也可由心室纤颤引起。少部分患者可发生心律失常、感染性心内膜炎、体循环栓塞、胃肠道出血和猝死等。

2.体征

查体心尖部抬举性搏动十分有力且有滞留感，心尖部向左下方移位。80% 的患者于心底部主动脉瓣区可能触及收缩期震颤，反映跨膜压差 >5.3 kPa(40 mmHg)。典型的 AS 收缩期杂音在 3/6 级以上，为喷射性，呈递增-递减型，菱峰位于收缩中期，在胸骨右缘第 2 肋间及胸骨左缘第 3~4 肋间最清楚。主动脉瓣区第二心音减弱或消失。收缩压显著降低，脉压小，脉搏弱。高度主动脉瓣狭窄时，杂音可不明显，而心尖部可闻及第四心音，提示狭窄严重，跨膜压差在 9.3 kPa(70 mmHg) 以上。

(三)诊断

1.辅助检查

(1)心电图：可表现为左心室肥厚、伴 ST-T 改变和左心房增大。

(2)超声心动图：有助于确定瓣口狭窄的程度和病因诊断。

(3)心导管检查：可测出跨瓣压差并据此计算出瓣口面积，>1.0 cm² 为轻度狭窄，0.75~1.0 cm² 为中度狭窄，<0.75 cm² 为重度狭窄。根据压差判断，则平均压差 >6.7 kPa(50 mmHg) 或峰压差 >9.3 kPa(70 mmHg) 为重度狭窄。

2.诊断要点

根据病史、主动脉瓣区粗糙而响亮的喷射性收缩期杂音和收缩期震颤，诊断多无困难。

(四)鉴别诊断

应鉴别是风湿性、先天性、老年钙化性 AS 或特发性肥厚型主动脉瓣下狭窄(IHSS)。病史、超声心动图等可助鉴别。

(五)治疗

无症状的 AS 患者并无特殊内科治疗。有症状的 AS 则必须手术。有肺瘀血的患者,应慎用利尿药。ACEI 具有血管扩张作用,应慎用于瓣膜狭窄的患者,以免前负荷过度降低致心排血量减少,引起低血压、晕厥等。AS 患者亦应避免应用 β 受体阻滞剂等负性肌力药物。重度AS 患者应选用瓣膜置换术。经皮主动脉球囊成形术尚不成熟,仅适用于不能手术患者的姑息治疗。

四、主动脉瓣关闭不全

(一)病因和发病机制

主动脉瓣关闭不全(AR)系由主动脉瓣和主动脉根部病变所引起,分急性与慢性两类。慢性AR 的病因有风湿性、先天性畸形、主动脉瓣脱垂、老年瓣膜病变、主动脉瓣黏液变性、梅毒性AR、升主动脉粥样硬化与扩张、马方综合征、强直性脊柱炎、特发性升主动脉扩张、严重高血压和/或动脉粥样硬化等,其中2/3的 AR 为风心病引起,单纯风湿性 AR 少见。

急性 AR 的原因有:感染性心内膜炎、主动脉根部夹层或动脉瘤、由外伤或其他原因导致的主动脉瓣破裂或急性脱垂、AS 行球囊成形术或瓣膜置换术的并发症。

急性 AR 时,心室舒张期血流从主动脉反流入左心室,左心室同时接受左心房和主动脉反流的血液,左心室急性扩张以适应容量过度负荷的能力有限,故左心室舒张压急剧上升,随之左心房压升高、肺瘀血、肺水肿。同时,AR 使心脏前向排血量减少。

慢性 AR 时,常缓慢发展、逐渐加重,故左心室有充足的时间进行代偿;使左心室能够在反流量达心排血量80%左右的情况下,多年不出现严重循环障碍的症状;晚期才出现心室收缩功能降低,左心衰竭。

(二)临床表现

1.症状

急性 AR,轻者可无症状,重者可出现急性左心衰竭和低血压。慢性 AR 可多年(5~10 年)无症状,首发症状可为心悸、胸壁冲撞感、心前区不适、头部强烈搏动感;随着左心功能减退,出现劳累后气急或呼吸困难,左心衰竭逐渐加重后,可随时发生阵发性夜间呼吸困难、肺水肿及端坐呼吸,随后发生右心衰竭。亦可发生心绞痛(较主动脉瓣狭窄少见)和晕厥。在出现左心衰竭后,病情呈进行性恶化,常于 1~2 年内死亡。

2.体征

查体在胸骨左缘第3~4肋间或胸骨右缘第2肋间闻及哈气样递减型舒张期杂音。该杂音沿胸骨左缘向下传导,达心尖部及腋前线,取坐位、前倾、深呼气后屏气最清楚。主动脉瓣区第二心音减弱或消失。脉压升高,有水冲脉,周围血管征常见。

(三)诊断

1.辅助检查

(1)胸部 X 线:表现为左心室、左心房大,心胸比率增大,左心室段延长及隆突,心尖向下延伸,心腰凹陷,心脏呈主动脉型,主动脉继发性扩张。

(2)心电图:表现为左心室肥厚伴劳损。

(3)超声心动图:可见主动脉增宽,AR 时存在裂隙或瓣膜撕裂、穿孔等,二尖瓣前叶舒张期纤细扑动或震颤(为 AR 的可靠征象,但敏感性只有 43%),左心室扩大,室间隔活动增强并向右移动等。

（4）心脏多普勒超声心动图：可显示血液自主动脉反流入左心室。

（5）主动脉根部造影：主动脉根部造影是诊断本病的金标准，若注射造影剂后，造影剂反流到左心室，可确定 AR 的诊断。若左心室造影剂浓度低于主动脉内造影剂浓度，则提示为轻度 AR；若两者浓度相近，则提示中度反流；若左心室浓度高于主动脉浓度，则提示重度反流。

2.诊断要点

如在胸骨左缘或主动脉瓣区有哈气样舒张期杂音，左心室明显增大，并有周围血管征，则 AR 之诊断不难确立。超声心动图、心脏多普勒超声心动和主动脉根部造影可明确诊断。风湿性 AR 常与 AS 并存，同时合并二尖瓣病变。

（四）鉴别诊断

风湿性 AR 需与老年性和梅毒性 AR、马方综合征及瓣膜松弛综合征、先天性主动脉瓣异常、细菌性心内膜炎、高血压和动脉粥样硬化性主动脉瓣病变、主动脉夹层、动脉瘤以及外伤等所致的 AR 相鉴别。

（五）治疗

有症状的 AR 患者必须手术治疗，而不是长期内科治疗的对象。血管扩张药（包括 ACEI）应用于慢性 AR 患者，目的是减轻后负荷，增加前向心排血量而减轻反流，但是否能有效降低左心室舒张末容量，增加 LVEF 尚不肯定。

五、护理措施

注意休息，劳逸结合，避免过重体力活动。但在心功能允许情况下，可进行适量的轻体力活动或轻体力的工作。预防感冒、防止扁桃体炎、牙龈炎等。如果发生感染可选用青霉素治疗。对青霉素过敏者可选用红霉素或林可霉素治疗。心功能不全者应控制水分的摄入，饮食中适量限制钠盐，每天以 10 g 以下为宜，切忌食用盐腌制品。服用利尿剂者应吃些水果，如香蕉、橘子等。房颤的患者不宜做剧烈活动，应定期门诊随访；在适当时期要考虑行外科手术治疗，手术时间应由医师根据具体情况定。如需拔牙或进行其他小手术，术前应采用抗生素预防感染。

（张　霞）

第六节　慢性肺源性心脏病

一、疾病概述

慢性肺源性心脏病（简称慢性肺心病）是由肺组织、肺血管或胸廓的慢性病变引起肺组织结构和/或功能异常，产生肺血管阻力增加，肺动脉压力增高，使右心室扩张和/或肥厚，伴或不伴右心衰竭的心脏病，并排除先天性心脏病和左心病变引起者。

（一）相关病理生理

由于肺功能和结构的不可逆性改变，发生反复的气道感染和低氧血症，导致一系列体液因子和肺血管的变化，使肺血管阻力增加，肺动脉血管的结构重塑，产生肺动脉高压。肺血管阻力增加的功能性因素:缺氧、高碳酸血症和呼吸性酸中毒使肺血管收缩、痉挛,其中缺氧是肺动脉高压形成最重要的因素。

肺循环阻力增加时,右心发挥其代偿功能,以克服肺动脉压升高的阻力而发生右心室肥厚。肺动脉高压早期,右心室尚能代偿,舒张末期压仍正常。随着病情的进展,特别是急性加重期,肺动脉压持续升高,超过右心室的代偿能力,右心失代偿,右心排血量下降,右心室收缩末期残留血量增加,舒张末压增高,促使右心室扩大和右心室功能衰竭。

慢性肺心病除发现右心室改变外,也有少数可见左心室肥厚。由于缺氧、高碳酸血症、酸中毒、相对血流量增多等因素,使左心负荷加重。如病情进展,则可发生左心室肥厚,甚至导致左心衰竭。

(二)慢性肺源性心脏病的病因与诱因

1.病因

(1)支气管、肺疾病:以慢性阻塞性肺疾病(COPD)最为多见,占 $80\% \sim 90\%$,其次为支气管哮喘、支气管扩张、重症肺结核、肺尘埃沉着症、结节病、间质性肺炎、过敏性肺泡炎、嗜酸性肉芽肿、药物相关性肺疾病等。

(2)胸廓运动障碍性疾病:较少见,严重的脊椎后凸、侧凸、脊椎结核、类风湿关节炎、胸膜广泛粘连及胸廓成形术后造成的严重胸廓或脊椎畸形,以及神经肌肉疾病如脊髓灰质炎,均可引起胸廓活动受限、肺受压、支气管扭曲或变形,导致肺功能受损。气道引流不畅,肺部反复感染,并发肺气肿或纤维化。

(3)肺血管疾病:慢性血栓栓塞性肺动脉高压、肺小动脉炎、累及肺动脉的过敏性肉芽肿病,以及原因不明的原发性肺动脉高压,均可引起肺血管阻力增加、肺动脉高压和右心室负荷加重,发展成慢性肺心病。

(4)其他:原发性肺泡通气不足及先天性口咽畸形、睡眠呼吸暂停低通气综合征等均可产生低氧血症,引起肺血管收缩,导致肺动脉高压,发展成慢性肺心病。

2.诱因

呼吸道感染,各种变应原、有害气体、粉尘吸入等。

(三)临床表现

本病发展缓慢,临床上除原有肺、胸疾病的各种症状和体征外,主要是逐步出现肺、心力衰竭及其他器官损害的征象。按其功能的代偿期与失代偿期进行分述。

1.肺、心功能代偿期

(1)症状:咳嗽、咳痰、气促,活动后可有心悸、呼吸困难、乏力和劳动耐力下降。急性感染可使上述症状加重。少有胸痛或咯血。

(2)体征:可有不同程度的发绀和肺气肿体征。偶有干、湿啰音,心音遥远,P2>A2,三尖瓣区可出现收缩期杂音或剑突下心脏搏动增强,提示有右心室肥厚。部分患者因肺气肿使胸膜腔内压升高,阻碍腔静脉回流,可有颈静脉充盈。此期肝界下移是膈下降所致。

2.肺、心功能失代偿期

(1)呼吸衰竭:①症状有呼吸困难加重,夜间为甚,常有头痛、失眠、食欲下降,但白天嗜睡,甚至出现表情淡漠、神志恍惚、谵妄等肺性脑病的表现;②体征有明显发绀,球结膜充血、水肿,严重时可有视网膜血管扩张、视盘水肿等颅内压升高的表现。腱反射减弱或消失,出现病理反射。因高碳酸血症可出现周围血管扩张的表现,如皮肤潮红、多汗。

（2）右心衰竭：①症状有气促更明显，心悸、食欲缺乏、腹胀、恶心等；②体征有发绀更明显，颈静脉怒张，心率增快，可出现心律失常，剑突下可闻及收缩期杂音，甚至出现舒张期杂音。肝大且有压痛，肝颈静脉回流征阳性，下肢水肿，重者可有腹水。少数患者可出现肺水肿及全心衰竭的体征。

3.并发症

（1）肺性脑病。

（2）酸碱失衡及电解质紊乱：可发生各种不同类型的酸碱失衡及电解质紊乱。

（3）心律失常：多表现为房性期前收缩及阵发性室上性心动过速，其中以紊乱性房性心动过速最具特征性。

（4）休克：慢性肺心病休克并不多见，一旦发生，预后不良。发生原因有严重感染、失血（多由上消化道出血所致）和严重心力衰竭或心律失常。

（5）弥散性血管内凝血（DIC）。

（四）辅助检查

1.X 线检查

除肺、胸基础疾病及急性肺部感染的特征外，尚有肺动脉高压症，右心室增大征皆为诊断慢性肺心病的主要依据。个别患者心力衰竭控制后可见心影有所缩小。

2.心电图检查

主要表现有右心室肥大改变。

3.超声心动图检查

通过测定右心室流出道，右心室内径、右心室前壁的厚度、右心室内径比值、右肺动脉内径或肺动脉干及右心房增大等指标，可诊断慢性肺心病。

4.血气分析

慢性肺心病肺功能失代偿期可出现低氧血症或合并高碳酸症，当 $PaO_2 < 8.0$ kPa（60 mmHg）、$PaCO_2 > 6.7$ kPa（50 mmHg）时，表示有呼吸衰竭。

5.血液检查

红细胞及血红蛋白可升高。全血黏度及血浆黏度可增加，红细胞电泳时间常延长；合并感染时白细胞计数增高，中性粒细胞增加。部分患者血清学检查可有肾功能或肝功能改变；血清钾、钠、氯、钙、镁均可有变化。

6.其他

肺功能检查对早期或缓解期慢性肺心病患者有意义。痰细菌学检查对急性加重期慢性肺心病可以指导抗生素的选用。

（五）主要治疗原则

积极控制感染；通畅呼吸道，改善呼吸功能；纠正缺氧和二氧化碳潴留；控制呼吸和心力衰竭；以治肺为主，治心为辅；积极处理并发症。

（六）急性加重期的药物治疗

1.控制感染

参考痰菌培养及药敏试验选择抗生素。在还没有培养结果前，根据感染的环境及痰涂片革兰染色选用抗生素。社区获得性感染以革兰阳性菌占多数，医院感染则以革兰阴性菌为主，或选用二者兼顾的抗生素。常用的有青霉素类、氨基糖苷类、喹诺酮类及头孢菌素类抗感染药物，必须注意可能继发真菌感染。

2.控制心力衰竭

慢性肺心病心力衰竭的治疗与其他心脏病心力衰竭的治疗有其不同之处,因为慢性肺心病患者一般在积极控制感染、改善呼吸功能后,心力衰竭便能得到改善。患者尿量增多,水肿消退,不需加用利尿药。但对治疗无效的重症患者,可适当选用利尿药、正性肌力药或扩血管药物。

(1)利尿药:原则上宜选作用轻的利尿药,小剂量使用。利尿药应用后可出现低钾、低氯性碱中毒,痰液黏稠不易排痰和血液浓缩,应注意预防。

(2)正性肌力药:慢性肺心病患者由于慢性缺氧及感染,对洋地黄类药物的耐受性很低,疗效较差,且易发生心律失常。正性肌力药的剂量宜小,一般约为常规剂量的 1/2 或 2/3,同时选用作用快、排泄快的洋地黄类药物,用药前应注意纠正缺氧,防治低钾血症,以免发生药物毒性反应。

(3)血管扩张药:钙通道阻滞剂、一氧化氮(NO)、川芎嗪等有一定的降低肺动脉压的效果。

3.控制心律失常

一般经过治疗慢性肺心病的感染、缺氧后,心律失常可自行消失。如果持续存在可根据心律失常的类型选用药物。

4.抗凝治疗

应用普通肝素或低分子肝素防止肺微小动脉原位血栓形成。

二、护理评估

(一)一般评估

(1)生命体征(T、P、R、BP):急性加重期合并肺部感染患者体温可升高;心率加快或有心律不齐;呼吸频率常达每分钟 30~40 次;脉压增大,或持续低血压提示患者可能并发休克、消化道出血或 DIC。

(2)评估患者神志,有无白天嗜睡,甚至出现表情淡漠、神志恍惚、谵妄等肺性脑病的表现。

(3)评估咳嗽、咳痰、呼吸困难、发绀等,观察痰的量及性状。

(4)评估患者的营养状况,皮肤和黏膜,查看水肿部位及程度。

(二)身体评估

1.视诊

面部颜色、口唇有无发绀、有无球结膜充血、水肿、皮肤潮红、多汗(二氧化碳潴留、高碳酸血症的体征);颈静脉充盈情况:有无颈静脉怒张(右心衰竭的主要体征)。

2.触诊

(1)测量腹围:观察有无腹水征象;观察平卧时背部有无水肿出现(心源性水肿的特点先是出现在身体下垂部位)。

(2)肝脏肿大并有压痛,肝颈静脉回流征阳性。

(3)下肢有无凹陷性水肿情况(从踝内侧开始检查,逐渐向上),根据每天下肢水肿的部位记录情况与患尿量情况做动态的综合分析,判断水肿是否减轻,心力衰竭治疗是否有效。

3.叩诊

心界有无扩大。

4.听诊

肺部常可闻及湿啰音和哮鸣音;心尖部第一心音减弱,肺动脉瓣第二心音亢进;剑突下可闻及收缩期杂音,甚至出现舒张期杂音(结合病例综合考虑)。

(三)心理-社会评估

患者在疾病治疗过程中的心理反应与需求,家庭及社会支持情况,引导患者正确配合疾病的治疗与护理。

(四)辅助检查结果评估

1.血气分析

$PaO_2 < 8.0$ kPa(60 mmHg),$PaCO_2 > 6.7$ kPa(50 mmHg)时,提示有呼吸衰竭。根据血 pH 情况,有无酸碱失衡,判断是哪一类型的酸碱失衡。

2.血常规检查

红细胞及血红蛋白可升高,提示全血黏度及血浆黏度可增加;白细胞计数增高,中性粒细胞增加提示合并感染。

3.电解质

肺心病急性加重期由于呼吸衰竭、心力衰竭可引起各种电解质紊乱。应用利尿剂后,其中低血钾和失盐性低钠综合征最为多见,所以需要结合出入量与生化检查结果综合做动态的分析。

4.痰细菌学检查

痰细菌学检查可指导抗生素的选用。

(五)肺心病治疗常用药效果的评估

1.应用强心剂评估要点

用药前后要评估患者血氧分压情况、电解质情况。注意纠正缺氧,防治低钾血症,以免发生药物毒性反应。

2.应用利尿剂评估要点

(1)准确记录患者出入量(尤其是尿量/24 小时),过度脱水引起血液浓缩、痰液黏稠不易排出等不良反应。

(2)血生化检查的结果:长期使用噻嗪类利尿剂有可能导致水、电解质紊乱,产生低钠、低氯和低钾血症。

三、护理诊断

(一)气体交换受损

与肺血管阻力增高引起肺淤血、肺血管收缩导致肺血流量减少有关。

(二)清理呼吸道无效

与呼吸道感染、痰多黏稠有关。

(三)活动无耐力

与心肺功能减退有关。

(四)体液过多

与心排血量减少、肾血流灌注量减少有关。

(五)潜在并发症

肺性脑病。

四、护理措施

(一)急性期卧床休息

心肺衰竭时应绝对卧床休息,呼吸困难时取半坐卧位或高枕卧位;下肢水肿者应抬高下肢,恢复期适度活动,以能耐受为度。

(二)饮食

进食高热量、高蛋白、丰富维生素、易消化、无刺激的饮食,重者给予半流质或鼻饲饮食,水肿者,宜限制水和钠盐的摄入。

(三)给氧

持续低流量摄氧,使用呼吸机的患者按机械通气护理常规护理。

(四)保持呼吸道通畅

医护人员需指导和鼓励患者进行有效的咳嗽和排痰。

(五)严密观察生命体征、神志等病情变化

患者烦躁不安时,警惕呼吸衰竭,电解质紊乱,未建立人工气道者慎用镇静剂,以免诱发和加重肺性脑病。给予床栏,防坠床。

(六)水肿患者的护理

做好皮肤护理,预防皮肤完整性受损。

(七)心血管并发症护理

心力衰竭、呼吸衰竭、消化道出血者分别按其相应护理常规护理。

(八)给予心理疏导和支持

帮助患者克服多疑,敏感,依赖等心理。

(九)健康教育

1.疾病预防指导

由于慢性肺心病是各种原发肺胸疾病晚期的并发症,应对高危人群宣传教育,劝导戒烟,积极防治慢性阻塞性肺疾病等慢性支气管肺疾病,以降低发病率。指导腹式和缩唇式呼吸训练,改善通气。

2.疾病知识指导

使患者和家属了解疾病发生、发展过程,减少反复发作的次数。积极防治原发病,避免和防治可能导致病情急性加重的诱因,坚持家庭氧疗等。加强饮食营养,以保证机体康复的需要。病情缓解期应根据肺、心功能及体力情况进行适当的体育锻炼,如散步、气功、太极拳、腹式呼吸、缩唇呼吸等,改善呼吸功能,提高机体免疫功能。

3.就诊指标

(1)体温升高。

(2)呼吸困难加重。

(3)咳嗽剧烈、咳痰不畅。

(4)尿量减少、水肿明显。

(5)患者神志淡漠、嗜睡、躁动、口唇发绀加重等。

五、护理效果评价

(1)患者神志清楚、情绪稳定。

（2）患者自觉症状好转（咳嗽、咳痰、呼吸困难减轻、发绀好转）。

（3）患者体温正常、心率由快变慢，血压平稳。

（4）患者尿量增加、体重减轻、水肿减轻。

（5）患者血气分析、血常规检查、电解质检查均恢复至缓解期水平。

（张　霞）

第七节　冠状动脉粥样硬化性心脏病

一、疾病概述

冠状动脉粥样硬化性心脏病（简称冠心病）是指冠状动脉粥样硬化使血管腔狭窄或阻塞，导致心肌缺血、缺氧或坏死而引起的心脏病。

（一）临床分型

1979 年，世界卫生组织曾将冠心病分为 5 型：隐匿型或无症状型冠心病、心绞痛、心肌梗死、缺血性心肌病和猝死。近年来，趋向于根据发病特点和治疗原则的不同进行分类：慢性冠状动脉病也称慢性心肌缺血综合征，以及急性冠状动脉综合征。前者包括稳定型心绞痛、缺血性心肌病和隐匿性冠心病；后者包括不稳定型心绞痛、非 ST 段抬高型心肌梗死和 ST 段抬高型心肌梗死，也有将冠心病猝死包括在内。

（二）危险因素

1.年龄与性别

多见于 40 岁以上的中、老年人，男性多于女性，女性在绝经期后发病率增加。年龄和性别是不可改变的危险因素。

2.血脂异常

脂质代谢异常是动脉粥样硬化最重要的危险因素，常见于高胆固醇血症。血液中的脂质主要包括总胆固醇（TC）和甘油三酯（TG），脂蛋白分为乳糜微粒、极低密度脂蛋白（VLDL）、低密度脂蛋白（LDL）、中等密度脂蛋白（LDL）和高密度脂蛋白（HDL）。TC、TG、LDL 或 VLDL 增高，都被认为是危险因素。临床上，以 TC 与 LDL 增高最受关注。

3.高血压

高血压患者患病率较血压正常者高 3～4 倍，冠心病患者 60%～70% 有高血压。

4.糖尿病和糖耐量异常

糖尿病患者中不仅本病发病率较非糖尿病者高出数倍，且病变进展迅速。本病患者糖耐量减低者也十分常见。

5.吸烟

吸烟可造成动脉壁氧含量不足，促进动脉粥样硬化的形成。吸烟者与不吸烟者比较，前者本病的发病率和病死率增高 2～6 倍，且与每天吸烟的支数成正比，被动吸烟也是冠心病的危险因素。

6.其他

其他危险因素还包括家族史；肥胖；缺少体力活动；进食过多的动物脂肪、胆固醇、糖和钠盐；

A 型性格;血中同型半胱氨酸增高;胰岛素抵抗增强;血中纤维蛋白原及一些凝血因子增高;病毒、衣原体感染等。

二、稳定型心绞痛

稳定型心绞痛也称劳力性心绞痛,是在冠状动脉固定性严重狭窄基础上,由于心肌负荷的增加引起心肌急剧的、暂时的缺血缺氧的临床综合征。其典型表现为阵发性胸骨后压榨性疼痛,主要位于胸骨后部,可放射至心前区和左上肢尺侧,常发生于劳力负荷增加时,持续数分钟,休息或服用硝酸酯制剂后疼痛消失。

(一)病因

稳定型心绞痛的发病机制主要是在冠状动脉存在固定狭窄或部分闭塞的基础上发生需氧量的增加,而导致心肌血氧供需失衡。当冠状动脉狭窄或部分闭塞时,其扩张性减弱,血流量减少,对心肌的供氧量相对比较固定。一旦心脏负荷突然增加,如劳累、情绪激动、饱餐、受寒等使心脏负荷增加,心肌耗氧量突然增大时,心脏对血液的需求增加,心肌血液的供求出现矛盾时就会导致心绞痛。

(二)临床表现

1.症状

心绞痛以发作性胸痛为主要临床表现,典型疼痛的特点包括以下内容。

(1)部位:主要在胸骨体中、上段之后,可波及心前区,有手掌大小范围,界限不清楚,常放射至左肩、左臂尺侧达无名指和小指,偶有或至颈、咽或下颌部。

(2)性质:胸痛多有压迫感、发闷感、紧缩感、烧灼感,呈钳夹样、挤压样,但不尖锐,不像针刺或刀割样痛,偶伴濒死的恐惧感。发作时患者常不自觉地停止原来的活动,直至症状缓解。

(3)诱因:体力劳动、情绪激动、饱餐、寒冷、吸烟、心动过速、休克等。

(4)持续时间:心绞痛一般持续数分钟至十余分钟,3~5分钟内逐渐消失,很少超过30分钟。

(5)缓解方式:一般在停止原来诱发症状的活动后即可缓解,舌下含服硝酸甘油等硝酸酯类药物也能迅速缓解。

2.体征

心绞痛不发作时一般无异常体征。心绞痛发作时常见心率增快、血压升高。心尖部听诊有时出现奔马律。

(三)辅助检查

1.实验室检查

血糖、血脂检查可以了解冠心病危险因素。

2.心电图检查

心电图检查是发现患者心肌缺血与诊断心绞痛最常用的检查方法。约有半数患者静息心电图为正常。心绞痛发作时绝大多数患者可出现暂时性心肌缺血引起的 ST 段压低($\geqslant 0.1$ mV),发作缓解后恢复。有时出现 T 波倒置,在平时有 T 波持续倒置的患者,发作时可变为直立。运动负荷试验及 24 小时动态心电图监测可显著提高缺血性心电图的检出率。

3.X 线检查

心脏 X 线检查可无异常发现,若伴缺血性心肌病可见心影增大、肺淤血等。

4.放射性核素检查

利用放射性铊心肌显像所示灌注缺损提示心肌供血不足或血供消失,对心肌缺血诊断较有价值。

5.选择性冠状动脉造影检查

选择性冠状动脉造影检查可使左、右冠状动脉及主要分支得到清楚的显影,具有确诊价值。

6.其他检查

二维超声心动图可探测到缺血区心室壁的运动异常;多排螺旋 CT 冠状动脉成像(CTA)进行冠状动脉二维或三维重建,用于判断冠状动脉管腔狭窄程度和管壁钙化情况也有一定意义。

(四)处理原则及治疗要点

稳定型心绞痛的治疗原则是改善冠状动脉血供和降低心肌耗氧,同时治疗动脉粥样硬化,避免诱发因素。

1.发作时的治疗

(1)休息:发作时应立即休息,一般患者停止活动后症状即可消除。

(2)药物治疗:宜选用作用较快的硝酸酯制剂,这类药物除可扩张冠状动脉增加冠状动脉血流量外,还可扩张周围血管,减少静脉回流,减轻心脏前、后负荷和降低心肌耗氧量,从而缓解心绞痛。①硝酸甘油:0.3～0.6 mg 舌下含化,1～2 分钟内显效,约 30 分钟后作用消失。一般连用不超过 3 次,每次相隔 5 分钟。②硝酸异山梨酯:可用 5～10 mg,舌下含服,2～5 分钟显效,作用持续 2～3 小时。

2.缓解期的治疗

缓解期宜尽量避免各种诱发因素。药物治疗以改善预后药物和改善缺血药物为主,非药物治疗包括运动锻炼疗法、冠状动脉血管重建治疗、增强型体外反搏治疗等。

(1)药物治疗:①硝酸酯制剂能够扩张冠状动脉,增加缺血区心肌的供血。硝酸异山梨酯5～20 mg 口服,每天 3 次,服后半小时起作用,持续 3～5 小时。②β受体阻滞剂是通过抑制心脏β肾上腺素能受体,从而降低血压、减慢心率、减弱心肌收缩力,以降低心肌耗氧量,减少心绞痛发作和增加运动耐量,降低心绞痛患者病死率和心肌梗死的风险。③调血脂药物常选用他汀类药物如洛伐他汀、辛伐他汀,他汀类药物能有效降低血清总胆固醇(TC)和低密度脂蛋白胆固醇(LDL-C),延缓斑块进展,使斑块稳定。④在稳定型心绞痛患者中,合并糖尿病、心力衰竭或左心室功能不全的高危患者应该使用血管紧张素转换酶抑制药(ACEI)。钙通道阻滞剂常用药物有卡托普利、依那普利、福辛普利等。⑤抑制钙离子进入细胞内,抑制心肌细胞兴奋-收缩耦联中钙离子的利用,因而抑制心肌收缩,减少氧耗;并通过扩张冠状动脉,解除冠状动脉痉挛,改善心内膜下心肌的供血;扩张周围血管、减轻心脏负荷,从而缓解心绞痛;还可以降低血液黏度,抗血小板聚集,改善心肌的微循环。钙通道阻滞剂常用药物有维拉帕米、硝苯地平缓释剂、地尔硫草等。⑥抗血小板药物包括长期服用阿司匹林每天 75～100 mg 和有效的降血脂治疗可促使粥样斑块稳定,减少血栓形成;氯吡格雷主要用于支架植入术后患者。⑦代谢性药物包括曲美他嗪20 mg,每天 3 次饭后口服。通过抑制脂肪酸氧化,优化心肌能量代谢,改善心肌缺血及左心功能,缓解心绞痛。可与β受体阻滞剂等抗心肌缺血药物联用。

(2)运动锻炼疗法:合理的运动锻炼有助于促进侧支循环的建立,提高体力活动的耐受量从而减轻症状。建议稳定型心绞痛患者最好每天坚持有氧运动 30 分钟,每周运动不少于 5 天。

(3)冠状动脉血管重建治疗:稳定型心绞痛患者的血管重建治疗,常通过经皮冠状动脉介入治疗和冠状动脉旁路移植术。其中经皮冠状动脉介入治疗创伤小、恢复快、危险性相对较低,尤其是药物洗脱支架的出现,使其远期疗效明显提高,普遍应用于临床。

冠状动脉旁路移植术的主要目的是通过血管旁路移植绕过狭窄的冠状动脉,为缺血心肌重建血运通道,即让心脏搏出的血从主动脉经过所架的血管桥,流向狭窄或梗阻的冠状动脉远端而达到缺血的心肌,以改善心肌供血、供氧,缓解和消除心绞痛等症状,提高患者生活质量。

(4)增强型体外反搏治疗:能降低患者心绞痛发作频率,改善运动负荷试验中的心肌缺血情况,能使 75%～80% 的患者症状获得改善。对于药物治疗难以奏效又不适宜行血管重建术的难治性慢性稳定型心绞痛可试用。一般每天 1 小时,12 天为 1 个疗程。

(五)护理评估

1.病史

了解患病与诊治经过,患者有无高血压、高血脂、糖尿病等疾病,疾病发作的诱因、患者生活饮食方式等。询问患者首次发生心绞痛的时间,主要症状的特点,有无伴随症状,是否进行性加重,有无并发症,既往检查结果、治疗经过及效果。

2.身体状况

评估患者入院时的意识和精神状态、体位、生命体征;有无面色苍白、皮肤湿冷、心率增快、血压升高、痛苦表情等;有无放射痛、恶心、呕吐、心悸或呼吸困难等。查看有无心脏扩大,听诊有无心律异常,有无第三或第四心音,有无奔马律及心尖部收缩期杂音等,了解相关检查结果。

3.心理-社会状况

患者是否有紧张、烦躁不安、恐惧的情绪,评估患者的职业特点、家庭状况、个人应对方式、经济情况、生活习惯等。

(六)护理措施

1.休息与活动

心绞痛发作时应立即停止正在进行的活动,就地休息。不稳定心绞痛者,应卧床休息,并密切观察。保持环境安静,限制探视,取得合作。

2.饮食

进食低脂、低胆固醇清淡饮食,提倡少量多餐。

3.给氧

鼻导管给氧,以增加心肌氧的供应,减轻缺血和疼痛。

4.心理护理

疼痛发作时应有专人陪伴,允许患者表达内心感受,给予心理支持,鼓励患者增强战胜疾病的信心。简明扼要地解释疾病过程与治疗配合方法,说明不良情绪会增加心肌耗氧量而不利于病情控制。

5.疼痛观察

评估患者疼痛的部位、性质、程度、持续时间,给予心电监护,描记疼痛发作时的心电图,严密监测心率、心律、血压变化,观察患者有无面色苍白、大汗、恶心、呕吐等。

6.用药护理

(1)心绞痛发作时给予患者舌下含服硝酸甘油,用药后注意观察患者胸痛变化情况,如服药后 3～5 分钟仍不缓解者可重复使用,每隔 5 分钟 1 次,连续 3 次仍不能缓解者,应考虑急性冠状动脉综合征可能,须及时报告医师。

（2）对于心绞痛发作频繁者,可遵医嘱给予硝酸甘油静脉滴注,但应控制滴速,并告知患者及家属不可擅自调节滴速,以防止低血压情况的发生。

（3）部分患者用药后出现面部潮红、头部胀痛、头晕、心动过速、心悸等不适,应告知患者上述不良反应是由药物所产生的血管扩张作用所致,以解除顾虑。

（4）应用他汀类药物时,应严密监测转氨酶及肌酸激酶等生化指标,及时发现药物可能引起的肝脏损害。采用强化降脂治疗时,应注意监测药物的安全性。

7.减少或避免诱因

疼痛缓解后,与患者一起分析引起心绞痛发作的原因。保持排便通畅,切忌用力排便,以免诱发心绞痛。调节饮食,禁烟、酒。保持心境平和,改变焦躁易怒、争强好胜的性格等。

8.排便的护理

（1）评估排便情况:如排便的次数、性状,有无习惯性便秘,是否服用通便药物。

（2）指导患者采取通便措施:合理饮食及增加富含纤维素的食物如水果、蔬菜的摄入;无糖尿病者每天清晨给予蜂蜜 20 mL 加温开水同饮;适当进行腹部按摩（按顺时针方向）以促进肠蠕动。一旦出现排便困难,可使用开塞露、盐水灌肠。

（七）健康教育

1.疾病知识指导

生活方式的改变是冠心病治疗的基础。

（1）合理膳食:宜摄入低热量、低脂、低胆固醇、低盐饮食,多食蔬菜、水果和粗纤维食物如芹菜、糙米等,避免暴饮暴食,注意少量多餐。

（2）戒烟、限酒。

（3）适量运动:运动方式应以有氧运动为主,运动的强度和时间因病情和个体差异而不同,必要时需要在监测下进行。

（4）自我心理调适:调整心态,减轻精神压力,逐渐改变急躁易怒性格,保持心理平衡采取放松术或与他人交流的方式缓解压力。告知患者及家属过劳、情绪激动、饱餐、用力排便、寒冷刺激等都是心绞痛发作的诱因,应注意尽量避免。

2.用药指导

（1）指导患者出院后遵医嘱服药,不要擅自增减药量,自我监测药物的不良反应。

（2）外出时随身携带硝酸甘油以备急需。

（3）硝酸甘油见光易分解,应放在棕色瓶内,存放于干燥处,以免潮解失效。药瓶开封后每 6 个月更换 1 次,以确保疗效。

3.病情监测指导

（1）教会患者及家属心绞痛发作时的缓解方法,胸痛发作时应立即停止活动或舌下含服硝酸甘油。如连续含服硝酸甘油 3 次仍不缓解,或心绞痛发作比以往频繁、程度加重、疼痛时间延长,应及时就医,警惕心肌梗死的发生。

（2）不典型心绞痛发作时可能表现为牙痛、肩周炎、上腹痛等,为防止误诊,可先按心绞痛发作处理并及时就医。

（3）告诉患者应定期复查心电图、血压、血糖、血脂、肝功能等。

三、急性冠状动脉综合征

急性冠状动脉综合征是一组由急性心肌缺血引起的临床综合征,主要包括不稳定型心绞痛、非 ST 段抬高型心肌梗死及 ST 段抬高型心肌梗死。急性冠状动脉综合征发病的主要病理基础多是动脉粥样硬化不稳定斑块破裂或糜烂导致冠状动脉内血栓形成。血小板激活在其发病过程中起着非常重要的作用。

(一)不稳定型心绞痛和非 ST 段抬高型心肌梗死

不稳定型心绞痛和非 ST 段抬高型心肌梗死均是由动脉粥样斑块破裂或糜烂,伴有不同程度的表面血栓形成、血管痉挛及远端血管栓塞导致的一组临床症状,合称为非 ST 段抬高型急性冠状动脉综合征。本部分主要以不稳定型心绞痛为例进行介绍。

1.病因

冠状动脉内不稳定的粥样斑块继发的病理改变,使局部的心肌血流量明显下降,如斑块内出血、斑块纤维帽出现裂隙、表面有血小板聚集和/或刺激冠状动脉痉挛,导致缺血性心绞痛。可由劳力负荷诱发,但劳力负荷终止后胸痛并不能缓解。非 ST 段抬高型心肌梗死因严重持续性心肌缺血而导致坏死,病理上出现灶性或心内膜下心肌坏死。

2.临床表现

(1)症状:不稳定型心绞痛的疼痛性质与稳定型心绞痛的疼痛性质相似,但前者程度更严重,频率更快,持续时间更长;轻微活动即可诱发,可在静息时或夜间发作;可向新的部位放射;伴随新的症状,如恶心、呕吐、大汗、心悸或呼吸困难等;休息或含服硝酸甘油可能只是暂时或部分缓解心绞痛。

(2)体征:可暂时性出现第三、第四心音,缺血发作时或发作后有时可闻及心尖区收缩期杂音(二尖瓣反流所致)。

3.辅助检查

(1)心电图检查:大多数患者胸痛发作时有一过性 ST 段(抬高或压低)和 T 波(低平或倒置)改变,其中 ST 段的动态改变($\geqslant 0.1$ mV 的抬高或压低)是严重冠状动脉疾病的表现,可能会发生急性心肌梗死或猝死。

(2)连续心电监护:连续的心电监测可发现无症状或心绞痛发作时的 ST 段改变。连续24 小时心电监测发现,85%～90%的心肌缺血可不伴有心绞痛症状。

(3)冠状动脉造影和其他侵入性检查:冠状动脉造影能提供详细的血管相关信息,帮助指导治疗并评价预后。在长期稳定型心绞痛基础上出现的不稳定型心绞痛患者常伴有多支冠状动脉病变,而新发作的静息心绞痛患者可能只有单支冠状动脉病变。冠脉内超声(IVUS)和光学相干断层显像(CT)可以精准提供斑块分布、性质、大小和有无斑块破溃及血栓形成等更精准的粥样斑块硬化信息。

(4)心肌损伤标志物检查:心肌损伤标志物增高水平与心肌梗死范围及预后密切相关。

(5)其他检查:胸部 X 线、心脏超声和放射性核素检查的结果与稳定型心绞痛患者的结果相似,但阳性发现率更高。

4.处理原则及治疗要点

不稳定型心绞痛和非 ST 段抬高型心肌梗死是严重的、具有潜在危险的疾病,其治疗主要有两个目的:一是即刻缓解缺血和预防严重不良反应后果(即死亡或心肌梗死或再梗死),包括抗缺血治疗、抗血栓治疗;二是根据危险度分层进行有创治疗。

(1)一般处理:患者应立即卧床休息,消除紧张情绪和焦虑,保持环境安静,可以应用小剂量的镇静药和抗焦虑药物。对于有发绀、呼吸困难或其他高危表现的患者给予吸氧。同时积极处理可能引起心肌耗氧量增加的疾病,如感染、发热、甲状腺功能亢进症、贫血、低血压、心力衰竭、低氧血症、肺部感染、快速型心律失常和严重的缓慢型心律失常。维持血氧饱和度达90%以上。

(2)抗心肌缺血治疗:主要目的是减少心肌耗氧量(减慢心率、降低血压或减弱左心室收缩能力)或扩张冠状动脉,以缓解心绞痛发作。

硝酸酯类药物:扩张静脉,降低心脏前负荷,降低左心室舒张末压,降低心肌耗氧量,改善左心室局部和整体功能。还可扩张冠状动脉,缓解心肌缺血。心绞痛发作时,可舌下含服硝酸甘油,若无效可静脉应用硝酸甘油或硝酸异山梨酯。

β受体阻滞剂:降低心肌耗氧量,减少心肌缺血反复发作,减少心肌梗死的发生,对改善近、远期预后均有重要作用。常用药物有美托洛尔和比索洛尔。

钙通道阻滞剂:可有效减轻心绞痛症状,作为治疗持续性心肌缺血的次选药物。钙通道阻滞剂为血管痉挛性心绞痛的首选药物,能有效降低心绞痛的发生率。

(3)抗血小板治疗。①环氧化酶抑制剂:阿司匹林可降低急性冠状动脉综合征患者的短期和长期病死率。除非有禁忌证,所有不稳定型心绞痛和非 ST 段抬高型心肌梗死患者均应尽早使用阿司匹林,首次口服非肠溶制剂或嚼服肠溶制剂 300 mg,随后75~100 mg,每天 1 次,长期维持。其主要不良反应是胃肠道反应和上消化道出血。②二磷酸腺苷(ADP)受体阻滞剂:临床常用氯吡格雷,首剂可用 300~600 mg,随后 75 mg,每天 1 次。用于不能耐受阿司匹林者长期使用,以及植入支架术后和阿司匹林联用。

(4)抗凝治疗:常规应用于中危和高危不稳定型心绞痛和非 ST 段抬高型心肌梗死患者,常用药物包括普通肝素、低分子肝素、磺达肝癸钠和比伐芦定。①普通肝素:推荐用量为静脉注射80 U/kg 后,以 15~18 U/(kg·h)的速度静脉滴注维持。②低分子肝素:与普通肝素相比,低分子肝素在降低心脏事件发生方面有更优或相等的疗效。常用药物包括依诺肝素、那曲肝素、达肝素等。③磺达肝癸钠:选择性 Xa 因子间接抑制剂。对需行经皮冠状动脉介入治疗的患者,术中需要追加普通肝素抗凝。

(5)调脂治疗:他汀类药物除了对血脂的调节作用外,远期还有抗感染、稳定斑块的作用,能降低冠状动脉疾病的病死率和心肌梗死的发病率。

(6)冠状动脉血运重建术:包括经皮冠状动脉介入治疗和冠状动脉旁路移植术。由于操作成功率提高和并发症降低,经皮冠状动脉介入治疗在不稳定型心绞痛和非 ST 段抬高型心肌梗死患者的应用增加。

(二)急性 ST 段抬高型心肌梗死

急性心肌梗死是在冠状动脉病变的基础上,发生冠状动脉血供急剧减少或中断,使相应心肌严重而持久地缺血,导致部分心肌细胞急性坏死。临床上表现为持久的胸骨后剧烈疼痛、发热、白细胞计数增加及反映心肌缺血、损伤和坏死的一系列特征性心电图进行性改变和血清心肌损伤标记物增高。常可发生恶性心律失常、心源性休克或心力衰竭,属冠心病中急性冠状动脉综合征的严重类型。

1.病因

(1)冠脉粥样硬化可造成一支或多支血管管腔狭窄和心肌血供不足。若侧支循环尚未充分建立,一旦血供急剧减少或中断,使心肌严重而持久地急性缺血达 1 小时以上,即可发生心肌梗死。

(2)促使粥样斑块破溃出血及血栓形成的诱因:①休克、脱水、出血、外科手术或严重心律失常,使心排血量骤降,冠状动脉灌流量锐减;②重体力活动、饱餐特别是进食多量高脂饮食后、情绪过分激动或血压剧升,心肌耗氧量猛增,冠状动脉供血明显不足;③晨起 6～12 时交感神经活动增加,冠状动脉张力增强。

2.临床表现

(1)先兆表现:部分患者在发病前数天有乏力、胸部不适,活动时心悸、气急、烦躁、心绞痛等前驱症状,其中以初发型心绞痛或恶化型心绞痛最为突出。心绞痛发作较以往频繁、性质较剧、持续较久、硝酸甘油疗效差、诱发因素不明显。心电图可出现 ST 段一过性显著抬高/压低,T 波倒置或增高。及时处理先兆症状,可使部分患者避免发生心肌梗死。

(2)症状:①疼痛是最先出现的症状,多发生于清晨,疼痛的性质与心绞痛相同,但诱因多不明显,且常发生于安静时,程度较重,持续时间较长,可达数小时或更长,休息和含服硝酸甘油多不能缓解。患者常出现烦躁不安、出汗、恐惧、胸闷或有濒死感。②全身症状有发热、心动过速、白细胞计数增高和红细胞沉降率增快等,由坏死物质吸收所引起。③胃肠道症状,疼痛剧烈时常伴有频繁的恶心、呕吐和上腹胀痛,与迷走神经受坏死心肌刺激和心排血量降低组织灌注不足等有关。④心律失常多发生在起病 1～2 周内,而以 24 小时内最多见,可伴乏力、头晕、晕厥等症状。⑤低血压与休克,疼痛缓解而收缩压仍低于 10.7 kPa(80 mmHg)且患者表现为烦躁不安、面色苍白、皮肤湿冷、脉细而快、大汗淋漓、尿少、神志迟钝甚至晕厥者,则为休克表现。⑥心力衰竭主要为急性左心衰竭,表现为呼吸困难、咳嗽、发绀、烦躁等症状,严重者可发生肺水肿,随后可有颈静脉怒张、肝大、水肿等右心衰竭表现。

(3)体征:心脏浊音界可正常,也可轻度至中度增大;心率多增快,少数也可减慢,心律失常;心尖区第一心音减弱,可闻及第三或第四心音奔马律;10％～20％患者在起病第 2～3 天出现心包摩擦音;部分患者在心前区可闻及收缩期杂音;可有各种心律失常、休克或心力衰竭相关的其他体征。几乎所有的患者都有血压降低的症状。

(4)并发症包括以下几种。①乳头肌功能失调或断裂:二尖瓣乳头肌因缺血、坏死等使收缩功能发生障碍,造成不同程度的二尖瓣脱垂并关闭不全,总发生率可高达 50％。②心室壁瘤:主要见于左心室,发生率为 5％～20％。较大的室壁瘤体检时可见左侧心界扩大,心脏搏动范围较广,可有收缩期杂音。瘤内发生附壁血栓时,心音减弱。③心肌梗死后综合征:发生率约为 10％。于心肌梗死后数周至数月内出现,可反复发生,表现为心包炎、胸膜炎或肺炎,有发热、胸痛等症状,可能为机体对坏死组织的变态反应。④栓塞:发生率为 1％～6％,见于起病后 1～2 周,如由左心室附壁血栓脱落所致,则引起脑、肾、脾或四肢等动脉栓塞。由下肢静脉血栓脱落所致,则产生肺动脉栓塞。⑤心脏破裂:少见,常在 1 周内出现,多为心室游离壁破裂,造成心包积血引起急性心脏压塞而猝死。

3.辅助检查

(1)实验室检查:血常规、尿常规、肾功能、电解质、血糖、血脂、心肌酶学和血清心肌坏死标记物。

（2）影像学及其他检查：心电图检查、胸部 X 线检查、24 小时动态血压监测、超声心动图检查、颈动脉超声检查和放射性核素检查等。

4.处理原则及治疗要点

（1）休息：急性期应绝对卧床休息，保持室内环境安静，减少不良刺激。

（2）病情监测：给予持续心电监测，除颤仪应随时处于备用状态，密切观察心率、心律、血压和心功能变化，判断病情的发展，确定抢救及治疗方案。

（3）饮食和通便：给予流质、半流质饮食，逐步过渡到普通饮食。所有急性心肌梗死患者无腹泻者均应使用缓泻剂，以防止便秘时用力排便导致心脏破裂或引起心律失常与心力衰竭。

（4）给氧治疗：急性心肌梗死 1 周内，应给予常规吸氧，一般患者可用双鼻孔导管低流量持续或间接给氧。严重左心衰竭、肺水肿合并有机械并发症者，需面罩加压给氧或气管插管并机械通气。

（5）有效镇痛：首选吗啡 2～4 mg 静脉注射或哌替啶 50～100 mg 肌内注射。

（6）心肌再灌注：起病 3～6 小时，心肌再灌注包括溶栓、急性冠状动脉介入治疗、冠状动脉搭桥术。积极的治疗措施是起病 3～6 小时，最多在 12 小时内，使闭塞的冠状动脉再通，恢复心肌灌注，挽救缺血心肌，缩小梗死面积，从而能改善血流动力学，保护心功能和降低泵衰竭发生率与住院病死率，而且开始越早越好。可采取以下几种疗法。①经皮冠状动脉介入治疗：有条件的医院对具备适应证的患者应尽快实施经皮冠状动脉介入治疗；②溶栓疗法：无条件实行介入治疗或因患者就诊延误、转运时间过长将会错过再灌注时机，无禁忌证应立即（接诊患者后 30 分钟内）行溶栓治疗。临床上常用溶栓药物包括链激酶（SK）、尿激酶（UK）、组织型纤溶酶原激活剂（t-PA）及重组人组织型纤溶酶原激酶衍生物（rt-PA）等。

（7）抗心律失常治疗：心律失常必须及时消除，以免演变为严重心律失常甚至猝死。

（8）控制休克：出现心源性休克时，应在血流动力学监测下，采用升压药、血管扩张药、补充血容量和纠正酸中毒等抗休克处理。

5.护理评估

（1）病史：了解患者患病及诊治经过，评估患者首次心肌梗死发病的时间，发病时的症状如疼痛的部位、性质、程度、持续时间、诱因与缓解方式；有无恶心、呕吐、全身乏力、发热、血压异常、大汗、面色苍白等伴随症状；有无呼吸困难、晕厥、休克、心力衰竭等严重情况发生；相关检查、化验结果。

（2）身体状况：评估胸痛发作的特点，观察患者的意识与精神状态，注意有无表情痛苦、面色苍白、大汗、神志模糊、反应迟钝甚至晕厥等休克表现。观察患者的体温、脉搏、呼吸、血压有无异常。注意患者心率、心律、心音的变化，有无奔马律、心脏杂音及肺部啰音等。

（3）心理-社会状况：评估是否由于胸痛异常剧烈，患者产生了恐惧，活动耐力和自理能力下降而产生焦虑、抑郁情绪。护士应评估患者的心理状态，了解患病对其身心状态的影响程度，患者对疾病的认识程度，患者的经济状况和家人的支持程度。

6.护理措施

（1）休息与活动：急性期应住在冠心病监护室，绝对卧床休息，保持环境安静，减少探视，消除焦虑，防止不良刺激。若病情稳定无并发症，24 小时内应鼓励患者在床上进行肢体活动，如进行腹式呼吸、关节被动与主动运动。若无低血压，第 3 天就可在病房内走动；梗死后 4～5 天，逐步增加活动直至每天 3 次步行 100～150 m，逐渐过渡到室外散步，以不感到疲劳为限，但对病情不稳定及高危患者应适当延长卧床时间。

(2)给氧护理:给予鼻导管间断或持续吸氧,增加心肌氧的供应,减轻心肌缺血和疼痛。严重呼吸困难者可行面罩加压给氧或气管插管并机械通气。

(3)病情观察:持续心电、血压、呼吸、血流动力学和血氧饱和度监测,密切观察心律、心率、血压和心功能的变化。准备好抢救设备和药物,除颤仪应随时处于备用状态,以便及时抢救。

(4)饮食护理:由于患者心肌供血不足,心功能低下,心排血量减少,加上长时间卧床,胃肠蠕动减弱,消化功能不良,宜进食低脂、低胆固醇、清淡易消化的流质或半流质饮食,避免食用辛辣食物或发酵食物,以减少便秘与腹胀。进食不宜太快及过饱,以免加重心脏负担。

(5)保持大便通畅:入院后常规给予缓泻剂;若2天无大便,需积极处理。排便用力易诱发心律失常、心源性休克和心力衰竭等并发症,甚至还可发生心脏破裂。排便时必须有专人看护,严密观察心电图的改变。饮食中适当增加纤维食物;避免用力排便,防止因腹内压急剧升高,反射性引起心率及冠状动脉血流量变化而发生意外。

(6)心理护理:急性心肌梗死患者心理影响巨大,表现为惊恐、忧虑、抑郁、易激惹。疼痛发作时应有专人陪伴,鼓励患者表达内心感受,给予心理支持,增强战胜疾病的信心。指导缓解紧张的放松训练方法。

(7)用药护理:迅速建立两条静脉通路,监测穿刺处有无渗药、红肿、出血、疼痛等,如发现异常及时更换穿刺部位,注意输液速度、液体出入量。保证给药途径畅通,注意遵医嘱应用药物。应用吗啡或哌替啶需注意有无呼吸抑制,应用硝酸甘油或硝酸异山梨酯需随时监测血压变化。

(8)溶栓治疗的护理:①询问患者是否有脑血管病病史、活动性出血和出血倾向、严重而未控制的高血压、近期大手术或外伤史等溶栓禁忌证;②遵医嘱迅速应用溶栓药物并观察不良反应,包括出血(皮肤黏膜出血、尿血、便血、咯血和颅内出血)、低血压[收缩压低于12.0 kPa(90 mmHg)]和变态反应(寒战、发热、皮疹);③溶栓过程中注意患者有无低血压,观察溶栓疗效。

(9)并发症的监测与护理:①心律失常与猝死的监测与护理。心电监测出现室性期前收缩呈频发性、多源性、二联律或三联律等变化,有可能发展为室性心动过速或心室颤动,应立即给予利多卡因50～100 mg稀释后静脉推注。监测电解质和酸碱平衡状况,准备好急救药品和抢救设备,如除颤仪、起搏器等,随时准备抢救。②心力衰竭的病情监测与处理。急性心肌梗死患者在起病初期,甚至在梗死演变期可发生心力衰竭,特别是急性左心衰竭。应严密观察患者有无呼吸困难、咳嗽、咳痰、少尿等,听诊肺部有无湿啰音,避免情绪激动、饱餐、用力排便等加重心脏负荷的因素。

(10)康复训练的监测:开始进行康复训练时,必须在护理人员的监测下进行,以不引起任何不适为度,心率增加10～20次/分为正常反应。运动时心率增加<10次/分可加大运动量,进入高一阶段的训练。若运动时心率增加超过20次/分,收缩压降低超过2.0 kPa(15 mmHg),出现心律失常或心电图ST段缺血型下降≥0.1 mV,则应退回到前一个运动水平。出现下列情况时应减慢运动进程或停止运动:①胸痛、心悸、气喘、头晕、恶心、呕吐等;②心肌梗死3周内活动时,心率变化超过20次/分或血压变化超过2.7 kPa(20 mmHg);③心肌梗死6周内活动时,心率变化超过30次/分或血压变化超过4.0 kPa(30 mmHg)。

7.健康教育

(1)饮食指导:急性心肌梗死恢复后的所有患者均应采用饮食调节,低饱和脂肪和低胆固醇饮食。指导患者避免食用黄油、蛋黄、脂肪、动物内脏、坚果、猪油、巧克力、含乙醇及咖啡因的饮料等,多食新鲜蔬菜、水果、豆制品、植物油。少食多餐,避免过饱。

(2)戒烟:向患者讲解吸烟对健康特别是对心血管方面的危害,告知戒烟方法,制订戒烟计划。每次随诊都须问诊戒烟计划执行情况。

(3)心理指导:应充分理解并指导患者正确对待自己的病情,保持乐观与平和的心情,消除因担心今后工作能力和生活质量而产生的焦虑情绪。鼓励家属和同事对患者给予理解和支持,工作、生活中避免对其施加压力,创造一个良好的身心休养环境。

(4)康复指导:建议出院后继续进行康复治疗,利于提高患者的心理健康水平和生活质量、延长存活时间。康复训练应分阶段循序渐进增加活动量,提倡小量、重复、多次运动,适当的间隔休息,可以提高运动总量而避免超负荷运动。运动中以达到患者最大心率60%～65%的低强度长期锻炼是安全有效的。运动方式包括步行、慢跑、打太极拳、骑自行车、游泳、做健美操等,每周运动3～4天,每次10～15分钟。个人卫生活动、家务劳动、娱乐活动等也对患者有益。经2～4个月的体力活动锻炼后,酌情恢复部分或轻体力工作,但对重体力劳动、驾驶员、高空作业及其他精神紧张或工作量过大的工种应予以避免。无并发症的患者心肌梗死后6～8周可恢复性生活,性生活应适度。

(5)用药指导与病情监测:指导患者严格按医嘱服药,提高服药依从性。告知患者及家属药物的用法、作用和不良反应,教会患者定期监测血压、脉搏。若胸痛发作频繁、程度较重、时间较长,服用硝酸酯制剂疗效差时,应及时就医。教会家属心肺复苏的基本技术,定期门诊随访。

(刘佳静)

第八节　心电图检查的护理

心脏在每个心动周期中,由起搏点、心房和心室相继兴奋,伴随着生物电的变化,通过心电描记器从体表引出多种形式的点位变化的图形简称心电图(electrocar diograph,ECG),是循环系统疾病患者最常用的无创性检查之一,对各种心律失常的诊断分析有不可替代的作用,凡有心悸、心前区不适或原有心脏病患者均需做心电图检查。

心动周期:心脏传导系统的细胞均能发出冲动(自律性),但以窦房结的自律性最高,为正常人心脏的起搏点。冲动在窦房结形成后,随即由结间通道和普通心房肌传递,抵达房室结及左心房,冲动在房室结传导速度极为缓慢,抵达希氏束后传导速度加快,束支及浦肯野纤维的传导速度均极为快捷,使全部心室肌几乎同时被激动,完成1次心动周期。

熟练掌握心电图操作技术,及时判断患者病情,积极配合医师抢救危重患者,乃是现代医学护理工作中必不可少的,更是急救护理的重要技能之一。

把心脏产生的微弱电流(mV级)接收并记录出心电图的装置称为心电图机。心电图机按机型分为便携式、手提式和台式;按功能分类有普通心电图机和计算机自动测试分析报告存储的多功能心电图机;按电源分类有直流式和交流式;按记录方法分类有热笔式、墨水喷射式、计算机针式打印和激光打印;按通道分类有单通道、多通道和12通道。12导联同步心电图是心电图的发展趋势。

心电图记录纸是一种 1 mm×1 mm 的方格坐标记录纸,纸的速度一般为 25 mm/s,每个小方格横格为 1 mm,距离代表时间为 0.04 秒,纵格每小格高 1 mm,代表电压为 0.1 mV。

一、常用心电图导联法

目前临床应用最普通的导联体系是由 Einthoven 创设的国际通用的导联体系,即常规导联体系,分为肢体导联和胸导联。

(1)肢体导联包括标准导联,Ⅰ、Ⅱ、Ⅲ(也称双极肢导联)和 aVR、aVL、aVF(也称加压单极肢导联)。

(2)胸导联包括 V_1、V_2、V_3、V_4、V_5 和 V_6,必要时加用胸壁附加导联 V_7、V_8、V_9、V_3R、V_4R 和 V_5R(表 4-3)。

表 4-3　导联名称与体表对应位置

导联	名称	体表对应位置
肢体导联	RA	右上肢
	LA	左上肢
	LF	左下肢
	RF	右下肢
胸导联	V_1	胸骨右缘第 4 肋间
	V_2	胸骨左缘第 4 肋间
	V_3	V_2 与 V_4 连线中点
	V_4	锁骨中线与第 5 肋间相交处
	V_5	左腋前线与第 5 肋间相交处
	V_6	左腋中线与第 5 肋间相交处
	V_7	左腋后线与第 5 肋间相交处
	V_8	左肩胛下角线与 V_4 同一水平
	V_9	脊中线与 V_4 同一水平
	V_3R	胸骨右缘与 V_3 对称位置
	V_4R	胸骨右缘与 V_4 对称位置
	V_5R	胸骨右缘与 V_5 对称位置

二、适应证

各种心律失常和心力衰竭;心肌受损,胸痛、心绞痛和心肌梗死,特征性的心电图改变和演变是诊断心肌梗死最可靠和最实用的方法;心脏病变;心脏手术和非心脏手术患者;观察洋地黄和抗心律失常药物疗效及不良反应;各类休克患者;电解质紊乱;呼吸衰竭。

三、操作程序

(一)评估患者

1.全身情况

了解患者的年龄、性别、体重、生命体征、意识状况、自理能力和既往心血管病史,目前的医疗诊断和病情,评估肝肾功能和胃肠功能有无异常。

2.局部情况

心前区皮肤状况,服用药物及电解质紊乱的情况,与当前病情是否有关。评估发病前的诱发因素,如情绪激动、劳累、饥饿、寒冷和便秘等。

3.心理状态

患者对治疗的态度、对药物的依赖性、对心电图检查的认识及配合程度。

4.健康知识

评估患者对疾病的认识及心电图检查的目的、方法、注意事项及配合要点的认知程度。

(二)操作准备

1.操作者准备

衣帽整洁,修指甲,戴口罩,取下金属物品。

2.患者准备

当日禁止服用各种抗心律失常药、兴奋药和镇静药。检查前30分钟避免饱餐及剧烈运动,保持情绪稳定。取下活动性义齿、金属饰物和手表,以防电波干扰。

3.用物准备

心电图机、生理盐水、导电糊和纱布。使用交流电源的心电图机必须检查电源接地线是否良好,所有的电缆是否正确连接,有无裸露破损等。

4.环境准备

室内温度不低于18℃,以避免因寒冷引起的肌电干扰。床旁不要放置其他电器用具(不论通电与否)和穿行的电源线。放置屏风或拉帘,注意保护患者隐私。

(三)实施步骤

心电图机使用流程见图4-1。

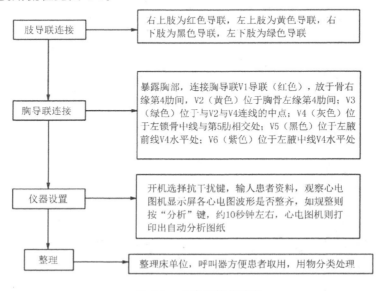

图4-1 心电图操作流程

1.核对患者

将心电图机推至病房,核对床号和姓名。做好心电图操作的解释和安慰工作,以取得患者合作。

2.体位

患者平卧于绝缘床上,双臂与躯干平行,暴露前胸、双手腕内侧和双下肢内踝部,注意保暖和屏风遮挡。

3.固定电极

拭去放置电极部位皮肤上的汗渍和污垢后,用导电糊涂擦以减少皮肤电阻,将电极板贴好固定:应贴紧密,皮肤固定处松紧适宜。

4.连接肢导联

按顺序红色导线接右上肢,黄色接左上肢,蓝色接左下肢,黑色接右下肢。

5.连接胸导联

将导联线与各极板相连,最后依次接胸导联(图4-2)。注意连接好地线。

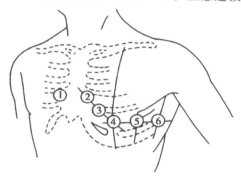

图 4-2 胸导联连接法

6.打开电源开关,保证性能良好

检查有无电极干扰现象,调节灵敏控制,保证基线平稳,定准电压。

7.描记各导联

告知患者身体勿移动,调拨导联选择器开关,按Ⅰ、Ⅱ、Ⅲ、aVL、aVR、aVF、V_1、V_2、V_3、V_4、V_5和V_6顺序描记,每一导联描记3个完整波形;打印12导联心电图。

8.关机

描记结束,关闭电源,取下电极和导联线,将局部皮肤擦净。

9.安置患者

协助患者整理衣服,取舒适卧位。

10.贴图记录

取下心电图记录纸,按描记顺序规范地贴图,标出心电图各导联,注明科室、床号、姓名、性别、年龄、日期、时间和操作者签名。

11.结束

将12导联心电图及时交值班医师。

四、护理措施

(一)术前宣教

操作前向患者解释心电图检查是无创伤性检查,以消除患者紧张情绪。在每次做常规心电图之前,应充分休息。操作中检查时应尽量取平卧位,患者保持安静,肌肉放松,平静呼吸,勿说话,勿过度呼吸,勿移动体位,肢体不要接触铁床或他人皮肤,防止产生干扰波形而影响分析。暴露患者时,应观察患者面色,注意保暖及保护患者隐私,操作时间<5分钟。

(二)部位准确

严格按照国际统一标准,准确安放12导联常规心电图,女性乳房下垂者,应托起乳房,将 V_3、V_4 和 V_5 电极安放在乳房下缘胸壁上,而不应该安置在乳房上。如果病情需要应加做 V_7、V_8、V_9、V_3R、V_4R 和 V_5R 的18导联心电图。描记 V_7、V_8 和 V_9 导联心电图时,必须仰卧位,而不应该在侧卧位时描记,背部的电极最好选用扁的吸杯电极,或临时贴一次性心电监护电极并接上导联线代替。如需加做1分钟心电图,可按"节律"键等待1分钟后心电图机打印出自动分析图纸。

(三)安全管理

心电图检查时应正确登记患者姓名,以免张冠李戴,出现差错。以避免出现人为异常心电图。应用导电糊时,应涂擦在患者的皮肤上,而不应该把导电糊涂在电极上。此外,还应尽量避免用棉签或毛笔蘸生理盐水或乙醇,甚至于自来水代替导电糊,容易造成皮肤和电极之间的阻抗增加,极化电位不稳引起基线漂移或其他伪差。如出现基线不稳或干扰时,应注意观察患者的呼吸情况,检查电机是否接触良好。

五、仪器的维护与保养

(一)主机

携带心电图机过程中应避免剧烈震动,心电图主机应避免高温、日晒、受潮、尘土或撞击,盖好防尘罩。

(二)导联线

各导联线的芯线或屏蔽层容易损坏,尤其是靠近两端的插头处,因此使用时切忌用力牵拉或扭转。收纳时应盘成直径较大的圆盘,或悬挂放置,避免扭转或锐角折叠。导线不裸露。

(三)电极

每天做完心电图后必须洗净电极,用铜合金制作的电极,如发现有锈斑,可用细砂纸擦掉后,再用生理盐水浸泡1夜,使电极表面形成电化性能稳定的薄膜。镀银的电极用水洗净即可,使用时应避免插上镀银层。

(四)充电备用

直交流两用的新型心电图机,应按说明书的要求定期充电,以延长电池的使用寿命。置于干燥处,及时充电备用。

(吴 桃)

第九节 心脏电生理检查的护理

一、心内电生理检查

临床心脏电生理检查是用以检查心电活动的各种方法的总称,广义的概念包括各种与心电有关的检查技术。而心内电生理检查是利用心导管技术,将电极导管置于心腔内记录局部心脏电活动,并辅以各种心脏刺激术,探讨和研究各种心律失常的发生机制,并作出明确的诊断,以便为治疗提供可靠的依据。

早期的心电生理研究工作,主要是详细分析心脏传导系统的生理功能及其异常变化,随后人们的注意力逐步转移到研究预激综合征和其他室上性心律失常的发病机制。近年来,研究工作的重点已经转移到了对器质性心脏病引起的室性心动过速和心源性猝死的机制以及介入治疗上,在这一发展过程中,电生理检查从一种研究工具发展成为实际临床操作。

(一)心内电生理检查适应证

心内电生理检查可用于诊断和评价多种临床心律失常。目前电生理检查的适应证仍在不断扩大,最突出的领域是将电生理检查作为指导心律失常介入性治疗的工具,用于术前诊断、术中标测定位和鉴别诊断、术后疗效和并发症的评价及远期随访等。

(1)较严重的心律失常的诊断和治疗。

(2)不明原因的晕厥。

(3)抗心律失常药物的筛选。

(4)强化安装起搏器的指征,包括缓慢心律失常的治疗、抗心动过速起搏器和置入式自动复律起搏器(ICD)。

(5)射频消融术和外科手术前检查。

(6)心律失常机制的研究。

(二)心内电生理检查禁忌证

(1)全身感染性疾病及穿刺局部化脓性感染。

(2)有出血性疾病或出血倾向。

(3)严重肝肾功能障碍。

(4)患者目前的心脏病可能使诱发的心律失常终止相当困难,以及产生死亡的高度危险(如急性心肌梗死、不稳定型心绞痛)。

(5)某些急性因素使检查结果不能反映患者的一般状况时(急性缺血和药物毒性);严重电解质紊乱及酸碱平衡失调。

(三)心导管技术

1.经皮穿刺插管技术

可采用股静脉和股动脉穿刺插管法,锁骨下静脉穿刺法,心脏电生理检查一般采用穿刺左侧锁骨下静脉,因从此处电极容易进入冠状窦。穿刺点选在锁骨中点下方 1 cm 处,进针角度为 30°,进针后以锁骨为标志寻找锁骨与第一肋骨间隙,针尖对着胸锁关节上方,进针 3~4 cm 就可有穿透感,并可吸出大量暗红色血液,用右手取下注射器针筒,并立即用左手拇指将穿刺针尾孔堵住,以防空气回吸。然后迅速插入导丝,拔出穿刺针,在 X 线透视下前送导丝,在确认导丝进入下腔静脉后(确认未误入锁骨下动脉),沿导丝插入扩张鞘管,再将电极导管插入锁骨下静脉,经右心房冠状窦口插入冠状窦内。

2.电极导管的位置

放置电极导管的数量和种类,一般根据电生理检查的目的确定。经典的操作是常规放置 4 根电极导管,即以左锁骨下静脉放置 1 根冠状静脉窦电极导管,用于记录左心房和左心室电活动;经右股静脉送入 3 根电极导管,其中 1 根放置在高位右心房,用于对心房进行刺激或记录;

1 根放置在希氏束走行部位,用于寻找和记录希氏束电位,必要时进行希氏束刺激;1 根通过三尖瓣口进入右心室,放置在右室心尖部或流出道起始部,用于对心室进行记录或刺激。

3.心脏标测技术

心脏标测技术是采用心腔内电图记录和起搏刺激相结合的方法确定消融靶点的技术。即用起搏刺激方法诱发出心动过速,然后同步记录心内不同部位各个探查电极的心电活动,寻找心动过速中最早发生电活动的部位,即为心动过速的起源点。显性预激综合征窦性心律时,同步记录多个电极心内电图,可寻心室最早预先激动点,心室刺激经旁道逆传时寻找心房最早激动点,即为隐匿性旁道所在位置,标测目的是进行心律失常的定位诊断,指导手术治疗或射频消融术。

(四)并发症及处理

1.穿刺部位出血

股动脉穿刺可引起出血。肥胖患者穿刺动脉处易合并出血,穿刺不熟练时可穿过动脉插入静脉合并出血。可通过加强基本功训练,来减少穿刺并发症。

2.血管迷走反射

少数患者在术后股动脉、静脉穿刺部位压迫止血过程中,可以出现心率突然减慢、血压下降、面色苍白、大汗、恶心、呕吐,此为局部压迫强度过大、刺激血管壁,引起血管迷走反射所致。处理方法为迅速静脉注射阿托品 $0.5\sim1$ mg 和多巴胺 $2\sim5$ mg。

3.血栓栓塞

穿刺动脉插入动脉导管应常规应用肝素 3 000 U,对导管仅入右心的电生理检查不常规使用肝素。

4.气胸

气胸为锁骨下静脉穿刺的并发症,操作熟练者很少见。少量气体可自行吸收,气体量大时可行胸腔穿刺引流。

5.心律失常

此种现象在电生理检查过程中比较常见。诱发心律失常是电生理检查的目的之一。但有些心律失常是电生理检查时不期望出现的心律失常。应用期前刺激或快速心房刺激时很容易诱发心房颤动,多数为一过性,血流动力学稳定,不需特殊处理。如果持续时间长,影响进一步电生理检查,或心室率较快引起严重血流动力学障碍,甚至出现晕厥时,应使用直流电复律。

二、心脏电生理检查的护理

(一)护理要点

(1)做好解释工作和心理护理,取得患者的合作。

(2)执行术前常规准备,双侧腹股沟区及双侧锁骨上、下区备皮。

(3)教会患者练习床上排尿排便、咳嗽、深吸气、屏气等。

(4)对行电生理检查及射频消融术的患者,术前 72 小时禁止使用抗心律失常的药物。

(5)术后安置在监护室,给心电监护、血压监测,并注意观察其变化,如有异常及时通知医师处理。

(6)一般患者卧床 6 小时,穿刺侧肢体制动 $2\sim4$ 小时,如果是左侧旁道消融需卧床 12 小时,穿刺侧肢体制动 12 小时。

(7)术后每天描记全导联心电图,观察有无各种心律失常及房室传导阻滞。

（二）健康教育

术后口服阿司匹林 150 mg 每天 1 次，持续 3～6 个月。

三、射频消融术的护理

射频消融术是一种非外科手术消除导致快速心律失常异常电通路的方法。射频消融术是在心脏电生理技术进行心内标测定位的基础上，经皮穿刺将心导管置于引起心律失常的病灶或异常传导路径区内，通过释放射频电流，促使该区域内心肌细胞发生脱水、变性、坏死，自律性和传导性能均发生改变，从而根治心律失常的一种心脏介入性治疗技术。优点是创伤小、并发症少、安全有效。适用于预激综合征合并阵发性心房颤动和快速心室率、房室折返性心动过速、房室结折返性心动过速、房速、室性期前收缩、室性心动过速、房扑、心房颤动等心律失常的治疗。

（一）术前护理

1.一般护理

做好术前宣教及心理护理，配合医师完善各项检查；房颤射频消融者，需行食管超声检查确认无心房血栓方可手术。术前指导患者练习床上大小便，对于高龄、床上排尿困难者留置尿管。

2.皮肤准备

术前常规清洁备皮，范围包括颈部、腋下、锁骨下上胸部、双侧腹股沟及会阴部。

3.饮食护理

术前无须禁食，手术当天以清淡流质饮食为主，不宜过饱。

4.用药护理

术前停用抗心律失常药物至少 5 个半衰期，术前 3 天停用华法林，改低分子肝素皮下注射，如有必要，术前一晚遵医嘱应用镇静剂。

5.病情监测

建立静脉通路，注意观察生命体征变化。

（二）术后护理

1.卧位与休息

术后取平卧位，穿刺静脉者局部压迫 3～5 分钟，止血后用无菌纱布包扎，卧床 4～6 小时，如无出血，肢体关节方可屈曲活动；穿刺动脉者局部按压 10～20 分钟，止血后用弹力绷带加压包扎，沙袋压迫 6～8 小时，卧床 12～24 小时。卧床期间保持术侧肢体伸直、不可屈曲。鼓励患者活动脚趾关节和健侧肢体，减轻肢体僵硬、麻木感，避免因长期卧床发生深静脉血栓。

2.饮食护理

给予低脂、高维生素、清淡、易消化饮食，不宜过饱。

3.用药护理

对于年老体弱或有其他基础性疾病的患者可遵医嘱给予抗生素预防感染，并遵医嘱按常规治疗给药。

4.病情观察

（1）术后持续心电监护，观察心律、心率、血压等的变化，监测体温。

（2）观察患者有无心慌、气急、恶心、胸痛等症状，以便早期发现气胸、心包压塞、心脏穿孔、反射性迷走神经兴奋、房室传导阻滞、室颤或其他严重心律失常等并发症的发生，给予及时对症处理。

（3）观察穿刺侧肢体远端动脉搏动及血运情况，注意监测腿围、臂围的变化，观察皮肤颜色、温度、感觉变化。注意有无局部出血、血肿、渗出等情况。

(4)观察患者有无腰痛、尿潴留或血栓形成等并发症,遵医嘱给予对症处理。

(三)并发症护理

1.出血

多见于动脉穿刺点出血,立即给予按压止血,协助患者平卧,监测心率、血压变化,给予氧气吸入、静脉补液,必要时加压液及验血型备血。

2.心律失常

密切监测心率、心律变化,观察有无传导阻滞或其他严重心律失常发生。

3.心脏压塞

观察患者是否有心动过速、血压下降、脉压变小和静脉压明显升高等急性循环衰竭表现,协助患者卧床,立即通知医师,开放静脉通路,必要时协助医师行心包穿刺。

4.健康教育

(1)指导患者自我监测心率、心律变化,如有异常,及时就诊。

(2)术后 1 个月内禁食用带刺、坚硬食物,防止食管损伤。

(3)术后 1～2 周即可进行相对正常的生活和工作,但应避免重体力劳动或运动,1～2 个月后可恢复完全正常的生活和工作。

(4)出院后 1～2 周复查心电图 1 次,以后 1～3 个月复查心电图 1 次直到半年,必要时复查胸片、超声心动图及动态心电图。

(吴　桃)

第十节　起搏器植入术的护理

人工心脏起搏术是指运用起搏器来发放脉冲电流,形成异位兴奋灶,带动心脏搏动的治疗方法。其核心部分是起搏器内的脉冲发生器。目前已发展了多种类型的起搏器,如固定频率型、心室按需型、频率按需抑制型等。本节主要讲严重心律失常患者的起搏器置入术护理。

根据起搏器的性能和工作方式,规定用几个外文字母代表,1974 年起采用 3 位代码命名,1981 年国际心脏病学会联合会增补为 5 位代码。第 1 个字母代表起搏的心脏,如 A 为起搏心房,V 为起搏心室,D 为心房心室双腔起搏。第 2 个字母代表起搏器能感知哪个心腔,如 A 为感知心房的激动,V 为感知心室的激动、D 为心房和心室双腔均感知、O 为无感知功能。第 3 个字母表示起搏器感知心脏自身电活动后的反应方式。如 T 为触发型,即感知心脏自身激动后释放一个刺激脉冲;I 为抑制型,即感知心脏自身激动后,起搏器工作受到抑制暂时不发放脉冲刺激;D(或 T/I)为既有触发反应又有抑制反应,O 为无此项功能;R 为逆向反应,即当患者发生心动过速时发放脉冲呈逆向反应,与一般起搏器相反。第 4 个字母表示程序控制的程度,P 为有 1～2 项程控功能。第 5 个字母表示抗快速心律失常的形成。如 B 为猝发成串脉冲刺激;N 为与正常频率竞争刺激;S 为频率扫描刺激;E 为体外控制脉冲的发放。如 VVI 起搏器表示心室起搏、心室感知、反应方式为抑制型。

按起搏器的使用时间分为临时起搏和永久起搏。

一、临时起搏器置入术

临时起搏器置入术是治疗严重心律失常的一种应急和有效的措施,也是心肺复苏的急救手段。自 1973 年 Schnitzler 首先报道应用漂浮电极导管进行床旁心脏临时起搏后,此项技术迅速得到推广应用,现已成为医院抢救患者必不可少的医疗技术之一。

(一)适应证

临时起搏器植入术为非永久性置入起搏电极的一种起搏方法。通常使用单极起搏导管电极,起搏器放置在体外,起搏电极放置时间一般不超过 4 周。

1.急救措施

(1)任何原因引起的心脏骤停以及各种心动过缓引起的阿斯综合征的紧急抢救。

(2)需要超速抑制终止对药物治疗无效或不宜药物、电转复的快速心律失常。

(3)有永久起搏器置入的适应证,但属于疾病的急性期,心律失常可能被治愈者。

2.保护性措施

(1)作为安装永久起搏器前的过渡性治疗。

(2)心脏外科手术后的保护性措施,可帮助复苏、控制心动过速以及处理手术引起的房室传导阻滞。

(3)有心律失常潜在危险者,进行外科大手术或进行心血管介入性诊疗时,作为保护性措施。

3.诊断措施

(1)快速心房起搏诊断冠心病。

(2)窦房结功能测定。

(3)心脏电生理检查。

(4)埋植起搏器之前的试验起搏或预备起搏。

(二)物品准备

紧急情况下可在床边进行临时起搏器的置入。有条件情况下,应在心导管室进行,并准备下列设备和用物。

1.设备

X 线设备、心电监护仪、除颤器、电生理检查及血流动力学监测装置。

2.用物

无菌敷料包、治疗车、急救药品、起搏电极以及临时起搏器(图 4-3)。

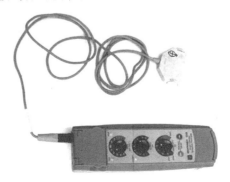

图 4-3 临时起搏器

（三）方法

根据插管途径分为经皮起搏、经静脉起搏、经食管心脏起搏和经胸心脏起搏。临时起搏方式的选择通常取决于当时的情况,如情况紧急,需要进行临时起搏治疗患者的血流动力学不稳定,常需要迅速对心血管系统的衰竭进行预防和干预治疗。如极其严重的心动过缓患者在抢救室内,应首选经皮起搏,一旦稳定则改用经静脉起搏。起搏电极经静脉送入心腔接触心内膜者称为心内膜电极;起搏电极经胸腔植入接触心外膜者称为心外膜电极;起搏电极刺入心壁心肌者称为心肌电极。下面仅介绍经静脉心内膜单极导管起搏,可供选用的静脉包括大隐静脉、股静脉、锁骨下静脉、颈内静脉、颈外静脉、肘静脉及肱静脉。

1.置管方法

（1）患者取平卧位,常规皮肤消毒、铺无菌巾,暴露穿刺部位,通常选用大隐静脉或肘静脉穿刺。

（2）穿刺部位局部麻醉,用注射器探明静脉的走向和深度。

（3）以手术刀尖划开皮肤,用16G或18G穿刺针刺入静脉,回血通畅后拔出内芯,向穿刺针内送入导引钢丝至下腔静脉或上腔静脉,然后拔出穿刺针,保留导引钢丝在血管内。

（4）沿导引钢丝插入血管扩张管及静脉鞘管至大隐静脉或肘静脉,撤出导引钢丝及血管扩张管,保留静脉鞘管在血管内。

（5）将起搏电极从静脉鞘管内插入大隐静脉或肘静脉,经下腔静脉或上腔静脉到右心房,通过三尖瓣到达右心室中部,使电极紧贴心内膜。

（6）将起搏电极的插头与体外用的临时起搏器连接进行起搏。调节输出电压至能起搏时(即起搏阈值),一般为1 V左右。设定起搏频率。调节感知灵敏度(即起搏器感知P波或R波的能力),心室感知灵敏度一般为1～3 mV。

（7）当深呼吸,改变体位时能有效起搏,则固定起搏电极和鞘管于穿刺部位的皮肤处。

（8）75%乙醇消毒后局部覆盖无菌纱布并在体外妥善固定临时起搏器。

2.注意事项

（1）插管过程中如没有X线引导,可通过心腔内心电图引导插管。其心腔内心电图变化与导管位置(表4-4)。

表4-4　心腔内心电图变化与导管位置的关系

导管位置	P波	QRS波群	T波
上腔静脉或右心房上部	倒P	QS	倒T
右心房中部	P正负双向	QS	倒T
右心房下部	直立P	QS	倒T
右心室上部	直立P	QS	正T
右心室中部	直立P	rS	正T,ST抬高

（2）起搏阈值太高,说明电极与心内膜接触不良,此时应改变电极位置。

（3）实际设置的起搏电压应高于起搏阈值。

（4）术后搬动患者要小心,防止电极脱开或刺破右心室。

二、永久起搏器置入术

(一)起搏器的类型

1.单腔起搏器

分为非同步型、抑制型和触发型三种。非同步型心室起搏器(VOO)、非同步型心房起搏器(AOO);抑制型按需心室起搏器(VVI)、抑制型按需心房起搏器(AAI);触发型按需心室起搏器(VVT)、触发型按需心房起搏器(AAT)。目前广泛应用于临床的是 VVI 和 AAI。

2.双腔起搏器

如非同步房室起搏器(DOO)、房室顺序起搏器(DVI)、心房和心室抑制型房室顺序起搏器(DDI)、房室同步型心室起搏器(VAT)、房室同步型心室按需型起搏器(VDD)、房室全自动型起搏器(DDD)。

3.频率适应性起搏器

如频率适应性心室起搏器(VVIR)、频率适应性心房起搏器(AAIR)、频率适应性心房同步心室抑制型起搏器(VDDR)、双传感器频率适应性单腔起搏器(SSIR)、双传感器频率适应性双腔起搏器(VDDR 和 DDDR)。

4.抗心动过速型起搏器

抗心动过速型起搏器是阵发性室上性心动过速的有效治疗手段之一。

5.植入型心律转复除颤器(ICD)

目前临床使用较多的起搏器(图 4-4)。

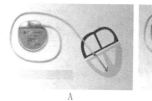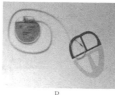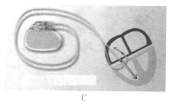

图 4-4　常用的单腔和双腔起搏器
A.心室起搏;B.心房起搏;C.双腔起搏

(二)适应证

1.心脏传导阻滞

包括有症状的房室传导阻滞和窦房传导阻滞,心室率<40 次/分,传导阻滞伴心室静止>4 秒,需要长期使用药物维持心率者。

2.病态窦房结综合征

心室率<40 次/分,窦性停搏≥3 秒,慢快综合征伴有晕厥,有症状的窦性心动过缓,药物治疗无效者。

(三)禁忌证

无绝对禁忌证,其相对禁忌证为:①发热或败血症;②明显的心力衰竭;③血管栓塞性疾病血栓活动期;④出血性疾病或凝血功能障碍者;⑤糖尿病血糖未控制者。

(四)物品准备

所有物品同临时起搏器置入术,另外增加起搏器分析仪、永久起搏器(包括脉冲发生器、导线和电极)。

（五）方法

1.置管步骤

（1）患者取平卧位，常规皮肤消毒、铺无菌巾，暴露穿刺部位。通常选用锁骨下静脉穿刺，另外也可选择头静脉、颈外静脉和颈内静脉。

（2）穿刺部位局部麻醉，用注射器探明静脉的走向和深度。

（3）以手术刀尖划开皮肤，将穿刺针刺入静脉，回血通畅后拔出内芯，向穿刺针内送入导引钢丝至上腔静脉，然后拔出穿刺针，保留导引钢丝在血管内。

（4）沿导引钢丝插入血管扩张管及外鞘至锁骨下静脉，撤出导引钢丝及血管扩张管，保留外鞘在血管内。

（5）将永久起搏器导管电极从外鞘内插入锁骨下静脉，经上腔静脉到右心房，通过三尖瓣到达右心室心尖部，继续推进导管，使电极嵌入肌小梁中。

（6）进行起搏器功能的测试，测试满意后固定导管于血管上。

（7）在距锁骨下缘 2 cm 处作一横切口，分离脂肪层直至胸肌膜，从切口处向下分离出一个皮囊，置入起搏器。

（8）从静脉穿刺点处向皮囊方向作一皮下隧道，将导管电极与起搏器连接，缝合皮肤。

2.注意事项

（1）在 X 线导引下送入导管电极，使电极顶端嵌入心内膜肌小梁中，电极导线在心腔内及胸腔内应留有足够的长度，避免导线牵拉、折断或接头脱落。

（2）进行起搏器功能测试时，患者分别作深呼吸、咳嗽、翻身等动作以观察电极是否安置牢固，测试理想的起搏阈值后再固定电极。

（3）皮囊应根据起搏器的大小留有足够的空间，避免皮肤张力过大而导致伤口愈合不良。

三、护理措施

（一）术前护理

（1）手术部位备皮，经大隐静脉插管时需对会阴部及两侧腹股沟备皮，经锁骨下静脉插管时要对左上胸包括颈部和腋下备皮。

（2）协助医师做好常规检查，如血常规、血小板、出凝血时间、肝肾功能、电解质等，术前 30 分钟肌内注射地西泮 10 mg。

（3）训练患者在床上排便，术前禁食、禁水 4～6 小时。

（4）准备好抢救器械和药品。

（5）告知家属起搏器置入术的目的、简要手术过程、注意事项、可能发生的并发症，并签署知情同意书。

（二）术中护理

（1）体位：患者平卧于 X 线诊断床上，暴露穿刺部位。连接心电监护仪，建立静脉输液通道。

（2）进行永久起搏器置入术时，可根据患者的经济状况、年龄以及心律失常的类型选择不同的心脏起搏器。

（3）在起搏器置入的过程中，护士应密切观察患者的生命体征，尤其是心电图的监测。当起搏电极进入右心室刺激室壁时，可引起频发的室早、室速，此时应暂停操作，同时静脉滴注利多卡因，严密观察心电变化。配合手术医师变换患者的体位、测定起搏器的阈值，留取标本、供应术中的物品等,以保证手术能迅速、安全地进行。

(4)导管电极固定前应反复测试,直至达到理想状态。

（三）术后护理

(1)术后平卧 24 小时,经大隐静脉安置临时起搏器者,需绝对卧床休息,避免手术侧肢体屈曲和过度活动。

(2)安置永久起搏器的患者,需卧床 72 小时,手术侧肢体不宜过度活动,以免导管脱落。局部伤口沙袋压迫 4～6 小时,观察伤口有无渗血、渗液及皮下血肿,定期更换伤口敷料。

(3)密切观察病情变化,尤其注意起搏器的起搏功能和感知功能是否正常,患者原有症状是否消失,对起搏器是否适应等。监测心律、心率及心电图变化,注意有无心律失常或电极移位等并发症,发现异常及时报告医师进行处理。

(4)常规应用抗生素 3～5 天,以预防感染。

（四）并发症的观察和护理

1.起搏阈值增高

表现为原来的输出电压不能带动心脏起搏,多出现在起搏器置入术后 2～3 天,1～2 周达高峰,以后逐渐下降,至 1 个月趋向稳定。可通过调高输出电压或给予氯化钾或肾上腺皮质激素来降低起搏阈值;若起搏阈值持续增高,多为电极接触不良或电极接触部位纤维化,要考虑更换电极。

2.电极移位及导线断裂

表现为部分起搏甚至完全不能起搏,心电图上显示脉冲波与 QRS 波群无关。可通过变换体位来观察起搏情况,如无改善则需要重新调整电极位置或更换电极。

3.心肌穿孔

当电极嵌入肌小梁中,随心脏的收缩和舒张产生的吸力可引起心肌穿孔。心肌穿孔后患者出现胸闷、胸痛、心包摩擦音,同时出现起搏失灵或间断起搏。发生心肌穿孔后应立即在 X 线导引下将导管后撤至心腔,并严密观察有无心包填塞现象,如出现心包填塞应立即切开心包,缝合穿孔创口。

4.起搏器故障

可能为接插件故障、电池失效或脉冲发生器元件故障等。一般分为脉冲发放故障和感知不良两大类。不论何种原因,均应及时停用或调换起搏器。

5.局部皮肤坏死或感染

可在局部观察到感染灶或坏死物。应全身和局部应用抗生素,感染无法控制时应取出起搏器重新调换部位。

6.心律失常

安装起搏器的患者可发生竞争心律,通过调节起搏频率、感知灵敏度一般均可以克服竞争心律,无效时暂时停用起搏器或更换起搏器。另外,由于电极对心室壁的刺激还可能发生室早或室速,电解质紊乱时也可能导致心律失常。

7.人工心脏起搏器综合征

见于经心室起搏的患者,由于房室收缩不同步,可使心室充盈量减少,心搏量减少,血压降低,脉搏减弱,患者可出现心慌、血管搏动、头胀、头昏等症状。

8.肢体功能障碍

由于术后患者对起搏器不习惯,或切口处疼痛,患者常常不敢活动肢体,久之会引起肢体肌肉失用性萎缩、关节韧带粘连,从而影响正常的肢体功能。

9.心功能减退

安置起搏器虽然解决了患者心脏传导上的问题,但它毕竟不同于正常生理状态下的心脏兴奋收缩,因而会导致心功能减退。表现为原有缺血性心脏病、心肌病的患者,心功能更差,其症状更为明显。

(五)健康教育

(1)向患者及家属讲解安置起搏器的方法和意义、手术的必要性和安全性、简要手术过程、术中配合要点、术后可能发生的并发症及其应对措施等,消除患者的顾虑和恐惧。

(2)安置永久起搏器后应避免进入强电场、磁场区域,避免使用有磁物品以及进行核磁显像等检查。一般家用电器不影响起搏器的工作,但需与之保持一定距离。

(3)安置起搏器的一侧上肢避免用力过度或做幅度太大的动作。

(4)外出时应随身携带保健卡,卡上注明安装起搏器的时间、类型,以备不测之用。

(5)教会患者每天自测脉搏,发现心率过快、过慢、不规则或出现头晕、乏力、心悸、晕厥等症状时及时到医院就诊。

(6)起搏器埋藏部位避免碰撞,注意局部清洁。体质消瘦或胸部皮下脂肪少的患者可使用托带固定起搏器,以减小局部张力。

(7)定期复查起搏器的功能,一般第一年每3个月随访1次,以后每半年随访1次。放置植入型心律转复除颤器(ICD)的患者应每隔1～2个月随访1次。随访时测定ICD的充电时间及发放电击累积次数。

(8)更换起搏器的指征:①安装起搏器前的症状再度出现;②心率减慢超过设定频率10次/分;③起搏频率减慢,低于原定频率的10%以上。

(9)教会家属心肺复苏技术。

(吴 桃)

第五章 内分泌科护理

第一节 糖 尿 病

糖尿病(diabetes mellitus,DM)是一组由多病因引起的以慢性高血糖为特征的代谢性疾病,是由胰岛素分泌和/或作用缺陷所引起。糖尿病是常见病、多发病。

一、分型

(一)1型糖尿病
1型糖尿病:胰岛B细胞破坏,常导致胰岛素绝对缺乏。

(二)2型糖尿病
2型糖尿病:从以胰岛素抵抗为主伴胰岛素分泌不足到以胰岛素分泌不足为主伴胰岛素抵抗。

(三)其他特殊类型糖尿病
其他特殊类型糖尿病指病因相对比较明确,如胰腺炎、库欣综合征等引起的一些高血糖状态。

(四)妊娠期糖尿病
妊娠期糖尿病指妊娠期间发生的不同程度的糖代谢异常。

二、病因与发病机制

糖尿病的病因和发病机制至今未完全阐明。总的来说,遗传因素及环境因素共同参与其发病过程。胰岛素由胰岛B细胞合成和分泌,经血液循环到达体内各组织器官的靶细胞,与特异受体结合并引发细胞内物质代谢效应。该过程中任何一个环节发生异常,均可导致糖尿病。

(一)1型糖尿病
1.遗传因素
遗传因素在1型糖尿病发病中起重要作用。
2.环境因素
糖尿病可能与病毒感染、化学毒物和饮食因素有关。

3.自身免疫

有证据支持 1 型糖尿病为自身免疫性疾病。

4.1 型糖尿病的自然史

1 型糖尿病的发生发展经历以下阶段。

(1)个体具有遗传易感性,临床无任何异常。

(2)某些触发事件,如病毒感染引起少量 B 细胞破坏并启动自身免疫过程。

(3)出现免疫异常,可检测出各种胰岛细胞抗体。

(4)B 细胞数目开始减少,仍能维持糖耐量正常。

(5)B 细胞持续损伤达到一定程度时(通常只残存 10%～20% 的 B 细胞),胰岛素分泌不足,出现糖耐量降低或临床糖尿病,需用外源胰岛素治疗。

(6)B 细胞几乎完全消失,需依赖外源胰岛素维持生命。

(二)2 型糖尿病

1.遗传因素与环境因素

有资料显示,遗传因素主要影响 B 细胞功能。环境因素包括年龄增加、现代生活方式改变、营养过剩、体力活动不足、子宫内环境以及应激、化学毒物等。

2.胰岛素抵抗和 B 细胞功能缺陷

胰岛素抵抗是指胰岛素作用的靶器官对胰岛素作用的敏感性降低。B 细胞功能缺陷主要表现为胰岛素分泌异常。

3.糖耐量减低和空腹血糖调节受损

糖耐量减低是葡萄糖不耐受的一种类型。空腹血糖调节受损是指一类非糖尿病性空腹血糖异常,其血糖浓度高于正常,但低于糖尿病的诊断值。目前认为两者均为糖尿病的危险因素,是发生心血管病的危险标志。

4.临床糖尿病

达到糖尿病的诊断标准(表 5-1)。

表 5-1　糖尿病诊断标准(WHO,1999)

诊断标准	静脉血浆葡萄糖水平(mmol/L)
(1)糖尿病症状＋随机血糖或	≥11.1
(2)空腹血浆血糖(FPG)或	≥7.0
(3)葡萄糖负荷后 2 小时血糖(2hPG)	≥11.1
无糖尿病症状者,需改天重复检查,但不做第 3 次 OGTT	

注:空腹的定义是至少 8 小时没有热量的摄入;随机是指一天当中的任意时间而不管上次进餐的时间及食物摄入量。

三、临床表现

(一)代谢紊乱综合征

1."三多一少"

多饮、多食、多尿和体重减轻。

2.皮肤瘙痒

患者常有皮肤瘙痒,女性患者可出现外阴瘙痒。

3.其他症状

四肢酸痛、麻木、腰痛、性欲减退、月经失调、便秘和视物模糊等。

(二)并发症

1.糖尿病急性并发症

(1)糖尿病酮症酸中毒(diabetic ketoacidosis,DKA):为最常见的糖尿病急症,以高血糖、酮症和酸中毒为主要表现。DKA最常见的诱因是感染,其他诱因有胰岛素治疗中断或不适当减量、饮食不当、各种应激及酗酒等。临床表现为早期"三多一少",症状加重;随后出现食欲缺乏、恶心、呕吐,多尿、口干、头痛、嗜睡,呼吸深快,呼气中有烂苹果味(丙酮);后期严重失水、尿量减少、眼球下陷、皮肤黏膜干燥,血压下降、心率加快,四肢厥冷;晚期出现不同程度意识障碍。

(2)高渗高血糖综合征:糖尿病急性代谢紊乱的另一临床类型,以严重高血糖、高血浆渗透压、脱水为特点,无明显酮症酸中毒,患者常有不同程度的意识障碍或昏迷。本病起病缓慢,最初表现为多尿、多饮,但多食不明显或反而食欲缺乏;随病情进展出现严重脱水和神经精神症状,患者反应迟钝、烦躁或淡漠、嗜睡,逐渐陷入昏迷、出现抽搐,晚期尿少甚至尿闭,但无酸中毒样深大呼吸。与DKA相比,失水更为严重、神经精神症状更为突出。

(3)感染性疾病:糖尿病容易并发各种感染,血糖控制差者更易发生,病情也更严重。

(4)低血糖:一般将血糖≤2.8 mmol/L作为低血糖的诊断标准,而糖尿病患者血糖值≤3.9 mmol/L就属于低血糖范畴。低血糖有两种临床类型,即空腹低血糖和餐后(反应性)低血糖。低血糖的临床表现呈发作性,具体分为两类:①自主(交感)神经过度兴奋表现为多有出汗、颤抖、心悸、紧张、焦虑、饥饿、流涎、软弱无力、面色苍白、心率加快、四肢冰凉和收缩压轻度升高等。②脑功能障碍初期表现为精神不集中、思维和语言迟钝、头晕、嗜睡、视物不清、步态不稳,后可有幻觉、躁动、易怒、性格改变、认知障碍,严重时发生抽搐和昏迷。

2.糖尿病慢性并发症

(1)微血管病变:这是糖尿病的特异性并发症。微血管病变主要发生在视网膜、肾、神经和心肌组织,尤其以肾脏和视网膜病变最为显著。

(2)大血管病变:这是糖尿病最严重、突出的并发症,主要表现为动脉粥样硬化。动脉粥样硬化主要侵犯主动脉、冠状动脉、脑动脉、肾动脉和肢体外周动脉等。

(3)神经系统并发症:以周围神经病变最常见,通常为对称性,下肢较上肢严重,病情进展缓慢。患者常先出现肢端感觉异常,如呈袜子或手套状分布,伴麻木、烧灼、针刺感或如踏棉垫感,可伴痛觉过敏、疼痛;后期可有运动神经受累,出现肌力减弱甚至肌萎缩和瘫痪。

(4)糖尿病足:指与下肢远端神经异常和不同程度周围血管病变相关的足部溃疡、感染和/或深层组织破坏,主要表现为足部溃疡、坏疽。糖尿病足是糖尿病最严重且需治疗费用最多的慢性并发症之一,是糖尿病非外伤性截肢的最主要原因。

(5)其他:糖尿病还可引起黄斑病、白内障、青光眼、屈光改变和虹膜睫状体病变等。牙周病是最常见的糖尿病口腔并发症。

在我国,糖尿病是导致成人失明、非创伤性截肢的主要原因;心血管疾病是使糖尿病患者致残、致死的主要原因。

四、辅助检查

(一)尿糖测定

尿糖受肾糖阈的影响。尿糖呈阳性只提示血糖值超过肾糖阈(大约10 mmol/L),尿糖呈阴性不能排除糖尿病可能。

(二)血糖测定

血糖测定的方法有静脉血葡萄糖测定、毛细血管血葡萄糖测定和24小时动态血糖测定3种。前者用于诊断糖尿病,后两种仅用于糖尿病的监测。

(三)口服葡萄糖耐量试验

当血糖高于正常范围而又未达到诊断糖尿病标准时,须进行口服葡萄糖耐量试验(OGTT)。OGTT应在无摄入任何热量8小时后,清晨空腹进行,75 g无水葡萄糖,溶于250～300 mL水中,5～10分钟内饮完,空腹及开始饮葡萄糖水后2小时测静脉血浆葡萄糖。儿童服糖量按1.75 g/kg计算,总量不超过75 g。

(四)糖化血红蛋白 A_1 测定

糖化血红蛋白 A_1 测定:其测定值者取血前8～12周血糖的总水平,是糖尿病病情控制的监测指标之一,正常值是 $3\%～6\%$。

(五)血浆胰岛素和 C 肽测定

主要用于胰岛 B 细胞功能的评价。

(六)其他

根据病情需要选用血脂、肝肾功能等常规检查,急性严重代谢紊乱时的酮体、电解质、酸碱平衡检查,心、肝、肾、脑、眼科以及神经系统的各项辅助检查等。

五、治疗

糖尿病管理须遵循早期和长期、积极而理性、综合治疗和全面达标、治疗措施个体化等原则。国际糖尿病联盟(IDF)提出糖尿病综合管理5个要点(有"五驾马车"之称):糖尿病健康教育、医学营养治疗、运动治疗、血糖监测和药物治疗。

(一)健康教育

健康教育是重要的基础管理措施,是决定糖尿病管理成败的关键。每位糖尿病患者均应接受全面的糖尿病教育,充分认识糖尿病并掌握自我管理技能。

(二)医学营养治疗

医学营养治疗是糖尿病基础管理措施,是综合管理的重要组成部分。详见饮食护理。

(三)运动疗法

运动疗法在糖尿病的管理中占重要地位,尤其对肥胖的2型糖尿病患者,运动可增加胰岛素敏感性,有助于控制血糖和体重。运动的原则是适量、经常性和个体化。详见运动护理。

(四)药物治疗

1.口服药物治疗

(1)促胰岛素分泌剂。①磺胺类药物:其作用不依赖于血糖浓度。常用的有格列苯脲、格列吡嗪、格列齐特、格列喹酮和格列美脲等。②非磺胺类药物:降血糖作用快而短,主要用于控制餐后高血糖。如瑞格列奈和那格列奈。

（2）增加胰岛素敏感性药物。①双胍类：常用的药物有二甲双胍。二甲双胍通常每天剂量500～1 500 mg，分2～3次口服，最大剂量不超过每天2 g。②噻唑烷二酮类：也称格列酮类，有罗格列酮和吡格列酮两种制剂。

（3）α-葡萄糖苷酶抑制剂：作为2型糖尿病第一线药物，尤其适用于空腹血糖正常（或偏高）而餐后血糖明显升高者。常用药物有阿卡波糖和伏格列波糖。

2.胰岛素治疗

胰岛素治疗是控制高血糖的重要和有效手段。

（1）适应证：①1型糖尿病。②合并各种严重的糖尿病急性或慢性并发症。③处于应激状态，如手术、妊娠和分娩等。④2型糖尿病血糖控制不满意，B细胞功能明显减退者。⑤某些特殊类型糖尿病。

（2）制剂类型：按作用快慢和维持作用时间长短，可分为速效、短效、中效、长效和预混胰岛素5类。根据胰岛素的来源不同，可分为动物胰岛素、人胰岛素和胰岛素类似物。

（3）使用原则：①胰岛素治疗应在综合治疗基础上进行。②胰岛素治疗方案应力求模拟生理性胰岛素分泌模式。③从小剂量开始，根据血糖水平逐渐调整。

（五）人工胰

人工胰由血糖感受器、微型电子计算机和胰岛素泵组成。目前尚未广泛应用。

（六）胰腺和胰岛细胞移植

治疗对象主要为1型糖尿病患者，目前尚局限于伴终末期肾病的患者。

（七）手术治疗

部分国家已将减重手术（代谢手术）推荐为肥胖2型糖尿病患者的可选择的治疗方法之一，我国也已开展这方面的治疗。

（八）糖尿病急性并发症的治疗

1.糖尿病酮症酸中毒

对于早期酮症患者，仅需给予足量短效胰岛素和口服液体，严密观察病情，严密监测血糖、血酮变化，调节胰岛素剂量。对于出现昏迷的患者应立即抢救，具体方法如下。

（1）补液：治疗的关键环节。基本原则是"先快后慢，先盐后糖"。在1～2小时内输入0.9%氯化钠溶液1 000～2 000 mL，前4小时输入所计算失水量的1/3。24小时输液量应包括已失水量和部分继续失水量，一般为4 000～6 000 mL，严重失水者可达6 000～8 000 mL。

（2）小剂量胰岛素治疗：每小时0.1 U/kg的短效胰岛素加入生理盐水中持续静脉滴注或静脉泵入。根据血糖值调节胰岛素的泵入速度，血糖下降速度一般以每小时3.9～6.1 mmol/L（70～110 mg/dL）为宜，每1～2小时复查血糖；病情稳定后过渡到胰岛素常规皮下注射。

（3）纠正电解质及酸碱平衡失调：①轻度酸中毒一般不必补碱。补碱指征为血pH<7.1，HCO_3^-<5 mmol/L。应采用等渗碳酸氢钠（1.25%～1.4%）溶液。补碱不宜过多、过快，以避免诱发或加重脑水肿。②根据血钾和尿量补钾。

（4）防治诱因和处理并发症：如休克、严重感染、心力衰竭、心律失常、肾衰竭、脑水肿和急性胃扩张等。

2.高渗高血糖综合征

治疗原则同DKA。严重失水时，24小时补液量可达6 000～10 000 mL。

3.低血糖

对轻至中度的低血糖,口服糖水或含糖饮料,进食面包、饼干、水果等即可缓解。重者和疑似低血糖昏迷的患者,应及时测定毛细血管血糖,甚至无须血糖结果,及时给予 50% 葡萄糖 60~100 mL 静脉注射,继以 5%~10% 葡萄糖液静脉滴注。另外,应积极寻找病因,对因治疗。

(九)糖尿病慢性并发症的治疗

1.糖尿病足

控制高血糖、血脂异常和高血压,改善全身营养状况和纠正水肿等;神经性足溃疡给予规范的伤口处理;给予扩血管和改善循环治疗;有感染出现时给予抗感染治疗;必要时行手术治疗。

2.糖尿病高血压

血脂紊乱和大血管病变,要控制糖尿病患者血压<17.33/10.67 kPa(130/80 mmHg);如尿蛋白排泄量达到 1 g/24 h,血压应控制低于 16.67/10.00 kPa(125/75 mmHg)。低密度脂蛋白胆固醇(LDL-C)的目标值为<2.6 mmol/L。

3.糖尿病肾病

早期筛查微量蛋白尿及评估 GFR。早期应用血管紧张素转化酶抑制剂或血管紧张素 Ⅱ 受体阻滞剂,除可降低血压外,还可减轻微量清蛋白尿和使 GFR 下降缓慢。

4.糖尿病视网膜病变

定期检查眼底,必要时尽早使用激光进行光凝治疗。

5.糖尿病周围神经病变

早期严格控制血糖并保持血糖稳定是糖尿病神经病变最重要和有效的防治方法。在综合治疗的基础上,采用多种维生素及对症治疗可改善症状。

六、护理措施

(一)一般护理

1.饮食护理

应帮助患者制订合理、个性化的饮食计划,并鼓励和督促患者坚持执行。

(1)制订总热量。①计算理想体重(简易公式法):理想体重(kg)=身高(cm)-105。②计算总热量:成年人休息状态下每天每千克理想体重给予热量 105~126 kJ,轻体力劳动 126~147 kJ,中度体力劳动 147~167 kJ,重体力劳动>167 kJ。儿童、孕妇、乳母、营养不良和消瘦以及伴有消耗性疾病者应酌情增加,肥胖者酌减,使体重逐渐恢复至理想体重的±5% 左右。

(2)食物的组成和分配。①食物组成:总的原则是高碳水化合物、低脂肪、适量蛋白质和高纤维的膳食。碳水化合物所提供的热量占饮食总热量的 50%~60%,蛋白质的摄入量占供能比的 10%~15%,脂肪所提供的热量不超过总热量的 30%,饱和脂肪酸不应超过总热量的 7%,每天胆固醇摄入量宜<300 mg。②确定每天饮食总热量和碳水化合物、脂肪、蛋白质的组成后,按每克碳水化合物、蛋白质产热 16.7 kJ,每克脂肪产热 37.7 kJ,将热量换算为食品后制订食谱,可按每天三餐分配为 1/5、2/5、2/5 或 1/3、1/3、1/3。

(3)注意事项。①超重者,禁食油炸、油煎食物,炒菜宜用植物油,少食动物内脏、蟹黄、蛋黄、鱼子、虾子等含胆固醇高的食物。②每天食盐摄入量应<6 g,限制摄入含盐高的食物,如加工品、调味酱等。③严格限制各种甜食:包括各种糖果、饼干、含糖饮料、水果等。为满足患者口味,可使用甜味剂。对于血糖控制较好者,可在两餐之间或睡前加水果,如苹果、梨、橙子等。④限制

饮酒量,尽量不饮白酒,不宜空腹饮酒。每天饮酒量≤1 份标准量(1 份标准量:啤酒350 mL或红酒 150 mL或低度白酒 45 mL,各约含乙醇 15 g)。

2.运动护理

(1)糖尿病患者运动锻炼的原则:有氧运动、持之以恒和量力而行。

(2)运动方式的选择:有氧运动为主,如散步、慢跑、快走、骑自行车、做广播体操、打太极拳和球类活动等。

(3)运动量的选择:合适的运动强度为活动时患者的心率达到个体 60% 的最大氧耗量,简易计算方法:心率＝170－年龄。

(4)运动时间的选择:最佳运动时间是餐后 1 小时(以进食开始计时)。每天安排一定量的运动,至少每周 3 次。每次运动时间 30～40 分钟,包括运动前作准备活动和运动结束时的整理运动时间。

(5)运动的注意事项:①不宜空腹时进行,运动过程应补充水分,携带糖果,出现低血糖症状时,立即食用。②运动过程中出现胸闷、胸痛、视物模糊等应立即停止运动,并及时处理。③血糖 ＞14 mmol/L,应减少活动,增加休息。④随身携带糖尿病卡以备急需。⑤运动时,穿宽松的衣服,棉质的袜子和舒适的鞋子,可以有效排汗和保护双脚。

(二)用药护理

1.口服用药的护理

指导患者正确服用口服降糖药,了解各类降糖药的作用、剂量、用法、不良反应和注意事项。

(1)口服磺胺类药物的护理:①协助患者于早餐前 30 分钟服用,每天多次服用的磺胺类药物应在餐前 30 分钟服用。②严密观察药物的不良反应。最主要的不良反应是低血糖,护士应教会患者正确识别低血糖的症状及如何及时应对和选择医疗支持。③注意药物之间的协同与拮抗。水杨酸类、磺胺类、保泰松、利血平、β受体阻滞剂等药物与磺胺类药物合用时会产生协同作用,增强后者的降糖作用;噻嗪类利尿剂、呋塞米、依他尼酸、糖皮质激素等药物与磺胺类药物合用时会产生拮抗作用,降低后者的降糖作用。

(2)口服双胍类药物的护理:①指导患者餐中或餐后服药。②如出现轻微胃肠道反应,给予患者讲解和指导,以减轻患者的紧张或恐惧心理。③用药期间限制饮酒。

(3)口服 α-葡萄糖苷酶抑制剂类药物的护理:①应与第一口饭同时服用。②本药的不良反应有腹部胀气、排气增多或腹泻等症状,在继续使用或减量后消失。③服用该药时,如果饮食中淀粉类比例太低,而单糖或啤酒过多则疗效不佳。④出现低血糖时,应直接给予葡萄糖口服或静脉注射,进食淀粉类食物无效。

(4)口服噻唑烷二酮类药物的护理:①每天服用 1 次,可在餐前、餐中、餐后任何时间服用,但服药时间应尽可能固定。②密切观察有无水肿、体重增加等不良反应,缺血性心血管疾病的风险增加,一旦出现应立即停药。③如果发现食欲缺乏等情况,警惕肝功能损害。

2.使用胰岛素的护理

(1)胰岛素的保存:①未开封的胰岛素放于冰箱 4～8 ℃冷藏保存,勿放在冰箱门上,以免震荡受损。②正在使用的胰岛素在常温下(≤28 ℃)可使用 28 天,无须放入冰箱。③运输过程尽量保持低温,避免过热、光照和剧烈晃动等,否则可因蛋白质凝固变性而失效。

(2)胰岛素的注射途径:包括静脉注射和皮下注射。注射工具有胰岛素专用注射器、胰岛素笔和胰岛素泵。

（3）胰岛素的注射部位：皮下注射胰岛素时，宜选择皮肤疏松部位，如上臂三角肌、臀大肌、大腿前侧、腹部等。进行运动锻炼时，不要选择大腿、臂部等要活动的部位注射。注射部位要经常更换，如在同一区域注射，必须与上次注射部位相距 1 cm 以上，选择无硬结的部位。

（4）胰岛素不良反应的观察与处理：①低血糖反应。②变态反应表现为注射部位瘙痒，继而出现荨麻疹样皮疹，全身性荨麻疹少见。处理措施包括更换高纯胰岛素，使用抗组胺药及脱敏疗法，严重反应者中断胰岛素治疗。③注射部位皮下脂肪萎缩或增生时，采用多点、多部位皮下注射和及时更换针头可预防其发生。若发生则停止注射该部位后可缓慢自然恢复。④胰岛素治疗初期可发生轻度水肿，以颜面和四肢多见，可自行缓解。⑤部分患者出现视物模糊，多为晶状体屈光改变，常于数周内自然恢复。⑥体重增加以老年 2 型糖尿病患者多见，多引起腹部肥胖。护士应指导患者配合饮食、运动治疗控制体重。

（5）使用胰岛素的注意事项：①准确执行医嘱，按时注射。对 40 U/mL 和 100 U/mL 两种规格的胰岛素，使用时应注意注射器与胰岛素浓度的匹配。②长、短效或中、短效胰岛素混合使用时，应先抽吸短效胰岛素，再抽吸长效胰岛素，然后混匀，禁忌反向操作。③注射胰岛素时应严格无菌操作，防止发生感染。④胰岛素治疗的患者，应每天监测血糖 2～4 次，出现血糖波动过大或过高，及时通知医师。⑤使用胰岛素笔时要注意笔与笔芯是否匹配，每次注射前确认笔内是否有足够的剂量，药液是否变质。每次注射前安置新针头，使用后丢弃。⑥用药期间定期检查血糖、尿常规、肝肾功能、视力、眼底视网膜血管、血压及心电图等，了解病情及糖尿病并发症的情况。⑦指导患者配合糖尿病饮食和运动治疗。

（三）并发症的护理

1.低血糖的护理

（1）加强预防：①指导患者应用胰岛素和胰岛素促分泌剂，从小剂量开始，逐渐增加剂量，谨慎调整剂量。②指导患者定时定量进餐，如果进餐量较少，应相应减少药物剂量。③指导患者运动量增加时，运动前应增加额外的碳水化合物的摄入。④乙醇能直接导致低血糖，应指导患者避免酗酒和空腹饮酒。⑤容易在后半夜及清晨发生低血糖的患者，晚餐适当增加主食或含蛋白质较高的食物。

（2）症状观察和血糖监测：观察患者有无低血糖的临床表现，尤其是服用胰岛素促分泌剂和注射胰岛素的患者。对老年患者的血糖不宜控制过严，一般空腹血糖≤7.8 mmol/L，餐后血糖≤11.1 mmol/L 即可。

（3）急救护理：一旦确定患者发生低血糖，应尽快给予糖分补充，解除脑细胞缺糖状态，并帮助患者寻找诱因，给予健康教育，避免再次发生。

2.高渗高血糖综合征的护理

（1）预防措施：定期监测血糖，应激状况时每天监测血糖。合理用药，不要随意减量或停药。保证充足的水分摄入。

（2）病情监测：严密观察患者的生命体征、意识和瞳孔的变化，记录 24 小时出入液量等。遵医嘱定时监测血糖、血钠和渗透压的变化。

（3）急救配合与护理：①立即开放两条静脉通路，准确执行医嘱，输入胰岛素，按照正确的顺序和速度输入液体。②绝对卧床休息，注意保暖，给予患者持续低流量吸氧。③加强生活护理，尤其是口腔护理、皮肤护理。④昏迷者按昏迷常规护理。

3.糖尿病足的预防与护理

（1）足部观察与检查：①每天检查双足 1 次，视力不佳者，亲友可代为检查。②了解足部有无感觉减退、麻木、刺痛感；观察足部的皮肤温度、颜色及足背动脉搏动情况。③注意检查趾甲、趾间、足底皮肤有无红肿、破溃、坏死等损伤。④定期做足部保护性感觉的测试，常用尼龙单丝测试。

（2）日常保护措施：保持足部清洁，避免感染，每天清洗足部 1 次，10 分钟左右；水温适宜，不能烫脚；洗完后用柔软的浅色毛巾擦干，尤其是脚趾间；皮肤干燥者可涂护肤软膏，但不要太油，不能常用。

（3）预防外伤：①指导患者不能赤足走路，外出时不能穿拖鞋和凉鞋，不能光脚穿鞋，禁忌穿高跟鞋和尖头鞋，防止脚受伤。②应帮助视力不好的患者修剪趾甲，趾甲修剪与脚趾平齐，并锉圆边缘尖锐部分。③冬天不要使用热水袋、电热毯或烤灯保暖，防止烫伤，同时应注意预防冻伤。夏天注意避免蚊虫叮咬。④避免足部针灸、修脚等，防止意外感染。

（4）选择合适的鞋袜：①指导患者选择厚底、圆头、宽松、系鞋带的鞋子；鞋子的面料以软皮、帆布或布面等透气性好的面料为佳；购鞋时间最好是下午，需穿袜子试穿，新鞋第 1 次穿 20～30 分钟，之后再延长穿鞋时间。②袜子选择以浅色、弹性好、吸汗、透气及散热好的棉质袜子为佳，大小适中、无破洞和不粗糙。

（5）促进肢体血液循环：①指导患者步行和进行腿部运动（如提脚尖，即脚尖提起、放下，重复 20 次。试着以单脚承受全身力量来做）。②避免盘腿坐或跷二郎腿。

（6）积极控制血糖，说服患者戒烟：足溃疡的教育应从早期指导患者控制和监测血糖开始。同时告知患者戒烟，因吸烟会导致局部血管收缩而促进足溃疡的发生。

（7）及时就诊：如果伤口出现感染或久治不愈，应及时就医，进行专业处理。

（四）心理护理

糖尿病患者常见的心理特征有否定、怀疑、恐惧紧张、焦虑烦躁、悲观抑郁、轻视麻痹、愤怒拒绝和内疚混乱等。针对以上特征，护理人员应对患者进行有针对性的心理护理。糖尿病患者的心理护理因人而异，但对每一个患者，护士都要做到以和蔼可亲的态度进行耐心细致、科学专业的讲解。

（1）当患者拒绝承认患病事实时，护士应耐心主动地向患者讲解糖尿病相关的知识，使患者消除否定、怀疑、拒绝的心理，并积极主动地配合治疗。

（2）有轻视、麻痹心理的患者，应耐心地向患者讲解不重视治疗的后果及各种并发症的严重危害，使患者积极地配合治疗。

（3）指导患者学习糖尿病自我管理的知识，帮助患者树立战胜疾病的信心，使患者逐渐消除上述心理。

（4）寻求社会支持，动员糖尿病患者的亲友学习糖尿病相关知识，理解糖尿病患者的困境，全面支持患者。

（刘佳静）

第二节 肥 胖 症

肥胖症是由包括遗传和环境因素在内的多种因素相互作用而引起的体内脂肪堆积过多、分布异常、体重增加的一组慢性代谢性疾病。根据肥胖的病因,可分为单纯性肥胖与继发性肥胖两大类。单纯性肥胖症是指无明显的内分泌和代谢性疾病病因引起的肥胖,它属于非病理性肥胖。单纯性肥胖是各类肥胖中最常见的一种,占肥胖人群的95%左右。许多城市的流行病学调查显示单纯性肥胖的患病率随着年龄的增长而增加,不同年龄段的患病率是不同的。本节主要讲述单纯性肥胖患者的护理。

一、病因与发病机制

单纯性肥胖的病因和发病机制尚未完全阐明,其主要原因是遗传因素和环境因素共同作用的结果。总的来说,热量摄入多于热量消耗使脂肪合成增加是肥胖的物质基础。正常脂肪组织主要由脂肪细胞、少数成纤维细胞和少量细胞间胶原物质组成。脂肪组织平均含脂肪约80%,含水约18%,含蛋白质约2%。深部脂肪组织比皮下脂肪组织含水略多,肥胖者脂肪组织含水量增多。当肥胖发生时,一般仅见脂肪细胞的明显肥大,但是当缓慢长期持续肥胖时,脂肪细胞既肥大,同时数量也增多。

二、临床表现

任何年龄都可以发生肥胖,但是女性单纯性肥胖者发病多在分娩后和绝经期后,男性多在35岁以后。喜欢进食肥肉、甜食、油腻食物或啤酒者容易发胖。睡前进食和多吃少动为单纯性肥胖的常见原因。一般轻度肥胖症无自觉症状。中重度肥胖症可以引起气急、关节痛、肌肉酸痛、体力活动减少、焦虑及忧郁等。肥胖症常有高胰岛素血症、血脂异常症、高尿酸血症、糖尿病、脂肪肝、胆囊疾病、高血压、冠心病、睡眠呼吸暂停综合征、静脉血栓等疾病伴发。

三、辅助检查

(一)体质指数(BMI)

BMI=体重(kg)/身高(m²),是较常用的指标,可以更好反映肥胖的情况。我国正常人的BMI在24以下,≥24即为超重,≥28为肥胖。

(二)理想体重(IBW)

可衡量身体肥胖程度,主要用于计算饮食中热量。40岁以下,IBW(kg)=身高(cm)-105;40岁以上 IBW(kg)=身高(cm)-100,但通常认为合理体重范围为理想体重±10%。

(三)腰围(WC)

WHO 建议男性 WC>94 cm,女性 WC>80 cm 诊断为肥胖。中国肥胖问题工作组建议,我国成年男性 WC≥85 cm,女性 WC≥80 cm 为腹型肥胖的诊断界限。

(四)腰/臀比(WHR)

以肋骨下缘至髂前上棘之间的中点的径线为腹围长度与以骨盆最突出点的径线为臀部围长

(以 cm 为单位)之比所得的比值。正常成人 WHR 男性＜0.90、女性＜0.85,超过此值为内脏型肥胖。

(五)血液生化

单纯性肥胖者可有口服糖耐量异常,故应检查空腹及餐后 2 小时血糖;可合并有高脂血症,严重者有乳糜血,应定期检查血脂;血尿酸可有升高,但机制尚未清楚。

(六)腹部 B 超

检查肝脏和胆囊,有无脂肪肝、胆结石、慢性胆囊炎。

四、治疗

防治的两个关键环节是减少热能摄取及增加热能消耗。治疗方法强调以行为、饮食、运动为主的综合疗法,必要时辅以药物或手术治疗。继发性肥胖症应针对病因进行治疗,各种并发症与伴随病应给予相应处理。结合患者实际情况制订合理减肥目标极为重要,体重短期内迅速下降而不能维持往往使患者失去信心。

五、护理措施

(一)教育与行为护理

(1)评估患者:评估患者发病的原因,体重增加的情况,饮食习惯、进餐量及次数,排便习惯。有无行动困难、腰痛、便秘、怕热、多汗、头晕、心悸等伴随症状及其程度。观察是否存在影响摄食行为的精神心理因素。

(2)制订个体化饮食计划和目标,对患者进行行为教育,包括食物的选择与烹饪,摄食行为等,护士应检查计划执行情况。

(3)教导患者改变不良饮食行为技巧,如增加咀嚼次数,减慢进食速度;进餐时集中注意力,避免边看电视、边听广播或边阅读边吃饭。避免在社交场合因为非饥饿原因进食。

(4)克服疲乏、厌烦、抑郁期间的进食冲动。

(二)饮食护理

(1)合理分配营养比例:碳水化合物、蛋白质、脂肪所提供能量的比例,分别占总热量的60％～65％、15％～20％和 25％左右。

(2)合理搭配饮食:适量优质蛋白质、复合碳水化合物(如谷类)、足够的新鲜蔬菜(400～500 g/d)和水果(100～200 g/d)适量维生素及微量营养素。

(3)避免进食油煎食品、方便面、快餐、巧克力等,少食甜食,可进食胡萝卜、芹菜、黄瓜、西红柿、苹果等低热量食物来满足"饱腹感"。

(4)提倡少食多餐,可每天 4～5 餐,每餐 7～8 分饱,因为有资料表明若每天 2 餐,可增加皮脂厚度和血清胆固醇水平。限制饮酒,鼓励患者多饮水。

(三)运动护理

制订个体化运动方案,提倡有氧运动,循序渐进并持之以恒。建议每次运动 30～60 分钟,包括前后 10 分钟的热身及整理运功,持续运动 20 分钟左右。运动形式包括散步、快走、慢跑、游泳、跳舞、做广播体操、打太极拳、各种球类活动等。运动方式及运动量根据患者的年龄、性别、病情及有无并发症等情况确定。避免运动过度或过猛,避免单独运动。

（四）用药护理

应指导患者正确服药，并观察和及时处理药物的不良反应。如西布曲明的不良反应有头痛、畏食、口干、失眠、心率加快等，一些受试者服药后血压轻度升高，因此禁用于患有冠心病、充血性心力衰竭、心律失常和脑卒中的患者。奥利司他主要的不良反应是胃肠积气、大便次数增多和脂肪泻，恶臭，肛门的周围常有脂滴溢出而容易污染内裤，应指导患者及时更换，并注意肛门周围皮肤护理。

（五）精神心理调适

对因焦虑、抑郁等不良情绪导致进食量增加的患者，应针对其精神心理状态给予相应的辅导；对于有严重心理问题的患者建议转入心理专科治疗。

（六）病情观察

观察患者的体重变化，并评估其营养状况，是否对日常生活产生影响或引起并发症。注意热量摄入过低是否引起衰弱、脱发、抑郁甚至心律失常，因此必须严密观察并及时按医嘱处理。

（七）健康教育

对患者进行健康教育，说明肥胖对健康的危害性，使他们了解肥胖症与心血管疾病、高血压、糖尿病、血脂异常等患病率密切相关。宣讲基本的营养、饮食知识，培养患者养成健康的饮食习惯。

（张霄燕）

第六章 肾内科护理

第一节 急性肾小球肾炎

急性肾小球肾炎是以急性肾炎综合征为主要表现的一组疾病。其特点为起病急,患者出现血尿、蛋白尿、水肿和高血压,可伴有一过性氮质血症。本病好发于儿童,男性居多。常有前驱感染,多见于链球菌感染后,其他细菌、病毒和寄生虫感染后也可引起。本部分主要介绍链球菌感染后的急性肾小球肾炎。

一、病因及发病机制

急性肾小球肾炎常发生于 β 溶血性链球菌致肾炎菌株引起的上呼吸道感染(多为扁桃体炎)或皮肤感染(多为脓疱疮)后,感染导致机体产生免疫反应而引起双侧肾脏弥漫性的炎症反应。目前多认为,链球菌的主要致病抗原是胞质或分泌蛋白的某些成分,抗原刺激机体产生相应抗体,形成免疫复合物沉积于肾小球而致病。同时,肾小球内的免疫复合物可激活补体,引起肾小球内皮细胞及系膜细胞增生,并吸引中性粒细胞及单核细胞浸润,导致肾脏病变。

二、临床表现

(一)症状与体征

1.尿异常

几乎所有患者均有肾小球源性血尿,约 30% 出现肉眼血尿,且常为首发症状或患者就诊的原因。可伴有轻、中度蛋白尿,少数(<20%)患者可呈大量蛋白尿。

2.水肿

80% 以上患者可出现水肿,常为起病的初发表现,表现为晨起眼睑水肿,呈肾炎面容,可伴有下肢轻度凹陷性水肿,少数严重者可波及全身。

3.高血压

约 80% 患者在患病初期水、钠潴留时,出现一过性轻、中度高血压,经利尿后血压恢复正常。少数患者可出现高血压脑病、急性左心衰竭等。

4.肾功能异常

大部分患者起病时尿量减少（40～700 mL/d），少数为少尿（＜400 mL/d）。可出现一过性轻度氮质血症。一般于1～2周尿量增加，肾功能于利尿后数天恢复正常，极少数出现急性肾衰竭。

（二）并发症

前驱感染后常有1～3周（平均10天）的潜伏期。呼吸道感染的潜伏期较皮肤感染短。本病起病较急，病情轻重不一，轻者仅尿常规及血清补体C_3异常，重者可出现急性肾衰竭。大多预后良好，常在数月内临床自愈。

三、辅助检查

（一）尿液检查

均有镜下血尿，呈多形性红细胞。尿蛋白多为（＋）～（＋＋）。尿沉渣中可有红细胞管型、颗粒管型等。早期尿中白细胞、上皮细胞数稍增多。

（二）血清 C_3 及总补体

发病初期下降，于8周内恢复正常，对本病诊断意义很大。血清抗链球菌溶血素"O"滴度可增高，部分患者循环免疫复合物阳性。

（三）肾功能检查

内生肌酐清除率降低，血尿素氮、血肌酐升高。

四、诊断

(1)链球菌感染后1～3周出现血尿、蛋白尿、水肿、高血压，甚至少尿及氮质血症。

(2)血清补体C_3降低（8周内恢复正常），即可临床诊断为急性肾小球肾炎。

(3)若肾小球滤过率进行性下降或病情1～2个月尚未完全好转的应及时做肾活检，以明确诊断。

五、治疗

治疗原则以休息、对症处理为主，缩短病程，促进痊愈。本病为自限性疾病，不宜用肾上腺糖皮质激素及细胞毒药物。急性肾衰竭患者应予以透析。

（一）对症治疗

利尿治疗可消除水肿、降低血压。利尿后高血压控制不满意时，可加用降压药物。

（二）控制感染灶

以往主张使用青霉素或其他抗生素10～14天，现其必要性存在争议。对于反复发作的慢性扁桃体炎，待肾炎病情稳定后，可做扁桃体摘除术，手术前后2周应注射青霉素。

（三）透析治疗

对于少数发生急性肾衰竭者，应予以血液透析或腹膜透析治疗，帮助患者度过急性期，一般不需长期维持透析。

六、护理评估

（一）健康史

询问发病前2个月有无上呼吸道和皮肤感染史，起病急缓，就诊原因等。既往呼吸道感染史。

（二）身体状况

评估水肿的部位、程度、特点,血压增高程度,有无局部感染灶存在。

（三）心理及社会因素

因患者多为儿童,对疾病的后果常不能理解,因而不重视疾病,不按医嘱注意休息,家属则往往较急,过分约束患者,年龄较大的患者因休学、长期休息而产生焦虑、悲观情绪。评估患者及家属对疾病的认识及目前的心理状态等。

（四）辅助检查

血常规检查有无异常,淋巴细胞是否升高。

七、护理目标

(1)能自觉控制水、盐的摄入,水肿明显消退。

(2)患者能逐步达到正常活动量。

(3)无并发症发生,或能早期发现并发症并积极配合抢救。

八、护理措施

（一）一般护理

急性期患者应绝对卧床休息,以增加肾血流量和减少肾脏负担。应卧床休息6周至2个月,尿液检查只有蛋白尿和镜下血尿时,方可离床活动。病情稳定后逐渐增加运动量,避免劳累和剧烈活动,坚持1～2年,待完全康复后才能恢复正常的体力劳动。存在水肿、高血压或心力衰竭时,应严格限制盐的摄入,一般进盐应低于3 g/d,特别严重的病例应完全禁盐。在急性期,为减少蛋白质的分解代谢,限制蛋白质的摄取量为0.5～0.8 g/(kg·d)。当血压下降、水肿消退、尿蛋白减少后,即可逐渐增加食盐和蛋白质的量。除限制钠盐外,也应限制液体摄入量,进水量的控制本着宁少勿多的原则。每天进水量应为不显性失水量(约500 mL)加上24小时尿量,此进水量包括饮食、饮水、服药、输液等所含水分的总量。另外,饮食应注意热量充足、易于消化和吸收。

（二）病情观察

注意观察水肿的范围、程度,有无胸腔积液、腹水,有无呼吸困难、肺部湿啰音等急性左心衰竭的征象;监测高血压动态变化,监测有无头痛、呕吐、颈项强直等高血压脑病的表现;观察尿的变化及肾功能的变化,及早发现有无肾衰竭的可能。

（三）用药护理

在使用降压药的过程中,要注意一定要定时、定量服用,随时监测血压的变化,还要嘱患者服药后在床边坐几分钟,然后缓慢站起,防止眩晕及直立性低血压。

（四）心理护理

患者尤其是儿童对长期的卧床会产生忧郁、烦躁等心理反应,加上担心血尿、蛋白尿会恶化,会进一步加重精神负担。故应尽量多关心、巡视患者,随时注意患者的情绪变化和精神需要,按照患者的要求予以尽快解决。长期卧床休息的患者,应适当予以说明,并要组织一些有趣的活动活跃患者的精神生活,使患者能以愉快、乐观的态度安心接受治疗。

（五）健康教育

1.预防指导

平时注意加强锻炼,增强体质。注意个人卫生,防止化脓性皮肤感染。有上呼吸道或皮肤感染时,应及时治疗。注意休息和保暖,限制活动量。

2.生活指导

急性期严格卧床休息,按照病情进展调整作息制度。掌握饮食护理的意义及原则,切实遵循饮食计划。指导患者及其家属掌握本病的基本知识和观察护理方法,消除各种不利因素,防止疾病进一步加重。

3.用药指导

遵医嘱正确使用抗生素、利尿药及降压药等,掌握不同药物的名称、剂量、给药方法,观察各种药物的疗效和不良反应。

4.心理指导

增强战胜疾病的信心,保持良好的心境,积极配合诊疗计划。

九、护理效果评价

（1）能否接受限制水钠的治疗和护理,尿量已恢复正常,水肿有减轻甚至消失。

（2）能正确面对患病现实,说出心理感受,保持乐观情绪。

（3）无并发症发生。

（张　兰）

第二节　慢性肾小球肾炎

慢性肾小球肾炎是最常见的一组原发于肾小球的疾病,以蛋白尿、血尿、高血压及水肿为基本表现,可有不同程度的肾功能减退,大多数患者会发展成慢性肾衰竭。本病起病方式各不相同,病情迁延,进展缓慢;可发生于任何年龄,以中青年居多,男性多于女性。

一、病因

慢性肾小球肾炎的病因尚不完全清楚,大多数由各种原发性肾小球疾病迁延不愈发展而成。目前认为其发病与感染有明确关系,细菌、原虫、病毒等感染后可引起免疫复合物介导性炎症而导致肾小球肾炎,故认为发病起始因素为免疫介导性炎症。另外,在发病过程中也有非免疫非炎症性因素参与,如高血压、超负荷的蛋白饮食等。仅少数慢性肾小球肾炎由急性肾小球肾炎演变而来。在发病过程中可因感染、劳累、妊娠和使用肾毒性药物等使病情加重。

二、临床表现

慢性肾小球肾炎多数起病隐匿,大多无急性肾小球肾炎病史,病前也无感染史,发病时已为慢性肾小球肾炎;少数为急性肾小球肾炎迁延不愈1年以上而成。临床表现差异大,症状轻重不一。主要表现如下。

（一）水肿

多为眼睑水肿和/或轻度至中度下肢水肿，一般无体腔积液，缓解期可完全消失。

（二）高血压

部分患者可以高血压为首发或突出表现，多为持续性中等程度以上高血压。持续血压升高可加速肾小球硬化，使肾功能迅速恶化，预后较差。

（三）全身症状

表现为头晕、乏力、食欲缺乏、腰膝酸痛等，其中贫血较为常见。随着病情进展，可出现肾功能减退，最终发展成为慢性肾衰竭。

（四）尿异常

可有尿量减少，偶有肉眼血尿。

三、实验室及辅助检查

（一）尿液检查

尿比重多在 1.02 以下；最具有特征的是蛋白尿，尿蛋白（＋～＋＋＋），尿蛋白定量 1～3 g/24 h；尿沉渣镜检可见红细胞和颗粒管型。

（二）血液检查

早期多正常或有轻度贫血，晚期红细胞计数和血红蛋白多明显降低。

（三）肾功能检查

慢性肾小球肾炎可导致肾功能逐渐减退，表现为肾小球滤过率下降，内生肌酐清除率下降，血肌酐和血尿素氮增高。

四、护理诊断

（一）体液过多

与肾小球滤过率下降及血浆胶体渗透压下降有关。

（二）营养失调（低于机体需要量）

与蛋白丢失、摄入不足及代谢紊乱有关。

（三）焦虑

与担心疾病复发和预后有关。

（四）潜在并发症

感染、心脏损害、高血压脑病、慢性肾衰竭。

五、护理措施

（一）病情观察

因高血压易加剧肾功能的损害，故应密切观察患者的血压变化。准确记录 24 小时出入液量，监测尿量、体重和腹围，观察水肿情况。监测肾功能变化，及时发现肾衰竭。

（二）生活护理

1.适当休息

因卧床休息能增加肾血流量，减轻水肿、蛋白尿及改善肾功能，故慢性肾小球肾炎患者宜多卧床休息，避免重体力劳动。特别是有明显水肿、大量蛋白尿、血尿及高血压或合并感染、心力衰竭、肾衰竭及急性发作期的患者，应限制活动，绝对卧床休息。

2.饮食护理

水肿少尿者应限制水钠的摄入，食盐摄入量为 1～3 g/d，每天进水量不超过 1 500 mL，记录 24 小时出入液量；每天测量腹围、体重，监测水肿情况。低蛋白、低磷饮食可减轻肾小球内高压、高灌注及高滤过状态，延缓肾功能减退，宜尽早采用富含必需氨基酸的优质低蛋白饮食（如鸡肉、牛奶、瘦肉等），蛋白质的摄入量为 0.5～0.8 g/(kg·d)，低蛋白饮食亦可达到低磷饮食的目的。补充多种维生素及锌。适当增加糖类和脂肪的摄入比例，保证足够热量，减少自体蛋白的分解。

（三）药物治疗的护理

使用利尿药时应注意有无电解质、酸碱平衡紊乱；服用降压药起床时动作宜缓慢，以防直立性低血压；应用血管紧张素转化酶抑制剂时，注意观察患者有无持续性干咳；应用抗血小板药物时，注意观察有无出血倾向等。

（四）对症护理

对症护理包括对水肿、高血压、少尿等症状的护理。

（五）心理护理

注意观察患者的心理活动，及时发现患者的不良情绪，主动与患者沟通，鼓励患者说出其内心感受，做好疏导工作，帮助患者调整心态，积极配合治疗及护理。

（六）健康教育

（1）指导患者严格按照饮食计划进餐。注意休息，保持精神愉快，避免劳累、受凉和使用肾毒性药物，以延缓肾功能减退。

（2）进行适当锻炼，提高机体抵抗力，预防呼吸道感染。

（3）遵医嘱服药，定期复查尿常规和肾功能。

（4）育龄妇女注意避孕，以免因妊娠导致肾炎复发和病情恶化。

（张　兰）

第七章 普外科护理

第一节 单纯性甲状腺肿

单纯性甲状腺肿是指非炎症和非肿瘤原因引起的不伴有临床甲状腺功能异常的甲状腺肿。甲状腺可呈弥漫性肿大或多结节肿大。本病可呈地方性分布,当人群单纯甲状腺肿的患病率超过10%时,称为地方性甲状腺肿;也可呈散发性分布,发病率约为5%。女性发病率是男性的3~5倍。

一、护理评估

(一)病因及发病机制

1.地方性甲状腺肿

引起该病的主要原因是碘缺乏,故又称碘缺乏性甲状腺肿,多见于山区和远离海洋的地区。由于土壤、水源、食物中含碘量很低,不能满足机体对碘的需要,导致甲状腺激素的合成不足,反馈性刺激垂体分泌过多的促甲状腺激素,刺激甲状腺增生肥大。

2.散发性甲状腺肿

原因较为复杂,外源性因素包括致甲状腺肿物质、药物和摄碘过多。目前认为患者体内产生的甲状腺生长免疫球蛋白仅能刺激甲状腺细胞生长,但不引起甲状腺激素合成增加而出现单纯性甲状腺肿。内源性因素为先天性甲状腺激素合成障碍,从而引起甲状腺肿。

3.生理性甲状腺肿

在青春发育期、妊娠期、哺乳期,机体对甲状腺激素需要量增加,可因相对性缺碘而出现甲状腺肿。

(二)健康史

评估患者的年龄、性别、病因、症状、治疗用药情况、既往疾病史、家族史,居住环境及周围有无类似疾病者。

(三)身体状况

患者一般无明显症状,查体可见甲状腺轻度、中度肿大,表面平滑、质软、无压痛。重度肿大的甲状腺可出现压迫症状,如压迫气管可出现咳嗽、呼吸困难;压迫食管可引起吞咽困难;压迫喉返神经引起声音嘶哑;胸骨后甲状腺肿压迫上腔静脉可出现面部青紫、水肿、颈部与胸部浅静脉扩张。

（四）实验室及其他检查

1.血液检查

血清甲状腺素（thyroxine，T_4）、3，5，3′-三碘甲腺原氨酸（3，5，3′ triiodothyronine，T_3）正常，促甲状腺激素正常或偏高。血清甲状腺球蛋白水平增高，增高的程度与甲状腺肿的体积呈正相关。

2.甲状腺摄^{131}I率及T_3抑制试验

甲状腺摄^{131}I率增高但无高峰前移，可被T_3所抑制。

3.甲状腺扫描

甲状腺扫描可见弥漫性甲状腺肿，常呈均匀分布。

（五）心理-社会评估

患者可因颈部增粗而出现自卑心理及挫折感；由于缺乏疾病的相关知识，而怀疑肿瘤或癌变产生焦虑，甚至恐惧心理。注意评估患者有无焦虑、抑郁、自卑、恐惧等不良心理反应，能否积极配合治疗。

二、护理诊断

（一）身体意象紊乱

身体意象紊乱与甲状腺肿大致颈部增粗有关。

（二）潜在并发症

呼吸困难、声音嘶哑、吞咽困难等。

三、护理目标

患者的身体外观逐渐恢复正常；没有并发症的发生或发生后及时得到处理。

四、护理措施

（一）一般护理

适当休息，劳逸结合。指导患者多进食海带、紫菜等含碘丰富的食物，避免过多食用花生、萝卜等抑制甲状腺激素合成的食物。

（二）病情观察

观察患者甲状腺肿大的程度、质地，有无结节及压痛，颈部增粗的进展情况及有无局部压迫的表现。

（三）用药护理

1.补充碘剂

由于碘缺乏所致者，应补充碘剂，世界卫生组织推荐的成年人每天碘摄入量为150 μg。在地方性甲状腺肿流行地区可采用碘化食盐防治。成年人，特别是结节性甲状腺肿患者，应避免大剂量碘治疗，以免诱发甲亢。由于摄入致甲状腺肿物质所致者，停用后甲状腺肿一般可自行消失。碘剂补充应适量，以免碘过量引起自身免疫性甲状腺炎和甲状腺功能减退症。

2.甲状腺肿的护理

甲状腺肿大明显的患者，可采用左甲状腺素或干甲状腺片口服。指导患者遵医嘱准确服药，不能随意增减量。观察甲状腺素治疗的效果和不良反应。如患者出现心动过速、呼吸急促、怕热多汗、食欲亢进、腹泻等甲状腺功能亢进症表现时,应及时通知医师并进行相应的处理。

（四）手术护理

有甲状腺肿压迫症状时,应积极配合医师进行手术治疗。

（五）心理护理

患者可因颈部增粗而有自卑心理及挫折感;由于疾病相关知识的缺乏,而怀疑肿瘤或癌变产生焦虑、恐惧的心理。护理中应向患者阐明单纯性甲状腺肿的病因和防治知识,与患者一起讨论引起甲状腺肿大的原因,使患者认识到经补碘等治疗后甲状腺肿可逐渐缩小或消失,消除患者的自卑与挫折感,正确认识疾病;帮助患者进行恰当的修饰打扮,改善其自我形象,树立战胜疾病的信心;积极与患者家属沟通,使家属能够给予患者心理支持。

（六）健康教育

1.饮食指导

指导患者摄取含碘丰富的食物,并适当使用碘盐,以预防缺碘所致地方性甲状腺肿;避免摄入阻碍甲状腺激素合成的食物,如花生、菠菜、卷心菜、萝卜等。

2.用药指导

指导患者按医嘱服药,每天碘摄入量适当,必要时可用尿碘监测碘营养水平。当尿碘中位数为 $100\sim200\ \mu g/L$ 时,是最适当的碘营养状态,当中位数 $>300\ \mu g/L$ 为碘过量。对需长期使用甲状腺制剂患者,应告知其要坚持长期服药,以免停药后复发。教会患者观察药物疗效及不良反应。避免摄入阻碍甲状腺激素合成的药物,如碳酸锂、硫氰酸盐、保泰松等。

3.防治指导

在地方性甲状腺肿流行地区,开展宣传教育工作,指导患者补充碘盐,这是预防缺碘性地方性甲状腺肿最有效的措施。对青春发育期、妊娠期、哺乳期人群,应适当增加碘的摄入量。

五、护理效果评价

患者身体外观能逐渐恢复正常;没有并发症的发生或发生后及时得到处理。

（曹玉娇）

第二节 甲状腺腺瘤

一、疾病概述

甲状腺腺瘤是最常见的甲状腺良性肿瘤。病理分为滤泡状腺瘤和乳头状囊性腺瘤,临床以前者多见。

（一）相关病理生理

1.滤泡状腺瘤

滤泡状腺瘤是最常见的一种甲状腺良性肿瘤,根据其腺瘤实质组织的构成分类如下。

（1）胚胎型腺瘤:由实体性细胞巢和细胞条索构成,无明显的滤泡和胶体形成。瘤细胞多为立方形,体积不大,细胞大小一致。胞质少,嗜碱性,边界不甚清;胞核大,染色质多,位于细胞中央。间质很少,多有水肿。包膜和血管不受侵犯。

(2)胎儿型腺瘤:主要由体积较小而均匀一致的小滤泡构成。滤泡可含或不含胶质。滤泡细胞较小,呈立方形,胞核染色深,其形态、大小和染色可有变异。滤泡分散于疏松结缔组织中,间质内有丰富的薄壁血管,常见出血和囊性变。

(3)胶性腺瘤:又称巨滤泡性腺瘤,最多见,瘤组织由成熟滤泡构成,其细胞形态和胶质含量皆和正常甲状腺相似。但滤泡大小悬殊,排列紧密,亦可融合成囊。

(4)单纯性腺瘤:滤泡形态和胶质含量与正常甲状腺相似。但滤泡排列较紧密,呈多角形,间质很少。

(5)嗜酸性腺瘤:又称 Hurthle 细胞瘤。瘤细胞大,呈多角形,胞质内含嗜酸颗粒,排列成条或成簇,偶成滤泡或乳头状。

2.乳头状腺瘤

良性乳头状腺瘤少见,多呈囊性,故又称乳头状囊腺病。甲状腺腺瘤中,具有乳头状结构者有较大的恶性倾向,良性乳头状腺瘤少见,多呈囊性,故又称乳头状囊腺瘤。乳头由单层立方或低柱状细胞覆于血管及结缔组织来构成,细胞形态和正常静止期的甲状腺上皮相似,乳头较短,分支较少,有时见乳头中含有胶质细胞。乳头突入大小不等的囊腔内,腔内有丰富的胶质。瘤细胞较小,形态一致,无明显多形性和核分裂象。甲状腺腺瘤中,具有乳头状结构者有较大的恶性倾向。

3.不典型腺瘤

不典型腺瘤比较少见,腺瘤包膜完整,质地坚韧,切面细腻而无胶质光泽。镜下细胞丰富,密集,常呈片块状、巢状排列,结构不规则,多不形成滤泡。间质甚少。细胞具有明显的异形性,形状、大小不一,可呈长方形、梭形;胞核也不规则,染色较深,亦可见有丝分裂象,故常疑为癌变,但无包膜、血管及淋巴管浸润。

4.甲状腺囊肿

根据内容物不同可分为胶性囊肿、浆液性囊肿、坏死性囊肿、出血性囊肿。

5.功能自主性甲状腺腺瘤

瘤实质区可见陈旧性出血、坏死、囊性变、玻璃样变、纤维化、钙化。瘤组织边界清楚,外周甲状腺组织常萎缩。

(二)病因与诱因

甲状腺腺瘤的病因未明,可能与性别、遗传因素、射线照射、TSH 过度刺激有关,也可能与地方性甲状腺肿疾病有关。

1.性别

甲状腺腺瘤在女性的发病率为男性的5～6倍,提示可能性别因素与发病有关,但目前没有发现雌激素刺激肿瘤细胞生长的证据。

2.癌基因

甲状腺腺瘤中可发现癌基因 *c-myc* 的表达。腺瘤中还可发现癌基因 *H-ras* 第12、第13、第61密码子的活化突变和过度表达。高功能腺瘤中还可发现 TSH-G 蛋白腺嘌呤环化酶信号传导通路所涉及蛋白的突变,包括 TSH 受体跨膜功能区的胞外和跨膜段的突变和刺激型 GTP 结合蛋白的突变。上述发现均表明腺瘤的发病可能与癌基因有关,但上述基因突变仅见于少部分腺瘤中。

3.家族性肿瘤

甲状腺腺瘤可见于一些家族性肿瘤综合征中,包括多发性错构瘤综合征和 Catney 联合体病等。

4.外部射线照射

幼年时期头、颈、胸部曾经进行过 X 线照射治疗的人群,其甲状腺癌发病率约增高 100 倍,而甲状腺腺瘤的发病率也明显增高。

5.TSH 过度刺激

在部分甲状腺腺瘤患者可发现其血 TSH 水平增高,可能与其发病有关。实验发现,TSH 可刺激正常甲状腺细胞表达前癌基因 $c-myc$,从而促使细胞增生。

(三)临床表现

甲状腺腺瘤可发生于任何年龄,但以青年女性多见;多数无自觉症状,往往在无意中发现颈前区肿块;大多为单个,无痛,包膜感明显,可随吞咽移动。肿瘤增长缓慢,一旦肿瘤内出血或囊变,体积可突然增大,且伴有疼痛和压痛,但过一时期又会缩小,甚至消失。少数增大的肿瘤逐渐压迫外周组织,引起气管移位,但气管狭窄罕见;患者会感到呼吸不畅,特别是平卧时为甚。胸骨后的甲状腺腺瘤压迫气管和大血管后可引起呼吸困难和上腔静脉压迫症。少数腺瘤可因钙化斑块使瘤体变得坚硬。典型的甲状腺腺瘤很容易作出临床诊断,甲状腺功能检查一般正常;核素扫描常显示温结节,但如有囊变或出血就显示冷结节。自主性高功能甲状腺腺瘤可表现不同程度的甲亢症状。

(四)辅助检查

1.甲状腺功能检查

血清 TT_3、FT_3、TT_4、FT_4、TSH 均正常。自主性高功能甲状腺腺瘤患者血清 TT_3、FT_3、TT_4、FT_4 增高,TSH 降低。

2.X 线检查

如腺瘤较大,颈胸部 X 线检查可见气管受压移位,部分患者可见瘤体内钙化等。

3.核素扫描

90% 的腺瘤不能聚集放射性锝或碘,核素扫描多显示为"冷结节",少数腺瘤有聚集放射性碘的能力,核素扫描示"温结节";自主性高功能腺瘤表现为放射性浓聚的"热结节";腺瘤发生出血、坏死等囊性变时则均呈"冷结节"。

4.B 超检查

对诊断甲状腺腺瘤有较大价值,超声波下腺瘤和外周组织有明显界限,有助于辨别单发或多发,囊性或实性。

5.甲状腺穿刺活检

甲状腺穿刺活检有助于诊断,特别在区分良恶性病变时有较大价值,但属创伤性检查,不易常规进行。

(五)治疗原则

1.非手术治疗

能抑制垂体 TSH 的分泌,减少 TSH 对甲状腺腺瘤的刺激,从而使腺瘤逐渐缩小,甚至消失。从小剂量开始,逐渐加量。可用左甲状腺素 50~150 $\mu g/d$ 或干甲状腺片 40~120 mg/d,治疗 3～4 个月。适于多发性结节或温结节、热结节等单结节患者。如效果不佳,应考虑手术治疗。

2.手术治疗

甲状腺腺瘤有癌变可能的患者或引起甲亢者,应行手术切除腺瘤。伴有甲亢的高功能腺瘤,需要先用抗甲状腺药物控制甲亢,待甲状腺功能正常后,行腺瘤切除术,可使甲亢得到治愈。

对于甲状腺腺瘤,手术切除是最有效的治疗方法,无论肿瘤大小,目前多主张做患侧腺叶切除或腺叶次全切除而不宜行腺瘤摘除术。其原因是临床上甲状腺腺瘤和某些甲状腺癌特别是早期甲状腺癌难以区别。另外约 25％的甲状腺腺瘤为多发,临床上往往仅能查到较大的腺瘤,单纯腺瘤摘除会遗留小的腺瘤,日后造成复发。因甲状腺腺瘤有引起甲亢(发生率约为 20％)和恶变(发生率约为 10％)的可能,故应早期行包括腺瘤的患侧,甲状腺大部或部分(腺瘤小)切除。切除标本必须立即行冷冻切片检查,以判定有无恶变。

二、护理评估

(一)术前评估

1.健康史

患者是否曾患有结节性甲状腺肿或伴有其他自身免疫性疾病;有无甲状腺疾病的用药或手术史;近期有无感染、劳累、精神刺激或创伤等应激因素。

2.身体状况

(1)局部:①肿块与吞咽运动的关系;②肿块的大小、形状、质地和活动度;③肿块的生长速度;④颈部有无肿大淋巴结。

(2)全身:①有无压迫症状,如声音嘶哑、呼吸困难、吞咽困难等;②有无骨和肺转移征象;③有无腹泻、心悸、脸面潮红和血清钙降低等症状;④有无其他内分泌腺体的增生。

(3)辅助检查:包括基础代谢率、甲状腺摄^{131}I 率测定、血清 T_3、T_4 含量、同位素扫描、B 超等检查结果。

3.心理-社会状况

(1)心理状态:患者常在无意中发现颈部肿块,病史短且突然,因而担忧肿块的性质和预后,表现为焦虑不安;故需了解和评估患者患病后的情绪和心理变化。

(2)认知程度:①对甲状腺疾病的认知态度;②对手术的接受程度;③对术后康复知识的了解程度。

(二)术后评估

1.术中情况

了解麻醉方式、手术方式及病灶处理情况、术中出血与补液情况。

2.术后情况

(1)评估患者呼吸道是否通畅、生命体征是否平稳、神志是否清楚和切口、引流情况等。

(2)了解患者是否出现术后并发症,如呼吸困难和窒息、喉返神经损伤、喉上神经损伤、手足抽搐和甲状腺危象等。

三、护理诊断

(一)营养失调：营养低于机体需要量

与基础代谢率增高有关。

(二)有受伤危险

与突眼造成眼角不能闭合、有潜在的角膜溃疡、感染而致失明的可能有关。

(三)潜在并发症

1.窒息

与呼吸困难与全麻未醒、手术刺激分泌物增多误入气管，术后出血压迫气管有关。

2.甲状腺危象

与术前准备不充分、甲亢症状未能很好控制及手术应激有关。

3.手足抽搐

与术中误切甲状旁腺，术后出现低血钙有关。

4.神经损伤

与手术操作误伤神经有关。

四、护理措施

(一)术前护理

充分而完善的术前准备和护理是保证手术顺利进行和预防术后并发症的关键。

1.休息和心理护理

多与患者交谈，消除其顾虑和恐惧；对精神过度紧张或失眠者，适当应用镇静剂或安眠药物，使其处于接受手术的最佳身心状态。

2.配合术前检查

除常规检查外，还包括颈部超声、心电图检查、喉镜检查、测定基础代谢率。

3.用药护理

术前通过药物降低基础代谢率是甲亢患者术前准备的重要环节。

(1)单用碘剂：常用的碘剂是复方碘化钾溶液，每天 3 次口服，第 1 天每次 3 滴，第 2 天每次 4 滴，依此逐天递增至每次 16 滴止，然后维持此剂量。2～3 周后待甲亢症状得到基本控制(患者情绪稳定，睡眠好转，体重增加，脉搏<90 次/分，脉压恢复正常，基础代谢率＋20％以下)，便可进行手术。碘剂的作用在于抑制蛋白水解酶，减少甲状腺球蛋白的分解，逐渐抑制甲状腺素的释放，有助于避免术后甲状腺危象的发生。但因碘剂只能抑制甲状腺素的释放，而不能抑制甲状腺素的合成，一旦停服，贮存于甲状腺滤泡内的甲状腺球蛋白大量分解，使甲亢症状重新出现，甚至加重。因此，凡不准备手术治疗的甲亢患者均不宜服用碘剂。

(2)硫脲类药物加用碘剂：先用硫脲类药物，待甲亢症状基本控制后停药，再单独服用碘剂 1～2 周后再行手术。因硫脲类药物能使甲状腺肿大充血，手术时极易发生出血，增加手术风险；而碘剂能减少甲状腺的血流量，减少腺体充血，使腺体缩小变硬，因此服用硫脲类药物后必须服用碘剂。

(3)碘剂加用硫脲类药物后再单用碘剂：少数患者服碘剂 2 周后症状改善不明显，可加服硫脲类药物，待甲亢症状基本控制，停用硫脲类药物后再继续单独服用碘剂 1～2 周后手术。在此期间应严密观察用药的效果与不良反应。

（4）普萘洛尔单用或合用碘剂：对于不能耐受碘剂或合并应用硫脲类药物，或对此两类药物无反应的患者，主张与碘剂合用或单用普萘洛尔作术前准备，每 6 小时服药 1 次，每次 20～60 mg，一般服用 4～7 天后脉搏即降至正常水平，由于普萘洛尔半衰期不到 8 小时，故最末一次服用须在术前 1～2 小时，术后继续口服 4～7 天，术前不用阿托品，以免引起心动过速。

4.饮食护理

给予高热量、高蛋白质和富含维生素的均衡饮食，加强营养支持，纠正负氮平衡；给予足够的液体摄入以补充出汗等所丢失的水分。但有心脏疾病患者应避免大量摄水，以防水肿和心力衰竭。禁用对中枢神经有兴奋作用的浓茶、咖啡等刺激性饮料，戒烟、酒。勿进食增加肠蠕动及易导致腹泻的富含纤维的食物。

5.突眼护理

突眼者注意保护眼睛，经常滴眼药水，外出戴墨镜或使用眼罩以避免强光、风沙及灰尘的刺激。睡前用抗生素眼膏涂眼，并覆盖油纱或使用眼罩，以免角膜过度暴露后干燥受损，发生溃疡。

6.其他措施

术前教会患者头低肩高体位练习，指导患者深呼吸，学会有效咳嗽的方法，患者接往手术室后备麻醉床、引流装置、无菌手套、拆线包及气管切开包等。

（二）术后护理

（1）体位和引流：平卧位，血压平稳后半卧位以利于呼吸和引流，引流管 24～48 小时拔出。

（2）病情观察：密切观察生命指征；观察伤口渗血情况；了解患者的发音和吞咽情况；判断有无呼吸困难、声音嘶哑、音调降低、误咽、呛咳等。

（3）保持呼吸道通畅，预防肺部并发症。

（4）饮食：术后 6 小时后可进少量温或凉流质，禁忌过热饮食，以免诱发手术部位血管扩张。

（三）术后并发症的观察及护理

1.呼吸困难和窒息

多发生于术后 48 小时内，是术后最危急的并发症。表现为进行性呼吸困难、烦躁、发绀，甚至窒息；可有颈周肿胀、切口渗出鲜血等。常见原因和处理：①切口内血肿压迫气管，立即拆线，敞开切口，清除血肿，如呼吸仍无改善则吸氧、气管切开，再急送手术室止血。②喉头水肿，由手术创伤、气管插管引起。先用激素静脉滴注，无效者行气管切开。③痰液阻塞气道，有效吸痰。④气管塌陷，气管壁长期受肿大的甲状腺压迫，气管软化所致。行气管切开术。⑤双侧喉返神经损伤，气管切开。

2.喉返神经损伤

大多数是由于术中不慎将喉返神经切断、缝扎、钳夹或牵拉过度而致永久性或暂时性损伤；少数由于血肿或瘢痕组织压迫或牵拉而致。前者在术中立即出现症状，后者在术后数小时或数天才出现症状。切断、缝扎会引起永久性损伤，钳夹、牵拉过度、血肿压迫所引起的多数为暂时性，一般经 3～6 个月理疗可恢复或好转。单侧喉返神经损伤引起声音嘶哑，可由健侧声带过度地向患侧内收而代偿。双侧喉返神经损伤导致双侧声带麻痹，可引起失声、呼吸困难，甚至窒息，应立即行气管切开。

3.喉上神经损伤

喉上神经外支损伤可使环甲肌瘫痪，引起声带松弛、声调降低；内支损伤可使喉部黏膜感觉丧失,患者进食、特别是饮水时容易发生误咽、呛咳。应协助患者取坐位进半流质饮食,一般于术后数天可恢复正常。

4.手足抽搐

术中甲状旁腺被误切、挫伤或其血液供应受累可引起甲状旁腺功能低下,血钙降低,神经肌肉的应激性提高。症状一般出现在术后 1~2 天,轻者面部、口唇或手足部针刺感、麻木感或强直感,2~3 周后症状消失。严重者面肌和手足持续性痉挛、疼痛,频繁发作,每次持续 10~20 分钟或更长,甚至可发生喉和膈肌痉挛,引起窒息死亡。护理措施:①抽搐发作时,立即静脉注射 10% 葡萄糖酸钙或 5% 氯化钙 10~20 mL。②症状轻者,可口服葡萄糖酸钙或乳酸钙;症状重或长期不恢复者,加服维生素 D_3,以促进钙在肠道内的吸收。③每周测血钙和尿钙 1 次。④限制肉类、乳类和蛋类等高磷食品,多吃绿叶蔬菜、豆制品和海味等高钙低磷食物。

5.甲状腺危象

甲状腺危象是甲亢的严重并发症,死亡率为 20%~30%。其发生可能与术前准备不充分、甲亢症状未能很好控制及手术应激有关。主要表现为术后 12~36 小时内高热(>39 ℃)、脉搏细速(>120 次/分)、大汗、烦躁不安、谵妄甚至昏迷,常伴有呕吐、腹泻。若处理不及时或不当可迅速发展为昏迷、虚脱、休克甚至死亡。甲亢患者基础代谢率降至正常范围再实施手术,是预防甲状腺危象的关键。

护理措施:①碘剂,口服复方碘化钾溶液 3~5 mL,紧急时将 10% 碘化钠 5~10 mL 加入 10% 葡萄糖溶液 500 mL 中静脉滴注,以降低血液中甲状腺素水平。②激素治疗,给予氢化可的松 200~400 mg/d,分次静脉滴注,以拮抗过量甲状腺素的反应。③镇静剂,常用苯巴比妥钠 100 mg 或冬眠Ⅱ号半量,6~8 小时肌内注射 1 次。④肾上腺素能阻滞剂,可用利血平 1~2 mg 肌内注射或胍乙啶 10~20 mg 口服,还可用普萘洛尔 5 mg 加入 5%~10% 葡萄糖溶液 100 mL 中静脉滴注,以降低外周组织对肾上腺素的反应。⑤降温,物理或药物降温,使患者体温维持在 37 ℃左右。⑥静脉滴注大量葡萄糖溶液补充能量。⑦吸氧,以减轻组织缺氧。⑧心力衰竭者,遵医嘱应用洋地黄类制剂。⑨保持病室安静,避免刺激。

(四)健康教育

1.自我护理指导

指导患者保持精神愉快和心境平和,劳逸结合,适当休息和活动。

2.用药指导

说明甲亢术后继续服药的重要性并督促执行。

3.复诊指导

患者出院后定期至门诊复查,以了解甲状腺功能,若出现心悸、手足震颤、抽搐等症状时及时就诊。

五、护理效果评价

(1)患者没有出现甲状腺危象,或已发生的危象能得到及时发现和处理。

(2)患者营养需要得到满足。

(3)患者术后能有效咳嗽,保持呼吸道通畅。

(4)患者术后生命体征平稳,没有出现各种并发症;一旦发生,能及时发现和处理。

(曹玉娇)

第三节　急性乳腺炎

一、疾病概述

急性乳腺炎是乳腺的急性化脓性感染。多发生于产后 3～4 周的哺乳期妇女,以初产妇最常见。主要致病菌为金黄色葡萄球菌,少数为链球菌。

(一)相关病理生理

急性乳腺炎开始时局部出现炎性肿块,数天后可形成单房或多房性的脓肿。表浅脓肿可向外破溃或破入乳管自乳头流出;深部脓肿不仅可向外破溃,也可向深部穿至乳房与胸肌间的疏松结缔组织中,形成乳房后脓肿。感染严重者,还可并发脓毒血症。

(二)病因与诱因

1.乳汁淤积

乳汁是细菌繁殖的理想培养基,引起乳汁淤积的主要原因:①乳头发育不良(过小或凹陷)妨碍哺乳;②乳汁过多或婴儿吸乳过少导致乳汁不能完全排空;③乳管不通(脱落上皮或衣服纤维堵塞),影响乳汁排出。

2.细菌入侵

当乳头破损时,细菌沿淋巴管入侵是感染的主要途径。细菌也可直接侵入乳管,上行至腺小叶而致感染。细菌主要来自婴儿口腔、母亲乳头或外周皮肤。多数发生于初产妇,因其缺乏哺乳经验;也可发生于断奶时,6 个月以后的婴儿已经长牙,易致乳头损伤。

(三)临床表现

1.局部表现

初期患侧乳房红、肿、胀、痛,可有压痛性肿块,随病情发展症状进行性加重,数天后可形成单房或多房性的脓肿。脓肿表浅时局部皮肤可有波动感和疼痛,脓肿向深部发展可穿至乳房与胸肌间的疏松结缔组织中,形成乳房后脓肿和腋窝脓肿,并出现患侧腋窝淋巴结肿大、压痛。局部表现可有个体差异,应用抗生素治疗的患者,局部症状可被掩盖。

2.全身表现

感染严重者,可并发败血症,出现寒战、高热、脉快、食欲缺乏、全身不适、白细胞计数上升等症状。

(四)辅助检查

1.实验室检查

白细胞计数及中性粒细胞比例增多。

2.B超检查

确定有无脓肿及脓肿的大小和位置。

3.诊断性穿刺

在乳房肿块波动最明显处或压痛最明显的区域穿刺,抽出脓液可确诊脓肿已经形成。脓液应做细菌培养和药敏试验。

（五）治疗原则

主要原则为控制感染，排空乳汁。脓肿形成以前以抗菌药治疗为主，脓肿形成后，需及时切开引流。

1.非手术治疗

（1）一般处理：①患乳停止哺乳，定时排空乳汁，消除乳汁淤积。②局部外敷，用25％硫酸镁湿敷，或采用中药蒲公英外敷，也可用物理疗法促进炎症吸收。

（2）全身抗菌治疗：原则为早期、足量应用抗生素。针对革兰阳性球菌有效的药物，如青霉素、头孢菌素等。由于抗生素可被分泌至乳汁，故避免使用对婴儿有不良影响的抗菌药，如四环素、氨基苷类、磺胺类和甲硝唑。如治疗后病情无明显改善，则应重复穿刺以了解有无脓肿形成，或根据脓液的细菌培养和药敏试验结果选用抗生素。

（3）中止乳汁分泌：患者治疗期间一般不停止哺乳，因停止哺乳不仅影响婴儿的喂养，且提供了乳汁淤积的机会。但患侧乳房应停止哺乳，并以吸乳器或手法按摩排出乳汁，局部热敷。若感染严重或脓肿引流后并发乳瘘（切口常出现乳汁）需回乳，常用方法：①口服溴隐亭1.25 mg，每天2次，服用7～14天；或口服己烯雌酚1～2 mg，每天3次，2～3天。②肌内注射苯甲酸雌二醇，每次2 mg，每天1次，至乳汁分泌停止。

2.手术治疗

脓肿形成后切开引流。于压痛、波动最明显处先穿刺抽吸取得脓液后，于该处切开放置引流，脓液做细菌培养及药物敏感试验。脓肿切开引流时注意：①切口一般呈放射状，避免损伤乳管引起乳瘘；乳晕部脓肿沿乳晕边缘做弧形切口；乳房深部较大脓肿或乳房后脓肿，沿乳房下缘做弧形切口，经乳房后间隙引流。②分离多房脓肿的房间隔以利引流。③为保证引流通畅，引流条应放在脓腔最低部位，必要时另加切口作对口引流。

二、护理评估

（一）一般评估

1.生命体征

评估是否有体温升高，脉搏加快。急性乳腺炎患者通常有发热，可有低热或高热；发热时呼吸、脉搏加快。

2.患者主诉

询问患者是否为初产妇，有无乳腺炎、乳房肿块、乳头异常溢液等病史；询问有无乳头内陷；评估有无不良哺乳习惯，如婴儿含乳睡觉、乳头未每天清洁等；询问有无乳房胀痛、浑身发热、无力、寒战等症状。

3.相关记录

体温、脉搏、皮肤异常等记录结果。

（二）身体评估

1.视诊

乳房皮肤有无红、肿、破溃、流脓等异常情况；乳房皮肤红肿的开始时间、位置、范围、进展情况。

2.触诊

评估乳房乳汁淤积的位置、范围、程度及进展情况；乳房有无肿块，乳房皮下有无波动感，脓肿是否形成，脓肿形成的位置、大小。

(三)心理-社会评估

评估患者心理状况,是否担心婴儿喂养与发育、乳房功能及形态改变。

(四)辅助检查阳性结果评估

患者血常规检查示,血白细胞计数及中性粒细胞比例升高提示有炎症的存在;根据 B 超检查的结果判断脓肿的大小及位置,诊断性穿刺后方可确诊脓肿形成;根据脓液的药物敏感试验选择抗生素。

(五)治疗效果的评估

1.非手术治疗评估要点

应用抗生素是否有效果,乳腺炎症是否得到控制,患者体温是否恢复正常;回乳措施是否起效,乳汁淤积情况有无改善,患者乳房肿胀疼痛有无减轻或加重;患者是否了解哺乳卫生和预防乳腺炎的知识,情绪是否稳定。

2.手术治疗评估要点

手术切开排脓是否彻底;伤口愈合情况是否良好。

三、护理诊断

(一)疼痛

疼痛与乳汁淤积、乳房急性炎症使乳房压力显著增加有关。

(二)体温过高

体温过高与乳腺急性化脓性感染有关。

(三)知识缺乏

与不了解乳房保健和正确哺乳知识有关。

(四)潜在并发症

乳瘘。

四、护理措施

(一)对症处理

定时测患者体温、脉搏、呼吸、血压,监测白细胞计数及分类变化,必要时做血培养及药物敏感试验。密切观察患者伤口敷料引流、渗液情况。

(1)高热者,给予冰袋、乙醇擦浴等物理降温措施,必要时遵医嘱应用解热镇痛药;脓肿切开引流后,保持引流通畅,定时更换切口敷料。

(2)缓解疼痛:①患乳暂停哺乳,定时用吸乳器吸空乳汁。若乳房肿胀过大,不能使用吸乳器,应每天坚持用手揉挤乳房以排空乳汁,防止乳汁淤积。②用乳罩托起肿大的乳房以减轻疼痛。③疼痛严重时遵医嘱给予止痛药。

(3)炎症已经发生:①消除乳汁淤积用吸乳器吸出乳汁或用手顺乳管方向加压按摩,使乳管通畅。②局部热敷,每次 20～30 分钟,促进血液循环,利于炎症消散。

(二)饮食与运动

给予高蛋白、高维生素、低脂肪食物,保证足量水分摄入。注意休息,适当运动,劳逸结合。

(三)用药护理

遵医嘱早期使用抗菌药,根据药物敏感试验选择合适的抗菌药,注意评估患者有无药物不良反应。

（四）心理护理

观察了解患者心理状况，给予必要的疾病有关的知识宣教，抚慰其紧张急躁情绪。

（五）健康教育

1.保持乳头和乳晕清洁

每次哺乳前后清洁乳头，保持局部干燥清洁。

2.纠正乳头内陷

妊娠期每天挤捏、提拉乳头。

3.养成良好的哺乳习惯

定时哺乳，每次哺乳时让婴儿吸净乳汁，如有淤积及时用吸乳器或手法按摩排出乳汁；培养婴儿不含乳头睡眠的习惯；注意婴儿口腔卫生，及时治疗婴儿口腔炎症。

4.及时处理乳头破损

乳晕破损或皲裂时暂停哺乳，用吸乳器吸出乳汁哺乳婴儿；局部用温水清洁后涂以抗菌药软膏，待愈合后再行哺乳；症状严重时及时诊治。

五、护理效果评价

（1）患者的乳汁淤积情况有无改善，是否学会正确排出淤积乳汁的方法，是否坚持每天挤出已经淤积的乳汁，回乳措施是否产生效果，乳房胀痛有无逐渐减轻。

（2）患者乳房皮肤的红肿情况有无好转，乳房皮肤有无溃烂，乳房肿块有无消失或增大。

（3）患者应用抗生素后体温有无恢复正常，炎症有无消退，炎症有无进一步发展为脓肿。

（4）患者脓肿有无及时切开引流，伤口愈合情况是否良好。

（5）患者是否了解哺乳卫生和预防乳腺炎的知识，焦虑情绪是否改善。

（曹玉娇）

第四节　乳腺囊性增生病

一、疾病概述

乳腺囊性增生病也称慢性囊性乳腺病或称纤维囊性乳腺病，是乳腺间质的良性增生。增生可发生于腺管周围，并伴有大小不等的囊肿形成；也可发生在腺管内而表现为上皮的乳头样增生，伴乳管囊性扩张；另一类型是小叶实质增生。本病是妇女的常见病之一，多发生于30~50岁妇女，临床特点是乳房胀痛、乳房肿块及乳头溢液。

（一）病因病理

本病的症状常与月经周期有密切关系，且患者多有较高的流产率。一般多认为其发病与卵巢功能失调有关，可能是黄体素的减少及雌激素的相对增多，致使两者比例失去平衡，使月经前的乳腺增生变化加剧，疼痛加重，时间延长，月经后的"复旧"也不完全，日久就形成了乳腺囊性增生病。主要病理改变是导管、腺泡以及间质的不同程度的增生；病理类型可分为乳痛症型（生理性的单纯性乳腺上皮增生症)、普通型腺病小叶增生症型、纤维腺病型、纤维化型和囊肿型(即囊肿性乳腺上皮增生症),各型之间的病理改变都有不同程度的移行。

(二)临床表现

乳房胀痛和肿块是本病的主要症状,其特点是部分患者具有周期性。疼痛与月经周期有关,往往在月经前疼痛加重,月经来潮后减轻或消失,有时整个月经周期都有疼痛,部分患者可伴有月经紊乱或既往有卵巢或子宫病史。体检发现一侧或两侧乳腺有弥漫性增厚,可局限于乳腺的一部分,也可分散于整个乳腺;肿块呈颗粒状、结节状或片状,大小不一,质韧而不硬;增厚区与周围乳腺组织分界不明显,与皮肤无粘连。少数患者可有乳头溢液,本病病程较长,发展缓慢。

(三)治疗

主要是对症治疗,绝大多数患者不需要外科手术治疗。一般首选具有疏肝理气、调和冲任、软坚散结及调整卵巢功能的中药或中成药,如逍遥散等。由于本病有少数可发生癌变,确诊后应注意密切观察、随访。乳房胀痛严重,肿块较多、较大者,可酌情应用维生素 E 及激素类药物。在治疗过程中还应注意情志疏导,配合应用局部外敷药物、激光局部照射、磁疗等方法也有一定疗效。

二、护理评估

(一)健康史和相关因素

本病的发生与内分泌失调有关:①体内雌、孕激素比例失调,黄体素分泌减少、雌激素量增多导致乳腺实质增生过度和复旧不全;②部分乳腺实质中女性雌激素受体的质与量的异常,导致乳腺各部分发生不同程度的增生。

(二)身体状况

1.临床表现

(1)乳房疼痛特点是胀痛,具有周期性,常于月经来潮前疼痛发生或加重,月经来潮后减轻或消失,有时整个月经周期都有疼痛。

(2)乳房肿块一侧或双侧乳腺有弥漫性增厚,可呈局限性改变,对位于乳房外上象限,轻度触痛;也可分散于整个乳腺。肿块呈结节状或片状,大小不一。质韧而不硬,增厚区与周围乳腺组织分界不明显。

(3)乳头溢液少数患者可有乳腺溢液,呈黄绿色或血性,偶有无色浆液。

2.辅助检查

钼靶 X 线摄片、B 型超声波或组织病理学检查等均有助于本病的诊断。

(三)处理原则

主要是观察、随访和对症治疗。

1.非手术治疗

主要是观察和药物治疗。观察期间可口服乳康片、乳康宁等;抗雌激素治疗仅在症状严重时采用,可口服他莫昔芬。由于本病有恶变可能,应嘱患者每隔 2~3 个月到医院复查,有对侧乳腺癌或有乳腺癌家族史者应密切随访。

2.手术治疗

若肿块周围乳腺组织局灶性增生较为明显、形成孤立肿块,或 B 超、钼靶 X 线摄片发现局部有沙粒样钙化灶者,应尽早手术切除肿块并做病理学检查。

三、护理诊断

疼痛与内分泌失调致乳腺实质过度增生有关。

四、护理措施

(一)减轻疼痛

(1)解释疼痛发生的原因,消除患者的思想顾虑,保持心情舒畅。

(2)用宽松胸罩托起乳房。

(3)遵医嘱服用中药调理或其他对症治疗药物。

(二)定期复查

遵医嘱定期复查,以便及时发现恶性变。

(三)乳腺增生的日常护理

为预防乳腺疾病,成年女性每月都要自检。月经正常的妇女,月经来潮后第2～11天是检查的最佳时间。下向介绍几种自检的方法。

1.对镜向照法

面对镜子,将双臂高举过头,观察乳房的形状和轮廓有无变化,皮肤有无异常(主要是有无红肿、皮疹、浅静脉曲张、发肤皱褶、橘皮样改变等),观察乳头是含在同一水平线上,是否有抬高、回缩、凹陷等现象,用拇指和食指轻轻挤捏乳头,检查是否有异常分泌物从乳头溢出,乳晕颜色是否改变。

2.平卧触摸法

平卧,右臂高举过头,并在右肩下垫一小枕头,使右侧乳房变平。左手四指并拢,用指端掌而检查乳房各部位是否有肿块或其他变化。

3.淋浴检查法

淋浴时,因皮肤湿润更易发现问题,用一手指指端掌面慢慢滑动,仔细检查乳房的各个部位及腋窝处是否有肿块。

(曹玉娇)

第五节　肝　脓　肿

一、细菌性肝脓肿

当全身性细菌感染,特别是腹腔内感染时,细菌侵入肝脏,如果患者抵抗力弱,可发生细菌性肝脓肿。细菌可以从下列途径进入肝脏。①胆道:细菌沿着胆管上行,是引起细菌性肝脓肿的主要原因,包括胆石、胆囊炎、胆道蛔虫、其他原因所致胆管狭窄与阻塞等。②肝动脉:体内任何部位的化脓性病变,细菌可经肝动脉进入肝脏。如败血症、化脓性骨髓炎、痈、疔等。③门静脉:已较少见,如坏疽性阑尾炎、细菌性痢疾等,细菌可经门静脉入肝。④肝开放性损伤:细菌可直接经伤口进入肝,引起感染而形成脓肿。细菌性肝脓肿的致病菌多为大肠埃希菌、金黄色葡萄球菌、厌氧链球菌等。肝脓肿可以是单个脓肿,也可以是多个小脓肿,数个小脓肿可以融合成为一个大脓肿。

(一)护理评估

1.健康史

注意询问有无胆道感染和胆道疾病、全身其他部位的化脓性感染特别是肠道的化脓性感染、肝脏外伤病史。是否有肝脓肿病史,是否进行过系统治疗。

2.身体状况

通常继发于某种感染性先驱疾病,起病急,主要症状为骤起寒战、高热、肝区疼痛和肝大。体温可高达39～40 ℃,多表现为弛张热,伴有大汗、恶心、呕吐、食欲缺乏。肝区疼痛多为持续性钝痛或胀痛,有时可伴有右肩牵涉痛,右下胸及肝区叩击痛,增大的肝有压痛。肝前下缘比较表浅的脓肿,可有右上腹肌紧张和局部明显触痛。巨大的肝脓肿可导致右季肋区呈饱满状态,甚至可见局限性隆起,局部皮肤可出现凹陷性水肿。严重时或并发胆道梗阻者,可出现黄疸。

3.心理-社会状况

细菌性肝脓肿起病急剧,症状重,如果治疗不彻底容易反复发作转为慢性,并且细菌性肝脓肿极易引起严重的全身性感染,导致感染性休克,患者产生焦虑。

(二)护理诊断

1.营养失调:低于机体需要量

与高代谢消耗或慢性消耗病程有关。

2.体温过高

其与感染有关。

3.急性疼痛

其与感染及脓肿内压力过高有关。

4.潜在并发症

急性腹膜炎、上消化道出血、感染性休克。

(三)护理目标

患者能维持适当营养,维持体温正常,疼痛减轻;无急性腹膜炎休克等并发症发生。

(四)护理措施

1.术前护理

(1)病情观察,配合抢救中毒性休克。

(2)高热护理:保持病室空气新鲜、通风、温湿度合适,物理降温。衣着适量,及时更换汗湿衣。

(3)维持适当营养:对于非手术治疗和术前的患者,给予高蛋白、高热量饮食,纠正水、电解质平衡失调和低蛋白血症。

(4)遵医嘱正确应用抗生素。

2.术后护理

(1)经皮肝穿刺脓肿置管引流术术后护理:术前做术区皮肤准备,协助医师进行穿刺部位的准确定位。术后向医师询问术中情况及术后有无特殊观察和护理要求。患者返回病房后,观察引流管固定是否牢固,引流液性状,引流管道是否密闭。术后第二天或数天开始进行脓腔冲洗,冲洗液选用等渗盐水(或遵医嘱加用抗生素)。冲洗时速度缓慢,压力不宜过高,估算注入液与引出液的量。每次冲洗结束后,可遵医嘱向脓腔内注入抗生素。待到引流出或冲洗出的液体变清澈,B型超声检查脓腔直径<2 cm即可拔管。

(2)切开引流术术后护理:切开引流术术后护理遵循腹部手术术后护理的一般要求。除此之外,每天用生理盐水冲洗脓腔,记录引流液量,<10 mL或脓腔容积<15 mL,即考虑拔除引流管,改凡士林纱布引流,致脓腔闭合。

　　3.健康教育

　　为了预防肝脓肿疾病的发生,应教育人们积极预防和治疗胆道疾病,及时处理身体其他部位的化脓性感染。告知患者应用抗生素和放置引流管的目的和注意事项,取得患者的信任和配合。术后患者应加强营养和提高抵抗力,定期复查。

　　(五)护理效果评价

　　患者是否能维持适当营养,体温是否正常;疼痛是否减轻,有无急性腹膜炎、上消化道出血、感染性休克等并发症发生。

二、阿米巴性肝脓肿

　　阿米巴性肝脓肿是阿米巴肠病的并发症,阿米巴原虫从结肠溃疡处经门静脉血液或淋巴管侵入肝内并发脓肿。常见于肝右叶顶部,多数为单发性。原虫产生溶组织酶,导致肝细胞坏死、液化组织和血液、渗液组成脓肿。

　　(一)护理评估

　　1.健康史

　　注意询问有无阿米巴痢疾病史。

　　2.身体状况

　　阿米巴性肝脓肿有着跟细菌性肝脓肿相似的表现,两者的区别详见表7-1。

表 7-1　细菌性肝脓肿与阿米巴性肝脓肿的鉴别

鉴别要点	细菌性肝脓肿	阿米巴性肝脓肿
病史	继发于胆道感染或其他化脓性疾病	继发于阿米巴痢疾后
症状	病情急骤严重,全身中毒症状明显,有寒战、高热	起病较缓慢,病程较长,可有高热,或不规则发热、盗汗
血液化验	白细胞计数及中性粒细胞可明显增加。血液细菌培养可阳性	白细胞计数可增加,如无继发细菌感染液细菌培养阴性。血清学阿米巴抗体检查阳性
粪便检查	无特殊表现	部分患者可找到阿米巴滋养体或结肠溃面(乙状结肠镜检)黏液或刮取涂片可找阿米巴滋养体或包囊
脓液	多为黄白色脓液,涂片和培养可发现细菌	大多为棕褐色脓液,无臭味,镜检有时可看到阿米巴滋养体。若无混合感染,涂片和培养无细菌
诊断性治疗	抗阿米巴药物治疗无效	抗阿米巴药物治疗有好转
脓肿	较小,常为多发性	较大,多为单发,多见于肝右叶

　　3.心理-社会状况

　　由于病程长,忍受较重的痛苦,担忧预后或经济拮据等原因,患者常有焦虑、悲伤或恐惧反应。

　　(二)护理诊断

　　1.营养失调:低于机体需要量

　　与高代谢消耗或慢性消耗病程有关。

2.急性疼痛

急性疼痛与脓肿内压力过高有关。

3.潜在并发症

合并细菌感染。

(三)护理措施

1.非手术疗法和术前护理

(1)加强支持疗法:给予高蛋白、高热量和高维生素饮食,必要时少量多次输新鲜血、补充丙种球蛋白,增强抵抗力。

(2)正确使用抗阿米巴药物,注意观察药物的不良反应。

2.术后护理

除继续做好非手术疗法护理外,重点做好引流的护理。宜用无菌水封瓶闭式引流,每天更换消毒瓶,接口处保持无菌,防止继发细菌感染。如继发细菌感染需使用抗生素。

(曹玉娇)

第六节 门静脉高压症

门静脉的正常压力是 1.3~2.4 kPa(13~24 cmH$_2$O),当门静脉血流受阻、血液淤滞时,压力>2.4 kPa(24 cmH$_2$O)时,称为门静脉高压症,临床上常有脾大及脾功能亢进、食管胃底静脉曲张破裂出血、腹水等一系列表现。

门静脉主干由肠系膜上、下静脉和脾静脉汇合而成。门静脉系统位于两个毛细血管网之间,一端是胃、肠、脾、胰的毛细血管网,另一端连接肝小叶内的肝窦。门静脉流经肝脏的血液约占肝血流量的 75%,肝动脉供血约占 25%,由此可见肝脏的双重供血以门静脉供血为主。门静脉内的血含氧量较体循环的静脉血高,故门静脉对肝的供氧几乎和肝动脉相等。此外门静脉系统内无控制血流方向的静脉瓣,与腔静脉之间存在 4 个交通支:①胃底、食管下段交通支;②直肠下段、肛管交通支;③前腹壁交通支;④腹膜后交通支。这些交通支中,最主要的是胃底、食管下段交通支,上述交通支在正常情况下都很细小,血流量很少。

门静脉血液淤滞或血流阻力增加均可导致门脉高压,但以门静脉血流阻力增加更为常见。按阻力增加的部位,可将门静脉高压症分为肝前、肝内和肝后三型。在我国肝内型多见,其中肝炎后肝硬化是引起门静脉高压症的常见病因;但在西方国家,酒精性肝硬化是门脉高压最常见的原因。由于增生的纤维束和再生的肝细胞结节挤压肝小叶内的肝窦,使其变窄或闭塞,导致门静脉血流受阻,其次由于位于肝小叶间汇管区的肝动脉小分支和门静脉小分支之间的许多动静脉交通支大量开放,引起门静脉压力增高。肝前型门静脉高压症的常见病因是肝外门静脉血栓形成(脐炎、腹腔内感染、胰腺炎、创伤等)、先天畸形(闭锁、狭窄或海绵样变等)和外在压迫。肝前型门静脉高压症患者肝功能多正常或轻度损害,预后较好。肝后型门静脉高压症常见病因包括Budd-Chiari 综合征、缩窄性心包炎、严重右心衰竭等。

一、护理评估

(一)健康史

应注意询问患者有无肝炎病史、酗酒、血吸虫病病史。既往有无出现肝昏迷、上消化道出血的病史,以及诱发的原因。对于原发病是否进行治疗。

(二)身体状况

1.脾大、脾功能亢进

脾大程度不一,早期质软、活动,左肋缘下可扪及;晚期,脾内纤维组织增生而变硬,活动度减少,左上腹甚至左下腹可扪及肿大的脾脏并能出现左上腹不适及隐痛、胀满,常伴有血白细胞、血小板数量减少,称脾功能亢进。

2.侧支循环建立与开放

门静脉与体静脉之间有广泛的交通支,在门静脉高压时,为了使淤滞在门静脉系统的血液回流,这些交通支大量开放,经扩张或曲张的静脉与体循环的静脉发生吻合而建立侧支循环。主要表现有以下几种。

(1)食管下段与胃底静脉曲张:最常见,出现早,一旦曲张的静脉破裂可引起上消化道大出血,表现为呕血和黑便,是门静脉高压病最危险的并发症。由于肝功能损害引起凝血功能障碍,加之脾功能亢进引起的血小板减少,因此出血不易自止。

(2)脐周围的上腹部皮下静脉曲张。

(3)直肠下、肛管静脉曲张形成痔。

3.腹水

腹水是由于门静脉压力增高,使门静脉系统毛细血管床滤过压增高;同时肝硬化引起的低蛋白血症,造成血浆胶体渗透压下降;以及淋巴液生成增加,使液体从肝表面、肠浆膜面漏入腹腔形成腹水。此外,由于中心血流量减少,刺激醛固酮分泌过多,导致水、钠潴留而加剧腹水形成。

4.肝性脑病

门静脉高压症时由于门静脉血流绕过肝细胞或肝实质细胞功能严重受损,导致有毒物质(如氨、硫醇、γ-氨基丁酸)不能代谢与解毒而直接进入体循环,从而对脑产生毒性作用并出现精神综合征,称为肝性脑病,是门静脉高压的并发症之一。肝性脑病常因胃肠道出血、感染、大量摄入蛋白质、镇静药物、利尿剂而诱发。

5.其他

可伴有肝大、黄疸、蜘蛛病、肝掌、男性乳房发育、睾丸萎缩等。

(三)心理-社会状况

患者因反复发作、病情逐渐加重、面临手术、担心出现严重并发症和手术后的效果而有恐惧心理。另外由于治疗费用过高,长期反复住院治疗,以及生活工作严重受限产生长期的焦虑情绪。

二、护理诊断

(一)焦虑或恐惧

其与担心自身疾病的愈后不良,环境改变,对手术效果有疑虑,害怕检查、治疗有关。

(二)有窒息的危险

其与呕吐、咯血和置管有关。

(三)体液不足

其与呕吐、咯血、胃肠减压、不能进食有关。

(四)营养失调

其与摄入低于人体需要量有关。

(五)潜在并发症

上消化道大出血、肝性脑病。

三、护理目标

患者无焦虑和恐惧心情,无窒息发生,能得到及时的营养补充,肝功能及全身营养状况得到改善,体液平衡得到维持,无上消化道大出血、肝性脑病等并发症发生。

四、护理措施

(一)非手术治疗及术前护理

1.心理护理

通过谈话、观察等方法,及时了解患者心理状态,医护人员要针对性地做好解释及思想工作,多给予安慰和鼓励,使之增强信心、积极配合,以保证治疗和护理计划顺利实施。对急性上消化道大出血患者,要专人看护,关心体贴。工作中要冷静沉着,抢救操作应娴熟,使患者消除精神紧张和顾虑。

2.注意休息

术前保证充分休息,必要时卧床休息。可减轻代谢方面的负担,能增进肝血流量,有利于保护肝功能。

3.加强营养,采取保肝措施

(1)给低脂、高糖、高维生素饮食,一般应限制蛋白质饮食量,但肝功能尚好者可给予富含蛋白质饮食。

(2)营养不良、低蛋白血症者静脉输给支链氨基酸、人血清蛋白或血浆等。

(3)贫血及凝血机制障碍者可输给鲜血,肌内注射或静脉滴注维生素 K。

(4)适当使用肌苷、辅酶 A、葡醛内酯(肝泰乐)等保肝药物,补充 B 族维生素、维生素 C、维生素 E,避免使用巴比妥类、盐酸氯丙嗪、红霉素等有害肝功能的药物。

(5)手术前 3～5 天静脉滴注 GIK 溶液(每天补给葡萄糖200～250 g,并加入胰岛素及氯化钾),以促进肝细胞营养储备。

(6)在出血性休克及合并较重感染的情况下应及时吸氧。

4.防止食管胃底曲张静脉破裂出血

避免劳累及恶心、呕吐、便秘、咳嗽等使腹内压增高的因素;避免干硬食物或刺激性食物(辛辣食物或酒类);饮食不宜过热;口服药片应研成粉末冲服。手术前一般不放置胃管,必要时选细软胃管充分涂以液状石蜡,以轻巧手法协助患者徐徐吞入。

5.预防感染

手术前 2 天使用广谱抗生素。护理操作要遵守无菌原则。

6.分流手术前准备

除以上护理措施外,手术前 2～3 天口服新霉素或链霉素等肠道杀菌剂及甲硝唑,减少肠道氨的产生,防止手术后肝性脑病;手术前 1 天晚清洁灌肠,避免手术后肠胀气压迫血管吻合口;脾-肾静脉分流术前要检查明确肾功能正常。

7.食管胃底静脉曲张大出血三腔管压迫止血的护理

(1)准备:置管前先检查三腔管有无老化、漏气,向患者解释放置三腔管止血的目的、意义、方法和注意事项,以取得患者的配合;将食管气囊和胃气囊分别注气约 150 mL 和 200 mL,观察后气囊是否膨胀均匀、弹性良好,有无漏气,然后抽空气囊,并分别做好标记备用。

(2)插管方法:管壁涂液状石蜡,经患者一侧鼻孔或口腔轻轻插入,边插边嘱患者做吞咽动作,直至插入 50～60 cm;用注射器从胃管内抽得胃液后,向胃气囊注入 150～200 mL 空气,用止血钳夹闭管口,将三腔管向外提拉,感到不再被拉出并有轻度弹力时,利用滑车置在管端悬以 0.5 kg 重物做牵引压迫。然后抽取胃液观察止血效果,若仍有出血,再向食管气囊注入 100～150 mL空气以压迫食管下端。置管后,胃管接胃肠减压器或用生理盐水反复灌洗,观察胃内有无新鲜血液吸出。若无出血,同时脉搏、血压渐趋稳定,说明出血已得到控制;反之,表明三腔管压迫止血失败。

(3)置管后护理:①患者半卧位或头偏向一侧,及时清除口腔、鼻咽腔分泌物,防止吸入性肺炎;②保持鼻腔黏膜湿润,观察调整牵引绳松紧度,防止鼻黏膜或口腔黏膜长期受压发生糜烂、坏死;三腔管压迫期间应每 12 小时放气 10～20 分钟,使胃黏膜局部血液循环暂时恢复,避免黏膜因长期受压而糜烂、坏死;③观察、记录胃肠减压引流液的量、颜色,判断出血是否停止,以决定是否需要紧急手术;若气囊压迫 48 小时后,胃管内仍有新鲜血液抽出,表明压迫止血无效,应紧急手术止血;④床旁备剪刀,若气囊上移阻塞呼吸道,可引起呼吸困难甚至窒息,应立即剪断三腔管;⑤拔管,三腔管放置时间不宜超过 5 天,以免食管、胃底黏膜长时间受压而缺血、坏死。气囊压迫 24 小时如出血停止,可考虑拔管。放松牵引,先抽空食管气囊、再抽空胃气囊,继续观察 12～24 小时,若无出血,让患者口服液状石蜡 30～50 mL,缓慢拔出三腔管;若再次出血,可继续行三腔管压迫止血或手术。

(二)术后护理

(1)观察病情变化:密切关注有无手术后各种并发症的发生。

(2)防止分流术后血管吻合口破裂出血,48 小时内平卧位或 15°低半卧位;翻身动作宜轻柔;一般手术后卧床 1 周,做好相应生活护理;保持排尿排便通畅;分流术后短期内发生下肢肿胀,可予适当抬高。

(3)防止脾切除术后静脉血栓形成,手术后 2 周内定期或必要时隔天复查 1 次血小板计数,如超过每平方米 60 万时,考虑给抗凝处理,并注意用药前后凝血时间的变化。脾切除术后不再使用维生素 K 及其他止血药物。

(4)饮食护理,分流术后应限制蛋白质饮食,以免诱发肝性脑病。

(5)加强护肝,警惕肝性脑病:遵医嘱使用高糖、高维生素、能量合剂,禁用有损肝功能的药物。对分流术后患者,特别注意神志的变化,如发现有嗜睡、烦躁、谵妄等表现,警惕是肝性脑病发生,及时报告医师。

(三)健康教育

指导患者保持乐观,心情愉快,保证足够的休息,避免劳累和较重体力劳动;禁忌烟酒和过热、刺激性强的食物;按医嘱使用护肝药物,定期来医院复查。

五、护理效果评价

患者有无焦虑和恐惧心情,有无窒息发生,能否得到及时的营养补充,肝功能及全身营养状况是否得到改善,体液平衡是否得到维持,有无上消化道大出血、肝昏迷等并发症发生。

(曹玉娇)

第七节 胆 囊 炎

胆囊炎是最常见的胆囊疾病,常与胆石症同时存在。女性多于男性。胆囊炎分为急性和慢性两种。

一、临床表现

急性胆囊炎可出现右上腹撑胀疼痛,体位改变和呼吸时疼痛加剧,右肩或后背部放射性疼痛,高热,寒战,并可有恶心、呕吐。慢性胆囊炎常出现消化不良、上腹不适或钝痛,可有恶心、腹胀及嗳气,进食油腻食物后加剧。

胆囊炎并发胆石症者,结石嵌顿时,可引起穿孔,导致腹膜炎,疼痛加重,甚至出现中毒性休克或衰竭。胆囊炎胆石症可加重或诱发冠心病,引起心肌缺血性改变。专家认为:胆囊结石是诱发胆囊癌的重要因素之一。胆囊炎胆石症常可引起胰腺炎,由胆管疾病引起的急性胰腺炎约占 50%。

二、治疗

(1)无症状的胆囊结石患者根据结石大小数目,胆囊壁病变确定是否手术及手术时机。应择期行胆囊切除术,有条件医院应用腹腔镜行胆囊切除术。

(2)有症状的胆囊结石患者用开放法或腹腔镜方法。

(3)胆囊结石伴有并发症时,如急性胆囊积液或积脓、急性胆石性胰腺炎、胆管结石或胆管炎,应即刻行胆囊切除术。

三、护理措施

(一)术前护理

(1)按一般外科术前常规护理。

(2)低脂饮食。

(3)急性期应给予静脉输液,以纠正电解质紊乱,输血或血浆,以改善全身情况。

(4)患者如有中毒性休克表现,应先补足血容量,用升压药等纠正休克,待病情好转后手术治疗。

(5)黄疸严重者,有皮肤瘙痒,做好皮肤护理,防止瘙痒时皮肤破损,出现皮肤感染,同时注意黄疸患者由于胆管内胆盐缺乏,维生素 K 吸收障碍,容易引起凝血功能障碍,术前应注射维生素 K。出现高热者,按高热常规护理。

（6）协助医师做好各项检查,如肝功能、心电图、凝血酶原时间测定、超声波、胆囊造影等,肝功能损害严重者应给予保肝治疗。

（7）需做胆总管与胆管吻合术时,应做胆管准备。

（8）手术前一天禁食晚餐,术晨按医嘱留置胃管,抽尽胃液。

（二）术后护理

（1）按一般外科手术后护理常规及麻醉后护理常规护理。

（2）血压平稳后改为半坐卧位,以利于引流。

（3）禁食期间,给予静脉输液,维持水、电解质平衡。

（4）停留胃管,保持胃管通畅,观察引流液性质并记录量,术后 2～3 天肠蠕动恢复正常,可拔除胃管,进食流质,以后逐渐改为低脂半流质,注意患者进食后反应。

（5）注意腹部伤口渗液,如渗液多应及时更换敷料。

（6）停留 T 管引流,保持胆管引流管通畅,并记录 24 小时引流量及性质。

（7）引流管停留时间长,引流量多者,要注意患者饮食及消化功能,食欲缺乏者,可口服去氧胆酸、胰酶片或中药。

（8）胆总管内有残存结石或泥沙样结石,术后两周可行 T 管冲洗。

（9）防止 T 管脱落,除手术时要固定牢靠外,应将 T 管用别针固定于腹带上。

（10）防止逆行感染:T 管引流所接的消毒引流瓶(袋)每周更换 2 次,更换引流袋要在无菌操作下进行。腹壁引流伤口每天更换敷料 1 次。

（11）注意水、电解质平衡,注意有无低钾、低钠症状出现,注意黄疸消退情况。

（12）拔 T 管指征及注意事项:一般术后 10～14 天,患者无发热、无腹痛、大便颜色正常、黄疸消退、胆汁引流量逐日减少至 50 mL 以下,胆汁颜色正常、呈金黄色、澄清时,用低浓度的胆影葡胺做 T 管造影,以了解胆管远端是否通畅,如通畅可试行钳夹 T 管或提高 T 管距离腋后线 10～20 mL,如有上腹胀痛、发热、黄疸加深等情况出现,说明胆管下端仍有梗阻,应立即开放引流管,继续引流,如钳夹 T 管 48 小时后无任何不适,方可拔管。拔管后 1～2 天可有少量胆汁溢出,应及时更换敷料,如有大量胆汁外溢应报告医师处理。拔管后还应观察患者食欲以及腹胀、腹痛、黄疸、体温和大便情况。

（曹玉娇）

第八节　脾　破　裂

一、疾病概述

脾脏是一个血供丰富而质脆的实质性器官,脾脏是腹部脏器中最容易受损伤的器官,发生率占各种腹部损伤的 40％左右。它被与其包膜相连的诸韧带固定在左上腹的后方,尽管有下胸壁、腹壁和膈肌的保护,但外伤暴力很容易使其破裂引起内出血。以真性破裂多见,约占 85％。根据不同的病因,脾破裂分成两大类:①外伤性破裂,占绝大多数,都有明确的外伤史,裂伤部位以脾脏的外侧凸面为多,也可在内侧脾门处,主要取决于暴力作用的方向和部位。②自发性破裂,极少见,且主要发生在病理性肿大(门静脉高压症、血吸虫病、淋巴瘤等)的脾脏;如仔细追询病史,多数仍有一定的诱因,如剧烈咳嗽、打喷嚏或突然改变体位等。

二、护理评估

(一)健康史

了解患者腹部损伤的时间、地点以及致伤源、伤情、就诊前的急救措施、受伤至就诊之间的病情变化,如果患者神志不清,应询问目击人员。患者一般有上腹火器伤、锐器伤或交通事故、工伤等外伤史或病理性(门静脉高压症、血吸虫病、淋巴瘤等)的脾脏肿大病史。

(二)临床表现

脾破裂的临床表现以内出血及腹膜刺激征为特征,并常与出血量和出血速度密切相关。出血量大而速度快的很快就出现低血容量性休克,伤情十分危急;出血量少而慢者症状轻微,除左上腹轻度疼痛外,无其他明显体征,不易诊断。随着时间的推移,出血量越来越大,才出现休克前期的表现,继而发生休克。由于血液对腹膜的刺激而有腹痛,起始在左上腹,慢慢涉及全腹,但仍以左上腹最为明显,同时有腹部压痛、反跳痛和腹肌紧张。

(三)诊断及辅助检查

创伤性脾破裂的诊断主要依赖:①损伤病史或病理性脾脏肿大病史。②临床有内出血的表现。③腹腔诊断性穿刺抽出不凝固血液等。④对诊断确有困难、伤情允许的病例,采用腹腔灌洗、B超、核素扫描、CT或选择性腹腔动脉造影等帮助明确诊断。B超是一种常用检查,可明确脾脏破裂程度。⑤实验室检查发现红细胞、血红蛋白和血细胞比容进行性降低,提示有内出血。

(四)治疗原则

随着对脾功能认识的深化,在坚持"抢救生命第一,保留脾第二"的原则下,尽量保留脾的原则已被绝大多数外科医师接受。彻底查明伤情后尽可能保留脾脏,方法有生物胶黏合止血、物理凝固止血、单纯缝合修补、部分脾切除等,必要时行全脾切除术。

(五)心理、社会因素

导致脾破裂的原因均是意外,患者痛苦大、病情重,且在创伤、失血之后,处于紧张状态,患者常有恐惧、急躁、焦虑,甚至绝望,又担心手术能否成功,对手术产生恐惧心理。

三、护理诊断

(一)体液不足

体液不足与损伤致腹腔内出血、失血有关。

(二)组织灌注量减少

组织灌注量减少与导致休克的因素依然存在有关。

(三)疼痛

疼痛与脾部分破裂、腹腔内积血有关。

(四)焦虑或恐惧

焦虑或恐惧与意外创伤的刺激、出血及担心预后有关。

(五)潜在并发症

出血。

四、护理目标

(1)患者体液平衡能得到维持,不发生失血性休克。

(2)患者神志清楚,四肢温暖、红润,生命体征平稳。

(3)患者腹痛缓解。

(4)患者焦虑或恐惧程度缓解。

(5)护士要密切观察病情变化,如发现异常,及时报告医师,并配合处理。

五、护理措施

(一)一般护理

1.严密观察监护伤员病情变化

把患者的脉率、血压、神志、氧饱和度(SaO$_2$)及腹部体征作为常规监测项目,建立治疗时的数据,为动态监测患者生命体征提供依据。

2.补充血容量

建立两条静脉通路,快速输入平衡盐液及血浆或代用品,扩充血容量,维持水、电解质及酸碱平衡,改善休克状态。

3.保持呼吸道通畅

及时吸氧,改善因失血而导致的机体缺氧状态,改善有效通气量,并注意清除口腔中的异物、义齿,防止误吸,保持呼吸道通畅。

4.密切观察患者尿量变化

怀疑脾破裂患者应常规留置导尿管,观察单位时间的尿量,如尿量>30 mL/h,说明患者休克已纠正或处于代偿期。如尿量<30 mL/h甚至无尿,则提示患者已进入休克或肾衰竭期。

5.术前准备

观察中如发现继续出血(48小时内输血超过1 200 mL)或有其他脏器损伤,应立即做好药物皮试、备血、腹部常规备皮等手术前准备。

(二)心理护理

对患者要耐心做好心理安抚,让患者知道手术的目的、意义及手术效果,消除紧张恐惧心理,还要尽快通知家属并取得其同意和配合,使患者和家属都有充分的思想准备,积极主动配合抢救和治疗。

(三)术后护理

1.体位

术后应去枕平卧,头偏向一侧,防止呕吐物吸入气管,如清醒后血压平稳,病情允许可采取半卧位,以利于腹腔引流。患者不得过早起床活动。一般需卧床休息10～14天。以B超或CT检查为依据,观察脾脏愈合程度,确定能否起床活动。

2.密切观察生命体征变化

按时测血压、脉搏、呼吸、体温,观察再出血倾向。部分脾切除患者,体温持续在38～40 ℃ 2～3周,化验检查白细胞计数不高,称为"脾热"。对"脾热"的患者,按高热护理及时给予物理降温,并补充水和电解质。

3.管道护理

保持大静脉留置管输液通畅,保持无菌,定期消毒。保持胃管、导尿管及腹腔引流管通畅,妥善固定,防止脱落,注意引流物的量及性状的变化。若引流管引流出大量的新鲜血性液体,提示活动性出血,及时报告医师处理。

4.改善机体状况,给予营养支持

术后保证患者有足够的休息和睡眠,禁食期间补充水、电解质,避免酸碱平衡失调,肠功能恢复后方可进食。应给予高热量、高蛋白、高维生素饮食,静脉滴注复方氨基酸、血浆等,保证机体需要,促进伤口愈合,减少并发症。

(四)健康教育

(1)患者住院2～3周后出院,出院时复查CT或B超,嘱患者每月复查1次,直至脾损伤愈合,脾脏恢复原形态。

(2)嘱患者若出现头晕、口干、腹痛等不适,均应停止活动并平卧,及时到医院检查治疗。

(3)继续注意休息,脾损伤未愈合前避免体力劳动,避免剧烈运动,如弯腰、下蹲、骑摩托车等。注意保护腹部,避免外力冲撞。

(4)避免增加腹压,保持排便通畅,避免剧烈咳嗽。

(5)脾切除术后,患者免疫力低下,注意保暖,预防感冒,避免进入拥挤的公共场所。坚持锻炼身体,提高机体免疫力。

(曹玉娇)

第九节　急性阑尾炎

急性阑尾炎是腹部外科最常见的疾病之一,是外科急腹症中最常见的疾病,其发病率约为1：1 000。各年龄段人及妊娠期妇女均可发病,但以青年最为多见。阑尾切除术也是外科最常施行的一种手术。急性阑尾炎临床表现变化较多,需要与许多腹腔内外疾病相鉴别。早期明确诊断,及时治疗,可使患者在短期内恢复健康。若延误诊治,则可能出现严重后果。因此对本病的处理须予以重视。

一、病因

阑尾管腔较细且系膜短,常使阑尾扭曲,内容物排出不畅,阑尾管腔内本来就有许多微生物,远侧又是盲端,很容易发生感染。一般认为急性阑尾炎是由下列几种因素综合而发生的。

(一)梗阻

梗阻为急性阑尾炎发病最常见的基本因素,常见的梗阻原因:①粪石和粪块等。②寄生虫,如蛔虫堵塞。③阑尾系膜过短,造成阑尾扭曲,引起部分梗阻。④阑尾壁的改变,以往发生过急性阑尾炎后,肠壁可以纤维化,使阑尾腔变小,亦可减弱阑尾的蠕动功能。

(二)细菌感染

阑尾炎的发生也可能是细菌直接感染的结果。细菌可通过直接侵入、经由血运或邻接感染等方式侵入阑尾壁,从而形成阑尾的感染和炎症。

（三）其他

与急性阑尾炎发病有关的因素还有饮食习惯、遗传因素和胃肠道功能障碍等。阑尾先天性畸形，如阑尾过长、过度扭曲、管腔细小、血供不佳等都是易于发生急性炎症的条件。胃肠道功能障碍（如腹泻、便秘等）引起内脏神经反射，导致阑尾肌肉和血管痉挛，当超过正常强度时，可致阑尾管腔狭窄、血供障碍、黏膜受损，细菌入侵而致急性炎症。

二、病理

根据急性阑尾炎的临床过程和病理解剖学变化，可将其分为四种病理类型，这些不同类型可以是急性阑尾炎在其病变发展过程中不同阶段的表现，也可能是不同的病因和发病原理所产生的直接结果。

（一）急性单纯性阑尾炎

阑尾轻度肿胀，浆膜表面充血。阑尾壁各层组织间均有炎性细胞浸润，以黏膜和黏膜下层为最著；黏膜上可能出现小的溃疡和出血点，阑尾腔内可能有少量渗出液，临床症状和全身反应也较轻，如能及时处理，其感染可以消退、炎症完全吸收，阑尾也可恢复正常。

（二）急性化脓性阑尾炎

阑尾明显肿胀，壁内有大量炎性细胞浸润，可形成大量大小不一的微小脓肿；浆膜高度充血并有较多脓性渗出物，作为肌体炎症防御、局限化的一种表现，常有大网膜下移、包绕部分或全部阑尾。此类阑尾炎的阑尾已有不同程度的组织破坏，即使经保守治疗恢复，阑尾壁仍可留有瘢痕挛缩，致阑尾腔狭窄。因此，日后炎症可反复发作。

（三）坏疽性及穿孔性阑尾炎

坏疽性及穿孔性阑尾炎是一种重型的阑尾炎。根据阑尾血运阻断的部位，坏死范围可仅限于阑尾的一部分或累及整个阑尾。阑尾管壁坏死或部分坏死，呈暗紫色或黑色。阑尾腔内积脓，且压力升高，阑尾壁血液循环障碍。穿孔部位多存阑尾根部和尖端。穿孔如未被包裹，感染继续扩散，则可引起急性弥漫性腹膜炎。

（四）阑尾周围脓肿

急性阑尾炎化脓坏疽或穿孔，如果此过程进展较慢，大网膜可移至右下腹部，将阑尾包裹并形成粘连，形成炎性肿块或阑尾周围脓肿。

阑尾穿孔并发弥漫性腹膜炎最为严重，常见于坏疽穿孔性阑尾炎，婴幼儿大网膜过短、妊娠期的子宫妨碍大网膜下移，故易于在阑尾穿孔后出现弥漫性腹膜炎。由于阑尾炎症严重，进展迅速，局部大网膜或肠袢粘连尚不足以局限之，故一旦穿孔，感染很快蔓及全腹腔。患者有全身性感染、中毒和脱水等现象，有全腹性的腹壁强直和触痛，并有肠麻痹的腹胀、呕吐等症状。如不经适当治疗，病死率很高；即使经过积极治疗后全身性感染获得控制，也常因发生盆腔脓肿、膈下脓肿或多发性腹腔脓肿等并发症而需多次手术引流，甚至因下腹腔窦道、肠瘘、粘连性肠梗阻等并发症而使病情复杂、病期迁延。

三、临床表现

急性阑尾炎不论其病因如何，亦不论其病理变化为单纯性、化脓性或坏疽性，在阑尾未穿孔、坏死或并有局部脓肿以前，临床表现大致相似。多数急性阑尾炎都有较典型的症状和体征。

（一）症状

一般表现在三个方面。

1.腹痛不适

腹痛不适是急性阑尾炎最常见的症状，约有98％急性阑尾炎患者以此为首发症状。典型的急性阑尾炎腹痛开始时多在上腹部或脐周围，有时为阵发性，并常有轻度恶心或呕吐；一般持续6～36小时（通常约12小时）。当阑尾炎症涉及壁腹膜时，腹痛变为持续性并转移至右下腹部，疼痛加剧，不少患者伴有呕吐、发热等全身症状。此种转移性右下腹痛是急性阑尾炎的典型症状，70％以上的患者具有此症状。该症状在临床诊断上有重要意义。但也应该指出：不少患者腹痛可能开始时即在右下腹，不一定有转移性腹痛，这可能与阑尾炎病理过程不同有关。没有明显管腔梗阻而直接发生的阑尾感染，腹痛可能一开始就是右下腹炎性持续性疼痛。异位阑尾炎在临床上虽同样也可有初期梗阻性、后期炎症性腹痛，但其最后腹痛所在部位因阑尾部位不同而异。

腹痛的轻重程度与阑尾炎的严重程度之间并无直接关系。虽然腹痛的突然减轻一般显示阑尾腔的梗阻已解除或炎症在消退，但有时因阑尾腔内压过大或组织缺血坏死，神经末梢失去感知和传导能力，腹痛也可减轻；有时阑尾穿孔以后，由于腔内压随之减低，自觉的腹痛也可突然消失。故腹痛减轻，必须伴有体征消失，方可视为是病情好转的证据。

2.胃肠道症状

恶心、呕吐、便秘、腹泻等胃肠道症状是急性阑尾炎患者所常出现的。呕吐是急性阑尾炎常见的症状，当阑尾管腔梗阻及炎症程度较重时更为突出。呕吐与发病前有无进食有关。阑尾炎发生于空腹时，往往仅有恶心；饱食后发生者多有呕吐；偶然于病程晚期亦见有恶心、呕吐者，则多由腹膜炎所致。食欲缺乏，不思饮食，则更为患者常见的现象。

当阑尾感染扩散至全腹时，恶心、呕吐可加重。其他胃肠道症状如食欲缺乏、便秘、腹泻等也偶可出现，腹泻多由于阑尾炎症扩散至盆腔内形成脓肿，刺激直肠而引起肠功能亢进，此时患者常有排便不畅、便次增多、里急后重及便中带黏液等症状。

3.全身反应

急性阑尾炎患者的全身症状一般并不显著。当阑尾化脓坏疽并有扩散性腹腔内感染时，可以出现明显的全身症状，如寒战、高热、反应迟钝或烦躁不安；当弥漫性腹膜炎严重时，可同时出现血容量不足与脓毒症表现，甚至有心、肺、肝、肾等生命器官功能障碍。

（二）体征

急性阑尾炎的体征在诊断上较自觉症状更具重要性。它的表现取决于阑尾的部位、位置的深浅和炎症的程度，常见的体征有下列几类。

1.患者体位

不少患者来诊时常见弯腰行走，且往往以双手按在右下腹部。在床上平卧时其右髋关节常呈屈曲位。

2.压痛和反跳痛

最主要和典型的是右下腹压痛，其存在是诊断阑尾炎的重要依据，典型的压痛较局限，位于麦氏点（阑尾点）或其附近。无并发症的阑尾炎其压痛点比较局限，有时可以用一个手指在腹壁找到最明显压痛点；待出现腹膜炎时，压痛范围可变大，甚至全腹压痛，但压痛最剧点仍在阑尾部位。压痛点具有重大诊断价值，即使患者自觉腹痛尚在上腹部或脐周围，体检时往往已能发现在右下腹有明显的压痛点，常借此可获得早期诊断。

年老体弱、反应差的患者炎症有时即使很重,但压痛可能比较轻微,或必须深压才痛。压痛表明阑尾炎症的存在和其所在的部位,较转移性腹痛更具诊断意义。

反跳痛具有重要的诊断意义,体检时将压在局部的手突然松开,患者感到剧烈疼痛,更重于压痛。这是腹膜受到刺激的反应,可以更肯定局部炎症的存在。阑尾部位压痛与反跳痛的同时存在对诊断阑尾炎比单个存在更有价值。

3.右下腹肌紧张和强直

肌紧张是腹壁对炎症刺激的反应性痉挛,强直则是一种持续性不由自主的保护性腹肌收缩,都见于阑尾炎症已超出浆膜并侵及周围脏器或组织时。检查腹肌有无紧张和强直,要求动作轻柔,患者情绪平稳,以避免引起腹肌过度反应或痉挛,导致不正确结论。

4.疼痛试验

有些急性阑尾炎患者以下几种疼痛试验可能呈阳性,其主要原理是处于深部但有炎症的阑尾黏附于腰大肌或闭孔肌,在行以下各种试验时,局部受到明显刺激而出现疼痛。

(1)结肠充气试验(Rovsing征)深压患者左下腹部降结肠处,患者感到阑尾部位疼痛。

(2)腰大肌试验,患者左侧卧,右腿伸直并过度后伸时阑尾部位出现疼痛。

(3)闭孔内肌试验,患者屈右髋右膝并内旋时感到阑尾部位疼痛。

(4)直肠内触痛:直肠指检时按压右前壁患者有疼痛感。

(三)化验

急性阑尾炎患者的血常规、尿常规检查有一定重要性。90%的患者常有白细胞计数增多,是临床诊断的重要依据,一般为$(10\sim15)\times10^9/L$。随着炎症加重,白细胞计数可以增加,甚至可达$20\times10^9/L$。但年老体弱或免疫功能受抑制的患者,白细胞不一定增多,甚至反而下降。白细胞计数增多常伴有核左移。急性阑尾炎患者的尿液检查一般无特殊改变,但对排除类似阑尾炎症状的泌尿系统疾病,如输尿管结石,常规检查尿液仍有必要。

四、诊断

多数急性阑尾炎的诊断以转移性右下腹痛或右下腹痛、阑尾部位压痛和白细胞计数升高三者为决定性依据。典型的急性阑尾炎(约占80%)均有上述症状体征,易于据此做出诊断。对于临床表现不典型的患者,尚需考虑借助其他一些诊断手段,以做进一步确定。

五、鉴别诊断

典型的急性阑尾炎一般诊断并不困难,但在另一部分病例,由于临床表现并不典型,诊断相当困难,有时甚至诊断错误,以致采用错误的治疗方法或延误治疗,产生严重并发症,甚至死亡。要与急性阑尾炎相鉴别的疾病很多,常见的有以下三类。

(一)内科疾病

临床上,不少内科疾病会出现急腹症的临床表现,常被误诊为急性阑尾炎,甚至施行不必要的手术探查,将无病变的阑尾切除,造成医疗资源挤兑,故诊断时必须慎重。常见的需要与急性阑尾炎鉴别的内科疾病有以下几种。

1.急性胃肠炎

一般急性胃肠炎患者发病前常有饮食不当或饮食不洁史。症状虽以腹痛、呕吐、腹泻三者为主,但通常以呕吐或腹泻较为常见,有时在腹痛之前即已出现吐泻症状。急性阑尾炎患者即使出现吐泻症状,一般也不严重,且多发生在腹痛以后。

急性胃肠炎的腹痛有时剧烈,且其范围较广,部位较不固定,更无转移至右下腹的特点。

2.急性肠系膜淋巴结炎

本病多见于儿童,往往发生于上呼吸道感染之后。患者大多有同样腹痛史,且常出现上呼吸道感染后发作。起病初期于腹痛开始前后往往伴随高热,此与一般急性阑尾炎不同;腹痛初起时即位于右下腹,而无急性阑尾炎之典型腹痛转移史。其腹部触痛的范围较急性阑尾炎广,部位较阑尾的位置高,并较靠近内侧。腹壁强直不甚明显,反跳痛亦不显著。Rovsing 征和肛门指检均为阴性。

3.Meckel 憩室炎

Meckel 憩室炎往往无转移性腹痛,局部压痛点也在阑尾点之内侧,多见于儿童。由于1/3Meckel憩室中有胃黏膜存在,患者可有黑便史。Meckel 憩室炎穿孔时成为外科疾病。临床上如诊断为急性阑尾炎而手术中发现阑尾正常者,应即检查末段回肠至少约 100 cm,以确定是否有 Meckel 憩室炎,免致遗漏而造成严重后果。

4.局限性回肠炎

典型局限性回肠炎不难与急性阑尾炎区别。但不典型急性发作时,右下腹痛、压痛及白细胞计数升高与急性阑尾炎相似,必须通过细致地临床观察,发现局限性回肠炎所致的部分肠梗阻的症状与体征(如阵发绞痛和可触及条状肿胀肠祥),方能鉴别。

5.心胸疾病

右侧胸膜炎、右下肺炎和心包炎等,甚至右侧腹肌反射性紧张均可有反射性右侧腹痛,但这些疾病以呼吸、循环系统功能改变为主,一般不会出现典型急性阑尾炎的转移性右下腹痛和压痛。

6.其他

过敏性紫癜、铅中毒等,均可有腹痛,但腹软无压痛。详细的病史、体检和辅助检查可予以鉴别。

(二)外科疾病

1.胃十二指肠溃疡急性穿孔

本病为常见急腹症,发病突然,临床表现与急性阑尾炎相似。溃疡病穿孔患者多数有慢性溃疡史,穿孔大多发生在溃疡病的急性发作期。溃疡穿孔所引起的腹痛,虽亦起于上腹部并可累及右下腹,但一般均迅速累及全腹,不像急性阑尾炎有局限于右下腹的趋势。腹痛发作极为突然,程度也颇剧烈,常可引致患者休克。体检时右下腹虽也有明显压痛,但上腹部溃疡穿孔部位一般仍为压痛最显著地方;腹肌的强直现象也特别显著,常呈"板样"强直。腹内因有游离气体存在,肝浊音界多有缩小或消失现象;X 线透视如能确定膈下有积气,有助于诊断。

2.急性胆囊炎

总体上急性胆囊炎的症状与体征均以右上腹为主,常可扪及肿大和有压痛的胆囊,Murphy征阳性,辅以B超不难鉴别。

3.右侧输尿管结石

本病有时表现与阑尾炎相似。但输尿管结石以腰部酸痛或绞痛为主,可有向会阴部放射痛,右肾区叩击痛(+),肉眼或镜检尿液有大量红细胞,B超检查和肾、输尿管、膀胱 X 线片(KUB)可确诊。

（三）妇科疾病

1.右侧异位妊娠破裂

这是育龄妇女最易与急性阑尾炎相混淆的疾病，尤其是未婚怀孕女性，诊断时更要细致。异位妊娠患者常有月经过期或近期不规则史，在腹痛发生以前，可有阴道不规则的出血史。其腹痛的发作极为突然，开始即在下腹部，并常伴有会阴部垂痛感觉。全身无炎症反应，但有不同程度的出血性休克症状。妇科检查常能发现阴道内有血液，子宫颈柔软而有明显触痛，一侧附件有肿大且具压痛；如阴道后穹隆或腹腔穿刺抽出新鲜不凝固血液，同时妊娠试验阳性可以确诊。

2.右侧卵巢囊肿扭转

本病可突然出现右下腹痛，囊肿绞窄坏死可刺激腹膜而致局部压痛，与急性阑尾炎相似。但急性扭转时疼痛剧烈而突然，坏死囊肿引起的局部压痛位置偏低，有时可扪到肿大的囊肿，都与阑尾炎不同，妇科双合诊或B超检查等可明确诊断。

3.其他

如急性盆腔炎、右侧附件炎、右侧卵巢滤泡或黄体破裂等，可通过病史、月经史、妇科检查、B超检查、后穹隆或腹腔穿刺等做出正确诊断。

六、治疗

手术切除是治疗急性阑尾炎的主要方法，但阑尾炎症的病理变化比较复杂，非手术治疗仍有其价值。

（一）非手术治疗

1.适应证

（1）患者一般情况差或因客观条件不允许，如合并严重心、肺功能障碍时，也可先行非手术治疗，但应密切观察病情变化。

（2）急性单纯性阑尾炎早期，药物治疗多有效，其炎症可吸收消退，阑尾能恢复正常，也可不再复发。

（3）当急性阑尾炎已被延误诊断超过48小时，病变局限，已形成炎性肿块，也应采用非手术治疗，待炎症消退，肿块吸收后，再考虑择期切除阑尾。当炎性肿块转成脓肿时，应先行脓肿切开引流，以后再择期进行阑尾切除术。

（4）急性阑尾炎诊断尚未明确，临床观察期间可采用非手术治疗。

2.方法

非手术治疗的方法有卧床、禁食，静脉补充水、电解质和热量，同时应用有效抗生素以及对症处理（如镇静、止痛、止吐等）。

（二）手术治疗

绝大多数急性阑尾炎诊断明确后均应采用手术治疗，以去除病灶、促进患者迅速恢复。但是急性阑尾炎的病理变化和患者个体条件常有不同，因此也要根据具体情况，对不同时期、不同阶段的患者采用不同的手术方式进行处理。

七、护理目标

（1）患者焦虑情绪明显好转，配合治疗及护理。

（2）患者主诉疼痛明显缓解或消失。

(3)术后未发生并发症或并发症发生后能得到及时治疗与处理。

八、护理措施

(一)非手术治疗

(1)体位:取半卧位休息,以减轻疼痛。

(2)饮食:轻者可进流质饮食,重症应禁食以减少肠蠕动,利于炎症局限。

(3)加强病情观察:定时测量生命体征,密切观察患者的腹部症状和体征,尤其注意腹痛的变化;观察期间禁用镇静止痛剂,如吗啡等,以免掩盖病情。

(4)避免增加肠内压力:禁服泻药及灌肠,以免肠蠕动加快,增高肠内压力,导致阑尾穿孔或炎症扩散。

(5)使用有效的抗生素控制感染。

(6)心理护理:耐心做好患者及家属的解释工作,减轻其焦虑和紧张情绪;向患者和家属介绍疾病相关知识,使之积极配合治疗和护理。

(二)术后护理

1.体位

患者全麻术后清醒或硬膜外麻醉平卧 6 小时后,血压平稳,采用半卧位,以减少腹壁张力,减轻切口疼痛,有利于呼吸和引流。

2.饮食护理

患者术后禁食,禁食期间给予静脉补液。待肛门排气,肠蠕动恢复后,进流质饮食,逐渐向半流质和普食过渡。

3.合理使用抗生素

术后遵医嘱及时正确使用抗生素,控制感染,防止并发症发生。

4.早期活动

鼓励患者术后在床上活动,待麻醉反应消失后起床活动,以促进肠蠕动恢复,防止肠粘连,增进血液循环,促进伤口愈合。

5.切口护理

(1)及时更换污染敷料,保持切口清洁、干燥。

(2)密切观察切口愈合情况,及时发现出血及感染征象。

6.引流管的护理

(1)妥善固定引流管和引流袋,防止引流管折叠、受压或牵拉而脱出,并减少牵拉引起的疼痛。

(2)保持引流通畅,经常从近端至远端挤压引流管,防止血块或脓液堵塞。如发现引流液突然减少,应检查引流管有无脱落和堵塞。

(3)观察并记录引流液的颜色、性状及量,准确记录 24 小时的引流量。当引流液量逐渐减少、颜色逐渐变淡至浆液性,患者体温及血常规正常,可考虑拔管。

(4)每周更换引流袋2~3次。更换引流袋和敷料时,严格执行无菌操作,防止污染和避免引起逆行感染。

7.术后并发症的观察及护理。

(1)切口感染:阑尾切除术后最常见的并发症,多见于化脓性或穿孔性阑尾炎。切口感染可通过术中有效保护切口、彻底止血、消灭无效腔等措施得到预防。一般临床表现为术后 2～3 天体温升高,切口处出现红、肿、痛。治疗原则:先试穿刺抽脓液,一经确诊立即充分敞开引流。排出脓液,放置引流,定期换药,短期内可愈合。

(2)粘连性肠梗阻:与局部炎性渗出、手术损伤和术后长期卧床等因素有关。早期手术、术后早期下床活动可以有效预防该并发症,完全性肠梗阻者应手术治疗。

(3)腹腔内出血:常发生在术后 24～48 小时内,多因阑尾系膜结扎线松脱或止血不彻底而引起。临床表现为腹痛、腹胀和失血性休克等。一旦发生出血,应立即输血、补液,紧急手术止血。

(4)腹腔感染或脓肿:多发生于化脓性或坏疽性阑尾炎术后,尤其阑尾穿孔伴腹膜炎的患者。患者表现为体温升高,腹痛、腹胀、腹部压痛及全身中毒症状。按腹膜炎治疗和护理原则处理。

(5)阑尾残株炎:阑尾残端保留过长超过 1 cm 时,术后残株易复发炎症,仍表现为阑尾炎的症状。X 线钡剂检查可明确诊断。症状较重者,应手术切除阑尾残株。

(6)粪瘘:很少见。残端结扎线脱落、盲肠原有结核或癌肿等病变、手术时误伤盲肠等因素均是发生粪瘘的原因。临床表现类似阑尾周围脓肿,经非手术治疗后,粪瘘多可自行闭合。少数需手术治疗。

(三)健康教育

(1)术前向患者解释禁食的目的和意义,指导患者采取正确的卧位。

(2)指导患者术后早期下床活动,促进肠蠕动,避免肠粘连。

(3)术后鼓励患者进食营养丰富的食物,以利于伤口愈合。

(4)出院指导:若出现腹痛、腹胀等症状,应及时就诊。

(曹玉娇)

第八章　骨科护理

第一节　肱骨干骨折

一、疾病概述

肱骨干骨折是发生在肱骨外髁颈下 1～2 cm 至肱骨髁上 2 cm 段内的骨折。在肱骨干中下 1/3 段后外侧有桡神经沟,此处骨折最容易发生桡神经损伤。

(一)相关病理生理

1.骨折的愈合过程

(1)血肿炎症极化期:在伤后 48～72 小时,血肿在骨折部位形成。由于创伤后,骨骼的血液供应减少,可引起骨坏死。死亡细胞促进成纤维细胞和成骨细胞向骨折部位移行,迅速形成纤维软骨,形成骨的纤维愈合。

(2)原始骨痂形成期:由于血管和细胞的增殖,骨折后的 2～3 周内骨折断端的周围形成骨痂。随着愈合的继续,骨痂被塑造成疏松的纤维组织,伸向骨内。常发生在骨折后 3 周至 6 个月内。

(3)骨板形成塑形期:在骨愈合的最后阶段,过多的骨痂被吸收,骨连接完成。随着肢体的负重,骨痂不断得到加强,损伤的骨组织逐渐恢复到损伤前的结构强度和形状。这个过程最早发生在骨折后 6 周,可持续一年。

2.影响愈合的因素

(1)全身因素:如年龄、营养和代谢因素、健康状况。

(2)局部因素:如骨折的类型和数量、骨折部位的血液供应、软组织损伤程度、软组织嵌入以及感染等。

(3)治疗方法:如反复多次的手法复位、骨折固定不牢固、过早和不恰当的功能锻炼、治疗操作不当等。

(二)病因与诱因

肱骨干骨折可由直接暴力或间接暴力引起。直接暴力常由外侧打击肱骨干中部,致横形或粉碎性骨折。间接暴力常由于手部或肘部着地,外力向上传导,加上身体倾斜所产生的剪式应力,多导致中下 1/3 骨折。

(三)临床表现

1.症状

患侧上臂出现疼痛、肿胀、皮下瘀斑,上肢活动障碍。

2.体征

患侧上臂可见畸形、反常活动、骨摩擦感、骨擦音。若合并桡神经损伤,可出现患侧垂腕畸形、各手指关节不能背伸、拇指不能伸直、前臂旋后障碍、手背桡侧皮肤感觉减退或消失。

(四)辅助检查

X 线拍片可确定骨折类型、移位方向。

(五)治疗原则

1.手法复位外固定

在止痛、持续牵引和肌肉放松的情况下复位,复位后可选择石膏或小夹板固定。复位后比较稳定的骨折,可用 U 形石膏固定。中、下段长斜形或长螺旋形骨折因手法复位后不稳定,可采用上肢悬垂石膏固定,宜采用轻质石膏,以免因重量太大导致骨折端分离。选择小夹板固定者可屈肘 90°角位,用三角巾悬吊,成人固定 6～8 周,儿童固定 4～6 周。

2.切开复位内固定

在切开直视下复位后用加压钢板螺钉内固定或带锁髓内针固定。内固定可在半年以后取出,若无不适也可不取。

二、护理评估

(一)一般评估

1.健康史

(1)一般情况:了解患者的年龄、职业、爱好、日常饮食习惯、有无酗酒等。

(2)受伤情况:了解患者受伤的原因、部位和时间,受伤时的体位和环境,外力作用的方式、方向与性质,骨折轻重程度及有无合并桡神经损伤,急救处理的过程等。

(3)既往史:重点了解与骨折愈合有关的因素,如患者有无骨折史,有无药物滥用、服用特殊药物及药物过敏史,有无手术史等。

2.生命体征

按护理常规监测生命体征。

3.患者主诉

受伤的原因、时间、外力方式与性质、骨折轻重程度及有无合并桡神经损伤、受伤时的体位和环境、急救处理的过程等。

4.相关记录

外伤情况及既往史;X 线片及实验室检查等结果记录。

(二)身体评估

1.术前评估

(1)视诊:患侧上臂出现疼痛、肿胀、皮下瘀斑,可见畸形,若合并桡神经损伤,可出现患侧垂腕畸形。

(2)触诊:患侧有触痛,骨摩擦感或骨擦音,若合并桡神经损伤,手背桡侧皮肤感觉减退或消失。

（3）动诊：可见反常活动，若合并桡神经损伤，各手指关节不能背伸，拇指不能伸直，前臂旋后障碍。

（4）量诊：患肢有无短缩、双侧上肢周径大小、关节活动度。

2.术后评估

（1）视诊：患侧上臂出现肿胀、皮下瘀斑减轻或消退；外固定清洁、干燥，保持有效固定。

（2）触诊：患侧触痛减轻或消退；若合并桡神经损伤者，手背桡侧皮肤感觉改善或恢复正常。

（3）动诊：反常活动消失；若合并桡神经损伤者，各手指关节能背伸，拇指能伸直，前臂旋后正常。

（4）量诊：患肢无短缩、双侧上肢周径大小相等、关节活动度无差异。

（三）心理-社会评估

患者突然受伤骨折，患侧肢体活动障碍，生活自理能力下降，疼痛刺激以及外固定的使用，易产生焦虑、紧张及自身形象紊乱等心理变化。

（四）辅助检查阳性结果评估

X线片结果确定骨折类型、移位方向。

（五）治疗效果的评估

（1）局部无压痛及纵向叩击痛。

（2）局部无反常活动。

（3）X线片显示骨折处有连续骨痂通过，骨折线已模糊。

（4）拆除外固定后，成人上肢能胸前平举1kg重物持续达1分钟。

（5）连续观察2周骨折处不变形。

三、护理诊断

（一）疼痛

疼痛与骨折、软组织损伤、肌痉挛和水肿有关。

（二）潜在并发症

肌萎缩、关节僵硬。

四、护理措施

（一）病情观察与体位护理

1.疼痛护理

及时评估患者疼痛程度，遵医嘱给予止痛药物。

2.体位

用吊带或三角巾将患肢托起，以促进静脉回流，减轻肢体肿胀、疼痛。

（二）饮食护理

指导患者进食高蛋白、高维生素、高热量、高钙和高铁的食物。

（三）生活护理

指导患者进行力所能及的活动，必要时为其提供帮助。

(四)心理护理

向患者和家属解释骨折的愈合是一个循序渐进的过程,充分固定能为骨折断端愈合提供良好的条件。正确的功能锻炼可以促进断端生长愈合和患肢功能恢复。

(五)健康教育

1.指导功能锻炼

复位固定后尽早开始手指屈伸活动,并进行上臂肌肉的主动舒缩运动,但禁止做上臂旋转运动。2～3周后,开始主动的腕、肘关节屈伸活动和肩关节的外展、内收活动,逐渐增加活动量和活动频率。6～8周后加大活动量,并做肩关节旋转活动,以防肩关节僵硬或萎缩。

2.复查

告知患者若出现骨折远端肢体肿胀或疼痛明显加重,肢体感觉麻木、肢端发凉,夹板或外固定松动时,应立即到医院复查并评估功能恢复情况。

3.安全指导

指导患者及家属评估家庭环境的安全性,妥善放置可能影响患者活动的障碍物。

五、护理效果评价

(1)患者主诉骨折部位疼痛减轻或消失,感觉舒适。

(2)患侧肢端能维持正常的组织灌注,皮肤温度和颜色正常,末梢动脉搏动有力。

(3)能避免出现肌萎缩、关节僵硬等并发症发生。一旦发生,能及时处理。

(王玲玲)

第二节　肱骨髁上骨折

一、疾病概述

肱骨髁上骨折是指肱骨干与肱骨髁交接处发生的骨折。在肱骨干中下 1/3 段后外侧有桡神经沟,此处骨折最容易发生桡神经损伤。肱骨髁上骨折多发生于 10 岁以下儿童,占小儿肘部骨折的 30%～40%。

(一)相关病理生理

在肱骨髁内、前方有肱动脉和正中神经,肱骨髁的内侧和外侧分别有尺神经和桡神经,骨折断端向前移位或侧方移位可损伤相应神经血管。在儿童期,肱骨下端有骨骺,若骨折线穿过骺板,有可能影响骨骺发育,导致肘内翻或外翻畸形。

骨筋膜室综合征:骨筋膜室是由骨、骨间膜、肌间膜和深筋膜形成的密闭腔隙。骨折时,骨折部位骨筋膜室内的压力增高,导致肌肉和神经因急性缺血而产生一系列早期综合征,主要表现为"5P"征:疼痛(pain)、苍白(pallor)、感觉异常(paresthesia)、麻痹(paralysis)及脉搏消失(pulseless)。

(二)病因和诱因

肱骨髁上骨折多为间接暴力引起。根据暴力类型和骨折移位方向,可分为屈曲型和伸直型。

（三）临床表现

1.症状

受伤后肘部出现疼痛、肿胀和功能障碍,肘后凸起,患肢处于半屈曲位,可有皮下瘀斑。

2.体征

局部明显压痛和肿胀,有骨擦音及反常活动,肘部可扪到骨折断端,肘后三角关系正常。

（四）辅助检查

肘部正、侧位 X 线拍片能够确定骨折的存在以及骨折移位情况。

（五）治疗原则

1.手法复位外固定

对受伤时间短,局部肿胀轻,没有血液循环障碍者,可进行手法复位外固定。复位后用后侧石膏托在屈肘位固定 4～5 周,屈肘角度以能清晰地扪到桡动脉搏动,无感觉运动障碍为宜。伤后时间较长,局部组织损伤严重,出现骨折部严重肿胀时,应卧床休息,抬高患肢,或用尺骨鹰嘴悬吊牵引,牵引重量 1～2 kg,同时加强手指活动,待 3～5 天肿胀消退后进行手法复位。

2.切开复位内固定

手法复位失败或有神经血管损伤者,在切开直视下复位后内固定。

二、护理评估

（一）一般评估

1.健康史

（1）一般情况:了解患者的年龄、运动爱好、日常饮食结构等。

（2）受伤情况:了解患者受伤的原因、部位和时间,受伤时的体位和环境,外力作用的方式、方向与性质,骨折轻重程度及有无合并神经血管损伤,急救处理的过程等。

（3）既往史:重点了解与骨折愈合有关的因素,如患者有无骨折史,有无药物过敏史,有无手术史等。

2.生命体征

按护理常规监测生命体征。

3.患者主诉

受伤的原因、时间、外力方式与性质,骨折轻重程度及有无合并桡神经损伤,受伤时的体位和环境、急救处理的过程等。

4.相关记录

外伤情况及既往史;X 线拍片及实验室检查等结果记录。

（二）身体评估

1.术前评估

（1）视诊:受伤后肘部出现肿胀和功能障碍,患肢处于半屈曲位,可有皮下瘀斑。若肱动脉挫伤或受压,可因前臂缺血而表现为局部肿胀、剧痛、皮肤苍白、发凉、麻木。

（2）触诊:患肢有触痛、骨摩擦音,肘部可扪到骨折断端,肘后关系正常。若合并正中神经、尺神经或桡神经损伤,可有手臂感觉异常。

（3）动诊:可见反常活动,若合并正中神经、尺神经或桡神经损伤,可有运动障碍。

（4）量诊:患肢有无短缩、双侧上肢周径大小、关节活动度。

2.术后评估

(1)视诊:受伤后肘部肿胀、皮下瘀斑减轻或消退;外固定清洁、干燥,保持有效固定。若肱动脉挫伤或受压者,前臂缺血改善,局部肿胀减轻或消退、皮肤的颜色、温度、感觉正常。

(2)触诊:患侧触痛减轻或消退;骨摩擦音消失;肘部可不能扪到骨折断端。若合并正中神经、尺神经或桡神经损伤者,手臂感觉恢复正常。

(3)动诊:反常活动消失。若合并正中神经、尺神经或桡神经损伤者,运动正常。

(4)量诊:患肢无短缩,双侧上肢周径大小相等、关节活动度无差异。

(三)心理-社会评估

患者突然受伤骨折,患侧肢体活动障碍,生活自理能力下降,疼痛刺激以及外固定的使用,易产生焦虑、紧张及自身形象紊乱等心理变化。

(四)辅助检查阳性结果评估

肘部正、侧位 X 线拍片结果确定骨折类型、移位方向。

(五)治疗效果的评估

(1)局部无压痛及纵向叩击痛。

(2)局部无反常活动。

(3)X 线片显示骨折处有连续骨痂通过,骨折线已模糊。

(4)拆除外固定后,成人上肢能胸前平举 1 kg 重物持续达 1 分钟。

(5)连续观察 2 周骨折处不变形。

三、护理诊断

(一)疼痛

疼痛与骨折、软组织损伤、肌痉挛和水肿有关。

(二)外周神经血管功能障碍的危险

外周神经血管功能障碍的危险与骨和软组织损伤、外固定不当有关。

(三)不依从行为

不依从行为与患儿年龄小、缺乏对健康的正确认识有关。

四、护理措施

(一)病情观察与体位护理

1.疼痛护理

及时评估患者疼痛程度,遵医嘱给予止痛药物。

2.体位

用吊带或三角巾将患肢托起,以促进静脉回流,减轻肢体肿胀疼痛。

3.患肢缺血护理

观察石膏绷带或夹板固定的松紧度,必要时及时调整,以免神经、血管受压,影响有效组织灌注。观察前臂肿胀程度及手的感觉运动功能,如出现高张力肿胀、手指发凉、感觉异常、手指主动活动障碍、被动伸直剧痛、桡动脉搏动减弱或消失,即可确定骨筋膜室高压存在,须立即通知医师,并做好手术准备。如已出现"5P"征,及时手术也难以避免缺血性肌挛缩,从而遗留爪形手畸形。

（二）饮食护理

指导患者进食高蛋白、高维生素、高热量、高钙和高铁的食物。

（三）生活护理

指导患者进行力所能及的活动,必要时为其提供帮助。

（四）心理护理

向患者和家属解释骨折的愈合是一个循序渐进的过程,充分固定能为骨折断端连接提供良好的条件。正确的功能锻炼可以促进断端生长愈合和患肢功能恢复。

（五）健康教育

1.指导功能锻炼

复位固定后尽早开始手指及腕关节屈伸活动,并进行上臂肌肉的主动舒缩运动,有利于减轻水肿。4～6周后外固定解除,开始肘关节屈伸活动。手术切开复位且内固定稳定的患者,术后2周即可开始肘关节活动。若患者为小儿,应耐心向患儿及家属解释功能锻炼的重要性,指导锻炼的方法,使家属能协助进行功能锻炼。

2.复查

告知患者及家属若骨折远端肢体肿胀或疼痛明显加重,肢体感觉麻木、肢端发凉,夹板或外固定松动,应立即到医院复查并评估功能恢复情况。

3.安全指导

指导患者及家属评估家庭环境的安全性,妥善放置可能影响患者活动的障碍物。

（王玲玲）

第九章 产科护理

第一节 异位妊娠

受精卵在于子宫体腔以外着床称为异位妊娠，习称宫外孕。异位妊娠依受精卵在子宫体腔外种植部位不同分为输卵管妊娠、卵巢妊娠、腹腔妊娠、阔韧带妊娠和宫颈妊娠(图9-1)。

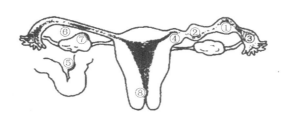

①输卵管壶腹部妊娠；②输卵管峡部妊娠；③输卵管伞部妊娠；④输卵管间质部妊娠；⑤腹腔妊娠；⑥阔韧带妊娠；⑦卵巢妊娠；⑧宫颈妊娠

图9-1 异位妊娠的发生部位

异位妊娠是妇产科常见的急腹症，发病率约1%，是孕产妇的主要死亡原因之一。以输卵管妊娠最常见。输卵管妊娠占异位妊娠的95%左右，其中输卵管壶腹部妊娠最多见，约占78%，其次为峡部、伞部，间质部妊娠较少见。

一、病因

(一)输卵管炎症

输卵管炎症是异位妊娠的主要病因，可分为输卵管黏膜炎和输卵管周围炎。输卵管黏膜炎轻者可发生黏膜皱襞粘连、管腔变窄。或使纤毛功能受损，从而导致受精卵在输卵管内运行受阻并于该处着床；输卵管周围炎病变主要在输卵管浆膜层或浆肌层，常造成输卵管周围粘连、输卵管扭曲、管腔狭窄、蠕动减弱而影响受精卵运行。

(二)输卵管手术史输卵管绝育史及手术史者

输卵管妊娠的发生率为10%～20%。尤其是腹腔镜下电凝输卵管及硅胶环套术绝育，可因输卵管瘘或再通而导致输卵管妊娠。曾经接受输卵管粘连分离术、输卵管成形术(输卵管吻合术或输卵管造口术)者,再次妊娠时输卵管妊娠的可能性亦增加。

(三)输卵管发育不良或功能异常

输卵管过长、肌层发育差、黏膜纤毛缺乏、双输卵管、输卵管憩室或有输卵管副伞等,均可造成输卵管妊娠。输卵管功能(包括蠕动、纤毛活动以及上皮细胞分泌)受雌激素、孕激素调节。若调节失败,可影响受精卵正常运行。

(四)辅助生殖技术

近年来,由于辅助生育技术的应用,输卵管妊娠发生率增加。既往少见的异位妊娠,如卵巢妊娠、宫颈妊娠、腹腔妊娠的发生率增加。1998 年,美国报道因助孕技术应用所致输卵管妊娠的发生率为 2.8%。

(五)避孕失败

宫内节育器避孕失败,发生异位妊娠的机会增大。

(六)其他

子宫肌瘤或卵巢肿瘤压迫输卵管,影响输卵管管腔通畅,使受精卵运行受阻。输卵管子宫内膜异位可增加受精卵着床于输卵管的可能性。

二、病理

(一)输卵管妊娠的特点

输卵管管腔狭小,管壁薄且缺乏黏膜下组织,其肌层远不如子宫肌壁厚与坚韧,妊娠时不能形成完好的蜕膜,不利于胚胎的生长发育,常发生以下情况。

1.输卵管妊娠流产

多见于妊娠 8~12 周输卵管壶腹部妊娠。受精卵种植在输卵管黏膜皱襞内,由于蜕膜形成不完整,发育中的胚泡常向管腔突出,最终突破包膜而出血,胚泡与管壁分离,若整个胚泡剥离落入管腔,刺激输卵管逆蠕动经伞端排出到腹腔,形成输卵管妊娠完全流产,出血一般不多。若胚泡剥离不完整,妊娠产物部分排出到腹腔,部分尚附着于输卵管壁,形成输卵管妊娠不全流产,滋养细胞继续侵蚀输卵管壁,导致反复出血,形成输卵管血肿或输卵管周围血肿,血液不断流出并积聚在直肠子宫陷窝形成盆腔血肿,量多时甚至流入腹腔。

2.输卵管妊娠破裂

多见于妊娠 6 周左右输卵管峡部妊娠。受精卵着床于输卵管黏膜皱襞间,胚泡生长发育时绒毛向管壁方向侵蚀肌层及浆膜,最终穿破浆膜,形成输卵管妊娠破裂。输卵管肌层血管丰富。短期内可发生大量腹腔内出血,使患者出现休克。其出血量远较输卵管妊娠流产多,腹痛剧烈;也可反复出血,在盆腔与腹腔内形成血肿。孕囊可自破裂口排出,种植于任何部位。若胚泡较小则可被吸收;若过大则可在直肠子宫陷凹内形成包块或钙化为石胎。

输卵管间质部妊娠虽少见,但后果严重,其结局几乎均为输卵管妊娠破裂。由于输卵管间质部管腔周围肌层较厚、血运丰富,因此破裂常发生于孕 12~16 周。其破裂犹如子宫破裂,症状较严重,往往在短时间内出现低血容量休克症状。

3.陈旧性宫外孕

输卵管妊娠流产或破裂,若长期反复内出血形成的盆腔血肿不消散,血肿机化变硬并与周围组织粘连,临床上称为陈旧性宫外孕。

4.继发性腹腔妊娠

无论输卵管妊娠流产或破裂,胚胎从输卵管排入腹腔内或阔韧带内,多数死亡,偶尔也有存活者。若存活胚胎的绒毛组织附着于原位或排至腹腔后重新种植而获得营养,可继续生长发育,形成继发性腹腔妊娠。

（二）子宫的变化

输卵管妊娠和正常妊娠一样,合体滋养细胞产生 HCG 维持黄体生长,使类固醇激素分泌增加,致使月经停止来潮、子宫增大变软、子宫内膜出现蜕膜反应。若胚胎受损或死亡,滋养细胞活力消失,蜕膜自宫壁剥离而发生阴道流血。有时蜕膜可完整剥离,随阴道流血排出三角形蜕膜管型(decidual cast);有时呈碎片排出。排出的组织见不到绒毛,组织学检查无滋养细胞,此时血β-HCG下降。子宫内膜形态学改变呈多样性,若胚胎死亡已久,内膜可呈增生期改变,有时可见Arias-Stella(A-S)反应,镜检见内膜腺体上皮细胞增生、增大,细胞边界不清,腺细胞排列成团突入腺腔,细胞极性消失,细胞核肥大、深染,细胞质有空泡。这种子宫内膜过度增生和分泌反应,可能为类固醇激素过度刺激所引起;若胚胎死亡后部分深入肌层的绒毛仍存活,黄体退化迟缓,内膜仍可呈分泌反应。

三、临床表现

输卵管妊娠的临床表现与受精卵着床部位、有无流产或破裂,以及出血量多少与时间长短等有关。

（一）症状

典型症状为停经后腹痛与阴道流血。

1.停经

除输卵管间质部妊娠停经时间较长外,多有 6～8 周停经史。有 20％～30％患者无停经史,将异位妊娠时出现的不规则阴道流血误认为月经。或由于月经过期仅数天而不认为是停经。

2.腹痛

腹痛是输卵管妊娠患者的主要症状。在输卵管妊娠发生流产或破裂之前,由于胚胎在输卵管内逐渐增大,常表现为一侧下腹部隐痛或酸胀感。当发生输卵管妊娠流产或破裂时,突感一侧下腹部撕裂样疼痛,常伴有恶心、呕吐。若血液局限于病变区,主要表现为下腹部疼痛,当血液积聚于直肠子宫陷凹时,可出现肛门坠胀感。随着血液由下腹部流向全腹,疼痛可由下腹部向全腹部扩散,血液刺激膈肌,可引起肩胛部放射性疼痛及胸部疼痛。

3.阴道流血

胚胎死亡后。常有不规则阴道流血,色暗红或深褐,量少呈点滴状,一般不超过月经量,少数患者阴道流血量较多,类似月经。阴道流血可伴有蜕膜管型或蜕膜碎片排出,系子宫蜕膜剥离所致。阴道流血一般常在病灶去除后方能停止。

4.晕厥与休克

由于腹腔内出血及剧烈腹痛,轻者出现晕厥,严重者出现失血性休克。出血量越多越快,症状出现越迅速越严重,但与阴道流血量不成正比。

5.腹部包块

输卵管妊娠流产或破裂时所形成的血肿时间较久者,由于血液凝固并与周围组织或器官(如子宫、输卵管、卵巢、肠管或大网膜等)发生粘连形成包块,包块较大或位置较高者,腹部可扪及。

(二)体征

根据患者内出血的情况,患者可呈贫血貌。腹部检查:下腹压痛、反跳痛明显,出血多时,叩诊有移动性浊音。

四、处理原则

处理原则以手术治疗为主,其次是药物治疗。

(一)手术治疗

手术治疗分为保守手术和根治手术。保守手术为保留患侧输卵管,根治手术为切除患侧输卵管。手术治疗适用于:①生命体征不稳定或有腹腔内出血征象者;②诊断不明确者;③异位妊娠有进展者(如血β-HCG处于高水平,附件区大包块等);④随诊不可靠者;⑤药物治疗禁忌证者或无效者。

1.保守手术

适用于有生育要求的年轻妇女,特别是对侧输卵管已切除或有明显病变者。

2.根治手术

适用于无生育要求的输卵管妊娠内出血并发休克的急症患者。

3.腹腔镜手术

近年治疗异位妊娠的主要方法。

(二)药物治疗

主要适用于早期输卵管妊娠、要求保存生育能力的年轻患者。同时符合所有条件者可采用此法:①无药物治疗的禁忌证;②输卵管妊娠未发生破裂或流产;③输卵管妊娠包块直径≤4 cm;④血 β-HCG<2 000 U/L;⑤无明显内出血,常用甲氨蝶呤(MTX),治疗机制是抑制滋养细胞增生,破坏绒毛,使胚胎组织坏死、脱落、吸收。但在治疗中若病情无改善,甚至发生急性腹痛或输卵管破裂症状,则应立即进行手术治疗。

五、护理评估

(一)病史

应仔细询问月经史,以准确推断停经时间。注意不要将不规则阴道流血误认为末次月经,或由于月经仅过期几天,不认为是停经。此外,对不孕、放置宫内节育器、绝育术、输卵管复通术、盆腔炎等与发病相关的高危因素应予以高度重视。

(二)身心状况

输卵管妊娠发生流产或破裂前,症状及体征不明显。当患者腹腔内出血较多时呈贫血貌,严重者可出现面色苍白,四肢湿冷,脉快、弱、细,血压下降等休克症状。体温一般正常,出现休克时体温略低,腹腔内血液吸收时体温略升高,但不超过 38 ℃。下腹有明显压痛、反跳痛,尤以患侧为重,肌紧张不明显,叩诊有移动性浊音。血凝后下腹可触及包块。

由于输卵管妊娠流产或破裂后,腹腔内急性大量出血及剧烈腹痛,以及妊娠终止的现实都将是孕妇出现较为激烈的情绪反应。可表现为哭泣、自责、无助、抑郁和恐惧等行为。

(三)诊断检查

1.腹部检查

输卵管妊娠流产或破裂者,下腹部有明显压痛或反跳痛,尤以患侧为甚,轻度腹肌紧张;出血多时,叩诊有移动性浊音;如出血时间较长,形成血凝块,在下腹可触及软性肿块。

2.盆腔检查

输卵管妊娠未发生流产或破裂者,除子宫略大较软外,仔细检查可能触及胀大的输卵管并有轻度压痛。输卵管妊娠流产或破裂者,阴道后穹隆饱满,有触痛。将宫颈轻轻上抬或左右摇动时引起剧烈疼痛,称为宫颈抬举痛或摇摆痛,是输卵管妊娠的主要体征之一。子宫稍大而软,腹腔内出血多时子宫检查呈漂浮感。

3.阴道后穹隆穿刺

阴道后穹隆穿刺是一种简单、可靠的诊断方法,适用于疑有腹腔内出血的患者。由于腹腔内血液易积聚于子宫直肠陷凹,抽出暗红色不凝血为阳性,说明存在血腹症。无内出血、内出血量少、血肿位置较高或子宫直肠陷凹有粘连者,可能抽不出血液,因而穿刺阴性不能排除输卵管妊娠存在。如有移动性浊音,可做腹腔穿刺。

4.妊娠试验

放射免疫法测血中 HCG,尤其是 β-HCG 阳性有助诊断。虽然此方法灵敏度高,异位妊娠的阳性率一般可达 80%～90%,但 β-HCG 阴性者仍不能完全排除异位妊娠。

5.血清孕酮测定

对判断正常妊娠胚胎的发育情况有帮助,血清孕酮值<5 ng/mL 应考虑宫内妊娠流产或异位妊娠。

6.超声检查

B 超显像有助于诊断异位妊娠。阴道 B 超检查较腹部 B 超检查准确性高。诊断早期异位妊娠,单凭 B 超现象有时可能会误诊。若能结合临床表现及 β-HCG测定等,对诊断的帮助较大。

7.腹腔镜检查

适用于输卵管妊娠尚未流产或破裂的早期患者和诊断有困难的患者,腹腔内有大量出血或伴有休克者,禁做腹腔镜检查。在早期异位妊娠患者,腹腔镜可见一侧输卵管肿大,表面紫蓝色,腹腔内无出血或有少量出血。

8.子宫内膜病理检查

诊断性刮宫仅适用于阴道流血量较多的患者,目的在于排除宫内妊娠流产。将宫腔排出物或刮出物做病理检查,切片中见到绒毛,可诊断为宫内妊娠;若仅见蜕膜未见绒毛者有助于诊断异位妊娠。现已经很少依靠诊断性刮宫协助诊断。

六、护理诊断

(一)潜在并发症
出血性休克。

(二)恐惧
与担心手术失败有关。

七、护理目标

(1)患者休克症状得以及时发现并缓解。

(2)患者能以正常心态接受此次妊娠失败的事实。

八、护理措施

(一)接受手术治疗患者的护理

(1)护士在严密监测患者生命体征的同时,配合医师积极纠正患者休克症状,做好术前准备。手术治疗是输卵管异位妊娠的主要处理原则。对于严重内出血并发休克的患者,护士应立即开放静脉,交叉配血,做好输血、输液的准备。以便配合医师积极纠正休克,补充血容量,并按急症手术要求迅速做好手术准备。

(2)加强心理护理:护士于术前简洁明了地向患者及家属讲明手术的必要性,并以亲切的态度和切实的行动赢得患者及家属的信任,保持周围环境的安静、有序,减少和消除患者的紧张、恐惧心理,协助患者接受手术治疗方案。术后,护士应帮助患者以正常的心态接受此次妊娠失败的现实,向她们讲述异位妊娠的有关知识。一方面可以减少因害怕再次发生移位妊娠而抵触妊娠的不良情绪,另一方面也可以增加和提高患者的自我保健意识。

(二)接受非手术治疗患者的护理

对于接受非手术治疗方案的患者,护士应从以下几方面加强护理。

(1)护士需密切观察患者的一般情况、生命体征,并重视患者的主诉,尤应注意阴道流血量与腹腔内出血量不成比例,当阴道流血量不多时,不要误认为腹腔内出血量亦很少。

(2)护士应告诉患者病情发展的一些指征,如出血增多、腹痛加剧、肛门坠胀感明显等,以便当患者病情发展时,医患均能及时发现,给予相应处理。

(3)患者应卧床休息,避免腹部压力增大,从而减少异位妊娠破裂的机会。在患者卧床期间,护士需提供相应的生活护理。

(4)护士应协助正确留取血标本,以检测治疗效果。

(5)护士应指导患者摄取足够的营养物质,尤其是富含铁蛋白的食物,如动物肝脏、肉类、豆类、绿叶蔬菜以及黑木耳等,以促进血红蛋白的增加,增强患者的抵抗力。

(三)健康教育

输卵管妊娠的预后在于防治输卵管的损伤和感染,因此护士应做好妇女的健康保健工作,防止发生盆腔感染。教育患者保持良好的卫生习惯,勤洗浴、勤换衣,性伴侣稳定。发生盆腔炎后须立即彻底治疗,以免延误病情。另外,由于输卵管妊娠者中约有 10% 的再发生率和 50%～60% 的不孕率。因此,护士需告诫患者,下次妊娠时要及时就医,并且不宜轻易终止妊娠。

九、护理效果评价

(1)患者的休克症状得以及时发现并纠正。

(2)患者消除了恐惧心理,愿意接受手术治疗。

（张爱玲）

第二节　自然流产

流产是指妊娠不足 28 周、胎儿体重不足 1 000 g 而终止者。流产发生于妊娠 12 周前者称早期流产,发生在妊娠 12 周至不足 28 周者称晚期流产。流产又分为自然流产和人工流产,本节内容仅限于自然流产。自然流产的发生率占全部妊娠的 15% 左右,多数为早期流产,是育龄妇女的常见病,严重影响了妇女生殖健康。

一、病因和发病机制

导致自然流产的原因很多,可分为胚胎因素和母体因素。早期流产常见的原因是胚胎染色体异常、孕妇内分泌异常、生殖器官畸形、生殖道感染、血栓前状态、免疫因素异常等;晚期流产多由宫颈功能不全等因素引起。

(一)胚胎因素

胚胎染色体异常是自然流产最常见的原因。据文献报道,46%~54% 的自然流产与胚胎染色体异常有关。流产发生越早,胚胎染色体异常的频率越高。早期流产中染色体异常的发生率为 53%,晚期流产为 36%。

胚胎染色体异常包括数量异常和结构异常。在数量异常中第一位的是染色三体,占 52%,除 1 号染色三体未见报道外,各种染色三体均有发现,其中以 13、16、18、21 及 22 号染色体最常见,18-三体约占 1/3;第二位的是 45,X 单体,约占 19%;其他依次为三倍体占 16%,四倍体占 5.6%。染色体结构异常主要是染色体易位,占 3.8%,嵌合体占 1.5%,染色体倒置、缺失和重叠也见有报道。

多数三体胚胎是以流产或死胎告终,但也有少数能成活,如 21-三体、13-三体、18-三体等。单体是减数分裂不分离所致,以 X 单体最为多见,少数胚胎如能存活,足月分娩后即形成特纳综合征。三倍体常与胎盘的水泡样变性共存,不完全水泡状胎块的胎儿可发育成三倍体或第 16 号染色体的三体,流产较早,少数存活,继续发育后伴有多发畸形,未见活婴。四倍体活婴极少,绝大多数极早期流产。在染色体结构异常方面,不平衡易位可导致部分三体或单体,易发生流产或死胎。总之,染色体异常的胚胎多数结局为流产,极少数可能继续发育成胎儿,但出生后也会发生某些功能异常或合并畸形。若已流产,妊娠产物有时仅为一空孕囊或已退化的胚胎。

(二)母体因素

1.夫妇染色体异常

习惯性流产与夫妇染色体异常有关,习惯性流产者夫妇染色体异常发生频率为 3.2%,其中多见的是染色体相互易位,占 2%,罗伯逊易位占 0.6%。着床前配子在女性生殖道时间过长,配子发生老化,流产的机会也会增加。在促排卵及体外受精等辅助生殖技术中,是否存在配子老化问题目前尚不清楚。

2.内分泌因素

(1)黄体功能不良(luteal phase defect,LPD):黄体中期孕酮峰值低于正常标准值,或子宫内膜活检与月经时间同步差 2 天以上即可诊断为 LPD。高浓度孕酮可阻止子宫收缩,使妊娠子宫保持相对静止状态;孕酮分泌不足,可引起妊娠蜕膜反应不良,影响孕卵着床和发育,导致流产。孕期孕酮的来源有两条途径:一是由卵巢黄体产生,二是胎盘滋养细胞分泌。孕 6~8 周后卵巢黄体产生孕酮逐渐减少,之后由胎盘产生孕酮替代,如果两者衔接失调则易发生流产。在习惯性流产中有 23%~60% 的病例存在黄体功能不全。

(2)多囊卵巢综合征(polycystic ovarian syndrome,PCOS):有人发现在习惯性流产中多囊卵巢的发生率可高达 58%,而且其中有 56% 的患者 LH 呈高分泌状态。现认为 PCOS 患者高浓度的 LH 可能导致卵细胞第二次减数分裂过早完成,从而影响受精和着床过程。

(3)高泌乳素血症:高水平的泌乳素可直接抑制黄体颗粒细胞增生及其分泌功能。高泌乳素血症的主要临床表现为闭经和泌乳,当泌乳素水平高于正常值时,则可表现为黄体功能不全。

(4)糖尿病:血糖控制不良者流产发生率可高达 15%～30%,妊娠早期高血糖还可能造成胚胎畸形。

(5)甲状腺功能:目前认为甲状腺功能减退或亢进与流产有密切关系,妊娠前期和早孕期进行合理的药物治疗,可明显降低流产的发生率。有学者报道,甲状腺自身抗体阳性者流产发生率显著升高。

3.生殖器官解剖因素

(1)子宫畸形:米勒管先天性发育异常导致子宫畸形,如单角子宫、双角子宫、双子宫、子宫纵隔等。子宫畸形可影响子宫血供和宫腔内环境造成流产。母体在孕早期使用或接触己烯雌酚可影响女胎子宫发育。

(2)Asherman 综合征:由宫腔创伤(如刮宫过深)、感染或胎盘残留等引起宫腔粘连和纤维化。宫腔镜下行子宫内膜切除或黏膜下肌瘤切除手术也可造成宫腔粘连。子宫内膜受损伤可影响胚胎种植,导致流产发生。

(3)宫颈功能不全:宫颈功能不全是导致中晚期流产的主要原因。宫颈功能不全在解剖上表现为宫颈管过短或宫颈内口松弛。由于存在解剖上的缺陷,随着妊娠的进程子宫增大,宫腔压力升高,多数患者在中、晚期妊娠出现无痛性的宫颈管消退、宫口扩张、羊膜囊突出、胎膜破裂,最终发生流产。宫颈功能不全主要由于宫颈局部创伤,如分娩、手术助产、刮宫、宫颈锥形切除、Manchester 手术等原因引起,先天性宫颈发育异常较少见;另外,胚胎时期接触己烯雌酚也可引起宫颈发育异常。

(4)其他:子宫肿瘤可影响子宫内环境,导致流产。

4.生殖道感染

生殖道慢性感染被认为是早期流产的原因之一。能引起反复流产的病原体往往是持续存在于生殖道而母体很少产生症状,而且此病原体能直接或间接导致胚胎死亡。生殖道逆行感染一般发生在妊娠 12 周以前,过此时期,胎盘与蜕膜融合,构成机械屏障,而且随着妊娠进程,羊水抗感染力也逐步增强,感染的机会减少。

(1)细菌感染:布鲁菌属和弧菌属感染可导致动物(牛、猪、羊等)流产,但在人类还不肯定。

(2)沙眼衣原体:文献报道称,妊娠期沙眼衣原体感染率为 3%～30%,但是否直接导致流产尚无定论。

(3)支原体:流产患者宫颈及流产物中支原体的阳性率均较高,血清学上也支持人支原体和解脲支原体与流产有关。

(4)弓形虫:弓形虫感染引起的流产是散发的,与习惯性流产的关系尚未完全证明。

(5)病毒感染:巨细胞病毒经胎盘可累及胎儿,引起心血管系统和神经系统畸形,致死或流产。妊娠前半期单纯疱疹感染流产发生率可高达 70%,即使不发生流产,也易累及胎儿、新生儿。妊娠初期风疹病毒感染者流产的发生率较高。人免疫缺陷病毒感染与流产密切相关,Temmerman 等报道,HIV-1 抗体阳性是流产的独立相关因素。

5.血栓前状态

血栓前状态是凝血因子浓度升高,或凝血抑制物浓度降低而产生的血液易凝状态,尚未达到生成血栓的程度,或者形成的少量血栓正处于溶解状态。

血栓前状态与习惯性流产的发生有一定的关系,临床上包括先天性和获得性血栓前状态,前者是由于凝血和纤溶有关的基因突变造成,如凝血因子Ⅴ突变、凝血酶原基因突变、蛋白C缺陷症、蛋白S缺陷症等;后者主要是抗磷脂抗体综合征、获得性高半胱氨酸血症以及机体存在各种引起血液高凝状态的疾病等。

各种先天性血栓形成倾向引起自然流产的具体机制尚未阐明,目前研究得比较多的是抗磷脂抗体综合征,并已肯定它与早、中期胎儿丢失有关。普遍的观点认为,高凝状态使子宫胎盘部位血流状态改变,易形成局部微血栓,甚至胎盘梗死,使胎盘血供下降,胚胎或胎儿缺血缺氧,引起胚胎或胎儿发育不良而流产。

6.免疫因素

免疫因素引起的习惯性流产,可分自身免疫型和同种免疫型。

(1)自身免疫型:主要与患者体内抗磷脂抗体有关,部分患者同时可伴有血小板减少症和血栓栓塞现象,这类患者可称为早期抗磷脂抗体综合征。在习惯性流产中,抗磷脂抗体阳性率约为21.8%。另外,自身免疫型习惯性流产还与其他自身抗体有关。

在正常情况下,各种带负电荷的磷脂位于细胞膜脂质双层的内层,不被免疫系统识别;一旦暴露于机体免疫系统,即可产生各种抗磷脂抗体。抗磷脂抗体不仅是一种强烈的凝血活性物质,激活血小板和促进凝血,导致血小板聚集,血栓形成;同时可直接造成血管内皮细胞损伤,加剧血栓形成,使胎盘循环发生局部血栓栓塞,胎盘梗死,胎死宫内,导致流产。近来的研究还发现,抗磷脂抗体可能直接与滋养细胞结合,从而抑制滋养细胞功能,影响胎盘着床过程。

(2)同种免疫型:现代生殖免疫学认为,妊娠是成功的半同种异体移植现象,孕妇由于自身免疫系统产生一系列的适应性变化,从而对宫内胚胎移植物表现出免疫耐受,不发生排斥反应,妊娠得以继续。

在正常妊娠的母体血清中,存在一种或几种能够抑制免疫识别和免疫反应的封闭因子,也称封闭抗体,以及免疫抑制因子,而习惯性流产患者体内则缺乏这些因子。因此,使得胚胎遭受母体的免疫打击而排斥。封闭因子既可直接作用于母体淋巴细胞,又可与滋养细胞表面特异性抗原结合,从而阻断母儿之间的免疫识别和免疫反应,封闭母体淋巴细胞对滋养细胞的细胞毒作用。还有学者认为,封闭因子可能是一种抗独特型抗体,直接针对T淋巴细胞或B淋巴细胞表面特异性抗原受体(BCR/TCR),从而防止母体淋巴细胞与胚胎靶细胞起反应。

几十年来,同种免疫型习惯性流产与HLA抗原相容性的关系一直存有争议。有学者提出习惯性流产可能与夫妇HLA抗原的相容性有关,在正常妊娠过程中夫妇或母胎间HLA抗原是不相容的,胚胎所带的父源性HLA抗原可以刺激母体免疫系统,产生封闭因子。同时,滋养细胞表达的HLA-G抗原能够引起抑制性免疫反应,这种反应对胎儿具有保护性作用,能够抑制母体免疫系统对胎儿胎盘的攻击。

7.其他因素

(1)慢性消耗性疾病:结核和恶性肿瘤常导致早期流产,并威胁孕妇的生命;高热可导致子宫收缩;贫血和心脏病可引起胎儿胎盘单位缺氧;慢性肾炎、高血压可使胎盘发生梗死。

(2)营养不良:严重营养不良可直接导致流产。现在更强调各种营养素的平衡,如维生素E缺乏也可造成流产。

(3)精神、心理因素:焦虑、紧张、恐吓等严重精神刺激均可导致流产。近来还发现,噪音和振动对人类生殖也有一定的影响。

(4)吸烟、饮酒等:近年来育龄妇女吸烟、饮酒,甚至吸毒的人数有所增加,这些因素都是流产的高危因素。孕期过多饮用咖啡也增加流产的风险。

(5)环境毒性物质:影响生殖功能的外界不良环境因素很多,可以直接或间接对胚胎造成损害。过多接触某些有害的化学物质(如砷、铅、苯、甲醛、氯丁二烯、氧化乙烯等)和物理因素(如放射线、噪声及高温等),均可引起流产。

尚无确切的依据证明使用避孕药物与流产有关,然而,有报道宫内节育器避孕失败者,感染性流产发生率有所升高。

二、病理

早期流产时胚胎多数先死亡,随后发生底蜕膜出血,造成胚胎的绒毛与蜕膜层分离,已分离的胚胎组织如同异物,引起子宫收缩而被排出。有时也可能蜕膜海绵层先出血坏死或有血栓形成,使胎儿死亡,然后排出。8周以内妊娠时,胎盘绒毛发育尚不成熟,与子宫蜕膜联系还不牢固,此时流产妊娠产物多数可以完整地从子宫壁分离而排出,出血不多。妊娠8~12周时,胎盘绒毛发育茂盛,与蜕膜联系较牢固。此时若发生流产,妊娠产物往往不易完整分离排出,常有部分组织残留宫腔内影响子宫收缩,致使出血较多。妊娠12周后,胎盘已完全形成,流产时往往先有腹痛,然后排出胎儿、胎盘。有时由于底蜕膜反复出血,凝固的血块包绕胎块,形成血样胎块稽留于宫腔内。血红蛋白因时间长久被吸收形成肉样胎块,或纤维化与子宫壁粘连。偶有胎儿被挤压,形成纸样胎儿,或钙化后形成石胎。

三、临床表现

(一)停经

多数流产患者有明显的停经史,根据停经时间的长短可将流产分为早期流产和晚期流产。

(二)阴道流血

发生在妊娠12周以内流产者,开始时绒毛与蜕膜分离,血窦开放,即开始出血。当胚胎完全分离排出后,由于子宫收缩,出血停止。早期流产的全过程均伴有阴道流血,而且出血量往往较多。晚期流产者,胎盘已形成,流产过程与早产相似,胎盘继胎儿分娩后排出,一般出血量不多。

(三)腹痛

早期流产开始阴道流血后宫腔内存有血液,特别是血块,刺激子宫收缩,呈阵发性下腹痛,特点是阴道流血往往出现在腹痛之前。晚期流产则先有阵发性的子宫收缩,然后胎儿胎盘排出,特点是往往先有腹痛,然后出现阴道流血。

四、临床类型

根据临床发展过程和特点的不同,流产可以分为7种类型。

(一)先兆流产

先兆流产指妊娠28周前,先出现少量阴道流血,继之常出现阵发性下腹痛或腰背痛。

妇科检查:宫颈口未开,胎膜未破,妊娠产物未排出,子宫大小与停经周数相符。妊娠有希望继续者,经休息及治疗后,若流血停止及下腹痛消失,妊娠可以继续;若阴道流血量增多或下腹痛加剧,则可能发展为难免流产。

（二）难免流产

难免流产是先兆流产的继续，妊娠难以持续，有流产的临床过程，阴道出血时间较长，出血量较多，而且有血块排出，阵发性下腹痛，或有羊水流出。

妇科检查：宫颈口已扩张，羊膜囊突出或已破裂，有时可见胚胎组织或胎囊堵塞于宫颈管中，甚至露见于宫颈外口，子宫大小与停经周数相符或略小。

（三）不全流产

不全流产指妊娠产物已部分排出体外，尚有部分残留于宫腔内，由难免流产发展而来。妊娠8周前发生流产，胎儿胎盘成分多能同时排出；妊娠8～12周时，胎盘结构已形成并密切连接于子宫蜕膜，流产物不易从子宫壁完全剥离，往往发生不全流产。由于宫腔内有胚胎组织残留，影响子宫收缩，以致阴道出血较多，时间较长，易引起宫内感染，甚至因流血过多而发生失血性休克。

妇科检查：宫颈口已扩张，不断有血液自宫颈口内流出，有时尚可见胎盘组织堵塞于宫颈口或部分妊娠产物已排出于阴道内，而部分仍留在宫腔内。一般子宫小于停经周数。

（四）完全流产

完全流产指妊娠产物已全部排出，阴道流血逐渐停止，腹痛逐渐消失。

妇科检查：宫颈口已关闭，子宫接近正常大小。常常发生于妊娠8周以前。

（五）稽留流产

稽留流产又称过期流产，指胚胎或胎儿已死亡滞留在宫腔内尚未自然排出者。患者有停经史和/或早孕反应，按妊娠时间计算已达到中期妊娠但未感到腹部增大，病程中可有少量断续的阴道流血，早孕反应消失。尿妊娠试验由阳性转为阴性，血清β-HCG值下降，甚至降至非孕水平。B超检查子宫小于相应孕周，无胎动及心管搏动，子宫内回声紊乱，难以分辨胎盘和胎儿组织。

妇科检查：阴道内可少量血性分泌物，宫颈口未开，子宫较停经周数小，由于胚胎组织机化，子宫失去正常组织的柔韧性，质地不软，或已孕4个月尚未听见胎心，触不到胎动。

（六）习惯性流产

习惯性流产指自然流产连续发生3次或3次以上者。每次流产多发生于同一妊娠月份，其临床经过与一般流产相同。早期流产的原因常为黄体功能不足、多囊卵巢综合征、高泌乳素血症、甲状腺功能低下、染色体异常、生殖道感染及免疫因素等。晚期流产最常见的原因为宫颈内口松弛、子宫畸形、子宫肌瘤等。宫颈内口松弛者于妊娠后，常于妊娠中期，胎儿长大，羊水增多，宫腔内压力增加，胎囊向宫颈内口突出，宫颈管逐渐短缩、扩张。患者多无自觉症状，一旦胎膜破裂，胎儿迅即排出。

（七）感染性流产

感染性流产是指流产合并生殖系统感染。各种类型的流产均可并发感染，包括选择性或治疗性的人工流产，但以不全流产、过期流产和非法堕胎为常见。感染性流产的病原菌常常是阴道或肠道的寄生菌（条件致病菌），有时为混合性感染。厌氧菌感染占60％以上，需氧菌中以大肠埃希菌和假芽孢杆菌为多见，也见有β-溶血链球菌及肠球菌感染。患者除了有各种类型流产的临床表现和非法堕胎史外，还出现一系列感染相关的症状和体征。

妇科检查：宫口可见脓性分泌物流出，宫颈举痛明显，子宫体压痛，附件区增厚或有痛性包块。严重时感染可扩展到盆腔、腹腔乃至全身，并发盆腔炎、腹膜炎、败血症及感染性休克等。

五、病因筛查及诊断

诊断流产一般并不困难。根据病史及临床表现多能确诊,仅少数需进行辅助检查。确诊流产后,还应确定流产的临床类型,同时还要对流产的病因进行筛查,这对决定流产的处理方法很重要。

(一)病史

应询问患者有无停经史和反复流产史,有无早孕反应、阴道流血,应询问阴道流血量及其持续时间,有无腹痛,腹痛的部位、性质及程度,还应了解阴道有无水样排液,阴道排液的色、量及有无臭味,有无妊娠产物排出等。

(二)体格检查

观察患者全身状况,有无贫血,并测量体温、血压及脉搏等。在消毒条件下进行妇科检查,注意宫颈口是否扩张,羊膜囊是否膨出,有无妊娠产物堵塞于宫颈口内;宫颈阴道部是否较短,甚至消退,内外口松弛,可容一指通过,有时可触及羊膜囊或见有羊膜囊突出于宫颈外口。子宫大小与停经周数是否相符,有无压痛等。并应检查双侧附件有无肿块、增厚及压痛。检查时操作应轻柔,尤其对疑为先兆流产者。

(三)辅助检查

对诊断有困难者,可采用必要的辅助检查。

1.B超显像

目前应用较广,对鉴别诊断与确定流产类型有实际价值。对疑为先兆流产者,可根据妊娠囊的形态、有无胎心反射及胎动来确定胚胎或胎儿是否存活,以指导正确的治疗方法。一般妊娠5周后宫腔内即可见到孕囊光环,为圆形或椭圆形的无回声区,有时由于着床过程中的少量出血,孕囊周围可见环形暗区,此为早孕双环征。孕6周后可见胚芽声像,并出现心管搏动。孕8周可见胎体活动,孕囊约占宫腔一半。孕9周可见胎儿轮廓。孕10周孕囊几乎占满整个宫腔。孕12周胎儿出现完整形态。不同类型的流产及其超声图像特征有所差别,可帮助鉴别诊断。

(1)先兆流产声像图特征:子宫大小与妊娠月份相符,少量出血者孕囊一侧见无回声区包绕,出血多者宫腔有较大量的积血,有时可见胎膜与宫腔分离,胎膜后有回声区,孕6周后可见到正常的心管搏动。

(2)难免流产声像图特征:孕囊变形或塌陷,宫颈内口开大,并见有胚胎组织阻塞于宫颈管内,羊膜囊未破者可见到羊膜囊突入宫颈管内或突出宫颈外口,心管搏动多已消失。

(3)不全流产声像图特征:子宫较正常妊娠月份小,宫腔内无完整的孕囊结构,代之以不规则的光团或小暗区,心管搏动消失。

(4)完全流产声像图特征:子宫大小正常或接近正常,宫腔内空虚,见有规则的宫腔线,无不规则光团。

B超检查在确诊宫颈机能不全引起的晚期流产中也很有价值。通过B超可以观察宫颈长度、内口宽度、羊膜囊突出等情况,能够客观地评价妊娠期宫颈结构,且具有无创伤可重复等优点,近年来临床应用较多。可作为宫颈功能评价的超声指标较多,如宫颈长度、宫颈内口宽度、宫颈漏斗宽度、羊膜囊楔度等。一般认为,宫颈结构随着妊娠进程有所变化,故动态观察妊娠期宫颈结构变化的意义更大。目前国内规定:孕12周时如三条径线中有一异常即提示宫颈功能不全,这包括宫颈长度<25 mm、宽度>32 mm 和内径>5 mm。

另外,以超声多普勒血流频谱显示孕妇子宫动脉和胎儿脐动脉,可判断宫内胎儿健康状况及母体并发症。目前常用动脉血流频谱的收缩期速度峰值与舒张期速度最低值的比值,估计动脉血管的阻力,早孕期动脉阻力高者,胎儿血供和营养不足,可诱发胚胎发育停止。

2.妊娠试验

用免疫学方法,近年临床多用试纸法,对诊断妊娠有意义。为进一步了解流产的预后,多选用血清 β-HCG 的定量测定。一般妊娠后 8～9 天在母血中即可测出 β-HCG,随着妊娠的进程,β-HCG 逐渐升高,早孕期 β-HCG 倍增时间为 48 小时左右,孕 8～10 周达高峰。血清 β-HCG 值低或呈下降趋势,提示可能发生流产。

3.其他激素测定

其他激素主要有血孕酮的测定,可以协助判断先兆流产的预后。甲状腺功能低下和亢进均易发生流产,测定游离 T_3 和 T_4 有助于孕期甲状腺功能的判断。人胎盘泌乳素(hPL)的分泌与胎盘功能密切相关,妊娠 6～7 周时血清 hPL 正常值为 0.02 mg/L,8～9 周为 0.04 mg/L。hPL 低水平常常是流产的先兆。正常空腹血糖值为 5.9 mmol/L,异常时应进一步做糖耐量试验,排除糖尿病。

4.血栓前状态测定

血栓前状态的妇女可能没有明显的临床表现,但母体的高凝状态使子宫胎盘部位血流状态改变,形成局部微血栓,甚至胎盘梗死,使胎盘血供下降,胚胎或胎儿缺血缺氧,引起胚胎或胎儿发育不良而流产。如下诊断可供参考:D-二聚体、FDP 数值增加表示已经产生轻度凝血-纤溶反应的病理变化;而对虽有危险因子参与,但尚未发生凝血-纤溶反应的患者,却只能用血浆凝血机能亢进动态评价,如血液流变学和红细胞形态检测;另外凝血和纤溶有关的基因突变造成凝血因子 V 突变、凝血酶原基因突变、蛋白 C 缺陷症、蛋白 S 缺陷症、抗磷脂抗体综合征、获得性高半胱氨酸血症以及机体存在各种引起血液高凝状态的疾病等均需引起重视。

（四）病因筛查

引发流产发生的病因众多,特别是针对习惯性流产者,进行系统的病因筛查,明确诊断,及时干预治疗,为避免流产的再次发生是必要的。筛查内容包括胚胎染色体及夫妇外周血染色体核型分析、生殖道微生物检测、内分泌激素测定、生殖器官解剖结构检查、凝血功能测定、自身抗体检测等。

六、处理

流产为妇产科常见病,一旦发生流产症状,应根据流产的不同类型,及时进行恰当的处理。

（一）先兆流产处理原则

（1）休息镇静:患者应卧床休息,禁止性生活,阴道检查操作应轻柔,精神过分紧张者可使用对胎儿无害的镇静剂,如苯巴比妥(鲁米那)0.03～0.06 g,每天 3 次。加强营养,保持大便通畅。

（2）应用黄体酮或 HCG:黄体功能不足者,可用黄体酮 20 mg,每天或隔天肌内注射 1 次,也可使用 HCG 以促进孕酮合成,维持黄体功能,用法为 1 000 U,每天肌内注射 1 次,或 2 000 U,隔天肌内注射 1 次。

（3）其他药物:维生素 E 为抗氧化剂,有利孕卵发育,每天 100 mg 口服。基础代谢率低者可以服用甲状腺素片,每天 1 次,每次 40 mg。

(4)出血时间较长者,可选用无胎毒作用的抗生素,预防感染,如青霉素等。

(5)心理治疗:要使先兆流产患者的情绪安定,增强其信心。

(6)经治疗两周症状不见缓解或反而加重者,提示可能胚胎发育异常,进行 B 超检查及 β-HCG测定,确定胚胎状况,给予相应处理,包括终止妊娠。

(二)难免流产处理原则

(1)孕 12 周内可行刮宫术或吸宫术,术前肌内注射催产素 10 U。

(2)孕 12 周以上可先催产素 5～10 U 加于 5％葡萄糖液 500 mL 内静脉滴注,促使胚胎组织排出,出血多者可行刮宫术。

(3)出血多伴休克者,应在纠正休克的同时清宫。

(4)清宫术后应详细检查刮出物,注意胚胎组织是否完整,必要时做病理检查或胚胎染色体分析。

(5)术后应用抗生素预防感染。出血多者可使用肌内注射催产素以减少出血。

(三)不全流产处理原则

(1)一旦确诊,无合并感染者应立即清宫,以清除宫腔内残留组织。

(2)出血时间短,量少或已停止,并发感染者,应在控制感染后再做清宫术。

(3)出血多并伴休克者,应在抗休克的同时行清宫术。

(4)出血时间较长者,术后应给予抗生素预防感染。

(5)刮宫标本应送病理检查,必要时可送检胎儿的染色体核型。

(四)完全流产处理原则

如无感染征象,一般不需特殊处理。

(五)稽留流产处理原则

1.早期过期流产

宜及早清宫,因胚胎组织机化与宫壁粘连,刮宫时有可能遇到困难,而且此时子宫肌纤维可发生变性,失去弹性,刮宫时出血可能较多并有子宫穿孔的危险。故过期流产的刮宫术必须慎重,术时注射宫缩剂以减少出血,如一次不能刮净可于 5～7 天后再次刮宫。

2.晚期过期流产

均为妊娠中期胚胎死亡,此时胎盘已形成,诱发宫缩后宫腔内容物可自然排出。若凝血功能正常,可先用大剂量的雌激素,如己烯雌酚 5 mg,每天 3 次,连用 3～5 天,以提高子宫肌层对催产素的敏感性,再静脉滴注缩宫素(5～10 U 加于 5％葡萄糖液内),也可用前列腺素或依沙吖啶等进行引产,促使胎儿、胎盘排出。若不成功,再做清宫术。

3.预防 DIC

胚胎坏死组织在宫腔稽留时间过长,尤其是孕 16 周以上的过期流产,容易并发 DIC。所以,处理前应检查血常规、出凝血时间、血小板计数、血纤维蛋白原、凝血酶原时间、凝血块收缩试验、D-二聚体、纤维蛋白降解产物及血浆鱼精蛋白副凝试验(3P 试验)等,并做好输血准备。若存在凝血功能异常,应及早使用纤维蛋白原、输新鲜血或输血小板等,高凝状态可用低分子肝素,防止或避免 DIC 发生,待凝血功能好转后再行引产或刮宫。

4.预防感染

过期流产病程往往较长,且多合并有不规则阴道流血,易继发感染,故在处理过程中应使用抗生素。

(六)习惯性流产处理原则

有习惯性流产史的妇女,应在怀孕前进行必要的检查,包括夫妇双方染色体检查与血型鉴定及其丈夫的精液检查,女方尚需进行内分泌、生殖道感染、血栓前状态、生殖道局部或全身免疫等检查及生殖道解剖结构的详细检查,查出原因者,应于怀孕前及时纠治。

1.染色体异常

若每次流产均由于胚胎染色体异常所致,这提示流产的病因与配子的质量有关。如精子畸形率过高者建议到男科治疗,久治不愈者可行供者人工授精(AID)。如女方为高龄,胚胎染色体异常多为三体,且多次治疗失败可考虑做赠卵体外受精——胚胎移植术(IVF)。夫妇双方染色体异常可做 AID,或赠卵 IVF 及种植前诊断(PGD)。

2.生殖道解剖异常

完全或不完全子宫纵隔可行纵隔切除术。子宫黏膜下肌瘤可在宫腔镜下行肌瘤切除术,壁间肌瘤可经腹肌瘤挖出术。宫腔粘连可在宫腔镜下做粘连分离术,术后放置宫内节育器 3 个月。宫颈内口松弛者,于妊娠前作宫颈内口修补术。若已妊娠,最好于妊娠 14～16 周行宫颈内口环扎术,术后定期随诊,提前住院,待分娩发动前拆除缝线。若环扎术后有流产征象,治疗失败,应及时拆除缝线,以免造成宫颈撕裂。国际上有对于有先兆流产症状的患者进行紧急宫颈缝扎术获得较好疗效的报道。

3.内分泌异常

黄体功能不全者主要采用孕激素补充疗法。孕时可使用黄体酮 20 mg 隔天或每天肌内注射至孕10 周左右,或 HCG 1 000～3 000 U,隔天肌内注射 1 次。如患者存在多囊卵巢综合征、高泌乳素血症、甲状腺功能异常或糖尿病等,均宜在孕前进行相应的内分泌治疗,并于孕早期加用孕激素。

4.感染因素

孕前应根据不同的感染原进行相应的抗感染治疗。

5.免疫因素

自身免疫型习惯性流产的治疗多采用抗凝剂和免疫抑制剂治疗。常用的抗凝剂有阿司匹林和肝素,免疫抑制剂以泼尼松为主,也有使用人体丙种球蛋白治疗成功的报道。同种免疫型习惯性流产采用主动免疫治疗,自 20 世纪 80 年代以来,国外有学者开始采用主动免疫治疗同种免疫型习惯性流产。即采用丈夫或无关个体的淋巴细胞对妻子进行主动免疫致敏,其目的是诱发女方体内产生封闭抗体,避免母体对胚胎的免疫排斥。

6.血栓前状态

目前多采用低分子肝素(LMWH)单独用药或联合阿司匹林是目前主要的治疗方法。一般 LMWH 5 000 U 皮下注射,每天 1～2 次。用药时间从早孕期开始,治疗过程中必须严密监测胎儿生长发育情况和凝血-纤溶指标,检测项目恢复正常,即可停药。但停药后必须每月复查凝血-纤溶指标,有异常时重新用药。有时治疗可维持整个孕期,一般在终止妊娠前 24 小时停止使用。

7.原因不明习惯性流产

当有怀孕征兆时,可按黄体功能不足给予黄体酮治疗,每天 10～20 mg 肌内注射,或 HCG 2 000 U,隔天肌内注射 1 次。确诊妊娠后继续给药直至妊娠 10 周或超过以往发生流产的月份,并嘱其卧床休息,禁忌性生活,补充维生素 E 并给予心理治疗,以解除其精神紧张,并安定其情绪。同时在孕前和孕期尽量避免接触环境毒性物质。

(七)感染性流产

流产感染多为不全流产合并感染。治疗原则应积极控制感染,若阴道流血不多,应用广谱抗生素2～3天,待控制感染后再行刮宫,清除宫腔残留组织以止血。若阴道流血量多,静脉滴注广谱抗生素和输血的同时,用卵圆钳将宫腔内残留组织夹出,使出血减少,切不可用刮匙全面搔刮宫腔,以免造成感染扩散。术后继续应用抗生素,待感染控制后再行彻底刮宫。若已合并感染性休克者,应积极纠正休克。若感染严重或腹、盆腔有脓肿形成时,应行手术引流,必要时切除子宫。

七、护理评估

(一)病史

停经、阴道流血和腹痛是流产孕妇的主要症状。应详细询问患者停经史、早孕反应情绪;阴道流血的持续时间与阴道流血量;有无腹痛,腹痛的部位、性质及程度。此外,还应了解阴道有无水样排液,排液的色、量和有无臭味,以及有无妊娠产物排出等。对于既往病史,应全面了解孕妇在妊娠期间有无全身性疾病、生殖器官疾病、内分泌功能失调及有无接触有害物质等,以识别发生流产的诱因。

(二)身心诊断

流产孕妇可因出血过多而出现休克,或因出血时间过长、宫腔内有残留组织而发生感染。因此,护士应全面评估孕妇的各项生命体征。判断流产类型,尤其须注意与贫血及感染相关的征象(表9-1)。

表 9-1　各型流产的临床表现

类型	病史			妇科检查	
	出血量	下腹痛	组织排出	宫颈口	子宫大小
先兆流产	少	无或轻	无	闭	与妊娠周数相符
难免流产	中～多	加剧	无	扩张	相符或略小
不全流产	少～多	减轻	部分排出	扩张或有物堵塞或闭	小于妊娠周数
完全流产	少～无	无	全部排出	闭	正常或略大

流产孕妇的心理状况以焦虑和恐惧为特征。孕妇面对阴道流血往往会不知所措,甚至有过度严重化情绪,同时对胎儿健康的担忧也会直接影响孕妇的情绪反应,孕妇可能会表现出伤心、郁闷、烦躁不安等。

(三)诊断检查

1.产科检查

在消毒条件下进行妇科检查,进一步了解宫颈口是否扩张、羊膜是否破裂、行无妊娠产物堵塞于宫颈口内;子宫大小与停经周数是否相符、有无压痛等,并应检查双侧附件有无肿块、增厚及压痛等。

2.实验室检查

多采用放射免疫方法对绒毛膜促性腺激素(HCG)、胎盘生乳素(HPL)、雌激素和孕激素等进行定量测定,如测定的结果低于正常值,提示有流产可能。

3.B超显像

超声显像可显示有无胎囊、胎动、胎心等,从而可诊断并鉴别流产及其类型,指导正确处理。

八、护理诊断

(一)有感染的危险

与阴道出血时间过长、宫腔内有残留组织等因素有关。

(二)焦虑

与担心胎儿健康等因素有关。

九、护理目标

(1)出院时护理对象无感染征象。

(2)先兆流产孕妇能积极配合保胎措施,继续妊娠。

十、护理措施

对于不同类型的流产孕妇,处理原则不同,其护理措施亦有差异。护理在全面评估孕妇身心状况的基础上,综合病史及诊断检查,明确基本处理原则,认真执行医嘱,积极配合医师为流产孕妇进行诊断,并为之提供相应的护理措施。

(一)先兆流产孕妇的护理

先兆流产孕妇需卧床休息,禁止性生活,禁用肥皂水灌肠,以减少各种刺激。护士除了为其提供生活护理外,通常遵医嘱给孕妇适量镇静剂、孕激素等。随时评估孕妇的病情变化,如是否腹痛加重、阴道流血量增多等。此外,由于孕妇的情绪状态也会影响其保胎效果,因此护士还应注意观察孕妇的情绪反应,加强心理护理,从而稳定孕妇情绪,增强保胎信心。护士须向孕妇及家属讲明以上保胎措施的必要性,以取得孕妇及家属的理解和配合。

(二)妊娠不能再继续者的护理

护士应积极采取措施,及时采取终止妊娠的措施,协助医师完成手术过程,使妊娠产物完全排出,同时开放静脉,做好输液、输血准备。并严密检测孕妇的体温、血压及脉搏。观察其面色、腹痛、阴道流血及与休克有关的征象。有凝血功能障碍者应予以纠正,然后再行引产或手术。

(三)预防感染

护士应检测患者的体温,以及分泌物的性质、颜色、气味等,并严格执行无菌操作规程,加强会阴部的护理。指导孕妇使用消毒会阴垫,保持会阴部清洁,维持良好的卫生习惯。当护士发现感染征象后应及时报告医师,并按医嘱进行抗感染处理。此外,护士还应嘱患者流产后1个月返院复查,确定无禁忌证后,方可开始性生活。

(四)协助患者顺利度过悲伤期

患者由于失去婴儿,往往会出现伤心、悲哀等情绪反应。护士应给予同情和理解,帮助患者及家属接受现实,顺利度过悲伤期。此外,护士还应与孕妇及家属共同讨论此次流产的原因,并向他们讲解有关流产的相关知识,帮助他们为再次妊娠做好准备。有习惯性流产史的孕妇在下一次妊娠确诊后卧床休息,加强营养,禁止性生活。补充B族维生素、维生素E、维生素C等,治疗期必须超过以往发生流产的妊娠月份。病因明确者,应积极接受对因治疗。黄体功能不足者,按医嘱正确使用黄体酮治疗,以预防流产;子宫畸形者须在妊娠前先进行矫正手术。宫颈内口松弛者应在未妊娠前做宫颈内口松弛修补术。如已妊娠,则可在妊娠 14～16 周时行子宫内口缝扎术。

十一、护理效果评价

(1)护理对象体温正常,血红蛋白及白细胞数正常,无出血、感染征象。

(2)先兆流产孕妇配合保胎治疗,继续妊娠。

(张爱玲)

第三节 妊 娠 剧 吐

妊娠剧吐是指妊娠期恶心,频繁呕吐,不能进食,导致脱水,酸、碱平衡失调以及水、电解质紊乱,甚至肝肾功能损害,严重可危及孕妇生命。其发生率为 0.3%～1%。

一、病因

尚未明确,可能与下列因素有关。

(一)绒毛膜促性腺激素(HCG)水平增高

因早孕反应的出现和消失的时间与孕妇血清 HCG 值上升、下降的时间一致;另外多胎妊娠、葡萄胎患者 HCG 值,显著增高,发生妊娠剧吐的比例也增高;而终止妊娠后,呕吐消失。但症状的轻重与血 HCG 水平并不一定呈正相关。

(二)精神及社会因素

恐惧妊娠、精神紧张、情绪不稳、经济条件差的孕妇易患妊娠剧吐。

(三)幽门螺杆菌感染

近年研究发现,妊娠剧吐的患者与同孕周无症状孕妇相比,血清抗幽门螺杆菌的 IgG 浓度升高。

(四)其他因素

维生素缺乏,尤其是维生素 B_6 缺乏可导致妊娠剧吐;变态反应;研究发现几种组织胺受体亚型与呕吐有关,临床上抗组胺治疗呕吐有效。

二、病理生理

(1)频繁呕吐导致失水、血容量不足、血液浓缩、细胞外液减少,钾、钠等离子丢失使电解质平衡失调。

(2)不能进食,热量摄入不足,发生负氮平衡,使血浆尿素氮及尿酸升高;由于机体动用脂肪组织供给热量,脂肪氧化不全,导致丙酮、乙酰乙酸及 β-羟丁酸聚集,产生代谢性酸中毒。

(3)由于脱水、缺氧血转氨酶值升高,严重时血胆红素升高。机体血液浓缩及血管通透性增加,另外,钠盐丢失,不仅尿量减少,尿中可出现蛋白及管型。肾脏继发性损害,肾小管有退行性变,部分细胞坏死,肾小管的正常排泄功能减退,终致血浆中非蛋白氮、肌酐、尿酸的浓度迅速增加。肾功能受损和酸中毒使细胞内钾离子较多地移到细胞外,出现高钾血症,严重时心脏停搏。

(4)病程长达数周者,可致严重营养缺乏,由于维生素 C 缺乏,血管脆性增加,可致视网膜出血。

三、临床表现

（一）恶心、呕吐

多见于年轻初孕妇,一般停经6周左右出现恶心、呕吐,逐渐加重直至频繁呕吐不能进食。

（二）水电解质紊乱

严重呕吐、不能进食导致失水、电解质紊乱,使氢、钠、钾离子大量丢失,出现低钾血症。营养摄入不足可致负氮平衡,使血浆尿素氮及尿素增高。

（三）酸碱平衡失调

机体动用脂肪组织供给能量,使脂肪代谢中间产物酮体增多,引起代谢性酸中毒。病情发展,可出现意识模糊。

（四）维生素缺乏

频繁呕吐、不能进食可引起维生素 B_1 缺乏,导致 Wernicke-Korsakoff 综合征。维生素 K 缺乏,可致凝血功能障碍,常伴血浆蛋白及纤维蛋白原减少,增加孕妇出血倾向。

四、辅助检查

（一）尿液检查

患者尿比重增加,尿酮体阳性,肾功能受损时,尿中可出现蛋白和管型。

（二）血液检查

血液浓缩,红细胞计数增多,血细胞比容上升,血红蛋白值增高;血酮体可为阳性,二氧化碳结合力降低;肝肾功能受损害时胆红素、转氨酶、肌酐和尿素氮升高。

（三）眼底检查

严重者出现眼底出血。

五、诊断及鉴别诊断

根据病史、临床表现及妇科检查,诊断并不困难。可借助B超检查排除滋养叶细胞疾病,此外尚需与可引起呕吐的疾病,如急性病毒性肝炎、胃肠炎、胰腺炎、胆管疾病、脑膜炎、脑血管意外及脑肿瘤等鉴别。

六、并发症

（一）Wernicke-Korsakoff 综合征

发病率为妊娠剧吐患者的10%,是由于妊娠剧吐,长期不能进食,导致维生素 B_1 缺乏引起的中枢系统疾病,Wernicke 脑病和 Korsakoff 综合征是一个病程中的先后阶段。

维生素 B_1 是糖代谢的重要辅酶,参与糖代谢的氧化脱羧代谢,维生素 B_1 缺乏时,体内丙酮酸及乳酸堆积,发生糖代谢的三羧酸循环障碍,使得主要靠糖代谢供给能量的神经组织、骨骼肌和心肌代谢出现严重障碍。病理变化主要发生在丘脑、下丘脑的脑室旁区域、中脑导水管的周围区灰质、乳头体、第四脑室底部,迷走神经运动背核,可出现不同程度的神经细胞和神经纤维轴索或髓鞘的丧失,伴有星形细胞和小胶质细胞的增生。毛细血管扩张,血管的外膜和内皮细胞明显增生,有散在小出血灶。

Wernicke脑病表现为眼球震颤、眼肌麻痹等眼部症状,躯干性共济失调及精神障碍,可同时出现,但大多数患者精神症状迟发。Korsakoff综合征表现为严重的近事记忆障碍,表情呆滞、缺乏主动性,产生虚构与错构。部分伴有周围神经病变。严重时发展为永久性的精神、神经功能障碍,出现神经错乱、昏迷甚至死亡。

(二)Mallory-Weis综合征

胃-食管连接处的纵向黏膜撕裂出血,引起呕血和黑粪。严重时,可使食管穿孔,表现为胸痛、剧吐、呕血,需急症手术治疗。

七、治疗与护理

治疗原则:休息,适当禁食,计出入量,纠正脱水、酸中毒及电解质紊乱,补充营养,并需要良好的心理支持。

(一)补液治疗

每天应补充葡萄糖液、生理盐水、平衡液,总量3 000 mL左右,加维生素B_6 100 mg。维生素C 2~3 g,维持每天尿量≥1 000 mL,肌内注射维生素B_1,每天100 mg。为了更好地利用输入的葡萄糖,可适当加用胰岛素。根据血钾、血钠情况决定补充剂量。根据二氧化碳结合力值或血气分析结果,予以静脉滴注碳酸氢钠溶液。

一般经上述治疗2~3天后,病情大多迅速好转,症状缓解。待呕吐停止后,可试进少量流食,以后逐渐增加进食量,调整静脉输液量。

(二)终止妊娠

经上述治疗后,若病情不见好转,反而出现下列情况,应迅速终止妊娠:①持续黄疸。②持续尿蛋白。③体温升高,持续在38 ℃以上。④心率＞120次/分。⑤多发性神经炎及神经性体征。⑥出现Wernicke-Korsakoff综合征。

(三)妊娠剧吐并发Wernicke-Korsakoff综合征的治疗

如不紧急治疗,该综合征的死亡率高达50％,即使积极处理,死亡率约17％。在未补给足量维生素B_1前,静脉滴注葡萄糖会进一步加重三羧酸循环障碍,使病情加重,导致患者昏迷甚至死亡。对长期不能进食的患者应给维生素B_1,400~600 mg分次肌内注射,以后每天100 mg肌内注射至能正常进食为止,然后改口服,并给予多种维生素。同时应对其内分泌及神经状态进行评价,对病情严重者及时终止妊娠。早期大量维生素B_1治疗,上述症状可在数天至数周内有不同程度的恢复,但仍有60％患者不能得到完全恢复,特别是记忆恢复往往需要1年左右的时间。

八、预后

绝大多数妊娠剧吐患者预后良好,仅少数病例因病情严重而需终止妊娠。然而对胎儿方面,曾有报道妊娠剧吐发生酮症者,所生后代的智商较低。

(张爱玲)

第四节 胎膜早破

胎膜早破(premature rupture of membranes,PROM)是指在临产前胎膜自然破裂。它是常见的分娩期并发症,妊娠满 37 周的发生率为 10%,妊娠不满 37 周的发生率为 2%~3.5%。胎膜早破可引起早产及围产儿死亡率增加,亦可导致孕产妇宫内感染率和产褥期感染率增加。

一、病因

一般认为胎膜早破与以下因素有关,常为多因素所致。

(一)上行感染

可由生殖道病原微生物上行感染,引起胎膜炎,使胎膜局部张力下降而破裂。

(二)羊膜腔压力增高

常见于多胎妊娠、羊水过多等。

(三)胎膜受力不均

胎先露高浮、头盆不称、胎位异常可使胎膜受压不均导致破裂。

(四)营养因素

缺乏维生素 C、锌及铜,可使胎膜张力下降而破裂。

(五)宫颈内口松弛

常因手术创伤或先天性宫颈组织薄弱,宫颈内口松弛,胎膜进入扩张的宫颈或阴道内,导致感染或受力不均,而使胎膜破裂。

(六)细胞因子

IL-1、IL-6、IL-8、TNF-α 升高,可激活溶酶体酶,破坏羊膜组织,导致胎膜早破。

(七)机械性刺激

创伤或妊娠后期性交也可导致胎膜早破。

二、临床表现

(一)症状

孕妇突感有较多液体自阴道流出,有时可混有胎脂及胎粪,无腹痛等其他产兆,当咳嗽、打喷嚏等腹压增加时,羊水可少量间断性排出。

(二)体征

肛诊或阴检时,触不到羊膜囊,上推胎儿先露部可见到羊水流出。如伴羊膜腔感染时,可有臭味,并伴有发热、母儿心率增快、子宫压痛,以及白细胞计数增多、C 反应蛋白升高。

三、对母儿的影响

(一)对母亲的影响

胎膜早破后,生殖道病原微生物易上行感染,通常感染程度与破膜时间有关。羊膜腔感染易发生产后出血。

(二)对胎儿的影响

胎膜早破经常诱发早产,早产儿易发生呼吸窘迫综合征。羊膜腔感染时,可引起新生儿吸入性肺炎,严重者发生败血症、颅内感染等。脐带受压、脐带脱垂时可致胎儿窘迫。胎膜早破发生的孕周越小,胎肺发育不良发生率越高,围产儿死亡率越高。

四、处理原则

预防感染和脐带脱垂,如有感染、胎窘征象,及时行剖宫产终止妊娠。

五、护理评估

(一)病史

询问病史,了解是否有发生胎膜早破的病因,确定具体的胎膜早破的时间、妊娠周数,是否有宫缩、见红等产兆,是否出现感染征象,是否出现胎窘现象。

(二)身心状况

观察孕妇阴道流液的色、质、量,是否有气味。孕妇常可能因为不了解胎膜早破的原因,而对不可自控的阴道流液形成恐慌,可能担心自身与胎儿的安危。

(三)辅助检查

1.阴道流液的 pH 测定

正常阴道液 pH 为 $4.5\sim5.5$,羊水 pH 为 $7.0\sim7.5$。若 $pH>6.5$,提示胎膜早破,准确率为 90%。

2.肛查或阴道窥阴器检查

肛查时未触到羊膜囊,上推胎儿先露部,有羊水流出。阴道窥阴器检查时见液体自宫口流出或可见阴道后穹隆有较多混有胎脂和胎粪的液体。

3.阴道液涂片检查

阴道液置于载玻片上,干燥后镜检可见羊齿植物叶状结晶为羊水,准确率为 95%。

4.羊膜镜检查

可直视胎先露部,看不到前羊膜囊,即可诊断。

5.胎儿纤维结合蛋白(fetal fibronectin,fFN)测定:fFN 是胎膜分泌的细胞外基质蛋白。当宫颈及阴道分泌物内 fFN 含量>0.05 mg/L 时,胎膜抗张能力下降,易发生胎膜早破。

6.超声检查

羊水量减少可协助诊断,但不可确诊。

六、护理诊断

(一)有感染的危险

与胎膜破裂后,生殖道病原微生物上行感染有关。

(二)知识缺乏

缺乏预防和处理胎膜早破的知识。

(三)有胎儿受伤的危险

与脐带脱垂、早产儿肺部发育不成熟有关。

七、护理目标

(1)孕妇无感染征象发生。

(2)孕妇了解胎膜早破的知识,如突然发生胎膜早破,能够及时进行初步应对。

(3)胎儿无并发症发生。

八、护理措施

(一)预防脐带脱垂的护理

胎膜早破并胎先露未衔接的孕妇绝对卧床休息,多采用左侧卧位,注意抬高臀部防止脐带脱垂造成胎儿宫内窘迫。注意监测胎心变化,进行肛查或阴检时,确定有无隐性脐带脱垂,一旦发生,立即通知医师,并于数分钟内结束分娩。

(二)预防感染

保持床单位清洁。使用无菌的会阴垫于外阴处,勤于更换,保持清洁干燥,防止上行感染。更换会阴垫时观察羊水的色、质、量、气味等。嘱孕妇保持外阴清洁,每天对其会阴擦洗 2 次。同时观察产妇的生命体征,血生化指标,了解是否存在感染征象。按医嘱一般破膜,超过 12 小时给予抗生素防止感染。

(三)监测胎儿宫内情况

密切观察胎心率的变化,嘱孕妇自测胎动。如有混有胎粪的羊水流出,即为胎儿宫内缺氧的表现,应及时予以吸氧,左侧卧位,并根据医嘱做好相应的护理。

若胎膜早破孕周<35 周者。根据医嘱予地塞米松促进胎肺成熟。若孕周<37 周并已临产,或孕周>37 周。胎膜早破>18 小时后仍未临产者,可根据医嘱尽快结束分娩。

(四)健康教育

孕期时为孕妇讲解胎膜早破的定义与原因,并强调孕期卫生保健的重要性。指导孕妇,如出现胎膜早破现象,无须恐慌,应立即平卧,及时就诊。孕晚期禁止性交,避免腹部碰撞或增加腹压。指导孕期补充足量的维生素和锌、铜等微量元素。如宫颈内口松弛者,应多卧床休息,并遵医嘱根据需要于孕 14～16 周时行宫颈环扎术。

(张爱玲)

第五节　早　　产

早产是指妊娠满 28 周至不足 37 周(196～258 天)间分娩者。此时娩出的新生儿称为早产儿,体重为 1 000～2 499 g。各器官发育尚不够健全,出生孕周越小,体重越轻,预后越差。国内早产占分娩总数的 5％～15％。约 15％早产儿于新生儿期死亡。近年来由于早产儿治疗学的发展及监护手段的进步,其生存率明显提高,伤残率下降,国外学者建议将早产定义时间上限提前到妊娠 20 周。

一、病因

诱发早产的常见原因有:①胎膜早破、绒毛膜羊膜炎最常见,30％～40％早产与此有关;②下生殖道及泌尿道感染,如 B 族溶血性链球菌、沙眼衣原体、支原体感染、急性肾盂肾炎等;③妊娠并发症,如妊娠期高血压疾病、妊娠期肝内胆汁淤积症,妊娠合并心脏病、慢性肾炎、病毒性肝炎、急性肾盂肾炎、急性阑尾炎、严重贫血、重度营养不良等;④子宫过度膨胀及胎盘因素,如羊水过多、多胎妊娠、前置胎盘、胎盘早剥、胎盘功能减退等;⑤子宫畸形,如纵隔子宫、双角子宫等;⑥宫颈内口松弛;⑦每天吸烟＞10 支,酗酒。

二、临床表现

早产的主要临床表现是子宫收缩,最初为不规则宫缩,常伴有少许阴道流血或血性分泌物,以后可发展为规则宫缩,其过程与足月临产相似,胎膜早破较足月临产多见。宫颈管先逐渐消退,然后扩张。妊娠满 28 周至不足 37 周出现至少 10 分钟一次的规则宫缩,伴宫颈管缩短,可诊断先兆早产。妊娠满 28 周至不足 37 周出现规则宫缩(20 分钟≥4 次,或 60 分钟≥8 次,持续＞30 秒),伴宫颈缩短≥80％,宫颈扩张1 cm以上,诊断为早产临产。部分患者可伴有少量阴道流血或阴道流液。以往有晚期流产、早产史及产伤史的孕妇容易发生早产。诊断早产一般并不困难,但应与妊娠晚期出现的生理性子宫收缩相区别。生理性子宫收缩一般不规则、无痛感,且不伴有宫颈管消退和宫口扩张等改变。

三、处理原则

若胎膜未破,胎儿存活、无胎儿窘迫,无严重妊娠并发症及并发症时,应设法抑制宫缩,尽可能延长孕周;若胎膜已破,早产不可避免时,应设法提高早产儿存活率。

四、护理评估

(一)病史

详细评估可致早产的高危因素,如孕妇以往有流产、早产史或本次妊娠期有阴道流血史,则发生早产的可能性大,应详细询问并记录患者既往出现的症状及接受治疗的情况。

(二)身心诊断

妊娠晚期者子宫收缩规律(20 分钟≥4 次),伴以宫颈管消退≥75％,以及进行性宫颈扩张2 cm以上时,可诊断为早产者临产。

早产已不可避免时,孕妇常会不自觉地把一些相关的事情与早产联系起来而产生自责感;由于孕妇对结果的不可预知,恐惧、焦虑、猜测也是早产孕妇常见的情绪反应。

(三)辅助检查

通过全身检查及产科检查,结合阴道分泌物的生化指标检测,核实孕周,评估胎儿成熟度、胎方位等;观察产程进展,确定早产的进程。

五、护理诊断

(一)有新生儿受伤的危险

与早产儿发育不成熟有关。

(二)焦虑

与担心早产儿预后有关。

六、护理目标

(1)新生儿不存在因护理不当而产生的并发症。

(2)患者能平静地面对事实,接受治疗及护理。

七、护理措施

(一)预防早产

孕妇良好的身心状况可减少早产的发生,突发的精神创伤亦可诱发早产。因此,应做好孕期保健工作,指导孕妇加强营养,保持平静心情。避免诱发宫缩的活动,如抬举重物、性生活等。高危孕妇必须多卧床休息,以左侧卧位为宜,以增加子宫血循环,改善胎儿供氧,慎做肛查和引导检查等,积极治疗并发症。宫颈内口松弛者应于孕 14～18 周或更早些时间做预防性宫颈环扎术,防止早产的发生。

(二)药物治疗的护理

先兆早产的主要治疗为抑制宫缩,与此同时,还要积极控制感染治疗并发症。护理人员应能明确具体药物的作用和用法,并能识别药物的不良反应,以避免毒性作用的发生,同时,应对患者做相应的健康教育。常用抑制宫缩的药物有以下几类。

1.β 肾上腺素受体激动素

其作用为激动子宫平滑肌 β 受体,从而抑制宫缩。此类药物的不良反应为心跳加快、血压下降、血糖增高、血钾降低、恶心、出汗、头痛等。常用药物有利托君、沙丁胺醇等。

2.硫酸镁

镁离子直接作用于肌细胞,使平滑肌松弛,抑制子宫收缩。一般采用 25% 硫酸镁 20 mL 加于 5% 葡萄糖液 100～250 mL 中,在 30～60 分钟内缓慢静脉滴注,然后用 25% 硫酸镁 20～10 mL 加于 5% 葡萄糖液 100～250 mL 中,以每小时 1～2 g 的速度缓慢静脉滴注,直至宫缩停止。

3.钙通道阻滞剂

阻滞钙离子进入细胞而抑制宫缩。常用硝苯地平 5～10 mg,舌下含服,每天 3 次。用药时必须密切注意孕妇血压的变化,若合并使用硫酸镁时更应慎重。

4.前列腺素合成酶抑制剂

前列腺素有刺激子宫收缩和软化宫颈的作用,其抑制剂则有减少前列腺素合成的作用,从而抑制宫缩。常用药物有吲哚美辛及阿司匹林等。但此类药物可抑制胎儿前列腺素的合成和释放,使胎儿体内前列腺素减少,而前列腺素有药物可通过胎盘抑制胎儿前列腺素的合成和释放,使胎儿体内前列腺素减少,而前列腺素有维持胎儿动脉导管开放的作用,缺乏时导管可能过早关闭而致胎儿血循环障碍。因此,临床已较少应用,必要时仅能短期(不超过 1 周)服用。

(三)预防新生儿并发症的发生

在保胎过程中,应每天行胎心监护,教会患者自数胎动,有异常时及时采用应对措施。在分娩前按医嘱给孕妇糖皮质激素如地塞米松、倍他米松等,可促胎肺成熟,是避免发生新生儿呼吸窘迫综合征的有效步骤。

(四)为分娩做准备

如早产已不可避免,应尽早决定合理分娩的方式,如臀位、横位。估计胎儿成熟度低,而产程又需较长时间者,可选用剖宫产术结束分娩;经阴道分娩者,应考虑使用产钳和会阴切开术以缩短产程,从而减少分娩过程中对胎头的压迫。同时,充分做好早产儿保暖和复苏的准备,临产后慎用镇静剂,避免发生新生儿呼吸抑制的情况;产程中应给孕妇吸氧;新生儿出生后,立即结扎脐带,防止过多母血进入胎儿循环,造成循环系统负荷过载。

(五)为孕妇提供心理支持

安排时间与孕妇进行开放式的讨论,让患者了解早产的发生并非她的过错,有时甚至是无缘由的。也要避免为减轻孕妇的负疚感而给予过于乐观的保证。由于早产是出乎意料的,孕妇多没有精神和物质准备,对产程的孤独无助感尤为敏感,因此,丈夫、家人和护士在身旁提供支持较足月分娩更显重要,并能帮助孕妇重建自尊,以良好的心态承担早产儿母亲的角色。

八、护理效果评价

(1)患者能积极配合医护措施。
(2)母婴顺利经历全过程。

(张爱玲)

第六节　过　期　妊　娠

平时月经周期规则,妊娠达到或超过 42 周(＞294 天)尚未分娩者,称为过期妊娠。其发生率占妊娠总数的 3%～15%。过期妊娠会提高胎儿窘迫、胎粪吸入综合征、过熟综合征、新生儿窒息、围产儿死亡、巨大儿,以及难产等不良结局的发生率,并随妊娠期延长而增加。

一、病因

过期妊娠可能与下列因素有关。

(一)雌、孕激素比例失调

内源性前列腺素和雌二醇分泌不足而孕酮水平增高,导致孕激素抑制前列腺素和缩宫素的作用,延迟分娩发动,导致过期妊娠。

(二)头盆不称

部分过期妊娠胎儿较大,导致头盆不称和胎位异常,使胎先露部不能紧贴子宫下段及宫颈内口,反射性子宫收缩减少,容易发生过期妊娠。

(三)胎儿畸形

如无脑儿,由于无下丘脑,垂体肾上腺轴发育不良或缺如,促肾上腺皮质激素产生不足,胎儿肾上腺皮质萎缩,使雌激素的前身物质 16α-羟基硫酸脱氢表雄酮不足,从而雌激素分泌减少;小而不规则的胎儿不能紧贴子宫下段及宫颈内口诱发宫缩,导致过期妊娠。

(四)遗传因素

某家族、某个体常反复发生过期妊娠,提示过期妊娠可能与遗传因素有关。胎盘硫酸酯酶缺乏症是一种罕见的伴性隐性遗传病,可导致过期妊娠。其发生机制是因胎盘缺乏硫酸酯酶,胎儿肾上腺与肝脏产生的 16α-羟基硫酸脱氢表雄酮不能脱去硫酸根转变为雌二醇及雌三醇,从而使血雌二醇及雌三醇明显减少,降低子宫对缩宫素的敏感性,使分娩难以启动。

二、临床表现

(一)胎盘

过期妊娠的胎盘病理有两种类型:一种是胎盘功能正常,除重量略有增加外,胎盘外观和镜检均与妊娠足月胎盘相似;另一种是胎盘功能减退,肉眼观察胎盘母体面呈片状或多灶性梗死及钙化,胎儿面及胎膜常被胎粪污染,呈黄绿色。

(二)羊水

正常妊娠 38 周后,羊水量随妊娠推延逐渐减少,妊娠 42 周后羊水减少迅速,约 30% 减至 300 mL 以下;羊水粪染率明显增高,是足月妊娠的 2～3 倍,若同时伴有羊水过少,羊水粪染率达 71%。

(三)胎儿

过期妊娠胎儿生长模式与胎盘功能有关,可分以下 3 种。

1.正常生长及巨大儿

胎盘功能正常者,能维持胎儿继续生长,约 25% 成为巨大儿,其中 1.4% 胎儿出生体重 >4 500 g。

2.胎儿成熟障碍

10%～20% 过期妊娠并发胎儿成熟障碍。胎盘功能减退与胎盘血流灌注不足、胎儿缺氧及营养缺乏等有关。由于胎盘合成、代谢、运输及交换等功能障碍,胎儿不易再继续生长发育。临床分为 3 期:第 I 期为过度成熟期,表现为胎脂消失、皮下脂肪减少、皮肤干燥松弛多皱褶,头发浓密,指(趾)甲长,身体瘦长,容貌似“小老人”。第 II 期为胎儿缺氧期,肛门括约肌松弛,有胎粪排出,羊水及胎儿皮肤黄染,羊膜和脐带绿染,胎儿患病率及围产儿死亡率最高。第 III 期为胎儿全身因粪染历时较长广泛黄染,指(趾)甲和皮肤呈黄色,脐带和胎膜呈黄绿色,此期胎儿已经历和渡过第 II 期危险阶段,其预后反较第 II 期好。

3.胎儿生长受限

小样儿可与过期妊娠共存,后者更增加胎儿的危险性,约 1/3 过期妊娠死产儿为生长受限小样儿。

三、处理原则

应根据胎盘功能、胎儿大小、宫颈成熟度综合分析,以确诊过期妊娠,并选择恰当的分娩方式终止妊娠,在产程中密切观察羊水情况、胎心监护,出现胎儿窘迫征象,行剖宫产尽快结束分娩。

四、护理评估

(一)病史

准确核实孕周,确定胎盘功能是否正常是关键。诊断过期妊娠之前必须准确核实孕周。

(二)身心诊断

平时月经周期规则,妊娠达到或超过 42 周(>294 天)未分娩者,可诊断为过期妊娠。由于孕妇结果的不可预知、恐惧、焦虑、猜测是过期妊娠孕妇常见的情绪反应。

(三)诊断检查

实验室检查:①根据 B 超检查确定孕周,妊娠 20 周内,B 超检查对确定孕周有重要意义。妊娠 5～12 周内以胎儿顶臀径推算孕周较准确,妊娠 12～20 周以内以胎儿双顶径、股骨长度推算预产期较好。②根据妊娠初期血、尿 HCG 增高的时间推算孕周。

五、护理诊断

(一)有新生儿受伤的危险
与过期胎儿生长受限有关。

(二)焦虑
与担心分娩方式、过期胎儿预后有关。

六、护理目标

(1)新生儿不存在因护理不当而产生的并发症。
(2)患者能平静地面对事实,接受治疗和护理。

七、护理措施

(一)预防过期妊娠
(1)加强孕期宣教,使孕妇及家属认识过期妊娠的危害性。
(2)定期进行产前检查,适时结束妊娠。

(二)加强监测,判断胎儿在宫内情况
1.教会孕妇进行胎动计数
妊娠超过 40 周的孕妇,通过计数胎动进行自我监测尤为重要。胎动计数>30 次/12 小时为正常,<10 次/12 小时或逐日下降,超过 50%,应视为胎盘功能减退,提示胎儿宫内缺氧。
2.胎儿电子监护仪检测
无应激试验(NST)每周 2 次,胎动减少时应增加检测次数;住院后需每天1 次监测胎心变化。NST 无反应型需进一步做缩宫素激惹试验(OCT),若多次反复相互现胎心晚期减速,提示胎盘功能减退、胎儿明显缺氧。因 NST 存在较高假阳性率,需结合 B 超检查,估计胎儿安危。

(三)终止妊娠
终止妊娠应根据胎盘功能、胎儿大小、宫颈成熟度综合分析,选择恰当的分娩方式。
1.终止妊娠的指征 P
已确诊过期妊娠,严格掌握终止妊娠的指征有:①宫颈条件成熟;②胎儿体重>4 000 g 或胎儿生长受限;③12 小时内胎动<10 次或 NST 为无反应型,OCT 可疑;④尿 E/C 比值持续低值;⑤羊水过少(羊水暗区<3 cm)和/或羊水粪染;⑥并发重度子痫前期或子痫。终止妊娠的方法应酌情而定。
2.引产
宫颈条件成熟、Bishop 评分>7 分者,应予引产;胎头已衔接者,通常采用人工破膜,破膜时羊水多而清者,可静脉滴注缩宫素。在严密监视下经阴道分娩。对羊水 II 度污染者,若阴道分娩,要求在胎肩娩出前用负压吸管或吸痰管吸净胎儿鼻咽部黏液。
3.剖宫产
出现胎盘功能减退或胎儿窘迫征象,不论宫颈条件成熟与否,均应行剖宫产尽快结束分娩。过期妊娠时,胎儿虽有足够储备力,但临产后宫缩应激力的显著增加超过其储备力,出现隐性胎

儿窘迫,对此应有足够认识。最好应用胎儿监护仪,及时发现问题,采取应急措施,适时选择剖宫产挽救胎儿。进入产程后。应鼓励产妇左侧卧位、吸氧。产程中最好连续监测胎心,注意羊水性状,必要时取胎儿头皮血测 pH,及早发现胎儿窘迫,并及时处理。过期妊娠时,常伴有胎儿窘迫、羊水粪染,分娩时应做相应准备。胎儿娩出后立即在直接喉镜指引下行气管插管吸出气管内容物,以减少胎粪吸入综合征的发生。过期儿患病率和死亡率均增高,应及时发现和处理新生儿窒息、脱水、低血容量及代谢性酸中毒等并发症。

八、护理效果评价

(1)患者能积极配合医护措施。
(2)新生儿未发生窒息。

(张爱玲)

第七节　前置胎盘

妊娠 28 周后,胎盘附着于子宫下段,甚至胎盘下缘达到或覆盖宫颈内口,其位置低于胎先露部,称为前置胎盘。前置胎盘是妊娠晚期的严重并发症,也是妊娠晚期阴道流血最常见的原因。其发病率国外报道 0.5%,国内报道 0.24%～1.57%。

一、病因

目前尚不清楚,高龄初产妇(年龄＞35 岁)、经产妇及多产妇、吸烟或吸毒妇女为高危人群。其病因可能与下述因素有关。

(一)子宫内膜病变或损伤

多次刮宫、分娩、子宫手术史等是前置胎盘的高危因素。上述情况可损伤子宫内膜,引起子宫内膜炎或萎缩性病变,再次受孕时子宫蜕膜血管形成不良、胎盘血供不足,刺激胎盘面积增大延伸到子宫下段。前次剖宫产手术瘢痕可妨碍胎盘在妊娠晚期向上迁移。增加前置胎盘的可能性。据统计发生前置胎盘的孕妇,85%～95%为经产妇。

(二)胎盘异常

双胎妊娠时胎盘面积过大,前置胎盘发生率较单胎妊娠高 1 倍;胎盘位置正常而副胎盘位于子宫下段接近宫颈内口;膜状胎盘大而薄,扩展到子宫下段,均可发生前置胎盘。

(三)受精卵滋养层发育迟缓

受精卵到达子宫腔后,滋养层尚未发育到可以着床的阶段,继续向下游走到达子宫下段,并在该处着床而发育成前置胎盘。

二、分类

根据胎盘下缘与宫颈内口的关系,将前置胎盘分为 3 类(图 9-2)。
(1)完全性前置胎盘:又称中央性前置胎盘,胎盘组织完全覆盖宫颈内口。
(2)部分性前置胎盘:宫颈内口部分为胎盘组织所覆盖。

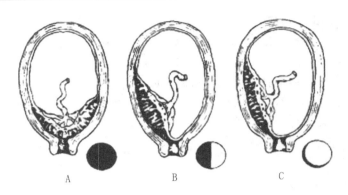

图 9-2　前置胎盘的类型

A.完全性前置胎盘；B.部分性前置胎盘；C.边缘性前置胎盘

（3）边缘性前置胎盘：胎盘附着于子宫下段，胎盘边缘到达宫颈内口，未覆盖宫颈内口。

胎盘位于子宫下段，与胎盘边缘极为接近，但未达到宫颈内口，称为低置胎盘。胎盘下缘与宫颈内口的关系可因宫颈管消失、宫口扩张而改变。前置胎盘类型可因诊断时期不同而改变，如临产前为完全性前置胎盘，临产后因宫口扩张而成为部分性前置胎盘。目前临床上均依据处理前最后一次检查结果来决定其分类。

三、临床表现

（一）症状

前置胎盘的典型症状是妊娠晚期或临产时，发生无诱因、无痛性反复阴道流血。妊娠晚期子宫下段逐渐伸展，牵拉宫颈内口，宫颈管缩短；临产后规律宫缩使宫颈管消失成为软产道的一部分。宫颈外口扩张，附着于子宫下段及宫颈内口的胎盘前置部分不能相应伸展而与其附着处分离，血窦破裂出血。前置胎盘出血前无明显诱因，初次出血量一般不多，剥离处血液凝固后，出血自然停止；也有初次即发生致命性大出血而导致休克的。由于子宫下段不断伸展，前置胎盘出血常反复发生，出血量也越来越多。阴道流血发生的迟早、反复发生次数、出血量多少与前置胎盘的类型有关。完全性前置胎盘初次出血时间早，多在妊娠28周左右，称为"警戒性出血"。边缘性前置胎盘出血多发生于妊娠晚期或临产后，出血量较少。部分性前置胎盘的初次出血时间、出血量及反复出血次数，介于两者之间。

（二）体征

患者一般情况与出血量有关，大量出血呈现面色苍白、脉搏增快微弱、血压下降等休克表现。腹部检查：子宫软，无压痛，大小与妊娠周数相符。由于子宫下段有胎盘占据，影响胎先露部入盆，故胎先露高浮，易并发胎位异常。反复出血或一次出血量过多，使胎儿宫内缺氧，严重者胎死宫内。当前置胎盘附着于子宫前壁时，可在耻骨联合上方听到胎盘杂音。临产时检查见宫缩为阵发性，间歇期子宫完全松弛。

四、处理原则

处理原则是抑制宫缩、止血、纠正贫血和预防感染。根据阴道流血量、有无休克、妊娠周数、胎位、胎儿是否存活、是否临产及前置胎盘类型等综合作出决定。

(一)期待疗法

应在保证孕妇安全的前提下尽可能延长孕周,以提高围产儿存活率。适用于妊娠<34周、胎儿体重<2 000 g、胎儿存活、阴道流血量不多、一般情况良好的孕妇。

尽管国外有资料证明,前置胎盘孕妇的妊娠结局住院与门诊治疗并无明显差异,但我国仍应强调住院治疗。住院期间密切观察病情变化,为孕妇提供全面优质护理是期待疗法的关键措施。

(二)终止妊娠

1.终止妊娠指征

孕妇反复发生多量出血甚至休克者,无论胎儿成熟与否,为了母亲安全应终止妊娠;期待疗法中发生大出血或出血量虽少,但胎龄达孕36周以上,胎儿成熟度检查提示胎儿肺成熟者;胎龄未达孕36周,出现胎儿窘迫征象,或胎儿电子监护发现胎心异常者;出血量多,危及胎儿;胎儿已死亡或出现难以存活的畸形,如无脑儿。

2.剖宫产

剖宫产可在短时间内娩出胎儿,迅速结束分娩,对母儿相对安全,是处理前置胎盘的主要手段。剖宫产指征应包括完全性前置胎盘,持续大量阴道流血;部分性和边缘性前置胎盘出血量较多,先露高浮,短时间内不能结束分娩;胎心异常。术前应积极纠正贫血、预防感染等,备血,做好处理产后出血和抢救新生的准备。

3.阴道分娩

边缘性前置胎盘、枕先露、阴道流血不多、无头盆不称和胎位异常,估计在短时间内能结束分娩者,可予试产。

五、护理评估

(一)病史

除个人健康史外,在孕产史中尤其注意识别有无剖宫产术、人工流产术及子宫内膜炎等前置胎盘的易发因素。此外妊娠中特别是孕28周后,是否出现无痛性、无诱因、反复阴道流血症状,并详细记录具体经过及医疗处理情况。

(二)身心状况

患者的一般情况与出血量的多少密切相关。大量出血时可见面色苍白、脉搏细速、血压下降等休克症状。孕妇及其家属可因突然阴道流血而感到恐惧或焦虑,既担心孕妇的健康,更担心胎儿的安危,可能显得恐慌、紧张、手足无措。

(三)诊断检查

1.产科检查

子宫大小与停经月份一致,胎儿方位清楚,先露高浮,胎心正常,也可因孕妇失血过多致胎心异常或消失。前置胎盘位于子宫下段前壁时,可于耻骨联合上方听见胎盘血管杂音。临产后检查,宫缩为阵发性,间歇期子宫肌肉可以完全放松。

2.超声波检查

B超断层相可清楚看到子宫壁、胎头、宫颈和胎盘的位置,胎盘定位准确率达95%,可反复检查,是目前最安全、有效的首选检查方法。

3.阴道检查

目前一般不主张应用。只有在近临产期出血不多时,终止妊娠前为除外其他出血原因或明确诊断决定分娩方式前考虑采用。要求阴道检查操作必须在输血、输液和做好手术准备的情况下方可进行。怀疑前置胎盘的个案,切忌肛查。

4.术后检查胎盘及胎膜

胎盘的前置部分可见陈旧血块附着呈黑紫色或暗红色,如这些改变位于胎盘的边缘,而且胎膜破口处距胎盘边缘<7 cm,则为部分性前置胎盘。如行剖宫产术,术中可直接了解胎盘附着的部分并确立诊断。

六、护理诊断

(一)潜在并发症
出血性休克。

(二)有感染的危险
与前置胎盘剥离面靠近子宫颈口、细菌易经阴道上行感染有关。

七、护理目标

(1)接受期待疗法的孕妇血红蛋白不再继续下降,胎龄可达或更接近足月。

(2)产妇未发生产后出血或产后感染。

八、护理措施

根据病情须立即接受终止妊娠的孕妇,立即安排孕妇去枕侧卧位,开放静脉,配血,做好输血准备。在抢救休克的同时,按腹部手术患者的护理进行术前准备,并做好母儿生命体征监护及抢救准备工作。接受期待疗法的孕妇的护理措施如下。

(一)保证休息
减少刺激孕妇需住院观察,绝对卧床休息,尤以左侧卧位为佳,并定时间断吸氧,每天3次,每次1小时,以提高胎儿血氧供应。此外,还需避免各种刺激,以减少出血可能。医护人员进行腹部检查时动作要轻柔,禁做阴道检查和肛查。

(二)纠正贫血
除采取口服硫酸亚铁、输血等措施外,还应加强饮食营养指导,建议孕妇多食高蛋白及含铁丰富的食物,如动物肝脏、绿叶蔬菜和豆类等。一方面有助于纠正贫血;另一方面还可以增强机体抵抗力,同时也促进胎儿发育。

(三)监测生命体征
及时发现病情变化,严密观察并记录孕妇生命体征,阴道流血的量、色,流血事件及一般状况,检测胎儿宫内状态。按医嘱及时完成实验室检查项目,并交叉配血备用。发现异常及时报告医师并配合处理。

(四)预防产后出血和感染
(1)产妇回病房休息时严密观察产妇的生命体征及阴道流血情况,发现异常及时报告医师处理,以防止或减少产后出血。

(2)及时更换会阴垫,以保持会阴部清洁、干燥。

(3)胎儿分娩后,及早使用宫缩剂,以预防产后大出血;对新生儿严格按照高危儿处理。

（五）健康教育

护士应加强对孕妇的管理和宣教。指导围孕期妇女避免吸烟、酗酒等不良行为,避免多次刮宫、引产或宫内感染,防止多产,减少子宫内膜损伤或子宫内膜炎。对妊娠期出血,无论量多少均应就医,做到及时诊断、正确处理。

九、护理效果评价

（1）接受期待疗法的孕妇胎龄接近（或达到）足月时终止妊娠。

（2）产妇产后未出现产后出血和感染。

（张爱玲）

第八节 胎盘早剥

妊娠 20 周以后或分娩期正常位置的胎盘在胎儿娩出前部分或全部从子宫壁剥离,称为胎盘早剥。胎盘早剥是妊娠晚期严重并发症,具有起病急、发展快特点,若处理不及时可危及母儿生命。

一、病因

胎盘早剥确切的原因及发病机制尚不清楚,可能与下述因素有关。

（一）孕妇血管病变

孕妇患严重妊娠期高血压疾病、慢性高血压、慢性肾脏疾病或全身血管病变时,胎盘早剥的发生率增高。妊娠合并上述疾病时,底蜕膜螺旋小动脉痉挛或硬化,引起远端毛细血管变性坏死甚至破裂出血,血液流至底蜕膜层与胎盘之间形成胎盘后血肿,致使胎盘与子宫壁分离。

（二）机械性因素

外伤尤其是腹部直接受到撞击或挤压;脐带过短（<30 cm）或脐带围绕颈、绕体相对过短时,分娩过程中胎儿下降牵拉脐带造成胎盘剥离;羊膜穿刺时刺破前壁胎盘附着处,血管破裂出血引起胎盘剥离。

（三）宫腔内压力骤减

双胎妊娠分娩时,第一胎儿娩出过速;羊水过多时,人工破膜后羊水流出过快,均可使宫腔内压力骤减,子宫骤然收缩,胎盘与子宫壁发生错位剥离。

（四）子宫静脉压突然升高

妊娠晚期或临产后,孕妇长时间仰卧位,巨大妊娠子宫压迫下腔静脉,回心血量减少,血压下降。此时子宫静脉淤血、静脉压增高、蜕膜静脉床淤血或破裂,形成胎盘后血肿,导致部分或全部胎盘剥离。

（五）其他一些高危因素

如高龄孕妇、吸烟、可卡因滥用、孕妇代谢异常、孕妇有血栓形成倾向、子宫肌瘤（尤其是胎盘附着部位肌瘤）等与胎盘早剥发生有关。有胎盘早剥史的孕妇再次发生胎盘早剥的危险性比无胎盘早剥史者高 10 倍。

二、分类及病理变化

胎盘早剥主要病理改变是底蜕膜出血并形成血肿,使胎盘从附着处分离。按病理类型,胎盘早剥可分为显性、隐性及混合性 3 种(图 9-3)。若底蜕膜出血量少,出血很快停止,多无明显的临床表现,仅在产后检查胎盘时发现胎盘母体面有凝血块及压迹。若底蜕膜继续出血,形成胎盘后血肿,胎盘剥离面随之扩大,血液冲开胎盘边缘并沿胎膜与子宫壁之间经过颈管向外流出,称为显性剥离或外出血。若胎盘边缘仍附着于子宫壁或由于胎先露部同定于骨盆入口,使血液积聚于胎盘与子宫壁之间,称为隐性剥离或内出血。由于子宫内有妊娠产物存在,子宫肌不能有效收缩,以压迫破裂的血窦而止血,血液不能外流,胎盘后血肿越积越大,子宫底随之升高。当出血达到一定程度时,血液终会冲开胎盘边缘及胎膜外流,称为混合型出血。偶有出血穿破胎膜溢入羊水中成为血性羊水。

胎盘早剥发生内出血时,血液积聚于胎盘与子宫壁之间,随着胎盘后血肿压力的增加,血液浸入子宫肌层,引起肌纤维分离、断裂甚至变性,当血液渗透至子宫浆膜层时,子宫表面现紫蓝色瘀斑,称为子宫胎盘卒中,又称为库弗莱尔子。有时血液还可渗入输卵管系膜、卵巢生发上皮下、阔韧带内。子宫肌层由于血液浸润、收缩力减弱,造成产后出血。

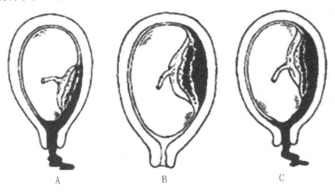

图 9-3　胎盘早剥类型
A.显性剥离;B.隐性剥离;C.混合性剥离

严重的胎盘早剥可以引发一系列病理生理改变。从剥离处的胎盘绒毛和蜕膜中释放大量组织凝血活酶,进入母体血循环,激活凝血系统,导致弥散性血管内凝血(DIC),肺、肾等脏器的毛细血管内微血栓形成,造成脏器缺血和功能障碍。胎盘早剥持续时间越长,促凝物质不断进入母血,激活纤维蛋白溶解系统,产生大量的纤维蛋白原降解产物(FDP),引起继发性纤溶亢进。发生胎盘早剥后,消耗大量凝血因子,并产生高浓度 FDP,最终导致凝血功能障碍。

三、临床表现

根据病情严重程度,Sher 将胎盘早剥分为 3 度。

(一)Ⅰ度

多见于分娩期,胎盘剥离面积小,患者常无腹痛或腹痛轻微,贫血体征不明显。腹部检查见子宫软,大小与妊娠周数相符,胎位清楚,胎心率正常。产后检查见胎盘母体面有凝血块及压迹即可诊断。

(二)Ⅱ度

胎盘剥离面为胎盘面积 1/3 左右。主要症状为突然发生持续性腹痛、腰酸或腰背痛,疼痛程度与胎盘后积血量成正比。无阴道流血或流血量不多,贫血程度与阴道流血量不相符。腹部检查见子宫大于妊娠周数,子宫底随胎盘后血肿增大而升高。胎盘附着处压痛明显(胎盘位于后壁则不明显),宫缩有间歇,胎位可扪及,胎儿存活。

(三)Ⅲ度

胎盘剥离面超过胎盘面积1/2。临床表现较Ⅱ度重。患者可出现恶心、呕吐、面色苍白、四肢湿冷、脉搏细数、血压下降等休克症状,且休克程度大多与阴道流血量不成正比。腹部检查见子宫硬如板状,宫缩间歇时不能松弛,胎位扪不清,胎心消失。

四、处理原则

纠正休克、及时终止妊娠是处理胎盘早剥的原则。患者入院时,情况危重、处于休克状态,应积极补充血容量,及时输入新鲜血液,尽快改善患者状况。胎盘早剥一旦确诊,必须及时终止妊娠。终止妊娠的方法根据胎次、早剥的严重程度、胎儿宫内状况及宫口开大等情况而定。此外,对并发症如凝血功能障碍、产后出血和急性肾衰竭等进行紧急处理。

五、护理评估

(一)病史

孕妇在妊娠晚期或临产时突然发生腹部剧痛,有急性贫血或休克现象,应引起高度重视。护士需结合有无妊娠期高血压疾病或高血压病史、胎盘早剥史、慢性肾炎史、仰卧位低血压综合征史及外伤史,进行全面评估。

(二)身心状况

胎盘早剥孕妇发生内出血时,严重者常表现为急性贫血和休克症状,而无阴道流血或有少量阴道流血。因此对胎盘早剥孕妇除进行阴道流血的量、色评估外,应重点评估腹痛的程度、性质、孕妇的生命体征和一般情况,以及时、准确地了解孕妇的身体状况。胎盘早剥孕妇入院时情况危急,孕妇及其家属常常感到高度紧张和恐惧。

(三)诊断检查

1.产科检查

通过四步触诊判断胎方位、胎心情况、宫高变化、腹部压痛范围和程度等。

2.B超检查

正常胎盘B超图像应紧贴子宫体部后壁、前壁或侧壁,若胎盘与子宫体之间有血肿时,在胎盘后方出现液性低回声区,暗区常不止一个,并见胎盘增厚。若胎盘后血肿较大时,能见到胎盘胎儿面凸向羊膜腔,甚至能使子宫内的胎儿偏向对侧。若血液渗入羊水中,见羊水回声增强、增多,系羊水混浊所致。当胎盘边缘已与子宫壁分离,未形成胎盘后血肿,则见不到上述图像,故B超检查诊断胎盘早剥有一定的局限性。重型胎盘早剥时常伴胎心、胎动消失。

3.实验室检查

主要了解患者贫血程度及凝血功能。重型胎盘早剥患者应检查肾功能与二氧化碳结合力。若并发DIC时进行筛选试验血小板计数、凝血酶原时间、纤维蛋白原测定),结果可疑者可做纤溶确诊试验(凝血酶时间、优球蛋白溶解时间、血浆鱼精蛋白副凝时间)。

六、护理诊断

(一)潜在并发症

弥散性血管内凝血。

(二)恐惧

此与胎盘早剥引起的起病急、进展快,危及母儿生命有关。

(三)预感性悲哀

此与死产、切除子宫有关。

七、护理目标

(1)孕妇出血性休克症状得到控制。
(2)患者未出现凝血功能障碍、产后出血和急性肾衰竭等并发症。

八、护理措施

胎盘早剥是一种妊娠晚期严重危及母儿生命的并发症,积极预防非常重要。护士应使孕妇接受产前检查,预防和及时治疗妊娠期高血压疾病、慢性高血压、慢性肾病等;妊娠晚期避免仰卧位及腹部外伤;施行外倒转术时动作要轻柔;处理羊水过多和双胎者时,避免子宫腔压力下降过快等。对于已诊断为胎盘早剥的患者,护理措施如下。

(一)纠正休克

改善患者的一般情况护士应迅速开放静脉,积极补充其血容量,及时输入新鲜血液。既能补充血容量,又可补充凝血因子。同时密切监测胎儿状态。

(二)严密观察病情变化

及时发现并发症,凝血功能障碍表现为皮下、黏膜或注射部位出血,子宫出血不凝,有时有尿血、咯血及呕血等现象;急性肾衰竭可表现为尿少或无尿。护士应高度重视上述症状,一旦发现,及时报告医师并配合处理。

(三)为终止妊娠做好准备

一旦确诊,应及时终止妊娠,以孕妇病情轻重、胎儿宫内状况、产程进展、胎产式等具体状态决定分娩方式,护士需做好相应准备。

(四)预防产后出血

胎盘早剥的产妇胎儿娩出后易发生产后出血,因此分娩后应及时给予宫缩剂,并配合按摩子宫,必要时按医嘱做切除子宫的术前准备。未发生出血者,产后仍应加强生命体征观察,预防晚期产后出血的发生。

(五)产褥期的处理

患者在产褥期应注意加强营养,纠正贫血。更换消毒会阴垫,保持会阴清洁,预防感染。根据孕妇身体情况给予母乳指导。死产者及时给予退乳措施,可分娩后 24 小时内尽早服用大剂量雌激素,同时紧束双乳,少进汤类。

九、护理效果评价

(1)母亲分娩顺利,婴儿平安出生。
(2)患者未出现并发症。

(张爱玲)

第九节　胎儿窘迫

　　胎儿窘迫是指孕妇、胎儿、胎盘等各种原因引起的胎儿宫内缺氧,影响胎儿健康甚至危及生命。胎儿窘迫是一种综合征,主要发生在临产过程。也可发生在妊娠后期。发生在临产过程者,可以是妊娠后期的延续和加重。

一、病因

　　胎儿窘迫的病因涉及多方面,可归纳为三大类。

(一)母体因素

　　妊娠妇女患有高血压疾病、慢性肾炎、妊娠高血压综合征、重度贫血、心脏病、肺源性心脏病、高热、吸烟、产前出血性疾病和创伤、急产或子宫不协调性收缩、缩宫素使用不当、产程延长、子宫过度膨胀、胎膜早破等;或者产妇长期仰卧位,镇静药、麻醉药使用不当等。

(二)胎儿因素

　　胎儿心血管系统功能障碍、胎儿畸形,如严重的先天性心血管疾病、母婴血型不合引起的胎儿溶血、胎儿贫血、胎儿宫内感染等。

(三)脐带、胎盘因素

　　脐带因素有长度异常、缠绕、打结、扭转、狭窄、血肿、帆状附着;胎盘因素有植入异常、形状异常、发育障碍、循环障碍等。

二、病理生理

　　胎儿窘迫的基本病理生理变化是缺血、缺氧引起的一系列变化。缺氧早期或者一过性缺氧时。机体主要通过减少胎盘和自身耗氧量代偿,胎儿则通过减少对肾与下肢血供等方式来保证心脑血流量,不产生严重的代偿障碍及器官损害。缺氧严重则可引起严重的并发症。缺氧初期通过自主神经反射兴奋交感神经,使肾上腺儿茶酚胺及皮质醇分泌增多,引起血压上升及心率加快。此时胎儿的大脑、肾上腺、心脏及胎盘血流增加,而肾、肺、消化系统等血流减少,出现羊水减少、胎儿发育迟缓等。若缺氧继续加重,则转为兴奋迷走神经,血管扩张,有效循环血量减少,主要器官的功能由于血流不能保证而受损,于是胎心率减慢。缺氧继续发展下去可引起严重的器官功能损害,尤其可以引起缺血缺氧性脑病甚至胎死宫内。此过程基本是低氧血症至缺氧,然后至代谢性酸中毒,主要表现为胎动减少、羊水少、胎心监护基线变异差、出现晚期减速甚至呼吸抑制。由于缺氧时肠蠕动加快,肛门括约肌松弛引起胎粪排出。此过程可以形成恶性循环,更加重母体及胎儿的危险。不同原因引起的胎儿窘迫表现过程可以不完全一致,所以应加强监护、积极评价、及时发现高危征象并积极处理。

三、临床表现

胎儿窘迫的主要表现为胎心音改变、胎动异常及羊水胎粪污染或羊水过少,严重者胎动消失。根据其临床表现,胎儿窘迫可以分为急性胎儿窘迫和慢性胎儿窘迫。急性胎儿窘迫多发生在分娩期,主要表现为胎心率加快或减慢;CST 或者 OCT 等出现频繁的晚期减速或变异减速;羊水胎粪污染和胎儿头皮血 pH 下降,出现酸中毒。羊水胎粪污染可以分为三度:Ⅰ度羊水呈浅绿色;Ⅱ度羊水呈黄绿色,浑浊;Ⅲ度羊水呈棕黄色,稠厚。慢性胎儿窘迫发生在妊娠末期,常延续至临产并加重,主要表现为胎动减少或消失、NST 基线平直、胎儿发育受限、胎盘功能减退、羊水胎粪污染等。

四、处理原则

急性胎儿窘迫者,应积极寻找原因并给予及时纠正。若宫颈未完全扩张、胎儿窘迫情况不严重者,给予吸氧,嘱产妇左侧卧位,若胎心率变为正常,可继续观察;若宫口开全、胎先露部已达坐骨棘平面以下3 cm者,应尽快助产经阴道娩出胎儿;若因缩宫素使宫缩过强造成胎心率减慢者,应立即停止使用,继续观察,病情紧迫或经上述处理无效者立即剖宫产结束分娩。慢性胎儿窘迫者,应根据妊娠周数、胎儿成熟度和窘迫程度决定处理方案。首先应指导妊娠妇女采取左侧卧位,间断吸氧,积极治疗各种并发症或并发症,密切监护病情变化。若无法改善,则应在促使胎儿成熟后迅速终止妊娠。

五、护理评估

(一)健康史

了解妊娠妇女的年龄、生育史、内科疾病史如高血压疾病、慢性肾炎、心脏病等;本次妊娠经过,如妊娠高血压综合征、胎膜早破、子宫过度膨胀(如羊水过多和多胎妊娠);分娩经过,如产程延长(特别是第二产程延长)、缩宫素使用不当。了解有无胎儿畸形、胎盘功能的情况。

(二)身心状况

胎儿窘迫时,妊娠妇女自感胎动增加或停止。在窘迫的早期可表现为胎动过频(每 24 小时＞20 次);若缺氧未纠正或加重,则胎动转弱且次数减少,进而消失。胎儿轻微或慢性缺氧时,胎心率加快(＞160 次/分);若长时间或严重缺氧。则会使胎心率减慢。若胎心率＜100 次/分则提示胎儿危险。胎儿窘迫时主要评估羊水量和性状。

孕产妇夫妇因为胎儿的生命遭遇危险而产生焦虑,对需要手术结束分娩产生犹豫、无助感。对于胎儿不幸死亡的孕产妇夫妇,其感情上受到强烈的创伤,通常会经历否认、愤怒、抑郁、接受的过程。

(三)辅助检查

1.胎盘功能检查

出现胎儿窘迫的妊娠妇女一般 24 小时尿 E_3 值急骤减少 $30\%\sim40\%$,或于妊娠末期连续多次测定在每 24 小时 10 mg 以下。

2.胎心监测

胎动时胎心率加速不明显,基线变异率＜3 次/分,出现晚期减速、变异减速等。

3.胎儿头皮血血气分析

pH<7.20。

六、护理诊断

(一)气体交换受损(胎儿)

与胎盘子宫的血流改变、血流中断(脐带受压)或血流速度减慢(子宫-胎盘功能不良)有关。

(二)焦虑

与胎儿宫内窘迫有关。

(三)预期性悲哀

与胎儿可能死亡有关。

七、护理目标

(1)胎儿情况改善,胎心率在 120～160 次/分。

(2)妊娠妇女能运用有效的应对机制控制焦虑。

(3)产妇能够接受胎儿死亡的现实。

八、护理措施

(1)妊娠妇女左侧卧位,间断吸氧。严密监测胎心变化,一般每 15 分钟听 1 次胎心或进行胎心监护,注意胎心变化。

(2)为手术者做好术前准备,如宫口开全、胎先露部已达坐骨棘平面以下 3 cm 者,应尽快阴道助产娩出胎儿。

(3)做好新生儿抢救和复苏的准备。

(4)心理护理:①向孕产妇提供相关信息,包括医疗措施的目的、操作过程、预期结果及孕产妇需做的配合;将真实情况告知孕产妇,有助于其减轻焦虑,也可帮助产妇面对现实。必要时陪伴产妇,对产妇的疑虑给予适当的解释。②对于胎儿不幸死亡的父母亲,护理人员可安排一个远离其他婴儿和产妇的单人房间,陪伴他们或安排家人陪伴他们,勿让其独处;鼓励其诉说悲伤,接纳其哭泣及抑郁的情绪,陪伴在旁提供支持及关怀;若他们愿意,护理人员可让他们看看死婴并同意他们为死产婴儿做一些事情,包括沐浴、更衣、命名、拍照或举行丧礼,但事先应向他们描述死婴的情况,使之有心理准备。解除"否认"的态度而进入下一个阶段,提供足印卡、床头卡等作为纪念,帮助他们使用适合自己的压力应对技巧和方法。

九、护理效果评价

(1)胎儿情况改善,胎心率在 120～160 次/分。

(2)妊娠妇女能运用有效的应对机制来控制焦虑,叙述心理和生理上的感受。

(3)产妇能够接受胎儿死亡的现实。

(张爱玲)

第十节　胎儿发育异常

一、胎儿发育异常的类型

(一)巨大胎儿

体重达到或超过 4 000 g 的胎儿称为巨大胎儿,约占出生总数的 6%,见于父母身材高大者、过期妊娠、妊娠合并糖尿病、孕期营养过度者,亦多见于经产妇。近年来因营养过盛而致巨大儿孕妇有逐渐增加的趋势,临产表现为:妊娠期子宫增大较快,妊娠后期孕妇常出现呼吸困难,自觉腹部沉重及两肋部胀痛。临床若经阴道分娩常发生头盆不称,致使产程延长。

(二)脑积水

胎头脑室内外有大量脑脊液(500～3 000 mL 或更多)潴积于颅腔内,使颅腔体积增大,颅缝明显增宽,囟门显著增大,称为脑积水。脑积水常伴有脊柱裂、足内翻等畸形,发生率为 0.5‰。临床表现为明显头盆不称,跨耻征阳性,如不及时处理可导致子宫破裂。

(三)其他胎儿异常

1.联体双胎

联体双胎发生率为 0.02‰,B 超可确诊。

2.胎儿颈、胸、背、腹、臀等处发生肿瘤或发育异常

胎儿颈、胸、背、腹、臀等处发生肿瘤或发育异常,使局部体积增大造成难产,通常于第二产程胎先露下降受阻,经阴道检查时被发现。

二、处理原则

(一)巨大儿

定期产前检查,一旦发现为巨大儿应查明原因。如系糖尿病孕妇,则需积极治疗,于孕 36 周后根据胎儿成熟度、胎盘功能及血糖控制情况择期引产或行剖宫产。临产后,根据孕妇及胎儿的具体情况综合分析,选择阴道分娩或剖宫产术,以减少围产儿的死亡率。

(二)胎儿畸形

定期产前检查,一旦确诊及时引产终止妊娠,以母体免受伤害为原则。若在第二产程发现胎儿畸形,应尽量辨清胎儿异常的具体部位,选用对母体最安全的方法结束分娩。

三、护理评估

(一)病史

了解有无分娩巨大儿、畸形儿的家族史、孕产史,有无糖尿病病史。查阅产前检查资料,了解孕妇身高、骨盆测量值、胎方位,估计胎儿大小、有无羊水过多、有无胎儿畸形等,在产程中应注意评估产程进展及胎儿的情况等。

(二)身心状态

胎儿发育异常可造成头盆不称、产程延长、产程停滞等一系列表现。孕妇因产程延长、产程

停滞,分娩的压力增大,常表现出烦躁不安、激动易怒。因胎儿畸形导致此次妊娠失败,使孕妇感到很悲伤,表现为沉默寡言或哭泣流泪。

（三）诊断检查

1.腹部检查

腹部明显膨隆、宫底高、先露高浮、胎体粗大、只听到一个胎心音可能为巨大儿。若为头先露,在耻骨联合上方可扪及宽大、骨质薄软、有弹性的胎头,胎头过大与胎体不相称,胎头高浮,跨耻征阳性,胎心音在脐上听得最清楚,应考虑为脑积水。

2.肛查及阴道检查

若感胎头很大、颅缝宽、囟门大且紧张、颅骨骨质薄而软、触之有乒乓球的感觉,可诊断为脑积水。

3.B超

可估计胎儿的大小,判断胎儿有无明显的畸形,如脑积水、无脑儿、先天性多囊肾、胎儿腹水等。

四、护理诊断

（一）焦虑

焦虑与担心胎儿的安危及自身受到伤害有关。

（二）悲伤

悲伤与胎儿畸形有关。

（三）有感染的危险

有感染的危险与手术操作有关。

（四）潜在并发症

子宫破裂与头盆不称有关。

五、护理目标

（1）产妇自诉焦虑程度减轻。

（2）产妇能顺利度过悲伤期。

（3）产后体温、脉搏、血白细胞正常,伤口愈合良好,无感染征象出现。

（4）产妇顺利通过分娩,无并发症发生。

六、护理措施

（一）巨大儿拟定剖宫产

应遵医嘱做好择期剖宫产术的术前准备。拟定阴道分娩者应严密观察宫缩及产程进展的情况,注意胎心音变化,发现产程进展缓慢、胎心音＞160 次/分、＜120 次/分或不规则,应及时通知医师,并做好急诊剖宫产术的术前准备。

（二）胎儿畸形

一旦确诊为胎儿畸形,应及时引产终止妊娠,以保护母体免受损害为原则。脑积水若为头先露,当宫口开大 3 cm 时即行脑室穿刺抽出脑脊液,也可在临产前在 B 超指示下经腹腔穿刺抽出脑脊液,以缩小头颅体积而有利于娩出。若为臀先露,可经脊椎裂孔插管至脑室后缓慢放出脑脊液,使头颅体积缩小,便于牵出胎儿,如胎儿有腹水,应给予腹部穿刺,放出腹水,缩小体积后娩出。畸胎引产分娩发动后,应严密观察宫缩及产程进展的情况,发现异常及时通知医师,并协助处理。保持良好的营养状况,维持水电解质平衡,必要时给予补液。指导产妇采用深呼吸、按摩下腹部、放松等方法来减轻疼痛和分娩压力。接产时正确保护会阴,尽量避免会阴裂伤。

(三)加强心理护理

对巨大胎儿拟定经阴道分娩者,应及时向孕妇提供产程进展的信息,以增加其信心,及时向孕妇提供胎儿宫内的健康状况,以减轻其焦虑程度。

对畸胎分娩的产妇更应给予关心和照顾,尽量避免提及胎儿,避免与有新生儿的产妇同室,避免刺激性语言,以防引起产妇伤感。多与产妇交谈,鼓励其诉说心中的不悦,鼓励家人多陪伴,帮助其尽快度过悲伤期。

七、护理效果评价

(1)产妇的焦虑情绪已减轻。
(2)产妇已顺利度过悲伤期。
(3)产妇的体温、脉搏正常,没有发生感染征象。
(4)产妇平安分娩,没有发生并发症。

(张爱玲)

第十一节 妊娠期高血压疾病

妊娠期高血压疾病是妊娠期特有的疾病,发病率在我国为9.4%～10.4%,在国外为7%～12%。本病命名强调生育年龄妇女发生高血压、蛋白尿症状与妊娠之间的因果关系。多数患者在妊娠期出现一过性高血压、蛋白尿症状,分娩后即随之消失。该病严重影响母婴健康,是孕产妇和围产儿患病率及病死率升高的主要原因。

一、高危因素与病因

(一)高危因素

流行病学调查发现,与妊娠期高血压疾病发病风险增加密切相关有如下高危因素:初产妇、孕妇年龄过小或超过 35 岁、多胎妊娠、妊娠期高血压病史及家族史、慢性高血压、慢性肾炎、抗磷脂抗体综合征、糖尿病、肥胖、营养不良、低社会经济状况。

(二)病因

妊娠期高血压疾病至今病因不明,多数学者认为当前可较合理解释的原因有如下几种。

1.异常滋养层细胞侵入子宫肌层

研究认为,子痫前期患者胎盘有不完整的滋养层细胞侵入子宫动脉,蜕膜血管与血管内滋养母细胞并存,子宫螺旋动脉发生广泛改变,包括血管内皮损伤、组成血管壁的原生质不足、肌内膜细胞增殖及脂类,首先在肌内膜细胞,其次在吞噬细胞中积聚,最终发展为动脉粥样硬化而引发妊娠期高血压疾病的一系列症状。

2.免疫机制

妊娠被认为是成功的自然同种异体移植。胎儿在妊娠期内不受排斥是因胎盘的免疫屏障作用、母体内免疫抑制细胞及免疫抑制物的作用。研究发现,子痫前期呈间接免疫,子痫前期孕妇组织相容性抗原 HLA-DR4 明显高于正常孕妇。HLA-DR4 在妊娠期高血压疾病发病中的作用可能为:①直接作为免疫基因,通过免疫基因产物,如抗原影响 R 噬细胞呈递抗原;②与疾病致病基因连锁不平衡;③使母胎间抗原呈递及识别功能降低,导致封闭抗体产生不足,最终导致妊娠期高血压疾病的发生。

3.血管内皮细胞受损

炎性介质,如肿瘤坏死因子、白细胞介素-6、极低密度脂蛋白等可能促成氧化应激,使类脂过氧化物持续生成,产生大量毒性因子,引起血管内皮损伤,干扰前列腺素平衡而使血压升高,导致一系列病理变化。研究认为这些炎性介质、毒性因子可能来源于胎盘及蜕膜,因此,胎盘血管内皮损伤可能先于全身其他脏器。

4.遗传因素

妊娠期高血压疾病的家族多发性提示遗传因素与该病发生有关。研究发现,血管紧张素原基因变异的妇女,妊娠期高血压疾病的发生率较高;也有人发现妇女纯合子基因突变有异常滋养细胞浸润;遗传性血栓形成可能发生于子痫前期。单基因假设能够解释子痫前期的发生,但多基因遗传也不能排除。

5.营养缺乏

已发现多种营养,如低清蛋白血症、钙、镁、锌、硒等缺乏与子痫前期发生发展有关。研究发现妊娠期高血压疾病患者的细胞内钙离子升高、血清钙下降,会导致血管平滑肌细胞收缩,血压上升。

6.胰岛素抵抗

近年来研究发现,妊娠期高血压疾病患者存在胰岛素抵抗,高胰岛素血症可导致一氧化氮(NO)合成下降及脂质代谢紊乱,影响前列腺素 E_2 的合成,增加外周血管的阻力,升高血压。因此认为胰岛素抵抗与妊娠期高血压疾病的发生密切相关,但尚需进一步研究。

二、病理生理变化

本病基本病理生理变化是全身小血管痉挛,内皮损伤及局部缺血,全身各系统各脏器灌流减少。由于小动脉痉挛,造成管腔狭窄、血管外周阻力增大、内皮细胞损伤、通透性增加、体液和蛋白质渗漏,表现为血压上升、蛋白尿、水肿和血液浓缩等。全身各组织器官因缺血、缺氧而受到不同程度损害。严重者,脑、心、肝、肾及胎盘等的病理变化可导致抽搐、昏迷、脑水肿、脑出血,以及心、肾衰竭、肺水肿、肝细胞坏死及被膜下出血。胎盘绒毛退行性变、出血和梗死,胎盘早期剥离及凝血功能障碍而导致弥散性血管内凝血等。其主要病理生理变化简示如图 9-4。

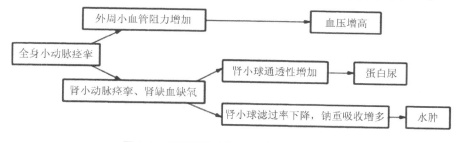

图 9-4 妊娠期高血压疾病病理生理变化

三、临床表现与分类

妊娠期高血压疾病分类与临床表现(表 9-2)。

表 9-2　妊娠期高血压疾病分类及临床表现

分类	临床表现
妊娠期高血压	妊娠期首次出现血压≥18.7/12.0 kPa(140/90 mmHg),并于产后 12 周恢复正常;尿蛋白(一);少数患者可伴有,上腹部不适或血小板计数减少,产后方可确诊
子痫前期	
轻度	妊娠 20 周以后出现血压≥18.7/12.0 kPa(140/90 mmHg);尿蛋白>0.3 g/24 h 或随机尿蛋白(+);可伴有上腹不适、头痛等症状
重度	血压≥21.3/14.7 kPa(160/110 mmHg);尿蛋白>2.0 g/24 h 或随机尿蛋白>(++);血清肌酐>10^6 mmol/L,血小板计数低于 $100×10^9$/L;血 LDH 升高;血清 ALT 或 AST 升高;持续性头痛或其他脑神经或视觉障碍;持续性上腹不适
子痫	子痫前期孕妇抽搐不能用其他原因解释
慢性高血压并发子痫前期	血压高血压孕妇妊娠 20 周以前无尿蛋白,若出现尿蛋白>0.3 g/24 h;高血压孕妇妊娠 20 周后突然尿蛋白增加或血压进一步升高或血小板计数<$100×10^9$/L
妊娠合并慢性高血压	妊娠前或妊娠 20 周前舒张压>12.0 kPa(90 mmHg)(除外滋养细胞疾病),妊娠期无明显加重;或妊娠 20 周后首次诊断高血压并持续到产后 12 周后

需要注意以下几方面。

(1)通常正常妊娠、贫血及低蛋白血症均可发生水肿,妊娠期高血压疾病的水肿无特异性,因此不能作为其诊断标准及分类依据。

(2)血压较基础血压升高 4.0/2.0 kPa(30/15 mmHg),但低于 18.7/12.0 kPa(140/90 mmHg)时,不作为诊断依据,但必须严密观察。

(3)重度子痫前期是妊娠 20 周后出现高血压、蛋白尿,且伴随以下至少一种临床症状或体征者:①收缩压>24.0 kPa(180 mmHg),或舒张压>14.7 kPa(110 mmHg);②24 小时尿蛋白>3.0 g,或随机尿蛋白(+++)以上;③中枢神经系统功能障碍;④精神状态改变和严重头痛(频发,常规镇痛药不缓解);⑤脑血管意外;⑥视力模糊,眼底点状出血,极少数患者发生皮质性盲;⑦肝细胞功能障碍,肝细胞损伤,血清转氨酶至少升高 2 倍;⑧上腹部或右上象限痛等肝包膜肿胀症状,肝被膜下出血或肝破裂;⑨少尿,24 小时尿量<500 mL;⑩肺水肿,心力衰竭;⑪血小板计数<$100×10^9$/L;⑫凝血功能障碍;⑬微血管病性溶血(血 LDH 升高);⑭胎儿生长受限、羊水过少、胎盘早剥。

子痫前可有不断加重的重度子痫前期,但子痫也可发生于血压升高不显著、无蛋白尿或水肿者。通常产前子痫较多,约 25% 子痫发生于产后 48 小时。

子痫抽搐进展迅速,前驱症状短暂,表现为抽搐、面部充血、口吐白沫、深昏迷;随之深部肌肉僵硬;很快发展成典型的全身阵挛性惊厥、有节律的肌肉收缩和紧张,持续 1～1.5 分钟,期间患者无呼吸动作,此后抽搐停止,呼吸恢复,但患者仍昏迷,最后意识恢复,但有困顿、易激惹、烦躁等症状。

四、治疗

妊娠期高血压疾病的治疗目的和原则是争取母体可以完全恢复健康,胎儿出生后能够存活,以对母儿影响最小的方式终止妊娠。妊娠期高血压患者可住院也可在家治疗,应保证休息,加强孕期检查,密切观察病情变化,以防发展为重症。子痫前期应住院治疗、积极处理,防止发生子痫及并发症,治疗原则为解痉、降压、镇静,合理扩容及利尿,适时终止妊娠。

常用的治疗药物:①解痉药物以硫酸镁为首选药物。硫酸镁有预防和控制子痫发作的作用,适用于子痫前期和子痫的治疗。②镇静药物适用于对硫酸镁有禁忌或疗效不明显时,但分娩时应慎用,以免药物通过而对胎儿产生影响,主要用药有地西泮和冬眠合剂。③降压药物仅适用于血压过高,特别是舒张压高的患者,舒张压≥14.7 kPa(110 mmHg)或平均动脉压≥14.7 kPa(110 mmHg)者,可应用降压药物。选用的药物以不影响心排血量、肾血流量及子宫胎盘灌注量为宜。常用药物有肼屈嗪、硝苯地平、尼莫地平等。④扩容药物,扩容应在解痉的基础上进行。扩容治疗时,应严密观察脉搏、呼吸、血压及尿量,防止肺水肿和心力衰竭的发生。常用的扩容剂有血清蛋白、全血、平衡液和右旋糖酐-40。⑤利尿剂仅用于全身性水肿、急性心力衰竭、肺水肿、脑水肿、血容量过高且伴有潜在肺水肿者。用药过程中应严密监测患者的水和电解质平衡情况,以及药物的毒副作用。常用药物有呋塞米、甘露醇。

五、护理评估

(一)病史

详细询问患者与孕前及妊娠20周前有无高血压、蛋白尿和/或水肿及抽搐等征象;既往病史中有无原发性高血压、慢性肾炎及糖尿病;有无家族史。此次妊娠经过,出现异常现象的时间及治疗经过。

(二)身心状况

除评估患者一般健康状况外,护士需重点评估患者的血压、蛋白尿、水肿、自觉症状,以及抽搐、昏迷等情况。在评估过程中应注意以下几方面。

(1)初测高血压有升高者,需休息1小时后再测,方能正确反映血压情况。同时不要忽略测得血压与其基础血压的比较,而且也可经过翻身试验(roll over test,ROT)进行判断,即存孕妇左侧卧位时测血压直至血压稳定后,嘱其翻身卧位5分钟再测血压,若仰卧位舒张压较左侧卧位≥2.7 kPa(20 mmHg),提示有发生先兆子痫的倾向。

(2)留取24小时尿进行尿蛋白检查。凡24小时蛋白尿定量≥0.3 g者为异常。由于蛋白尿的出现及量的多少反映了肾小管痉挛的程度和肾小管细胞缺氧及其功能受损的程度,护士应给予高度重视。

(3)妊娠后期水肿发生的原因除妊娠期高血压疾病外,还可由于下腔静脉受增大子宫压迫使血液回流受阻、营养不良性低蛋白血症以及贫血等引起,因此水肿的轻重并不一定反应病情的严重程度;但是水肿不明显者,也有可能迅速发展为子痫,应引起重视。此外,还应注意水肿不明显,但体重于1周内增加超过0.5 kg的隐性水肿。

(4)孕妇出现头痛、眼花、胸闷、恶心、呕吐等自觉症状时,提示病情的进一步发展,即进入子痫前期阶段,护士应高度重视。

(5)抽搐与昏迷是最严重的表现,护士应特别注意发作状态、频率、持续时间、间隔时间、神智情况,以及有无唇舌咬伤、摔伤,甚至发生骨折、窒息或吸入性肺炎等。

妊娠期高血压疾病孕妇的心理状态与病情程度密切相关。妊娠期高血压孕妇由于身体尚未感到明显不适,心理上往往易忽略,不予重视。随着病情的发展,当血压明显升高,出现自觉症状时,孕妇紧张、焦虑、恐惧的心理也会随之加重。此外,孕妇的心理状态还与孕妇对疾病的认识,以及其支持系统的认识与帮助有关。

(三)诊断检查

1.尿常规检查

根据蛋白尿量确定病情严重程度;根据镜检出现管型判断肾功能受损情况。

2.血液检查

(1)测定血红蛋白、血细胞比容、血浆黏度、全血黏度,以了解血液浓缩程度;重症患者应测定血小板数、凝血时间,必要时测定凝血酶时间、纤维蛋白原和鱼精蛋白副凝试验(3P 试验)等,以了解有无凝血功能异常。

(2)测定血电解质及二氧化碳结合力,以及时了解有无电解质紊乱及酸中毒。

(3)肝、肾功能测定:如进行丙氨酸氨基转移酶(ACT)、血尿素氮、肌酐及尿酸等测定。

(4)眼底检查:重度子痫前期时,眼底小动脉痉挛、动静脉比例可由正常的 2∶3 变为 1∶2 甚至 1∶4,或出现视网膜水肿、渗出、出血,甚至视网膜剥离、一时性失明等。

(5)其他检查:如心电图、超声心动图、胎盘功能、胎儿成熟度检查等,可视病情而定。

六、护理诊断

(一)体液过多

与下腔静脉受增大子宫压迫或血液回流受阻或营养不良性低蛋白血症有关。

(二)有受伤的危险

与发生抽搐有关。

(三)潜在并发症

胎盘早期剥离。

七、护理目标

(1)妊娠期高血压孕妇病情缓解,发展为中、重度。

(2)子痫前期病情控制良好、未发生子痫及并发症。

(3)妊娠高血压疾病孕妇知道孕期保健的重要性,积极配合产前检查及治疗。

八、护理措施

(一)妊娠期高血压疾病的预防

护士应加强孕早期健康教育,使孕妇及其家属了解妊娠期高血压疾病的知识及其对母儿的危害,从而促使孕妇自觉于妊娠早期开始做产前检查,并坚持定期检查,以便及时发现异常,及时得到治疗和指导。同时,还应指导孕妇合理饮食,增加富含蛋白质、维生素及铁、钙、锌的食物,减少过量脂肪和盐的摄入,对预防妊娠期高血压疾病有一定作用,尤其是钙的补充,可从妊娠20周开始,每天补充钙剂 2 g,可降低妊娠期高血压疾病的发生。此外,孕妇应采取左侧卧位休息以增加胎盘绒毛血供,同时保持心情愉快也有助于妊娠期高血压疾病的预防。

（二）妊娠期高血压的护理

1.保证休息

妊娠期高血压孕妇可在家休息,但需注意适当减轻工作,创造安静、清洁环境,以保证充分的睡眠(8~10 h/d)。在休息和睡眠时以左侧卧位为宜,在必要时也可换成右侧卧位,但要避免平卧位,其目的是解除妊娠子宫下腔静脉的压迫,改善子宫胎盘循环。此外,孕妇精神放松、心情愉快也有助于抑制妊娠期高血压疾病的发展。因此,护士应帮助孕妇合理安排工作和生活,既不紧张劳累,又不单调郁闷。

2.调整饮食

妊娠期高血压孕妇除摄入足量的蛋白质(100 g/d 以上)、蔬菜,补充维生素、铁和钙剂外,食盐不必严格限制,因为长期低盐饮食可引起低钠血症,易发生产后血液循环衰竭,而且低盐饮食也会影响食欲,减少蛋白质的摄入,加强母儿不利;但全身水肿的孕妇应限制食盐的摄入量。

3.加强产前保健

根据病情需要适当增加检查次数,加强母儿监测措施,密切注意病情变化,防止发展为重症。同时向孕妇及其家属讲解妊娠期高血压疾病相关知识,便于病情发展时孕妇能及时汇报,并督促孕妇每天数胎动。检测体重,及时发现异样,从而提高孕妇的自我保健意识,并取得家属的支持和理解。

（三）子痫前期的护理

1.一般护理

(1)轻度子痫前期的孕妇需住院治疗,卧床休息;左侧卧位;保持病室安静,避免各种刺激。若孕妇为重度子痫前期患者,护士还应准备以下物品:呼叫器、床挡、急救车、吸引器、氧气、开口器、产包及急救药品,如硫酸镁、葡萄糖酸钙等。

(2)每 4 小时测 1 次血压,如舒张压渐上升,提示病情加重,并随时观察和询问孕妇有无头晕、头痛、恶心等自觉症状。

(3)注意胎心变化,以及胎动、子宫敏感度(肌张力)有无变化。

(4)重度子痫前期孕妇应根据病情需要,适当限制食盐摄入量(每天少于 3 g),每天或隔天测体重,每天记录液体出入量、测尿蛋白。必要时测 24 小时蛋白定量,测肝肾功能、二氧化碳结合力等项目。

2.用药护理

硫酸镁是目前治疗子痫前期的首选解痉药物。镁离子能抑制运动神经末梢对乙酰胆碱的释放,阻断神经和肌肉间的传导,使骨骼肌松弛;镁离子可以刺激血管内皮细胞合成前列环素,降低机体对血管紧张素 II 的反应,缓解血管痉挛状态,从而预防和控制子痫的发作。同时,镁离子可以提高孕妇和胎儿血红蛋白的亲和力,改善氧代谢。护士应明确硫酸镁的用药方法、毒性反应及注意事项。

(1)用药方法:硫酸镁可采用肌内注射或静脉用药。①肌内注射:通常于用药 2 小时后血液浓度达高峰,且体内浓度下降缓慢,作用时间长,但局部刺激性强,患者常因疼痛而难以接受。注射时应注意使用长针头行深部肌内注射,也可加利多卡因于硫酸镁溶液中,以缓解疼痛刺激,注射后用无菌棉球或创可贴覆盖针孔,防止注射部位感染,必要时可行局部按揉或热敷,促进肌肉组织对药物的吸收。②静脉用药:可行静脉滴注或推注,静脉用药后可使血中浓度迅速达到有效水平,用药后约 1 小时血浓度可达高峰,停药后血浓度下降较快,但可避免肌内注射引起的不适。

基于不同用药途径的特点,临床多采用两种方式互补长短。

(2)毒性反应:硫酸镁的治疗浓度和中毒浓度相近,因此在进行硫酸镁治疗时应严密观察其毒性作用,并认真控制硫酸镁的入量。通常主张硫酸镁的滴注速度以 1 g/h 为宜,不超过 2 g/h,每天维持用量15~20 g。硫酸镁过量会使呼吸和心肌收缩功能受到抑制,危及生命。中毒现象首先表现为膝反射减弱或消失,随着血镁浓度的增加可出现全身肌张力减退及呼吸抑制,严重者心跳可突然停止。

(3)注意事项:护士在用药前及用药过程中均应监测孕妇血压,同时还应监测以下指标。①膝腱反射必须存在;②呼吸不少于 16 次/分;③尿量每 24 小时不少于 600 mL,或每小时不少于25 mL,尿少提示排泄功能受抑制。由于钙离子可与镁离子争夺神经细胞上的同一受体,阻止镁离子的继续结合,因此应随时准备好 10%的葡萄糖酸钙注射液,以便出现毒性作用时及时予以解毒。10%葡萄糖酸钙 10 mL 在静脉推注时宜在 3 分钟内推完,必要时可每小时重复 1 次,直至呼吸、排尿和神经抑制恢复正常,但 2.1 小时内不超过 8 次。

(四)子痫患者的护理

子痫为妊娠期高血压疾病最严重的阶段,直接关系到母儿安危,因此子痫患者的护理极为重要。

1.协助医师控制抽搐

患者一旦发生抽搐,应尽快控制。硫酸镁为首选药物,必要时可加用强有力的镇静药物。

2.专人护理,防止受伤

在子痫发生后,首先应保持患者的呼吸道通畅,并立即给氧,用开口器或于上、下磨牙间放置一缠好纱布的压舌板,用舌钳固定舌头,以防咬伤唇舌或发生舌后坠;使患者取头低侧卧位,以防黏液吸入呼吸道或舌头阻塞呼吸道,也可避免发生低血压综合征;必要时,用吸引器吸出喉部黏液或呕吐物,以免窒息。在患者昏迷或未完全清醒时,禁止给予一切饮食和口服药,防止误入呼吸道而致吸入性肺炎。

3.减少刺激,以免诱发抽搐

患者应安置于单人暗室,保持绝对安静,以避免声、光刺激;一切治疗活动和护理操作尽量轻柔且相对集中,避免干扰患者。

4.严密监护

密切注意血压、脉搏、呼吸、体温及尿量(留置导尿管)、记录出入量,及时进行必要的血、尿化验和特殊检查,及早发现脑出血、肺水肿、急性肾衰竭等并发症。

5.为终止妊娠做好准备

子痫发作者往往在发作后自然临产,应严密观察并及时发现产兆,且做好母子抢救准备。如经治疗病情得以控制仍未临产者,应在孕妇清醒后 24~48 小时内引产,或子痫患者经药物控制后 6~12 小时,需考虑终止妊娠。护士应做好终止妊娠的准备。

(五)妊娠期高血压疾病的护理

妊娠期高血压疾病孕妇的分娩方式应根据母儿的情形而定。若决定经阴道分娩,在第一产程中,应密切监测患者的血压、脉搏、尿量、胎心和子宫收缩情况,以及有无自觉症状;血压升高时应及时与医师联系;在第二产程中应尽量缩短产程,避免产妇用力,初产妇可行会阴侧切并用产钳助产;在第三产程中,需预防产后出血,在胎儿娩出前肩后立即静脉推注缩宫素(禁用麦角新碱),及时娩出胎盘并按摩宫底,观察血压变化,重视患者的主诉。病情较重者于分娩开始即需开放静脉。胎盘娩出后测血压,病情稳定者,方可送回病房。重症患者产后应继续硫酸镁治疗 1~2 天,产后 21 小时至 5 天内仍有发生子痫的可能,故不可放松治疗及其护理措施。

妊娠期高血压疾病孕妇在产褥期仍需继续监测血压,产后 48 小时内应至少每 4 小时观察 1 次血压,即使产前未发生抽搐,产后 48 小时也有发生的可能,故产后 48 小时内仍应继续硫酸镁的治疗和护理。使用大量硫酸镁的孕妇,产后易发生子宫收缩乏力,恶露较常人多,因此应严密观察子宫复旧情况,严防产后出血。

九、护理效果评价

(1)妊娠期高血压孕妇休息充分,睡眠良好,饮食合理,病情缓解,未发展为重症。

(2)子痫前期预防病情得以控制,未发生子痫及并发症。

(3)妊娠期高血压孕妇分娩经过顺利。

(4)治疗中,患者未出现硫酸镁的中毒反应。

(张爱玲)

第十二节　妊娠合并心脏病

一、疾病概述

妊娠合并心脏病是严重的妊娠合并症,在我国孕产妇死因中居第二位。妊娠期、分娩期及产褥期均可使心脏病者的心脏负担加重而诱发心力衰竭,是造成孕产妇死亡的主要原因之一,因此产科工作者必须高度重视。目前,先天性心脏病居妊娠合并心脏病原因的首位,其次是风湿性心脏病。

(一)妊娠期、分娩期及产褥期对心脏病的影响

1.妊娠期

妊娠期孕妇血容量自孕 6~8 周逐渐增加,至孕 32~34 周达高峰,比非孕期增加 30%~45%,随着血容量增加,心排血量增加,心率加快,心脏负担加重。妊娠晚期,子宫增大,膈肌上升,使心脏向左上方移位,致大血管扭曲,心脏负担进一步加重。

2.分娩期

此期心脏负担最重。第一产程:宫缩一次,有 250~500 mL 血液被挤至体循环,回心血量增加,心脏负担增加。第二产程:宫缩强度进一步加强,加之产妇屏气用力,腹肌及骨骼肌收缩,使肺循环压力及腹压增加,内脏血液大量涌向心脏,此期心脏负担最重。第三产程:胎儿娩出后,腹压骤减,大量血液向内脏血管灌注,回心血量骤减;胎儿、胎盘娩出后,子宫迅速缩小,胎盘循环停止,子宫血窦内大量的血液进入体循环,回心血量骤增,造成血流动力学急剧改变,使心脏负担加重,诱发心脏病孕妇出现心力衰竭。

3.产褥期

产后 3 天内仍是心脏负担较重时期,除宫缩使部分血液进入体循环外,妊娠期产妇组织内潴留的液体也回到体循环,使血容量再度增加,诱发心力衰竭。

由此可知,妊娠 32~34 周、分娩期及产褥期的最初 3 天内,心脏负担加重,是心脏病孕妇最易发生心力衰竭的危险时期,应加强监护。

(二)心脏病对妊娠的影响

心脏病不影响受孕,但较重的心脏病患者妊娠后心功能恶化,易致流产、早产、死胎、胎儿生长受限、胎儿宫内窘迫及新生儿窒息发生率明显增高,围产儿死亡率是正常妊娠的 2~3 倍。

二、护理评估

(一)健康史

(1)妊娠前有无心脏病和风湿热的病史,既往心脏病的治疗经过及心功能状态等。

(2)有无劳力性呼吸困难、夜间端坐呼吸、咯血、胸闷、胸痛等心功能异常的症状。

(3)了解有无妊娠期高血压疾病、重度贫血、上呼吸道感染等诱发心力衰竭的因素。

(二)身体状况

1.症状评估

心脏病孕妇心功能分级如下。

(1)Ⅰ级:一般体力活动不受限制。

(2)Ⅱ级:一般体力活动稍受限制,活动后心悸、轻度气短,休息时无症状。

(3)Ⅲ级:一般体力活动显著受限制,休息时无不适,轻微日常工作即感不适、心悸、呼吸困难或既往有心力衰竭史者。

(4)Ⅳ级:一般体力活动严重受限制,不能进行任何活动,休息时仍有心悸、呼吸困难等心力衰竭表现。

早期心力衰竭表现如下:①轻微活动后出现胸闷、心悸、气短;②休息时心率每分钟超过110 次,呼吸每分钟超过 20 次;③夜间常因胸闷而坐起呼吸或到窗口呼吸新鲜空气;④肺底部出现少量持续性湿啰音,咳嗽后不消失。

2.护理检查

可有以下体征:①Ⅱ级或Ⅲ级以上收缩期杂音;②舒张期杂音;③严重心律失常;④心脏扩大。

3.辅助检查

(1)心电图:心电图提示心律失常或心肌损害。

(2)X 线检查:显示心脏扩大,个别心腔扩大。

(3)超声心动图检查:显示心肌肥厚、瓣膜运动异常、心内结构畸形。

(4)产科 B 超检查:了解胎儿的大体情况及生物物理评分。

(5)胎儿电子监护仪:预测子宫内胎儿储备能力,评估胎儿健康。

(三)心理-社会状况

患者常因担心妊娠期间病情加重影响胎儿发育,而感到紧张、恐惧不安,也担心自己无法承受妊娠和分娩带来的风险而出现生命危险。分娩时,恐惧、害怕、宫缩痛及缺氧,使患者烦躁不安,不易与医护合作。

(四)处理要点

根据心功能分级确定是否能妊娠,不宜妊娠者应及时终止妊娠;可妊娠者需加强妊娠期检查及监测。妊娠晚期提前选择适宜的分娩方式,心功能较好、胎位正常、子宫颈条件良好者可行阴道分娩;而心功能分级Ⅲ~Ⅳ级、胎儿偏大、产道异常或有其他并发症者应选择剖宫产。产褥期注意休息及预防感染,心功能Ⅲ级以上者不宜哺乳。

三、护理诊断

(一)焦虑
与担心母儿安危有关。

(二)自理能力缺陷
与心功能不全需卧床休息有关。

(三)活动无耐力
与心排血量下降有关。

(四)潜在并发症
心力衰竭、感染或洋地黄中毒。

四、护理措施

(一)一般护理
(1)列入高危妊娠门诊,加强产前检查,及时了解心脏功能及胎儿情况,发现心力衰竭立即入院治疗。

(2)休息:每天保证至少10小时睡眠时间,采取左侧卧位或半卧位。

(3)饮食:高蛋白质、高维生素、低盐、低脂饮食,多吃水果和蔬菜,预防便秘,每周体重增长不超过0.5 kg。

(4)预防心力衰竭:除加强上述各项护理外,还要预防和及时治疗感染、贫血、妊娠期高血压疾病等影响心功能的因素。

(二)病情观察
监测心率、呼吸、液体出入量及胎动计数,如有发热、心悸、气促、咳嗽、水肿等不适及时报告医师。

(三)对症护理
1.妊娠期

(1)终止妊娠:心功能Ⅲ～Ⅳ级不宜妊娠者,应于孕12周前行人工流产;妊娠12周以上者在控制心力衰竭的基础上行引产术;妊娠已达28周以上者,引产风险太大,应在内科生配合下严密监护,积极防治心力衰竭,使之度过妊娠期与分娩期。

(2)心力衰竭防治:注意休息,营养科学合理。妊娠早期不主张预防性使用洋地黄,早期心力衰竭者可给予地高辛治疗以减少药物的毒性反应;而妊娠晚期治疗原则是待心力衰竭控制后及早剖宫产结束妊娠,挽救生命。

2.分娩期

(1)分娩方式的选择:心功能Ⅲ～Ⅳ级且有产科指征者,宜选择剖宫产,术时上半身抬高30°,以防出现仰卧位低血压综合征;不宜再妊娠者,同时行输卵管结扎术。而心功能Ⅰ～Ⅱ级且胎儿不大且胎位正常、子宫颈条件好者,可在严密监护下经阴道试产。

(2)第一产程:专人护理,积极与产妇沟通,消除紧张情绪;指导患者深呼吸或按摩腹部以减轻因宫缩引起的腹部不适;充分休息,保存体力,适当镇静;注意控制输液速度,避免增加心脏负担;监测母儿情况及产程进展,做好剖宫产术前准备。

（3）第二产程：避免屏气用力，会阴侧切下行阴道助产，缩短第二产程。

（4）第三产程：胎儿娩出后，产妇腹部用沙袋加压，防止腹压骤降，诱发心力衰竭。应用缩宫素防止产后出血，但禁用麦角新碱，因其可升高静脉压诱发心力衰竭。必要时输血、输液。

3.产褥期

产后 3 天仍是发生心力衰竭的危险期，要求产妇充分卧床休息 1～2 周；心功能Ⅲ～Ⅳ级者不宜哺乳，及时回乳并指导家属人工喂养；常规应用抗生素至产后 1 周。

（四）心理护理

加强心理安慰，避免孕妇情绪紧张和过度激动，保持平稳豁达心情。

（五）健康教育

（1）心功能达Ⅲ级或以上、有心力衰竭史者不宜妊娠，指导选择有效避孕方法或绝育。

（2）按产妇心功能情况的不同，帮助制订家庭康复计划，指导婴儿的喂养及护理。教会产妇心功能自我监护方法。

（3）出院后注意休息，保持情绪稳定，避免过度劳累。

（张爱玲）

第十三节　妊娠合并糖尿病

妊娠合并糖尿病属高危妊娠，对母儿均有较大危害。可分为妊娠期糖尿病与妊娠合并糖尿病，妊娠期糖尿病系指在妊娠期首次发现或发生的糖代谢异常，该类占妊娠合并糖尿病的 80％ 以上，占妊娠总数的 1％～5％，在产后大部分可以恢复，但仍有约 33.3％ 的病例 5～10 年后转为糖尿病。妊娠合并糖尿病系指在原有糖尿病的基础上并合妊娠，或妊娠前为隐性糖尿病、妊娠后发展为糖尿病。妊娠对糖尿病和糖尿病对妊娠和母儿的影响都很大。

一、护理评估

（一）病史

评估糖尿病病史及糖尿病家族史，有无复杂性外阴阴道假丝酵母菌病、不明原因反复流产、死胎、巨大儿或分娩足月新生儿呼吸窘迫综合征儿史、胎儿畸形、新生儿死亡等不良孕产史等；本次妊娠经过、病情控制及目前用药情况；有无胎儿偏大或羊水过多等潜在高危因素。同时，注意评估有无肾、心血管系统及视网膜病变等合并症情况。

（二）身心状况

1.症状与体征

评估孕妇有无糖代谢紊乱综合征，即"三多一少"症状（多饮，多食，多尿，体重下降），重症者症状明显。孕妇有无皮肤瘙痒，尤其外阴瘙痒。因高血糖可导致眼房水，晶体渗透压改变而引起眼屈光改变，患病孕妇可出现视力模糊。评估糖尿病孕妇有无产科并发症，如低血糖、高血糖、妊娠期高血压疾病、酮症酸中毒、感染等。确定胎儿宫内发育情况，注意有无巨大儿或胎儿生长受限。分娩期重点评估孕妇有无低血糖及酮症酸中毒症状，如心悸、出汗、面色苍白、饥饿感或出现恶心、呕吐、视力模糊、呼吸快且有烂苹果味等。评估静脉输液的性质与速度。监测产程的进展、子宫收缩、胎心音、母体生命体征等有无异常。产褥期主要评估有无低血糖或高血糖症状,有无产后出血及感染征兆,评估新生儿状况。

2.妊娠合并糖尿病分期

目前采用 1994 年美国妇产科医师协会(ACOG)推荐的分类,其中 B-H 分类按照普遍使用的 White 分类法。根据糖尿病的发病年龄、病程、是否存在血管合并症、器官受累等情况进行分期,有助于估计病情的严重程度及预后。

A 级:妊娠期出现或发现的糖尿病。

B 级:显性糖尿病,20 岁以后发病,病程<10 年,无血管病变。

C 级:发病年龄在 10～19 岁,或病程达 10～19 年,无血管病变。

D 级:10 岁以前发病,或病程≥20 年,或者合并单纯性视网膜病。

F 级:糖尿病肾病。

R 级:有增生性视网膜病变。

H 级:糖尿病性心脏病。

此外,根据母体血糖控制情况进一步将 GDM 分为 A_1 与 A_2 两级,如下。

A_1 级:空腹血糖(FBG)<5.8 mmol/L,经饮食控制,餐后 2 小时血糖<6.7 mmol/L。A_1 级 GDM 母儿合并症较少,产后糖代谢异常多能恢复正常。

A_2 级:经饮食控制,FBG≥5.8 mmol/L,餐后 2 小时血糖≥6.7 mmol/L,妊娠期需加用胰岛素控制血糖。A_2 级 GDM 母儿合并症较多,胎儿畸形发生率增加。

3.心理-社会评估

由于糖尿病疾病的特殊性,应评估孕妇及家人对疾病知识的了解程度,认知态度,有无焦虑、恐惧心理,社会及家庭支持系统是否完善等。

(三)诊断检查

1.血糖测定

两次或两次以上空腹血糖≥5.8 mmol/L。

2.糖筛查试验

用于 GDM 筛查,建议孕妇于妊娠 24～28 周进行。方法:葡萄糖 50 g 溶于 200 mL 水中,5 分钟内口服完,服后 1 小时测血糖≥7.8 mmol/L(140 mg/dL)为糖筛查异常;如血糖≥11.2 mmol/L 的孕妇,则 GDM 可能性大。对糖筛查异常的孕妇需进一步查空腹血糖,如异常即可确诊,如正常需进行葡萄糖耐量试验。

3.OGTT(75 g 糖耐量试验)

禁食 12 小时后,口服葡萄糖 75 g。血糖值诊断标准:空腹5.6 mmol/L,1 小时 10.3 mmol/L,2 小时 8.6 mmol/L,3 小时6.7 mmol/L,若其中有 2 项或 2 项以上达到或超过正常值者,即可诊断为 GDM;如 1 项高于正常值,则诊断为糖耐量异常。

4.其他

肝肾功能检查,24 小时尿蛋白定量,尿酮体及眼底等相关检查。

二、护理诊断

(一)营养失调:高于机体需要量

其与摄入超过新陈代谢的需要量有关。

(二)焦虑

其与担心婴儿安危有关。

(三)有感染的危险

其与糖尿病白细胞多种功能缺陷,杀菌作用明显降低有关。

三、护理目标

(1)护理对象妊娠、分娩经过顺利,母婴健康。

(2)孕妇能列举有效的血糖控制方法,保持良好的自我照顾能力。

(3)出院时,产妇不存在感染的征象。

四、护理措施

(一)一般护理

糖尿病孕妇的饮食控制是治疗护理的关键,每天热量以 150 kJ/kg(36 kcal/kg)为宜,其中蛋白质12%~20%[(1.5~2) g/kg],碳水化合物 40%~50%,脂肪 30%~35%,并补充维生素、铁、钙,但要限制含糖多的薯类、水果。多吃蔬菜和豆制品,使血糖维持在6.11~7.77 mmol/L水平,以孕妇无饥饿感为理想。在分娩期应尽量鼓励进食,保证热量供应,预防低血糖。在产后轻型糖尿病的产妇,应根据以上原则多加汤类食品,以促进泌乳。适当的运动可降低血糖,提高对胰岛素的敏感性,保持体重不至过重,有利于控制血糖和正常分娩,运动方式可选择极轻度运动(如散步)和轻度运动(中速步行),每天至少 1 次,每次 20~40 分钟。产后可做产后保健操。因糖尿病致白细胞多种功能缺陷、抵抗力下降,应注意预防感染,生活环境要清洁、舒适、空气清新、温度适宜,衣着适时调节,预防感冒和上呼吸道感染,注意口腔卫生,尤其产后要加强卫生宣教,改变传统的不能刷牙的习惯,预防口腔感染。糖尿病因尿糖的刺激,易引发外阴炎、阴道炎及泌尿系统感染,故应每天清洗外阴,保持清洁、干燥,以达到预防感染的目的。重型糖尿病产妇不宜哺乳,应给予回奶,在回奶过程中要做好乳房护理,预防乳腺炎。

(二)病情观察

在妊娠期定期进行产前检查,监护胎儿生长发育,通过 B 超检查及时发现畸形及巨大儿,教会孕妇自我监护,学会数胎动的方法,如发现胎动异常应及时到医院做 NST 监护,了解胎盘功能,预防胎死宫内。对孕妇定期查尿糖、血糖以了解病情,分娩期要严密观察产程进展,因糖尿病可致宫缩乏力,导致产程延长,消耗更多的能量。应注意生命体征变化,如出现头晕、全身出冷汗、脉搏加速,提示可能发生低血糖或酮症酸中毒,应通知医师进行处理。产程延长可导致胎儿窘迫,要严密观察胎心,必要时连续进行电子监护,如出现胎心晚期减速,提示胎儿窘迫,应通知医师采取结束分娩的措施。宫缩乏力是产后出血的重要原因,胎儿娩出后应观察产后出血的情况。在产褥期要观察体温变化和恶露的量、颜色、气味、腹痛,以早发现产后感染。如采取剖宫产、会阴切开应观察刀口愈合情况,如有红肿,阴道极易受念珠菌感染,如出现充血、奇痒、分泌物增多,可能为真菌或其他细菌感染,应通知医师处理。

(三)对症护理

妊娠合并糖尿病的孕、产妇,重症者心情紧张,担心巨大儿发生难产,惧怕剖宫产,害怕产程进展不顺利及产后发生并发症等,针对这种心理状态,应耐心给产妇讲解糖尿病的有关知识和目前对本病的治疗水平,使孕妇对分娩充满信心,以愉快的心情接受分娩。糖尿病孕、产妇往往出现多吃、多尿症状,有时有饥饿感,要向产妇说明控制饮食的重要性,使其主动与医护人员配合,接受饮食疗法。如发生外阴炎、阴道炎,产妇外阴痛、痒,应保持外阴清洁,根据不同的菌种感染给予不同的药物治疗,外阴清洗后局部涂以药膏,可适当加止痒剂,垫以柔软的会阴垫,保护皮肤不受损伤。

(四)治疗护理

(1)糖尿病的治疗基础是饮食控制。

(2)药物治疗:不选用磺胺类及双胍类降糖药,因其能通过胎盘引起胎儿畸形或导致胎儿低血糖死亡。常选用胰岛素治疗:因不通过胎盘,对胎儿无影响,应用胰岛素的过程中,应遵医嘱给予准确计量,如出现面色苍白、出汗、心悸、颤抖、有饥饿感以致昏迷等,应立即通知医师,并查尿糖、血糖、尿酮体,以确定是否发生低血糖或酮症酸中毒。可立即口服葡萄糖水或静脉注射葡萄糖 40~60 mL,如为酮症酸中毒则应遵医嘱给予胰岛素治疗,目前主张小剂量疗法,首次剂量为 0.2 U/(kg·g)静脉点滴,至酸中毒纠正后改皮下注射。分娩后由于抗胰岛素激素迅速下降,故产后 24 小时内胰岛素用量应减少至原用量的一半,第 2 天以后约为 2/3 原用量。

(3)在分娩过程中要严格执行无菌技术,并用广谱抗生素预防感染,胎儿前肩娩出后立即注射缩宫素,预防产后出血。

(4)妊娠 35 周即应住院严密监护,在结束分娩前应促进胎儿肺成熟,即每天静脉点滴地塞米松 10~20 mg,连用 2 天,以减少新生儿呼吸困难综合征。新生儿出生后极易发生低血糖,故新生儿出生后 30 分钟开始服 25%葡萄糖,一般 6 小时血糖恢复正常。若一般状态差,应按医嘱给予 25%葡萄糖液静脉滴注。

(5)有剖宫产指征者一般选择在 36~38 周终止妊娠,应做好术前准备。

五、护理效果评价

(1)妊娠期糖尿病孕、产妇,产后应定期到医院检查尿糖、血糖,在内分泌科医师的指导下继续观察或治疗,以预防 5~10 年发展为糖尿病。

(2)妊娠合并糖尿病者分娩后,可在医师的指导下继续药物治疗,严格控制饮食,运用运动疗法,产褥期坚持产后保健操,产褥期后应加大运动量,以控制体重。

(3)学会自我检查尿糖的方法,以控制病情发展。要做好避孕,重型者不宜再次妊娠。

(张爱玲)

第十四节　妊娠合并贫血

一、疾病概述

妊娠合并贫血(pregnancy complicated with anemia)是妊娠期常见并发症之一。当红细胞计数<$3.5×10^{12}$/L,或血红蛋白<100 g/L,或血细胞比容在 0.30 以下时,可诊断为妊娠合并贫血。其中以缺铁性贫血最常见,其次是由于叶酸或维生素 B_{12} 缺乏引起的巨幼红细胞性贫血。

（一）贫血对妊娠的影响

轻度贫血一般影响不大，但中、重度贫血可降低孕妇的抵抗力，对出血的耐受力降低，分娩及剖宫产手术风险增高，严重可导致贫血性心脏病、产后出血、失血性休克、产褥感染等并发症，危及孕产妇生命，还可导致子宫缺血，影响胎儿的正常发育，胎儿可出现子宫内发育迟缓、窘迫、死胎、早产、新生儿窒息等。

（二）妊娠对贫血的影响

妊娠期会出现生理性贫血；因胎儿对铁剂的需求量增加，贫血会加重。

二、护理评估

（一）健康史

（1）孕前有无月经过多、寄生虫病或消化道疾病等慢性失血史。

（2）有无妊娠呕吐或慢性腹泻、双胎、铁剂吸收不良、偏食等导致营养不良和缺铁病史。

（二）身体状况

1.症状评估

了解孕妇有无面色苍白、头晕、眼花、耳鸣、心慌、气短、乏力、食欲缺乏、腹胀等贫血症状；了解有无手趾及脚趾麻木、健忘、表情淡漠、易出血、易感染等特殊症状。

2.护理检查

可见皮肤黏膜苍白、指甲脆薄、毛发干燥、口腔炎及舌炎等。

3.辅助检查

（1）血常规检查：缺铁性贫血为小细胞低色素性贫血；巨幼红细胞性贫血呈大细胞性贫血；再生障碍性贫血以全血细胞减少为特征。

（2）血清铁浓度测定：血清铁$<6.5\ \mu mol/L$。

（3）叶酸、维生素 B_{12} 测定：血清叶酸$<6.8\ nmol/L$ 或红细胞叶酸$<227\ nmol/L$。

（4）骨髓检查：缺铁性贫血示红细胞系增生，分类见中、晚幼红细胞增多，含铁血黄素及铁颗粒减少或消失；巨幼红细胞性贫血骨髓红细胞系明显增生，可见典型的巨幼红细胞；再生障碍性贫血示多部位增生减低，有核细胞少。

（三）心理-社会状况

孕妇因担心胎儿及自身健康而焦虑。

（四）处理要点

积极纠正贫血，预防感染，防止胎儿生长受限、胎儿宫内窘迫及产后出血等并发症发生。

三、护理诊断

（一）知识缺乏

与缺乏妊娠合并贫血的保健知识及服用铁剂相关的知识有关。

（二）活动无耐力

与贫血引起的疲倦有关。

（三）有胎儿受伤的危险

与母体贫血，供应胎儿氧及营养物质不足有关。

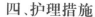

四、护理措施

(一)一般护理

(1)合理安排活动与休息,避免因头晕、乏力而发生摔倒等意外;加强孕期营养,补充高铁、高蛋白质、高维生素 C 的食物。

(2)住院期间加强口腔、外阴、尿道的卫生清洁;接生过程严格无菌操作,产后做好会阴护理,按医嘱给予抗生素预防感染。

(二)病情观察

观察治疗后症状改善情况,注意体温变化及胎动、胎心变化,有异常及时报告处理。

(三)对症护理

(1)补充铁剂:硫酸亚铁 0.3 g,每天 3 次,同时服维生素 C 300 mg 或 10% 稀盐酸 0.5～2 mL 促进铁吸收,宜饭后服用。

(2)补充叶酸:巨幼红细胞性贫血者可每天口服叶酸 15 mg,同服维生素 B_{12} 至贫血改善。

(3)输血:多数患者无须输血,若血红蛋白<60 g/L,需剖宫产及再生障碍性贫血患者可少量、多次输浓缩红细胞或新鲜全血,输液速度宜慢。

(4)产科处理:如果胎儿情况良好,宜选择经阴道分娩,分娩时应尽量减少出血,防止产程延长、产妇疲乏,必要时可行阴道助产以缩短第二产程。产后应用宫缩剂防止产后出血,并给予广谱抗生素预防感染。此外,贫血极严重或有其他并发症者不宜哺乳。

(四)心理护理

告知孕妇,贫血是可以改善的,只要积极治疗可防止胎儿损伤,减少思想顾虑,缓解不安情绪。

(五)健康教育

(1)孕前应积极治疗失血性疾病,如月经过多、寄生虫病等。

(2)注意孕期营养,多吃木耳、紫菜、动物肝脏、豆制品等含铁丰富的食物,12 周起应适当补充铁剂;服铁剂时禁忌饮浓茶;抗酸药物影响铁剂效果,应避免服用。

(3)定期产检,发现贫血及时纠正。

(张爱玲)

第十五节　妊娠合并肾脏疾病

一、急性肾盂肾炎

妊娠合并肾脏疾病中最常见的是急性肾盂肾炎,其发病率为 1%～2%。病变常为双侧,若发病于单侧,则以右侧最多见。若治疗不及时、不彻底,可以反复发作致慢性肾盂肾炎。引起肾盂肾炎的细菌 80% 以上为革兰阴性杆菌,其中多数为大肠埃希菌。感染途径 85% 以上为上行性,少数通过淋巴或血行感染。

(一)妊娠期肾盂肾炎的患病因素

妊娠期,雌激素的作用使输尿管、肾盂、肾盏及膀胱肌层增厚,孕激素则使平滑肌松弛,输尿管扩张,蠕动减弱,尿流缓慢。若尿液在肾盂、输尿管及膀胱内潴留,易导致细菌繁殖而感染。由于结肠右曲与右侧肾脏之间有较多淋巴管相通,妊娠后肠蠕动缓慢,为细菌侵入泌尿系统提供了有利条件。妊娠期增大的子宫向上推移膀胱,易造成排尿不畅或尿潴留;子宫向右旋压迫盆腔入口处输尿管,形成机械性梗阻,尿液流通不畅,故右侧肾盂肾炎发病率高。

妊娠期尿液中葡萄糖、氨基酸及水溶性维生素等营养物质增多,有利于细菌生长。另外,女性尿道短,尿道口接近肛门,易被细菌污染。此外,妊娠期抵抗力降低和免疫性肾损害也是炎症发生的诱因。

(二)肾盂肾炎对妊娠的影响

妊娠早期急性肾盂肾炎若有高热,可引起流产或胎儿神经管发育缺陷,无脑儿的发病率明显增加。妊娠期急性肾盂肾炎有3%可能发生中毒性休克,引起早产、死胎。

(三)临床表现

妊娠合并肾盂肾炎常发生在妊娠中后期或产褥期;起病急骤,突然出现寒战、高热(体温常达39～40 ℃,也可低热)、头痛、全身酸痛、无力、食欲缺乏、恶心、呕吐等症状;单侧或双侧腰痛或肾区不适;常有尿频、尿急、尿痛等膀胱刺激征。检查肾区有压痛及叩击痛。可有脓尿或血尿。但也有7%的孕妇为无症状性菌尿,又称隐匿性泌尿系统感染,即有真性菌尿而无尿路感染的症状,若不治疗20%～40%将发展为急性肾盂肾炎。

(四)诊断

根据临床表现,血液中白细胞和中性粒细胞增高,尿常规检查发现白细胞显著增加,有白细胞管型,尿细菌学检查阳性,确诊并不困难。

(五)治疗原则

一旦确诊应立即住院治疗。治疗原则是抗感染及保持尿液通畅。

1.急性期

应卧床休息,采用健侧卧位,以减少子宫对输尿管的压迫,使尿液引流通畅。多饮水,每天不少于3 000 mL,保持24小时尿量在2 000 mL以上。

2.抗感染治疗

最好根据中段尿培养及药物敏感试验选择抗生素。选用抗革兰阴性杆菌,对胎儿无不良影响,肾毒性较小的抗生素,如氨苄西林、头孢菌素类药物,不宜用氯霉素、四环素、氟喹诺酮类,慎用氨基糖苷类等。此外,还可给予清热、泻火、利水、通淋为主的中药,如八珍汤加减等。

(六)护理诊断

1.体温过高

体温过高与细菌感染有关。

2.排尿障碍

排尿障碍与泌尿系统感染有关,表现为尿频、尿急、尿痛。

3.知识缺乏

缺乏妊娠期预防尿路感染的卫生知识。

4.潜在并发症

(1)感染性休克:感染性休克与严重感染引起败血症有关,可表现为体温不升、低血压等。

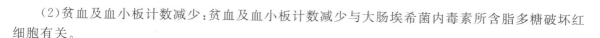

（2）贫血及血小板计数减少：贫血及血小板计数减少与大肠埃希菌内毒素所含脂多糖破坏红细胞有关。

（3）慢性肾炎：慢性肾炎与急性肾炎治疗不彻底、反复发作有关。

（七）护理措施

1.妊娠期

（1）加强卫生宣教，指导孕妇注意个人卫生，勤换内衣裤，每天清洗外阴、肛周皮肤。便后用纸应自前向后，避免肠道细菌污染外阴，减少感染机会。

（2）注意加强营养，防止贫血，增强机体抵抗力。

（3）加强产前检查，重视孕期监护，常规检查尿常规，向孕妇及其家属强调妊娠期泌尿系统感染的危害，对无症状细菌尿也必须坚持治疗，否则易发展成急性肾盂肾炎。同时对已存在的其他感染病灶要积极治疗。

（4）确诊后需入院治疗。急性发作期应卧床休息，尽量勿站立或坐直，保持心情舒畅，减少焦虑，以缓解尿路刺激征；尽量多饮水、勤排尿，以不断冲洗尿路，减少细菌在尿路停留。指导患者进行膀胱区按摩或热敷，以减少局部痉挛，减轻疼痛。给清淡、营养、易消化的食物，促进大便通畅，避免肠道细菌侵入输尿管而引起感染。高热者补充水分，用冰敷、乙醇擦浴等物理降温，或遵医嘱用药，注意观察体温、尿液变化，有无腰痛加剧等。

（5）遵医嘱使用肾毒性小、对孕妇和胎儿无影响的抗生素，向孕妇及其家属讲解彻底治疗的重要性。急性肾盂肾炎经治疗体温虽降至正常，但尿中细菌未清除，不能急于停药，须经尿培养三次阴性后方可停药。

（6）注意胎心音变化及有无子宫收缩，教会孕妇自数胎动，急性期要警惕流产、早产、胎膜早破、胎死宫内等意外。

2.分娩期

（1）减轻孕妇心理负担，为孕妇提供安静、清洁、舒适的环境，指导孕妇注意外阴清洁，增加会阴清洗次数。

（2）定时测生命体征，严密观察产程进展，注意胎心音变化。

（3）尽量减少阴道检查次数，避免不必要的导尿操作，若必须进行阴道检查或导尿操作，应严格遵守无菌操作规程，避免将细菌带入阴道或尿道口，造成上行性感染。

3.产褥期

（1）加强产后护理，鼓励产妇产后2～4小时排尿，避免尿潴留。

（2）保持外阴清洁，每天外阴消毒至少2次，指导产妇垫消毒会阴垫，穿干净内裤，防止细菌滋长。

（3）指导产妇加强营养，增强抗病能力。对无症状菌尿或炎症未彻底治愈者，严格遵医嘱治疗。

二、慢性肾小球肾炎

慢性肾小球肾炎（简称慢性肾炎）是一组以血尿、蛋白尿、高血压和水肿为临床表现的肾小球疾病。慢性肾炎可由于急性肾炎治疗不彻底转变而来，也有无急性肾炎病史，一经发现即为慢性阶段。肾穿刺活检发现妊娠并有高血压的患者中，20%有慢性肾脏的病变。

(一)妊娠对慢性肾炎的影响

(1)妊娠期随着血容量的增加,肾血流量和肾小球的滤过率相应增加,孕中期肾血流量比非孕期增加30%～50%,但孕期尿素氮及肌酐的产生不变,故孕期血尿素氮及肌酐的含量相对下降。非孕期血清尿素氮正常值上限为4.64 mmol/L,4个月后为3.21 mmol/L;血清肌酐非孕期正常值上限为61.88 μmol/L,孕期为44.2～53.04 μmol/L。因此,孕妇有轻度肾功能损害时,血清尿素氮和肌酐仍然可以在正常范围,影响病情判断。

(2)妊娠能使已有的慢性肾炎加重,肾功能轻度异常的患者,产后即恢复正常。由于妊娠期血液处于高凝状态,多种凝血因子增加,纤维蛋白原增加,而纤溶活性反而降低,使机体易发生纤维蛋白沉积和新月体的形成。如果并发高血压疾病,则使肾血管痉挛,肾血流量减少,这些都加重了肾脏受损,导致肾衰竭。严重肾功能异常者,妊娠后肾功能急剧恶化,产后很难恢复到妊娠前状况。

(二)慢性肾炎对妊娠的影响

慢性肾炎对母儿的影响根据病变程度、病程长短及有无并发症和合并症而定。病变早期病情轻,仅有蛋白尿,无高血压,血清肌酐不超过132.6 μmol/L,则对母儿影响较小;但慢性肾炎病程长,病情重者,由于胎盘绒毛血管有纤维素样物质沉积,母体螺旋动脉硬化,胎盘供血不足,母儿物质交换受阻,影响胎儿宫内发育,另外由于肾脏病变使蛋白漏出,母体血浆蛋白低,也影响胎儿宫内发育,造成宫内发育受限,甚至胎死宫内。慢性肾炎由于血管病变易发生高血压疾病、氮质血症,使肾功能进一步恶化,使流产、死胎、死产的发生率增加,围产儿死亡率增加。

(三)临床表现

慢性肾炎一般病程较长,临床表现各不相同,差异较大。早期可无症状,仅出现轻度蛋白尿和镜下血尿。随着病变加重出现水肿、高血压、贫血,部分出现大量蛋白尿和肉眼血尿,甚至出现肾功能不全,自觉症状可有头痛、心悸、夜尿多等。

(四)诊断

根据既往有慢性肾炎病史,临床表现,尿液化验中有蛋白、管型及红细胞,血液检查血浆蛋白低,清蛋白/球蛋白(A/G)倒置,尿素氮增高,可诊断。但即使无肾炎病史,若妊娠20周以前出现水肿、蛋白尿、高血压,也应考虑慢性肾炎;若在妊娠晚期则易与妊娠期高血压疾病混淆。

(五)处理原则

(1)非孕期根据病情确定是否妊娠,对有蛋白尿,血压高于20/13.3 kPa(150/100 mmHg),或有氮质血症者不宜妊娠。由于妊娠合并严重慢性肾炎使孕妇肾脏负担加重,引起高血压,大多数中途流产或成为死胎,故已妊娠者,应及时终止妊娠。

(2)妊娠期轻症患者,绝大多数妊娠、分娩经过顺利,胎儿预后良好,可考虑继续妊娠。继续妊娠者按高危妊娠处理,提前住院,并同内科医师协同全面监护母儿情况;积极防治妊娠期高血压疾病,密切观察肾功能改变,若治疗过程中病情恶化,应及时终止妊娠。若孕妇病情稳定,胎儿生长良好,可于妊娠38周终止妊娠。但若胎盘功能减退,则应早期适时终止妊娠。

(六)护理诊断

1.体液过多

体液过多与肾小球滤过率下降导致水、钠潴留等有关。

2.焦虑

焦虑与预后不良有关。

3.营养不良

营养不良与疾病致蛋白丢失有关。

4.潜在并发症

(1)有宫内发育迟缓、死胎的危险:有宫内发育迟缓、死胎的危险与胎盘功能减退、合并妊娠期高血压疾病等有关。

(2)慢性肾衰竭:慢性肾衰竭与妊娠使疾病发展有关。

(3)胎盘早剥:胎盘早剥与母体动脉硬化,引起胎盘毛细血管缺血坏死或破裂出血有关。

(4)妊娠期高血压疾病:妊娠期高血压疾病与慢性肾炎血管病变有关。

(七)护理措施

1.妊娠期

(1)指导孕妇保证充足的休息。加强营养,低盐或无盐饮食,注意补充蛋白质和维生素,注意既满足妊娠需要而又不增加肾脏负担。

(2)加强孕期监护,严密观察病情变化,定期测体重、血压,协助医师定期监测血、尿常规、血清肌酐和尿素氮,了解肾功能受损程度。

(3)密切观察胎儿生长发育及宫内情况,指导孕妇数胎动,注意胎心音变化,定期测定血或尿雌三醇、胎心监护及B超等,以了解胎盘功能并进行胎儿生物物理评分。

(4)注意观察有无早产征象,有无腹痛、阴道流血、胎动异常等胎盘早剥征象,有无头痛、头晕、胸闷、恶心及视物模糊等先兆子痫征象。如有异常,及时与医师联系,并做好积极治疗准备。

(5)对血压过高、水肿严重者,遵医嘱给降压、利尿剂物;临产前后选择无肾毒性抗生素预防感染。

2.分娩期

专人陪护,减少孕妇焦虑,指导取左侧卧位,以改善胎盘血液循环,保证胎儿营养物质及氧气的供给。密切观察血压、胎心音和产程进展,积极防治胎盘早剥、子痫等并发症。积极做好各项抢救准备工作,如吸氧、注射降压、镇静药物等,进行急症剖宫产术前准备,为婴儿备好暖箱,做好复苏抢救、气管插管、给药等准备,做预防和抢救产后出血的准备。

3.产褥期

配合医师积极治疗肾脏疾病,以减缓病情恶化,定期检查肾功能变化及血压,指导避孕措施,必要时行绝育术。

（张爱玲）

第十六节　妊娠合并泌尿道结石

妊娠合并泌尿道结石偶有见到,多以上尿路结石(肾与输尿管结石)为主。妊娠并不增加泌尿道结石的发生率,但妊娠期一旦合并泌尿道结石,处理上较非孕期困难。

一、妊娠与泌尿道结石的相互影响

一般认为,妊娠对泌尿道结石的病程并无多大影响,妊娠使输尿管受到机械性挤压,同时有泌尿道结石者,泌尿道感染的发生率明显增高,且感染不容易控制。需要联合用药或用药时间较长。如果出现急性尿路梗阻或剧烈绞痛,可使孕妇发生流产或早产。这种情况较为罕见。

二、临床表现及诊断

妊娠合并泌尿道结石的临床表现与非孕期基本相同,随结石形成的部位、形状、结石大小、是否合并梗阻或感染而异。由于结石的某些症状与有些产科并发症类似,并且妊娠期检测手段相对受限,增加了诊断上的难度。

上尿路结石,典型的症状为疼痛及血尿。疼痛常位于肋脊角、腰部或上腹部,可向下腹部、腹股沟、大腿内侧、阴唇放射,多为间歇性钝痛,也可呈绞痛发作。发作时常伴肉眼血尿或镜下血尿,偶尔血尿为无痛性。合并尿路感染时,可出现发热。下尿路结石,可表现为膀胱区疼痛、尿流突然中断和血尿,并发感染时可出现尿路刺激症状。当结石在肾与输尿管交汇部或向下移动时,可出现肾绞痛,患者疼痛难忍,大汗淋漓,辗转不安,呻吟不止,恶心呕吐,疼痛可沿侧腹部向下放射。

有泌尿道结石病史的孕妇,出现典型症状时,诊断比较容易。但是,在妊娠期,行腹部平片和静脉肾盂造影检查应慎重。多数需要结合临床表现、超声波及实验室检查作出判断。需与卵巢囊肿蒂扭转、巧克力囊肿破裂、胎盘早剥及早产引起的疼痛相鉴别,右侧肾绞痛还需与急性阑尾炎、胆囊炎、胆石症引起的疼痛相鉴别。

三、治疗

多饮水,保持日尿量在 2 000~3 000 mL,配合利尿、解痉药物,可促使小结石排出。肾绞痛发作时可给予哌替啶 50 mg,或与异丙嗪 25 mg 并进行肌内注射,症状无好转时每 4 小时重复注射一次。吗啡 10 mg 和阿托品 0.5 mg 联合肌内注射。硝苯地平(心痛定)10 mg 每天 4 次或疼痛时即刻舌下含服也有很好的止痛效果。

超声波体外碎石是一种有效、安全、无创伤的治疗肾结石的方法,必要时可以使用。急性梗阻或剧烈绞痛上述治疗无效时,需要外科手术取石。无论采取哪种治疗方法,均应加强胎儿监护,注意防止早产,减少或避免应用对胎儿有不良影响的药物。

四、护理诊断

(一)疼痛
与结石刺激引起的炎症、损伤及平滑肌痉挛有关。

(二)有感染的危险
与结石引起梗阻、尿液淤积和侵入性操作有关。

(三)体液不足
与呕吐、恶心和手术失血过多有关。

(四)知识缺乏
缺乏有关病因和预防复发的知识。

(五)潜在的并发症
1.出血
碎石或手术后可出现伤口渗血,表现为血尿,注意止血补血。

2.感染

孕期由于内分泌激素和尿路受压引起泌尿系统平滑肌松弛,输尿道蠕动减慢易引起感染,另与结石引起梗阻、尿液淤积和侵入性操作有关。抗感染治疗,补足液体;高热不退应根据培养加药敏使用抗生素。

3.休克

如为出血性休克,应输血补液抗休克,活动性出血应及时止血。感染性休克应加强抗感染和维持循环稳定。

五、护理措施

(一)肾绞痛的护理

发作期间应卧床休息,遵医嘱立即药物治疗及补液。

(二)促进排石

鼓励患者大量饮水,在病情允许的情况下,改变体位,以增强患者代谢,促进结石排出。

(三)病情观察

观察尿液内是否有结石排出,每次排尿于玻璃瓶内或金属瓶内,可看到或听到结石的排出。尿白细胞增多者,体温高或血白细胞计数增多者,需予以敏感抗生素,以控制感染。

(四)健康教育

根据结石成分、代谢状态及流行病学因素,坚持长期预防,对延迟或减少结石复发十分重要。

1.大量饮水

以增加尿量,稀释尿液,可减少尿中晶体沉积。成人保证每天尿量在 2 000 mL 以上,尤其是睡前及半夜饮水效果更好。

2.解除局部因素

尽早解除尿路梗阻、感染、异物等因素,可减少结石形成。

3.饮食指导

根据结石成分调节饮食。含钙结石者应食用含纤维丰富的食物,限制含钙、草酸成分多的食物,避免大量摄入动物蛋白、精制糖和动物脂肪。浓茶、菠菜、番茄、土豆、莴笋等含草酸量高。牛奶、奶制品、豆制品、巧克力、坚果含钙量高。尿酸结石者不宜食含嘌呤高的食物,如动物内脏。

4.药物预防

根据结石成分,血、尿钙磷、尿酸、胱氨酸和尿 pH,采用药物降低有害成分,碱化尿液,预防结石复发。维生素 B_6 有助于减少尿中草酸含量,氧化镁可增加尿中草酸溶解度。枸橼酸钾、碳酸氢钠等可使尿 pH 保持在 6.5～7,对尿酸和胱氨酸结石有预防意义。口服氯化氨使尿液酸化,有利于防止感染性结石的生长。

5.复诊

治疗后定期行尿液化验、B 超检查,观察有无复发,残余结石情况。若出现腰痛、血尿等症状,及时就诊。定期行产前检查。

(蒋文婷)

第十七节　妊娠合并甲状腺疾病

一、甲状腺功能亢进症

甲状腺功能亢进症是指由甲状腺腺体产生过多甲状腺激素而引起的一组临床综合征。90%妊娠期甲状腺功能亢进患者为 Graves 病。妊娠合并甲状腺功能亢进的发生率国内报道为0.1%～0.2%,国外为 0.05%～0.2%,为妊娠合并内分泌疾病的第二位,仅次于糖尿病。

(一)妊娠对甲状腺功能亢进的影响

妊娠期由于胎盘产生绒毛膜促性腺激素及绒毛膜促甲状腺激素的作用使甲状腺体积增大,合成和分泌甲状腺激素增加。妊娠早期可表现出甲状腺功能亢进或原有甲状腺功能亢进加重。妊娠中、晚期由于雌激素增加肝脏合成甲状腺结合球蛋白(TBG)并延长其半衰期,导致与 TBG结合的总甲状腺激素水平升高,而游离的激素无明显变化,促甲状腺激素(TSH)分泌受到抑制,使病情可能有所缓解。但严重甲状腺功能亢进患者可因分娩、剖宫产、劳累、产后出血、感染等使病情加重,甚至诱发甲状腺功能亢进危象。产后由于免疫抑制作用的解除,甲状腺功能亢进的病情也会一时性加重。由于正常妊娠妇女多有高代谢状态,如怕热、多汗、食欲强、乏力、心率增加等,使妊娠合并甲状腺功能亢进的诊断较非孕期困难。

(二)甲状腺功能亢进对妊娠的影响

轻症或经治疗能控制的甲状腺功能亢进对妊娠影响通常不大。重症或经治疗控制不理想的甲状腺功能亢进,由于甲状腺激素分泌过多,流产、早产的发生率增高,妊娠期高血压疾病、心力衰竭、产时子宫收缩乏力、产后感染等发生率也增加。甲状腺功能亢进对胎儿的影响与疾病的严重程度并不相关,但伴有高甲状腺刺激性免疫球蛋白(TSI)的孕妇,由于 TSI 容易通过胎盘,刺激胎儿甲状腺,使胎儿患甲状腺功能亢进的概率增加,也可引起宫内发育迟缓、胎儿心动过速、水肿或胎儿甲状腺肿,甚至胎死宫内、早产、死产等。如果母亲服用抗甲状腺药物,药物通过胎盘进入胎儿体内,可引起胎儿甲状腺功能减退。伴有甲状腺肿大的胎儿可因分娩困难,或出现呼吸不通畅,导致新生儿窒息。

(三)诊断

1.病史

多数甲状腺功能亢进的孕妇孕前就有甲状腺疾病的现病史或既往史,诊断已经明确。

2.临床表现

轻症甲状腺功能亢进或妊娠期首次发生的甲状腺功能亢进,与正常妊娠时的代谢变化相似,如多汗、怕热、食欲亢进、心动过速等,也有恶心呕吐、体重下降等,两者易混淆。但甲状腺功能亢进孕妇易出现妊娠剧吐,妊娠中期恶心、呕吐症状持续存在且没有减轻。重度甲状腺功能亢进或甲状腺危象可能导致严重的高血压、充血性心力衰竭和精神心理状态的改变等,其症状类似重度子痫前期。因此,任何重度子痫前期的患者,如出现子宫小于孕周、发热、腹泻或其他不能解释的心动过速等不典型症状,应考虑甲状腺功能亢进的可能。

临床上可提供作为诊断依据的症状和体征有心悸,休息时心率超过 100 次/分,进食增加而孕妇体重不按孕周增加,脉压＞6.7 kPa(50 mmHg),怕热多汗,皮肤潮红,皮温增高,突眼,手震颤,腹泻,甲状腺增大。

3.辅助检查

(1)妊娠合并甲状腺功能亢进患者基础代谢率＞30％,血清 TT_4、TT_3、FT_3、FT_4 均明显增高,TSH 明显降低。

(2)B 超:检查胎儿发育、胎儿甲状腺大小等。

(3)超声心动图或胎儿电子监护:了解胎心音变化。

(四)治疗原则

(1)甲状腺功能亢进病情未控制时不宜怀孕。孕前积极药物治疗,待停药或药物控制病情稳定 1～3 年后怀孕。服用放射性碘治疗期间不宜怀孕。

(2)孕期治疗原则是控制甲状腺功能亢进的发展,使孕妇安全通过妊娠和分娩。甲状腺功能亢进不是终止妊娠的适应证,但若伴有甲状腺功能亢进性心脏病、高血压等严重并发症,需考虑终止妊娠。病情轻者尽量少用抗甲状腺药物,给予适量镇静剂,卧床休息。病情重者仍给予抗甲状腺药物,妊娠中、晚期甲状腺药物用量不可过大。尽量争取经阴道分娩,注意缩短产程。引产、临产、剖宫产前积极做好准备,使用抗甲状腺药,适当应用镇静剂,以防诱发甲状腺功能亢进危象。产后宜加大抗甲状腺药物剂量,防止甲状腺功能亢进复发。

(五)护理诊断

1.营养失调

营养失调与代谢率增加导致代谢需求大于摄入及缺乏合理饮食有关。

2.活动无耐力

活动无耐力与蛋白质分解、肌无力、甲状腺功能亢进性心脏病等有关。

3.知识缺乏

缺乏药物治疗知识和自我护理知识。

(六)护理措施

1.非孕期

甲状腺功能亢进病情不稳定,即使怀孕也易引起流产、早产、宫内发育迟缓、死胎等,甲状腺功能亢进药物对胎儿也有一定影响。故非孕期指导孕妇积极进行甲状腺功能亢进的治疗,尽量等待疾病痊愈后再妊娠。

2.妊娠期

甲状腺功能亢进病情稳定的已怀孕妇女,应加强孕期监护,与内分泌科医师协同管理,服用无致畸危险、通过胎盘量少的抗甲状腺药物,并及时调整药物用量,以减少胎儿甲减的危险。

(1)加强产前检查:定期检查孕妇血压、体重、宫高、腹围的变化,每 1～2 个月进行 1 次 B 超检查,观察胎儿的生长发育和甲状腺大小、骨骼及胎儿体重。定期检查孕妇甲状腺功能,监测胎盘功能等。及早发现妊娠期高血压疾病和宫内发育迟缓。

(2)心理护理:稳定孕妇情绪,注意休息,避免体力劳动。指导配合医师治疗,避免感染、精神刺激和情绪波动,以防甲状腺功能亢进危象的发生。

(3)饮食护理:加强营养,保证每天足够的能量,多食高蛋白、高维生素饮食,不宜食含碘丰富的食物或药物。出汗多时多饮水,忌烟、酒、咖啡、浓茶。必要时静脉补充营养素。

(4)加强监护:宜左侧卧位,指导孕妇学会自计胎动,防胎死宫内。注意先兆早产征象,如有异常及时就诊。妊娠晚期 37～38 周入院,注意防治胎儿宫内窘迫,每周进行胎心监护,孕妇检查心电图,了解是否有心脏损害。

(5)药物治疗护理:一般情况下,如果母亲 FT₄ 水平增高 2.5 倍以上,则应考虑治疗。由于胎儿甲状腺能浓集碘,破坏正在发育阶段的胎儿甲状腺,故妊娠期禁用放射性碘治疗。PTU 是孕期甲状腺功能亢进治疗的首选用药。PTU 与蛋白亲和力较高,可以减少药物向胎儿体内转运,阻断 T₄ 向 T₃ 转换,能快速缓解症状。PTU 的初始用量为每 8 小时 100 mg,用药期间每 2 周检查一次 FT₄,当 FT₄ 水平开始下降时,应将剂量减半,以后每 2～4 周按此方法减 1 次,控制 FT₄ 水平稳定在正常范围的上 1/3。多数孕妇在孕晚期仅需小剂量的 PTU,也有的到 32～36 周就可以停药,如果甲状腺功能亢进复发,又可以重新开始用药。经用 PTU 治疗 FT₄ 没有变化时,则应加量,最大剂量为 600 mg/d,如果仍没有效果,则考虑药物耐受,治疗失败。用药期间密切观察病情的变化,如脉搏、脉压、震颤、食欲及精神改变等。注意药物的不良反应,如药疹、瘙痒、药热、粒细胞减少、肝功能异常等。

(6)妊娠期甲状腺功能亢进手术治疗护理:妊娠期尽量避免甲状腺手术,但对药物不能控制甲状腺功能亢进症状,或疑有恶变者,待妊娠 16～20 周可考虑甲状腺部分切除术,做好术前准备和术后护理,积极防治流产。

3.分娩期

甲状腺功能亢进孕妇一般宫缩较强,胎儿偏小,产程较短,故尽量争取经阴道分娩,病情重者或有产科指征者可考虑剖宫产;注意预防甲状腺危象;临产后应用抗生素预防感染。第一产程,注意心理护理,减轻孕妇焦虑、恐惧的心理,减轻疼痛;吸氧,注意补充能量,鼓励进食,适当输液。每 2～4 小时测体温、脉搏、呼吸 1 次,注意胎心监护。第二产程尽量缩短,防止孕妇过度疲劳,必要时行会阴侧切、胎头吸引或产钳助产。第三产程注意预防产后出血;积极配合儿科医师进行新生儿复苏;留脐血进行甲状腺功能、TSH 等各项检查。

4.产褥期

注意检查新生儿甲状腺大小,有无杂音,是否有甲状腺功能亢进或甲减的症状和体征。产后母亲甲状腺功能亢进有加重的可能;另外在妊娠早期治疗过的妊娠合并甲状腺功能亢进患者,产后复发率高于 75%,因此产褥期应严密观察病情变化,指导产妇注意休息,防止感染,继续用药治疗,产后 1 个月复查甲状腺功能。由于产后服 PTU 者乳汁含量少,故可以哺乳;但服甲巯咪唑(MMI)和用放射性碘制剂者,应停止哺乳。

二、甲状腺功能减退症

甲状腺功能减退症(简称甲减)是由多种原因所致低甲状腺激素血症或甲状腺激素抵抗而引起的全身性低代谢综合征。甲减合并妊娠有四种类型,即地方性缺碘所致呆小症、散发性先天甲状腺功能减退症、慢性淋巴性甲状腺炎(桥本病)和甲状腺手术或放射治疗后所致甲减。其中慢性淋巴性甲状腺炎在甲减合并妊娠中占比例较大。由于甲减妇女常无排卵,易不孕,故合并妊娠较少见。

(一)妊娠对甲减的影响

妊娠期母体血容量增加,致使碘稀释;肾血流量增加,肾小球滤过率增加,导致排碘量增加,使血清中无机碘浓度下降,形成所谓的“碘饥饿”。正常孕妇,由于甲状腺处于应激状态,能分泌足量的甲状腺素,使甲状腺功能维持正常水平。甲状腺功能欠佳的孕妇,由于甲状腺自身免疫现象或存在碘缺乏,可以出现亚临床甚至明显的甲减。抗甲状腺抗体阳性的甲减患者由于孕期抗甲状腺抗体滴度下降,症状改善,而产后可能会出现反弹,病情由原来的亚临床状态转为临床阶段。早孕期由于 HCG 诱导 T_4 合成和对 TSH 的抑制,所以早孕期的甲减难以诊断。

(二)甲减对妊娠的影响

严重的甲减常引起不孕,妊娠后常引起流产、早产、胎死宫内和低体重儿的出生。由于甲状腺功能减退人群中高血压患病率显著增高,致使妊娠妇女发生妊娠期高血压疾病、胎盘早剥、胎儿窘迫的危险性明显增加。孕妇甲状腺功能减退可显著影响胎儿的神经系统发育,形成胎儿先天性甲减,存活的新生儿如果继续缺碘,将影响智力和体格的发育;但严重的甲减孕期经合理治疗也能分娩正常后代。

(三)诊断

1.病史

有发生甲减的病因存在,如地方性缺碘、甲状腺缺如、甲状腺功能不全、甲状腺手术或自身免疫病家族史等。对有月经不调、反复性流产或不良孕产史者,如胎死宫内、宫内发育迟缓、早产、围产儿死亡病史者,应进行甲状腺功能及 TSH 检查。

2.临床表现

病程呈慢性经过,无突然显著的临床表现。孕期常呈亚临床型,易漏诊,主要通过实验室检查获得明确诊断。其主要表现有乏力、易疲劳、怕冷、食欲不佳、反应迟钝、记忆力减退、水肿、便秘等,表情淡漠,面色苍白,皮肤干燥、粗糙、脱屑、增厚,面部、眼睑、手部皮肤水肿,头发稀疏,眉毛外 1/3 脱落;下肢黏液性水肿,非凹陷性。严重者可有体温低、心脏扩大、心包积液、心动过速、腱反射迟钝等。先天性甲减治疗较晚的患者,身材矮小。慢性淋巴细胞性甲状腺炎者,甲状腺肿大,质地偏韧,光滑或呈结节状。

3.辅助检查

(1)实验室化验:甲减的患者 $30\% \sim 40\%$ 有贫血,血红蛋白和红细胞常降低。血清 TT_4、TT_3、FT_3、FT_4 均降低,TSH >10 $\mu U/mL$ 诊断为原发性甲减。缺碘地区检查 24 小时尿碘排出量。桥本病患者血清抗甲状腺抗体增高。

(2)B 超检查:了解胎儿的发育等。

(四)处理原则

甲减患者以经治疗使甲状腺激素水平达正常后再怀孕为佳。一旦甲减患者怀孕,经明确诊断后,应立即治疗,并要求妊娠全过程使甲状腺激素水平维持在正常范围。补充足量的甲状腺激素,常用甲状腺片。缺碘地区适当补充碘剂,防止胎儿甲减。

(五)护理诊断

1.便秘

便秘与代谢率减低及体力活动减少有关。

2.活动无耐力

活动无耐力与机体代谢率降低、体重过低有关。

3.潜在并发症

(1)妊娠期高血压疾病:妊娠期高血压疾病与甲减引起心排血量下降,外周血管阻力增加或抗甲状腺抗体在肾小球及胎盘产生免疫复合物沉积有关。

(2)黏液性水肿性昏迷:黏液性水肿性昏迷与甲减未纠正,病情加重有关。

（六）护理处理

1.妊娠期

在妊娠早期协助医师通过病史和体格检查,仔细检查有无潜在的甲减。指导孕妇加强营养,注意休息,勿过度劳累。定期做产前检查,注意体重、腹围、宫高增长情况,并应用 B 超监测胎儿生长发育情况,以防宫内发育迟缓。加强胎心监测,防止胎儿窘迫的发生。指导孕妇遵医嘱合理用药,通常孕前有甲减的孕妇,妊娠期需增加剂量,应根据甲状腺功能和 TSH 升高情况,调整甲状腺片的用量,一般每天 30～100 mg。避免孕早期停药,以免引起流产和早产。孕 37 周收住院,每周行 NST 检查,不必在预产期前终止妊娠。甲减孕妇易发生过期妊娠,以不超过 41 周终止妊娠为宜。

2.分娩期

加强心理护理。临产后,鼓励产妇进食,给予吸氧,注意胎心监护。先天性甲减孕妇在第二产程往往腹肌力量不足,不能很好使用腹压,造成宫缩乏力,必要时应行助产术,并做好新生儿复苏准备。第三产程时应防止产后出血及产后感染。留脐血以备化验甲状腺功能和 TSH 水平,孕妇有桥本病者新生儿化验抗甲状腺抗体。

3.产褥期

产褥期是甲状腺功能快速动态变化时期。如果患者没有症状且近期没有调整剂量,则可在产后6周复查 TSH。因甲状腺片基本不通过乳汁,故产后可以哺乳。新生儿注意保暖,注意先天性甲减表现和低血糖,一周后新生儿复查甲状腺功能和 TSH。

（蒋文婷）

第十八节　妊娠合并急性阑尾炎

急性阑尾炎是妊娠期最常见的外科疾病。妊娠期急性阑尾炎的发病率与非孕期相同,国内资料0.5‰～1‰。妊娠各期均可发生急性阑尾炎,但在妊娠前 6 个月常见,分娩期及产褥期少见。通常认为妊娠与急性阑尾炎的发生无内在联系。妊娠期阑尾炎临床表现不典型,增加诊断难度,使孕妇和胎儿的并发症和死亡率大大提高。因此,应掌握妊娠期阑尾炎的特点,早期诊断和及时处理对预后有重要影响。

妊娠初期阑尾的位置与非孕期相似,其根部在右髂前上棘至脐连线中外 1/3 处。

随妊娠周数增加,盲肠和阑尾的位置向上、向外、向后移位。妊娠 3 个月末位于髂嵴下 2 横指,妊娠5 个月末达髂嵴水平,妊娠 8 个月末上升至髂嵴上 2 横指,妊娠足月可达胆囊区。盲肠和阑尾在向上移位的同时,阑尾呈逆时针方向旋转,一部分被增大子宫覆盖。产后 10～12 天恢复到非孕时位置(图 9-5)。

一、妊娠期合并阑尾炎的特点

妊娠并不诱发阑尾炎,但由于妊娠期解剖生理的改变,妊娠时阑尾位置的变化,所发生的阑尾炎有两个特点:一是诊断比较困难;二是炎症容易扩散。

造成诊断困难的因素有:①早孕反应的恶心、呕吐与阑尾炎的症状相似。②增大子宫导致阑尾移位,使腹痛不局限于右下腹。③妊娠期白细胞计数也升高,容易与其他妊娠期腹痛性疾病相混淆,如早产、肾绞痛、肾盂肾炎、胎盘早剥、子宫肌瘤变性等。④妊娠中、晚期阑尾炎的症状不典型。

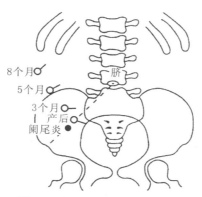

图 9-5 妊娠期阑尾位置的变化

导致炎症容易扩散的原因有:①妊娠期盆腔血液及淋巴循环旺盛,毛细血管通透性及组织蛋白溶解能力增强。②增大子宫将腹壁与发炎阑尾分开,使腹壁防卫能力减弱。③子宫妨碍大网膜游走,使大网膜不能抵达感染部位发挥防卫作用。④妊娠期类固醇激素分泌增多,抑制孕妇的免疫机制,促进炎症发展。⑤炎症波及子宫可诱发宫缩,宫缩又促使炎症扩散,易导致弥漫性腹膜炎。⑥症状及体征不典型,容易延误诊疗时机。

二、临床表现

在妊娠的不同时期,急性阑尾炎的临床表现有明显差别。

(1)妊娠早期急性阑尾炎:症状及体征与非孕期基本相同。常有转移性右下腹痛及消化道症状,包括恶心、呕吐、食欲缺乏、便秘和腹泻,急性阑尾炎早期体温正常或轻度升高(通常<38 ℃);若有明显体温升高(>39℃)或脉率增快,提示有阑尾穿孔或合并腹膜炎。查体右下腹麦氏点或稍高处有压痛、反跳痛和肌紧张。超声检查有一定帮助。

(2)妊娠中、晚期急性阑尾炎与非孕期表现不同,常无明显的转移性右下腹痛,腹痛和压痛的位置逐渐上升,甚至可达右肋下肝区。阑尾位于子宫背面时,疼痛可位于右侧腰部。增大的子宫将壁腹膜向前顶起,故压痛、反跳痛和肌紧张常不明显。妊娠期有生理性白细胞增加,故白细胞计数对诊断帮助不大,但白细胞计数$>15\times10^{9}/L$ 时有诊断意义。也有白细胞升高不明显者。超声检查难以得到确诊。

三、护理诊断

(一)焦虑
其与发病突然,正常的生活、工作秩序受影响,缺乏术前准备及术后处理等相关知识有关。

(二)疼痛
其与疾病、手术切口等有关。

(三)潜在的并发症

1.切口感染

切口感染是阑尾切除术后最常见的并发症,多见于化脓性或穿孔性阑尾炎。切口感染可通过术中有效保护切口、彻底止血、消灭无效腔等措施得到预防。切口感染的临床表现为术后2～3天体温升高,切口局部胀痛或跳痛、红肿、压痛等。治疗原则:先试穿刺抽脓液,或在波动处拆除缝线敞开切口,排除脓液,放置引流,定期换药。一般短期内可愈合。

2.粘连性肠梗阻

其与局部炎性渗出、手术损伤和术后长期卧床等因素有关。完全性肠梗阻者应手术治疗。

3.出血

多因阑尾系膜的结扎线松脱而引起系膜血管出血。临床表现为腹痛、腹胀和失血性休克等。一旦发生出血,应立即输血、补液,紧急手术止血。

4.腹腔感染或脓肿

多发生于化脓性或坏疽性阑尾炎术后,尤其是阑尾穿孔伴腹膜炎的患者。因炎性渗出物常积聚于膈下、盆腔、肠间隙而易形成脓肿。多于术后5～7天,患者表现为体温升高或下降后又升高,有腹痛、腹胀、腹部压痛、腹肌紧张或腹部包块,亦可出现直肠子宫膀胱刺激症状及全身中毒症状等。

5.阑尾残株炎

阑尾切除时若残端保留过长,超过1 cm,术后残株易复发炎症,仍表现为阑尾炎的症状。X线钡剂检查可明确诊断。症状较重者,应手术切除阑尾残株。

四、护理措施

(一)术前护理

1.心理护理

了解患者及其家属的心理反应,在与患者和家属建立良好沟通的基础上,做好解释安慰工作,稳定患者的情绪,减轻其焦虑;向患者和家属介绍有关急性阑尾炎的知识,讲解手术的必要性和重要性,提高他们的认识,使之积极配合治疗和护理。

2.加强病情的观察

定时测量体温、脉搏、血压和呼吸;加强巡视,观察患者的腹部症状和体征,尤其注意腹痛的变化;禁用镇静止痛剂,如吗啡等,以免掩盖病情。若患者腹痛加剧,出现发热等,应及时通知医师。

3.避免增加肠内压力

疾病观察期间,患者禁食、输液、应用抗生素;禁服泻药及灌肠,以免肠蠕动加快,增高肠内压力,导致阑尾穿孔或炎症扩散。

(二)术后护理

1.密切监测生命体征及病情变化

定时测量体温、血压及脉搏,并准确记录;加强巡视,注意倾听患者的主诉,观察患者腹部体征的变化,及时发现异常,通知医师并配合治疗。

2.体征

患者全麻术后清醒或硬膜外麻醉平卧6小时后(中、晚期妊娠患者宜略向左、右侧斜),血压、脉搏平稳者,改为半卧位,以减少腹壁张力,减轻切口疼痛,有利于呼吸和引流。

3.切口和引流管的护理

保持切口敷料清洁、干燥,及时更换有渗血、渗液污染的敷料;观察切口愈合情况,及时发现切口出血及感染征象。妥善固定引流管,防止扭曲、受压,保持通畅;经常从近端至远端挤压引流管,防止因血块或脓液而堵塞;观察并记录引流液的颜色、性状及量。如引流液量逐渐减少,颜色逐渐变淡至浆液性,患者体温及血常规正常,可考虑拔管。

4.饮食

患者术后禁食、胃肠减压、静脉补液,待肠蠕动恢复、肛门排气后,逐步恢复经口饮食。

5.抗生素的应用

术后应用有效抗生素,控制感染,防止并发症发生。

6.活动

鼓励患者术后在床上翻身、活动肢体,待麻醉反应消失后即下床活动,以促进肠蠕动恢复,减少肠粘连的发生。

7.保胎治疗

若继续妊娠,术后3～4天内应给予抑制宫缩药及镇静药保胎治疗。根据妊娠不同时期,早孕期间可给予肌内注射黄体酮,中、晚期妊娠静脉滴注硫酸镁,口服或静脉滴注利托君等。

(三)健康教育

(1)指导患者术后饮食:鼓励患者摄取营养丰富齐全的食物,以利于切口愈合;饮食种类及量应循序渐进,避免暴饮暴食;注意饮食卫生,避免进食不洁食品。

(2)向患者介绍术后早期离床活动的意义,鼓励患者尽早下床活动,促进肠蠕动恢复,防止术后肠粘连。

(蒋文婷)

第十九节 妊娠合并急性胰腺炎

一、妊娠合并胰腺炎的特点

妊娠合并急性胰腺炎由于对母婴的双重危害,病情进展迅速,严重危及母婴的生命。在妊娠期各脏器抗损伤能力降低,妊娠期机体代谢增强,各个脏器的负荷增加,对损伤的耐受能力降低,从而加重了对各个脏器的损伤。妊娠合并急性胰腺炎时,在应激等因素的作用下,母体腹腔脏器血管收缩、缺血、缺氧,再加上多脏器功能紊乱综合征,各种细胞因子、炎症介质的释放和心血管系统的改变,都会使胎盘灌注显著减少,造成胎儿缺血、缺氧,这是导致胎儿及新生儿死亡的重要原因。孕妇怀孕期间合并急性胰腺炎时,对母婴健康威胁较大,产妇病死率可高达37%,新生儿围产期病死率可高达2%。

二、临床表现

妊娠期胰腺炎常见病因有胆管疾病、高脂血症、高钙血症及其他产科合并症。妊娠期胰腺炎的主要临床表现有腹痛、恶心、呕吐、腹胀、腹膜炎体征、皮下出血、水电解质紊乱、休克、发热、黄痛和血糖升高等。血清或尿淀粉酶和血清钙常异常,B超和CT等影像学检查可明确胰腺炎程度和胰周侵犯范围。

妊娠期合并胰腺炎并非引产及终止妊娠的指征。妊娠并发胰腺炎应以保守治疗为主,一般应包括镇静解痉、禁食禁水、胃肠减压、抑制胰腺分泌、纠正水电解质紊乱、预防性应用抗生素、营养支持等。解痉既可以缓解胰腺水肿,又可预防宫缩起安胎作用,保持有效的血容量以维持胎盘灌注是防止胎盘缺血缺氧的首要措施。让胰腺休息,持续胃肠减压很重要,但长时间禁食引起肠管黏膜萎缩,细菌易位,肠道功能一恢复,应尽早行空肠营养。生长抑素和胰酶抑制剂的应用要慎重,如患者需保留胎儿,尽可能避免使用,应用血液滤过和血浆置换等技术降低血清胰酶,去除炎症介质,可预防全身炎症反应综合征,也有报道持续、安全地使用肝素降低血浆甘油三酯,使得病情缓解。在内科保守治疗胰腺炎的同时,应注意胎儿监护,合并产科并发症应及时终止妊娠,有先兆早产迹象应安胎。正确掌握终止妊娠时机及手术指征同样重要。出现以下情况可考虑终止妊娠:①胎儿足月。②治疗24~48小时病情恶化,麻痹性肠梗阻未改善。③死胎和胎儿畸形。妊娠期合并重症胰腺炎危及母亲生命时,应以母亲为重,但首先应控制病情,考虑手术对母亲的应激和脏器功能的打击,能耐受手术时再手术,以提高手术成功率。

三、护理诊断

(一)疼痛
其与胰腺及其周围组织炎症有关。

(二)有体液不足的危险
其与出血、呕吐、炎性渗出和禁食有关。

(三)营养失调:低于机体需要量
其与恶心、呕吐、禁食和应激消耗有关。

(四)知识缺乏
患者缺乏相关疾病防治及康复知识。

(五)潜在的并发症
1.出血和休克

术后可出现消化道应激溃疡出血、腹内肉芽创面出血或腹壁创口出血等,一旦发生,应积极止血和抗休克治疗。对于创口局部出血,多为肉芽创面损伤出血,采用局部灌洗或填塞治疗;若为应激性溃疡出血,可用冰生理盐水加去甲肾上腺素行胃管灌注。若患者突然剧烈腹痛,血压下降,腹腔引流管流出大量鲜红色液体,应考虑大血管受腐蚀破裂出血,应积极快速补充血容量,行介入治疗栓塞止血术。

2.感染

感染可分为局部残余脓肿、全身脓毒血症及真菌感染。临床上呈弛张热或稽留热,伴寒战、大汗、神志不清甚至休克等。治疗上,应积极抗感染,加强全身支持治疗,多次、少量输血。局部残余脓肿CT定位,尽早作穿刺引流手术和腹腔冲洗。全身脓毒血症应根据培养加药敏试验针对性应用抗生素治疗。

3.胰瘘

可从引流管周围或引流管中流出无色透明液,合并感染时引流液呈脓性。可用pH试纸测定,如偏碱性考虑为胰瘘,保持创口或瘘口周围皮肤清洁干燥,并涂氧化锌软膏,防止胰液对皮肤刺激和腐蚀;加强营养及水电解质平衡,抑制胰液分泌,促瘘愈合。必要时行手术治疗。

4.肠瘘

肠瘘多发生于十二指肠和空肠第一段肠管。胰酶腐蚀作用可导致肠壁坏死,形成瘘。处理:保持局部引流通畅,保持水、电解质平衡,加强营养支持。

四、护理措施

(一)疼痛护理

禁食、胃肠减压,以减少对胰腺的刺激。

(二)防治休克

密切观察患者生命体征、神志、皮肤黏膜温度和色泽;准确记录 24 小时出入水量和水、电解质失衡状况;必要时留置导尿,记录每小时尿量。早期应迅速补充液体和电解质。根据脱水程度、年龄和心功能,调节输液速度,输全血、血浆。重症胰腺炎患者易发生低钾血症、低钙血症,应根据病情予以及时补充。

(三)维持营养需要量

病情较轻者,可进少量清淡流质或半流质。病情严重者,早期应禁食和胃肠减压。向患者讲解禁食的重要性,以取得配合。此期可予全肠外营养(TPN)支持。待 2～3 周后,若病情稳定,淀粉酶恢复正常,肠麻痹消除,可在肠外营养的同时,通过空肠造瘘管予以肠内营养,以选择要素膳或短肽类制剂为宜。患者若无不良反应,可逐步过渡到全肠内营养和经口进食。开始进食少量米汤或藕粉,逐渐增加营养素量,应限制高脂肪膳食。

(四)控制感染,降低体温

监测体温和血白细胞计数变化,根据医嘱给予抗生素,并评估效果。协助并鼓励患者多翻身、深呼吸、有效咳嗽及排痰,加强口腔和尿道口护理,预防口腔、肺部和尿路感染。

(五)并发症的观察与护理

密切观察病情,注意急性肾衰竭、术后出血、胰腺或腹腔脓肿、胰瘘和肠瘘等并发症的发生及处理。

(六)心理护理

患者由于发病突然,病情重,又多需在重症监护病房治疗,常会产生恐惧心理。护士应为患者提供安静舒适的环境,与患者多作语言和非语言的交流,耐心解答患者的问题,讲解有关疾病知识和必要的治疗、护理措施,帮助患者树立战胜疾病的信心。

(七)健康教育

(1)帮助患者及家属正确认识胰腺炎易复发的特性,强调预防复发的重要性。

(2)积极治疗胆管结石,消除诱发胰腺炎的因素。

(3)告知患者饮酒与胰腺炎的关系,强调戒酒的重要性。

(4)告诉患者维持低脂肪饮食和少量多餐进食方式的意义。

(5)指导并发糖尿病的患者进行饮食控制,并遵医嘱用药。

(6)注意腹部体征,若出现左上腹剧烈疼痛应立即及时就诊。

(7)出院后 4～6 周,避免举重物和过度疲劳。

(8)避免情绪激动,保持良好的精神状态。

(9)继续妊娠者,应定期产前检查,注意胎心胎动的情况。

(蒋文婷)

第二十节 胎位异常

一、疾病概述

胎位异常是造成难产的常见因素之一。最常见的异常胎位为臀位,占 3％～4％。本节仅介绍持续性枕后位、枕横位、臀先露、肩先露。

(一)持续性枕后位、枕横位

在分娩过程中,胎头以枕后位或枕横位衔接。在下降过程中,胎头枕部因强有力宫缩绝大多数能向前转,转成枕前位自然分娩。仅有 5％～10％胎头枕骨持续不能转向前方,直至分娩后期仍位于母体骨盆后方或侧方,致使分娩发生困难者,称持续性枕后位或持续性枕横位。国外报道发病率均为 5％左右。

(二)臀先露

臀先露是最常见的异常胎位,占妊娠足月分娩总数的 3％～4％,多见于经产妇。臀先露以骶骨为指示点,有骶左前、骶左横、骶左后、骶右前、骶右横、骶右后 6 种胎位。根据胎儿两下肢所取姿势,分为 3 类:单臀先露或腿直臀先露,最多见;完全臀先露或混合臀先露,较多见;不完全臀先露或足位,较少见。

(三)肩先露

胎体纵轴与母体纵轴相垂直为横产式。胎体横卧于骨盆入口之上,先露部为肩,称肩先露,又称横位,占妊娠足月分娩总数的 0.25％,是一种对母儿最不利的胎位。胎儿极小或死胎浸软极度折叠后才能自然娩出外,正常大小的足月胎儿不可能从阴道自产。根据胎头在母体左或右侧和胎儿肩胛朝向母体前或后方,有肩左前、肩左后、肩右前、肩右后 4 种胎位。

二、护理评估

(一)病史

骨盆形态、大小异常是发生持续性枕后位、枕横位的重要原因。胎头俯屈不良、子宫收缩乏力、头盆不称、前置胎盘、膀胱充盈、子宫下段宫颈肌瘤等均可影响胎头内旋转,形成持续性枕横位或枕后位。

肩先露与臀先露发生原因相似有:①胎儿在宫腔内活动范围过大,如羊水过多、经产妇腹壁松弛以及早产儿羊水相对过多,胎儿容易在宫腔内自由活动形成臀先露。②胎儿在宫腔内活动范围受限,如子宫畸形、胎儿畸形等。③胎头衔接受阻,如狭窄骨盆,前置胎盘易发生。

(二)身心状况与检查

1.持续性枕后位、枕横位

(1)表现:临产后胎头衔接较晚及俯屈不良,常导致协调性宫缩乏力及宫口扩张缓慢,产妇自觉肛门坠胀及排便感,致使宫口尚未开全时过早使用腹压。持续性枕后位常致活跃期晚期及第二产程延长。

(2)腹部检查:在宫底部触及胎臀,胎背偏向母体后方或侧方,在对侧明显触及胎儿肢体。若胎头已衔接,有时可在胎儿肢体侧耻骨联合上方扪到胎儿颏部。胎心在脐下一侧偏外方听得最响亮,枕后位时因胎背伸直,前胸贴近母体腹壁,胎心在胎儿肢体侧的胎胸部位也能听到。

（3）肛门检查或阴道检查:当肛查宫口部分扩张或开全时,若为枕后位,感到盆腔后部空虚,查明胎头矢状缝位于骨盆斜径上。前囟在骨盆右前方,后囟(枕部)在骨盆左后方则为枕左后位,反之为枕右后位。查明胎头矢状缝位于骨盆横径上,后囟在骨盆左侧方,则为枕左横位,反之为枕右横位。当出现胎头水肿,颅骨重叠,囟门触不清时,需行阴道检查借助胎儿耳郭及耳屏位置及方向判定胎位,若耳郭朝向骨盆后方,诊断为枕后位;若耳郭朝向骨盆侧方,诊断为枕横位。

（4）B超检查:根据胎头颜面及枕部位置,能准确探清胎头位置以明确诊断。

（5）危害:①对产妇的影响有胎位异常导致继发性宫缩乏力,使产程延长,常需手术助产,容易发生软产道损伤,增加产后出血及感染机会。若胎头长时间压迫软产道,可发生缺血坏死脱落,形成生殖道瘘。②对胎儿的影响有第二产程延长和手术助产机会增多,常出现胎儿窘迫和新生儿窒息,使围产儿死亡率增高。

2.臀先露

（1）表现:孕妇常感肋下有圆而硬的胎头。常致宫缩乏力,宫口扩张缓慢,产程延长。

（2）腹部检查:子宫呈纵椭圆形,胎体纵轴与母体纵轴一致。在宫底部可触到圆而硬,按压时有浮球感的胎头。若未衔接,在耻骨联合上方触到不规则,软而宽的胎臀,胎心在脐左(或右)上方听得最清楚。衔接后,胎臀位于耻骨联合之下,胎心听诊以脐下最明显。

（3）肛门检查及阴道检查肛门检查时,触及软而不规则的胎臀或触到胎足、胎膝(图9-6、图9-7)。

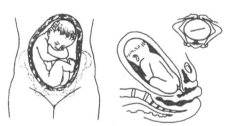

图 9-6　臀先露检查示意图

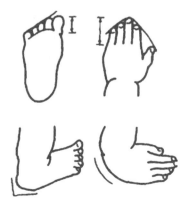

图 9-7　胎手与胎足的鉴别

(4)B超检查:可明确诊断,能准确探清臀先露类型以及胎儿大小,胎头姿势等。

(5)危害:①对产妇的影响有容易发生胎膜早破或继发性宫缩乏力,使产后出血与产褥感染的机会增多,容易造成宫颈撕裂甚至延及子宫下段。②对胎儿及新生儿的影响有胎臀高低不平,对前羊膜囊压力不均匀,常致胎膜早破,发生脐带脱垂是头先露的10倍,脐带受压可致胎儿窘迫甚至死亡;胎膜早破,使早产儿及低体重儿增多。后出胎头牵出困难,常发生新生儿窒息,臂丛神经损伤及颅内出血。

3.肩先露

(1)表现:分娩初期,因先露部高,不能紧贴子宫下段及宫颈内口,缺乏直接刺激,容易发生宫缩乏力;由于先露部不能紧贴骨盆入口,致前后羊水沟通,当宫缩时,宫颈口处胎膜所承受的压力很大,胎肩对宫颈压力不均,容易发生胎膜破裂及脐带脱垂。破膜后羊水迅速外流,胎儿上肢或脐带容易脱出,导致胎儿窘迫甚至死亡。羊水流出后,胎体紧贴宫壁,宫缩转强,胎肩被挤入盆腔,胎臀可脱出于阴道口外,而胎头和胎体则被阻于骨盆入口之上,称为"忽略性横位。"此时由于羊水流失殆尽,子宫不断收缩,上段越来越厚,下段异常伸展变薄,出现"病理性缩复环",可导致子宫破裂。由于失血、感染及水电解质发生紊乱等,可严重威胁产妇生命,多数胎儿因缺氧而死亡。有时破膜后,分娩受阻,子宫呈麻痹状态,产程延长,常并发严重宫腔感染。

(2)腹部检查:外形呈横椭圆形,子宫底部较低,耻骨联合上方空虚,在腹部一侧可触到大而硬的胎头,对侧为臀,胎心在脐周两旁最清晰。子宫呈横椭圆形,子宫长度低于妊娠周数,子宫横径宽。宫底部及耻骨联合上方较空虚,在母体腹部一侧触到胎头,另侧触到胎臀。肩前位时,胎背朝向母体腹壁,触之宽大平坦;肩后位时,胎儿肢体朝向母体腹壁,触及不规则的小肢体。胎心在脐周两侧最清楚。根据腹部检查多能确定胎位。

(3)肛门检查或阴道检查:在临产初期,先露部较高,不易触及,当宫口已扩开。由于先露部不能紧贴骨盆入口,致前后羊水沟通,当宫缩时,宫颈口处胎膜所承受的压力很大,易发生胎膜破裂及脐带或胎臀脱垂。胎膜未破者,因胎先露部浮动于骨盆入口上方,肛查不易触及胎先露部。若胎膜已破,宫口已扩张者,阴道检查可触到肩胛骨或肩峰,肋骨及腋窝。肩胛骨朝向母体前或后方,可决定肩前位或肩后位。例如,胎头在母体右侧,肩胛骨朝向后方,则为肩右后位。胎手若已脱出于阴道口外,可用握手法鉴别是胎儿左手或右手。

(4)B超检查:能准确探清肩先露,并能确定具体胎位。

三、护理诊断

(一)恐惧
与分娩结果未知及手术有关。

(二)有新生儿受伤的危险
与胎儿缺氧及手术产有关。

(三)有感染的危险
与胎膜早破有关。

(四)潜在并发症
产后出血、子宫破裂、胎儿窘迫。

四、护理目标

(1)产妇恐惧感减轻,积极配合医护工作。

（2）孕产妇及新生儿未出现因护理不当引起并发症。

（3）产妇与家属对胎儿夭折能正确面对。

五、护理措施

（一）及早发现异常并纠正

妊娠期加强围产期保健,宣传产前检查,妊娠发现胎位异常者,配合医师进行纠正。28周以前臀位多能自行转成头位,可不予处理。30周以后仍为臀位者,应设法纠正。常用的矫正方法有以下几种。

1.胸膝卧位

让孕妇排空膀胱,松解裤带,做胸膝卧位姿势,每天2次,每次15分钟,使胎臀离开骨盆腔,有助于自然转正。为了方便进行早晚各做1次为宜,连做1周后复查。

2.激光照射或艾灸至阴穴

激光照射至阴穴,左右两侧各照射10分钟,每天1次,7次为1个疗程,有良好效果。也可用艾灸条,每天1次,每次15～20分钟,5次为1个疗程。1周后复查B超。

3.外转胎位术

现已少用。腹壁较松子宫壁不太敏感者,可试外倒转术,将臀位转为头位。倒转时切勿用力过猛,亦不宜勉强进行,以免造成胎盘早剥。倒转前后均应仔细听胎心音。

（二）执行医嘱,协助做好不同方式分娩的一切准备

1.持续性枕后位、枕横位

在骨盆无异常,胎儿不大时,可以试产。试产时应严密观察产程,注意胎头下降,宫口扩张程度,宫缩强弱及胎心有无改变。

第一产程:①潜伏期需保证产妇充分营养与休息。若有情绪紧张,睡眠不好可给予哌替啶或地西泮。②活跃期宫口开大3～4 cm,产程停滞除外头盆不称可行人工破膜;若产力欠佳,静脉滴注缩宫素。在试产过程中,出现胎儿窘迫征象,应行剖宫产术结束分娩。

第二产程:若第二产程进展缓慢,初产妇已近2小时,经产妇已近1小时,应行阴道检查。当胎头双顶径已达坐骨棘平面或更低时,可先行徒手将胎头枕部转向前方;若转成枕前位有困难时,也可向后转成正枕后位,再以产钳助产。若以枕后位娩出时,需作较大的会阴后一斜切开。若胎头位置较高,疑有头盆不称,需行剖宫产术,中位产钳禁止使用。

第三产程:因产程延长,容易发生产后宫缩乏力,胎盘娩出后应立即静脉注射或肌内注射子宫收缩剂,以防发生产后出血。有软产道裂伤者,应及时修补。新生儿应重点监护。产后应给予抗生素预防感染。

2.臀先露

臀位分娩的关键在于胎头能否顺利娩出,儿头娩出的难易,与胎儿与骨盆的大小以及与宫颈是否完全扩张有直接关系。对疑有头盆不称、高龄初产妇及经产妇屡有难产史者,均应仔细检查骨盆及胎儿的大小,常规作B超以进一步判断胎儿大小,排除胎儿畸形。未发现异常者,可从阴道分娩,如有骨盆狭窄或相对头盆不称(估计胎儿体重≥3 500 g),或足先露、胎膜早破、胎儿宫内窘迫、脐带脱垂者,以剖宫取胎为宜。因此应根据产妇年龄,胎产次,骨盆类型,胎儿大小,胎儿是否存活,臀先露类型以及有无合并症,于临产初期做出正确判断,决定分娩方式。

（1）择期剖宫产的指征:狭窄骨盆,软产道异常,胎儿体重≥3 500 g,胎儿窘迫,高龄初产,有

难产史,不完全臀先露等,均应行剖宫产术结束分娩。

(2)决定经阴道分娩的处理。

第一产程:待产时应耐心等待,做好产妇的思想工作,以解除顾虑,产妇应侧卧,不宜站立走动,少作肛查,不灌肠,尽量避免胎膜破裂。勤听胎心音,一旦破膜,应立即听胎心。若胎心变慢或变快,应行肛查,必要时行阴道检查,了解有无脐带脱垂。若有脐带脱垂,胎心尚好,宫口未开全,为抢救胎儿,需立即行剖宫产术。若无脐带脱垂,可严密观察胎心及产程进展。若出现协调性宫缩乏力,应设法加强宫缩。

臀位接产的关键在于儿头的顺利娩出,而儿头的顺利娩出有赖于产道,特别是宫颈是否充分扩张。胎膜破裂后,当宫口开大4~5 cm时,儿臀或儿足出现于阴道口时,消毒外阴之后,用一消毒巾盖住,每次阵缩用手掌紧紧按住使之不能立即娩出,使用"堵"外阴方法。此法有利于后出胎头的顺利娩出。在"堵"的过程中,应每隔10~15分钟听胎心1次,并注意宫口是否开全。宫口已开全再堵易引起胎儿窘迫或子宫破裂。宫口近开全时,要做好接产和抢救新生儿窒息的准备。"堵"时用力要适当,忌用暴力,直到胎臀显露于阴道口,检查宫口确已开全为止。"堵"的时间一般需0.5~1小时,初产妇有时需堵2~3小时。

第二产程:臀位阴道分娩,有自然娩出、臀位助产及臀位牵引等3种方式。自然分娩是胎儿自行娩出;臀位助产是胎臀及胎足自行娩出后,胎肩及胎头由助产者牵出;臀位牵引是胎儿全部由助产者牵引娩出,为手术的一种,有一定适应证。后者对胎儿威胁较大。接产前,应导尿排空膀胱。初产妇应作会阴切开术。3种分娩方式分述如下。①自然分娩:胎儿自然娩出,不作任何牵拉。极少见,仅见于经产妇,胎儿小,宫缩强,骨盆腔宽大者。②臀助产术:当胎臀自然娩出至脐部后,胎肩及后出胎头由接产者协助娩出。脐部娩出后,一般应在2~3分钟娩出胎头,最长不能超过8分钟。后出胎头娩出有主张用单叶产钳,效果佳。③臀牵引术:胎儿全部由接产者牵拉娩出,此种手术对胎儿损伤大,一般情况下应禁止使用。

第三产程:产程延长易并发子宫收缩乏力性出血。胎盘娩出后,应肌内注射缩宫素或麦角新碱,防止产后出血。行手术操作及有软产道损伤者,应及时检查并缝合,给予抗生素预防感染。

3.肩先露

妊娠期发现肩先露应及时矫正。可采用胸膝卧位,激光照射(或艾灸)至阴穴。上述矫正方法无效,应试行外转胎位术转成头先露,并包扎腹部以固定胎头。若行外转胎位术失败,应提前住院决定分娩方式。

分娩期应根据产妇年龄、胎产次、胎儿大小、骨盆有无狭窄、胎膜是否破裂、羊水留存量、宫缩强弱、宫颈口扩张程度、胎儿是否存活、有无并发感染及子宫先兆破裂等决定分娩方式。

(1)足月活胎,对于有骨盆狭窄、经产妇有难产史、初产妇横位估计经阴道分娩有困难者,应于临产前行择期剖宫产术结束分娩。

(2)初产妇,足月活胎,临产后应行剖宫产术。如系经产妇,宫缩不紧,胎膜未破,仍可试外倒转术,若外倒转失败,也可考虑剖宫产。

(3)破膜后,立即做阴道检查,了解宫颈口扩张情况、胎方位及有无脐带脱垂等。如胎心好,宫颈口扩张不大,特别是初产妇有脐带脱垂,估计短时期内不可能分娩者,应即剖宫取胎。如系经产妇,宫颈口已扩张至5 cm以上,胎膜破裂不久,可在全麻麻醉下试做内倒转术,使横位变为臀位,待宫口开全后再行臀位牵引术。如宫口已近开全或开全,倒转后即可作臀牵引。

（4）破膜时间过久，羊水流尽，子宫壁紧贴胎儿，胎儿存活，已形成忽略性横位时，应立即剖宫取胎。如胎儿已死，可在宫颈口开全后做断头术，出现先兆子宫破裂或子宫破裂征象，无论胎儿死活，均应立即行剖宫产术。如宫腔感染严重，应同时切除子宫。

（5）胎儿已死，无先兆子宫破裂征象，若宫口近开全，在全麻下行断头术或碎胎术。

（6）胎盘娩出后应常规检查阴道、宫颈及子宫下段有无裂伤，并及时做必要的处理。如有血尿，应放置导尿管，以防尿瘘形成。产后用抗生素预防感染。

（7）临时发现横位产及无条件就地处理者，可给哌替啶 100 mg 或氯丙嗪 50 mg，设法立即转院，途中尽量减少颠簸，以防子宫破裂。

（蒋文婷）

第二十一节　脐带异常

脐带异常是胎儿窘迫的首位因素，脐带是子宫-胎盘-胎儿联系的纽带，正常脐带长度 30～70 cm（平均为 55 cm），是血、氧供应及代谢交换的转运站。

一、病因

如果脐带的结构或位置异常，可因母儿血液循环障碍，造成胎儿宫内缺氧而窘迫，严重者可导致胎儿死亡。

二、临床表现

脐带异常可分为形态异常、生长异常、位置异常及脐带附着异常。形态异常如脐带扭转、打结、缠绕（绕颈、绕躯干、绕四肢），生长异常如脐带过长、过短、单脐动脉，位置异常如脐带先露、脐带脱垂。

（一）脐带缠绕

脐带围绕胎儿颈部、四肢或躯干者，称脐带缠绕是最为常见的脐带异常，其中以脐带绕颈最为多见。脐带缠绕对胎儿的危害主要是缠绕过紧时引起血氧交换循环障碍，而致胎儿缺氧，甚至窘迫或死亡。尤其在分娩过程中，胎头下降后脐带出现相对长度不足，拉紧脐带就会阻断血液循环，或引起胎先露入盆下降受阻、产程延长、胎盘早剥及子宫内翻等并发症。

（二）脐带扭转

脐带过度扭转发生于近胎儿脐轮部时，可使胎儿血运受阻。

（三）脐带打结

有脐带假结和真结两种。假结是由于脐静脉迂曲形似打结或脐血管较脐带长、血管在脐带中扭曲而引起，对胎儿没有危害。另一种是脐带真结，与胎儿活动有关，一般发生在怀孕中期，先是出现脐带绕体，后因胎儿穿过脐带套环而形成真结。如果真结处未拉紧则无症状，拉紧后就会阻断胎儿血液循环，引起宫内窒息或胎死宫内。

(四)脐带长度异常

脐带正常长度为 30～70 cm,平均 55 cm。脐带超过 80 cm 称为脐带过长,不足 30 cm 称为脐带过短。脐带过长易导致脐带缠绕、打结、脱垂、脐血管受压等并发症。脐带过短在妊娠期常无临床征象,临产后因脐带过短,引起胎儿下降受阻,产程延长或者是过度牵拉使脐带及血管过紧、破裂,胎儿血液循环受阻,胎心律失常致胎儿窘迫、胎盘早剥。

(五)单脐动脉

脐带血管中仅一条脐动脉、一条脐静脉称为单脐动脉,临床罕见,大多合并胎儿畸形或胎儿分娩过程中因脐带受压而突然死亡。

(六)脐带先露与脱垂

胎膜未破,脐带位于胎先露之前或一侧称脐带先露。胎膜已破,脐带位于胎先露与子宫下段之间称隐性脐带脱垂;脐带脱出子宫口外,降至阴道内,甚至露于外阴,称脐带脱垂。胎先露与骨盆入口不衔接存在间隙(如胎先露异常、胎先露下降受阻、胎儿小、羊水过多、低置胎盘等)时可发生脐带脱垂。

(七)脐带附着异常

正常情况下脐带附着于胎盘的中央或侧方,如果脐带附着于胎盘之外的胎膜上,则脐血管裸露于宫腔内,称为脐带帆状附着,这种情况在双胞胎中较多见,单胎的发生率只有 1%。如果帆状血管的位置在宫体较高处,对胎儿的影响很小,只有在分娩时牵拉脐带或者娩出胎盘时脐带附着处容易发生断裂,使产时出血的机会增高。如果帆状血管位于子宫下段或脐血管绕过子宫口,血管则容易受到压迫而发生血液循环阻断、血管破裂,对胎儿危害极大。

三、护理评估

(一)健康史
详细了解产前检查结果,有无羊水过多、胎儿过小、胎位异常、低置胎盘等。

(二)生理状况
1.症状
若脐带未受压可无明显症状,若脐带受压,产妇自觉胎动异常甚至消失。

2.体征
出现频繁的变异减速,上推胎先露部及抬高臀部后恢复,若胎儿缺氧严重可伴有胎心消失。胎膜已破者,阴道检查可在胎先露旁或其前方触及脐带,甚至脐带脱出于外阴。

3.辅助检查
(1)产科检查:在胎先露旁或其前方触及脐带,甚至脐带脱出于外阴。

(2)胎儿电子监护:伴有频繁的变异减速,甚至胎心音消失。

(3)B超检查:有助于明确诊断。

(三)心理-社会因素
评估孕产妇及家属有无焦虑、恐慌等心理问题,对脐带脱垂的认识程度及家庭支持度。

四、护理诊断

(一)有胎儿窒息的危险
有胎儿窒息的危险与脐带缠绕、受压、牵拉等导致胎儿缺氧等有关。

（二）焦虑

焦虑与预感胎儿可能受到危害有关。

（三）知识缺乏

缺乏对脐带异常的认识。

五、护理措施

（1）脐带异常的判定：应告知孕妇密切注意宫缩、胎动等情况，特别是有胎位不正、骨盆异常、低置胎盘、胎儿过小等情况的孕妇，如果发现 12 小时内胎动数＜10 次，或逐日下降 50% 而不能复原，说明胎儿宫内窘迫，应立即就诊。B 超检查结合电子监护观察胎心变化可以确诊大部分脐带异常的情况。如果经阴道检查在前羊膜囊内摸到搏动的、手指粗的索状物，其搏动频率与胎心率一致而与孕妇的脉率不一致，则可以诊断为脐带先露。此时胎心大多已有明显异常，出现胎动突然频繁增强、胎心率明显减速等。

（2）存在脐带异常的孕妇在分娩前一般不会出现特殊不适，但孕妇在得知有关胎儿的异常情况时，都会出现紧张、担心等心理负担。应该及时、准确地将脐带异常相关知识告知孕妇，并注意安慰孕妇，避免孕妇因紧张焦虑等心理因素进一步影响胎儿。发现早期的脐带异常，如单纯的脐带过长、过短、缠绕、扭转等，如未引起宫内窘迫，应向孕妇讲明可以通过改变体位进行纠正。

（3）嘱孕妇注意卧床休息，一般以左侧卧位为主，床头抬高 15°，以缓解膨大子宫对下腔静脉的压迫，以增加胎盘血供，改善胎盘循环，有时改变体位还能减少脐带受压。同时可根据情况给予低流量吸氧，通过胎儿电子监护仪观察胎儿宫内变化，并结合胎动计数，必要时行胎儿生物物理评分，能较早发现隐性胎儿宫内窘迫。

（4）如妊娠晚期，因脐带异常而不能继续妊娠，应协助医师做好待产准备。对于临产的产妇，密切观察产程进展，根据医师要求做好阴道助产或剖宫产准备，对于脐带脱垂或宫内窘迫严重的胎儿应做好新生儿窒息抢救准备。

（蒋文婷）

第二十二节 产 道 异 常

产道是胎儿经阴道娩出时必经的通道，包括骨产道及软产道。产道异常可使胎儿娩出受阻，临床上以骨产道异常多见。

一、骨产道异常

（一）疾病概述

骨盆是产道的主要构成部分，其大小和形状与分娩的难易有直接关系。骨盆结构形态异常，或径线较正常为短，称为骨盆狭窄。

1.骨盆入口平面狭窄

我国妇女状况常见有单纯性扁平骨盆和佝偻病性扁平骨盆两种类型。狭窄分级见表 9-4。

表 9-4　骨盆入口狭窄分级

分级	狭窄程度	分娩方式选择
1级临界性狭窄(临床常见)	骶耻外径 18 cm 入口前后径 10 cm	绝大多数可经阴道分娩
2级相对狭窄(临床常见)	骶耻外径 16.5～17.5 cm 入口前后径 8.5～9.5 cm	需经试产后才能决定可否阴道分娩
3级绝对狭窄	骶耻外径≤16.0 cm 入口前后径≤8.0 cm	必须剖宫产结束分娩

2.中骨盆及出口平面狭窄

我国妇女状况常见有漏斗骨盆和横径狭窄骨盆两种类型。狭窄分级见表 9-5。

表 9-5　骨盆中骨盆及出口狭窄分级

分级	狭窄程度	分娩方式选择
1级临界性狭窄	坐骨棘间径 10 cm 坐骨结节间径 7.5 cm	根据头盆适应情况考虑可否经阴道分娩。不宜试产,考虑助产或剖宫产结束分娩
2级相对狭窄	坐骨棘间径 8.5～9.5 cm 坐骨结节间径 6.0～7.0 cm	
3级绝对狭窄	坐骨棘间径≤8.0 cm 坐骨结节间径≤5.5 cm	

3.骨盆 3 个平面狭窄

称为均小骨盆。骨盆形状正常,但骨盆入口、中骨盆及出口平面均狭窄,各径线均低于正常值 2 cm 或以上,多见于身材矮小、体型匀称妇女。

4.畸形骨盆

见于小儿麻痹后遗症、先天性畸形、长期缺钙、外伤以及脊柱与骨盆关节结核病等。骨盆变形,左右不对称,骨盆失去正常形态称畸形骨盆。

(二)护理评估

1.病史

询问孕妇幼年有无佝偻病、脊髓灰质炎、脊柱和髋关节结核以及外伤史。对经产妇,应了解既往有无难产史及其发生原因,新生儿有无产伤等。

2.身心状态

(1)骨盆入口平面狭窄的临床表现。①胎头衔接受阻:若入口狭窄时,即使已经临产而胎头仍未入盆,经检查胎头跨耻征阳性。胎位异常如臀先露,颜面位或肩先露的发生率是正常骨盆的 3 倍。②临床表现为潜伏期及活跃期早期延长:若已临产,根据骨盆狭窄程度,产力强弱,胎儿大小及胎位情况不同,临床表现也不尽相同。

(2)中骨盆平面狭窄的临床表现。①胎头能正常衔接:潜伏期及活跃期早期进展顺利。当胎头下降达中骨盆时,由于内旋转受阻,胎头双顶径被阻于中骨盆狭窄部位之上,常出现持续性枕横位或枕后位。同时出现继发性宫缩乏力,活跃期后期及第二产程延长甚至第二产程停滞。②中骨盆狭窄的临床表现:当胎头受阻于中骨盆时,有一定可塑性的胎头开始变形,颅骨重叠,胎头受压,使软组织水肿,产瘤较大,严重时可发生脑组织损伤,颅内出血及胎儿宫内窘迫。若中骨

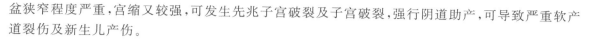

盆狭窄程度严重,宫缩又较强,可发生先兆子宫破裂及子宫破裂,强行阴道助产,可导致严重软产道裂伤及新生儿产伤。

(3)骨盆出口平面狭窄的临床表现:骨盆出口平面狭窄与中骨盆平面狭窄常同时存在。若单纯骨盆出口平面狭窄者,第一产程进展顺利,胎头达盆底受阻,胎头双顶径不能通过出口横径。强行阴道助产,可导致软产道,骨盆底肌肉及会阴严重损伤。

3.检查

(1)一般检查:测量身高,孕妇身高 145 cm 应警惕均小骨盆。观察孕妇体型,步态有无跛足,有无脊柱及髋关节畸形,米氏菱形窝是否对称,有无尖腹及悬垂腹等。

(2)腹部检查。①腹部形态:观察腹型,尺测子宫长度及腹围,预测胎儿体重,判断能否通过骨产道。②胎位异常:骨盆入口狭窄往往因头盆不称,胎头不易入盆导致胎位异常,如臀先露、肩先露。③估计头盆关系:正常情况下,部分初孕妇在预产期前 2 周,经产妇于临产后,胎头应入盆。如已临产,胎头仍未入盆,则应充分估计头盆关系。检查头盆是否相称的具体方法:孕妇排空膀胱,仰卧,两腿伸直。检查者将手放在耻骨联合上方,将浮动的胎头向骨盆腔方向推压。若胎头低于耻骨联合前表面,表示胎头可以入盆,头盆相称,称胎头跨耻征阴性;若胎头与耻骨联合前表面在同一平面,表示可疑头盆不称,称胎头跨耻征可疑阳性;若胎头高于耻骨联合前表面,表示头盆明显不称,称胎头跨耻征阳性。图 9-8 为头盆关系检查。

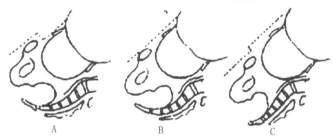

图 9-8　头盆关系检查
A.头盆相称;B.头盆可能不称;C.头盆不称

(3)骨盆测量:①骨盆外测量各径线<正常值 2 cm 或以上为均小骨盆。骶耻外径<18 cm 为扁平骨盆。坐骨结节间径<8 cm,耻骨弓角度<90°,为漏斗骨盆。骨盆两侧径(以一侧髂前上棘至对侧髂后上棘间的距离)及同侧(从髂前上棘至同侧髂后上棘间的距离)直径相差>1 cm 为偏斜骨盆。②骨盆外测量发现异常,应进行骨盆内测量。对角径<11.5 cm,骶岬突出为骨盆入口平面狭窄,属扁平骨盆。中骨盆平面狭窄及骨盆出口平面狭窄往往同时存在,应测量骶骨前面弯度,坐骨棘间径,坐骨切迹宽度。若坐骨棘间径<10 cm,坐骨切迹宽度<2 横指,为中骨盆平面狭窄。若坐骨结节间径<8 cm,应测量出口后矢状径及检查骶尾关节活动度,估计骨盆出口平面的狭窄程度。若坐骨结节间径与出口后矢状径之和<15 cm,为骨盆出口狭窄。图 9-9 为"对角径"测量法。

(三)护理诊断

1.恐惧

与分娩结果未知及手术有关。

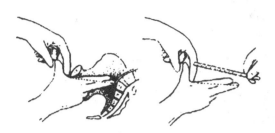

图 9-9 "对角径"测量法

2.有新生儿受伤的危险

与手术产有关。

3.有感染的危险

与胎膜早破有关。

4.潜在并发症

失血性休克。

(四)护理目标

(1)产妇恐惧感减轻。

(2)孕产妇及新生儿未出现因护理不当引起并发症。

(五)护理措施

1.心理支持及一般护理

在分娩过程中,应安慰产妇,使其精神舒畅,信心倍增,保证营养及水分的摄入,必要时补液。还需注意产妇休息,要监测宫缩强弱,应勤听胎心,检查胎先露部下降及宫口扩张程度。

2.执行医嘱

(1)明确狭窄骨盆类别和程度,了解胎位,胎儿大小,胎心率,宫缩强弱,宫口扩张程度,破膜与否,结合年龄,产次,既往分娩史进行综合判断,决定分娩方式。

(2)骨盆入口平面狭窄在临产前或在分娩发动时有下列情况时实施剖宫产术。①明显头盆不称(绝对性骨盆狭窄):骶耻外径≤16.0 cm,骨盆入口前后径≤8.0 cm,胎头跨耻征阳性者。若胎儿死亡,如骨盆入口前后径<6.5 cm 时,虽碎胎也不能娩出,必须剖宫。②轻度狭窄,同时具有下列情况者:胎儿大、胎位异常、高龄初产妇、重度妊高征及胎儿珍贵患者。③屡有难产史且无一胎儿存活者。

(3)试产:骨盆入口平面狭窄属轻度头盆不称(相对性骨盆狭窄):骶耻外径 16.5~17.5 cm,骨盆入口前后径 8.5~9.5 cm,胎头跨耻征可疑阳性。足月活胎体重<3 000 g,胎心率和产力正常,可在严密监护下进行试产。试产时应密切观察宫缩、胎心音及胎头下降情况,并注意产妇营养和休息。如宫口渐开大,儿头渐下降入盆,即为试产成功,多能自产,必要时可用负压吸引或产钳助产。若宫缩良好,经 2~4 小时(视头盆不称的程度而定)胎头仍不下降、宫口扩张迟缓或停止扩张者,表明试产失败,应及时行剖宫产术结束分娩。若试产时出现子宫破裂先兆或胎心有改变,应从速剖宫,并发宫缩乏力、胎膜早破及持续性枕后位者,也以剖宫为宜。如胎儿已死,则以穿颅为宜。

(4)中骨盆及骨盆出口平面狭窄的处理:中骨盆狭窄者,若宫口已开全,胎头双顶径下降至坐骨棘水平以下时,可采用手法或胎头吸引器将胎头位置转正,再行胎头吸引术或产钳术助产;若胎头双顶径阻滞在坐骨棘水平以上时,应行剖宫产术。

出口狭窄多伴有中骨盆狭窄。出口是骨产道最低部位,应慎重选择分娩方式。出口横径<7 cm时,应测后矢状径,即自出口横径的中心点至尾骨尖的距离。如横径与后矢状径之和>15 cm,儿头可通过,大都须作较大的会阴切开,以免发生深度会阴撕裂。如二者之和<15 cm,则胎头不能通过,需剖宫或穿颅。

(5)骨盆3个平面狭窄的处理:若估计胎儿不大,胎位正常,头盆相称,宫缩好,可以试产,通常可通过胎头变形和极度俯屈,以胎头最小径线通过骨盆腔,可能经阴道分娩。若胎儿较大,有明显头盆不称,胎儿不能通过产道,应尽早行剖宫产术。

(6)畸形骨盆的处理:根据畸形骨盆种类,狭窄程度,胎儿大小,产力等情况具体分析。若畸形严重,明显头盆不称者,应及时行剖宫产术。

二、软产道异常

软产道异常亦可引起难产,软产道包括子宫下段、宫颈、阴道及外阴。软产道异常所致的难产少见,容易被忽视。应于妊娠早期常规行双合诊检查,以了解外阴、阴道及宫颈情况,以及有无盆腔其他异常等,具有一定临床意义。

(一)外阴异常

有会阴坚韧、外阴水肿、外阴瘢痕等。

(二)阴道异常

有阴道横膈、阴道纵隔、阴道狭窄、阴道尖锐湿疣、阴道囊肿和肿瘤等。

(三)宫颈异常

有宫颈外口黏合、宫颈水肿、宫颈坚韧常见于高龄初产妇、宫颈瘢痕、宫颈癌、宫颈肌瘤、子宫畸形等。

(四)盆腔肿瘤

有子宫肌瘤或卵巢肿瘤等。

(蒋文婷)

第二十三节 产力异常

一、疾病概述

产力是以子宫收缩力为主,子宫收缩力贯穿于分娩全过程。在分娩过程中,子宫收缩的节律性,对称性及极性不正常或强度、频率发生改变时,称子宫收缩力异常,简称产力异常。子宫收缩力异常临床上分为子宫收缩乏力和子宫收缩过强两类,每类又分为协调性子宫收缩和不协调收缩性子宫收缩(图9-10)。

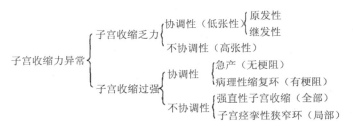

图 9-10　子宫收缩力异常的分类

二、子宫收缩乏力

(一)护理评估

1.病史

有头盆不称或胎位异常;胎儿先露部下降受阻;子宫壁过度伸展;多产妇子宫肌纤维变性;子宫发育不良或畸形;产妇精神紧张及过度疲劳;内分泌失调产妇体内雌激素、缩宫素、前列腺素、乙酰胆碱等分泌不足;过多应用镇静剂或麻醉剂等因素。

2.身心状况

(1)宫缩乏力:有原发性和继发性两种。原发性宫缩乏力是指产程开始就出现宫缩乏力,宫口不能如期扩张,胎先露部不能如期下降,导致产程延长;继发性宫缩乏力是指产程开始子宫收缩正常,只是在产程较晚阶段(多在活跃期后期或第二产程),子宫收缩转弱,产程进展缓慢甚至停滞。

协调性宫缩乏力(低张性宫缩乏力):子宫收缩具有正常的节律性、对称性和极性,但收缩力弱,宫腔内压力低,表现为持续时间短,间歇期长且不规律,宫缩<2 次/10 分钟。此种宫缩乏力,多属继发性宫缩乏力。协调性宫缩乏力时由于宫腔内压力低,对胎儿影响不大。

不协调性宫缩乏力(高张性宫缩乏力):子宫收缩的极性倒置,宫缩的兴奋点不是起自两侧宫角部,而是来自子宫下段的一处或多处冲动,子宫收缩波由下向上扩散,收缩波小而不规律,频率高,节律不协调;宫腔内压力虽高,但宫缩时宫底部不强,而是子宫下段强,宫缩间歇期子宫壁也不完全松弛,表现为子宫收缩不协调,宫缩不能使宫口扩张,不能使胎先露部下降,属无效宫缩。

(2)产程延长:通过肛查或阴道检查,发现宫缩乏力导致异常(图 9-11)。产程延长有以下 7 种。

潜伏期延长:从临产规律宫缩开始至宫口扩张 3 cm 称潜伏期。初产妇潜伏期正常约需 8 小时,最大时限 16 小时,超过 16 小时称潜伏期延长。

活跃期延长:从宫口扩张 3 cm 开始至宫口开全称活跃期。初产妇活跃期正常约需 4 小时,最大时限 8 小时,超过 8 小时称活跃期延长。

活跃期停滞:进入活跃期后,宫口扩张无进展达 2 小时以上,称活跃期停滞。

第二产程延长:第二产程初产妇超过 2 小时,经产妇超过 1 小时尚未分娩,称第二产程延长。

第二产程停滞:第二产程达 1 小时胎头下降无进展,称第二产程停滞。

胎头下降延缓:活跃期晚期至宫口扩张 9～10 cm,胎头下降速度每小时少于 1 cm,称胎头下降延缓。

胎头下降停滞:活跃期晚期胎头停留在原处不下降达 1 小时以上,称胎头下降停滞。

以上 7 种产程进展异常,可以单独存在,也可以合并存在。当总产程超过 24 小时称滞产。

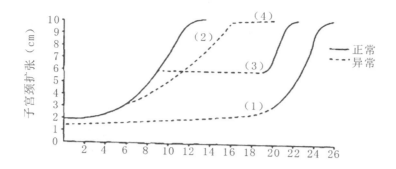

(1)潜伏期延长;(2)活跃期延长;(3)活跃期停滞;(4)第二产程延长

图 9-11　产程异常示意图

(3)对产妇的影响:由于产程延长可出现疲乏无力,肠胀气,排尿困难等,影响子宫收缩,严重时可引起脱水,酸中毒,低钾血症;由于第二产程延长,可导致组织缺血,水肿,坏死,形成膀胱阴道瘘或尿道阴道瘘;胎膜早破以及多次肛查或阴道检查增加感染机会;产后宫缩乏力影响胎盘剥离,娩出和子宫壁的血窦关闭,容易引起产后出血。

(4)对胎儿的影响:协调性宫缩乏力容易造成胎头在盆腔内旋转异常,使产程延长,增加手术产机会,对胎儿不利。不协调性宫缩乏力,不能使子宫壁完全放松,对子宫胎盘循环影响大,胎儿在子宫内缺氧,容易发生胎儿窘迫。胎膜早破易造成脐带受压或脱垂,造成胎儿窘迫甚至胎死宫内。

(二)护理诊断

1.疼痛:腹痛

与不协调性子宫收缩有关。

2.有感染的危险

与产程延长、胎膜破裂时间延长有关。

3.焦虑

与担心自身和胎儿健康有关。

4.潜在并发症

胎儿窘迫,产后出血。

(三)护理目标

(1)疼痛减轻,焦虑减轻,情绪稳定。

(2)未发生软产道损伤、产后出血和胎儿缺氧。

(3)新生儿健康。

(四)护理措施

首先配合医师寻找原因,估计不能经阴道分娩者遵医嘱做好剖宫产术准备。或阴道分娩过程中应做好助产的准备。估计能经阴道分娩者应实施下列护理措施。

1.加强产时监护,改善产妇全身状况

加强产程观察,持续胎儿电子监护。第一产程应鼓励产妇多进食,必要时静脉补充营养;避免过多使用镇静药物,注意及时排空直肠和膀胱。

2.协助医师加强宫缩

(1)协调性宫缩乏力应实施下列措施。①人工破膜:宫口扩张 3 cm 或 3 cm 以上,无头盆不称,胎头已衔接者,可行人工破膜。②缩宫素静脉滴注:适用于协调性宫缩乏力,宫口扩张3 cm,胎心良好,胎位正常,头盆相称者。使用方法和注意事项如下:取缩宫素 2.5 U 加入 5％葡萄糖液 500 mL 内,使每滴糖液含缩宫素 0.33 mU,从 4～5 滴/分即 12～15 mU/分,根据宫缩强弱进行调整,通常不超过 30～40 滴,维持宫缩为间歇时间 2～3 分钟,持续时间 40～60 秒。对于宫缩仍弱者,应考虑到酌情增加缩宫素剂量。在使用缩宫素时,必须有专人守护,严密观察,应注意观察产程进展,监测宫缩、听胎心率及测量血压。

(2)不协调性宫缩乏力应调节子宫收缩,恢复其极性。要点是:①给予强镇静剂哌替啶 100 mg,或安定 10 mg 静脉推注,不协调性宫缩多能恢复为协调性宫缩。②在宫缩恢复为协调性之前,严禁应用缩宫素。③若经处理,不协调性宫缩未能得到纠正,或伴有胎儿窘迫征象,或伴有头盆不称,均应行剖宫产术。④若不协调性宫缩已被控制,但宫缩仍弱时,可用协调性宫缩乏力时加强宫缩的各种方法处理。

3.预防产后出血及感染

破膜 12 小时以上应给予抗生素预防感染。当胎儿前肩娩出时,给予缩宫素 10～20 U 静脉滴注,使宫缩增强,促使胎盘剥离与娩出及子宫血窦关闭。

(五)健康教育

应对孕妇进行产前教育,使孕妇了解分娩是生理过程,增强其对分娩的信心。分娩前鼓励多进食,必要时静脉补充营养;避免过多使用镇静药物,注意检查有无头盆不称等,均是预防宫缩乏力的有效措施;注意及时排空直肠和膀胱,必要时可行温肥皂水灌肠及导尿。

三、子宫收缩过强

(一)护理评估

1.协调性子宫收缩过强(急产)

子宫收缩的节律性,对称性和极性均正常,仅子宫收缩力过强、过频。若产道无阻力,宫口迅速开全,分娩在短时间内结束,总产程不足 3 小时,称急产。经产妇多见。

对产妇及胎儿新生儿的影响:宫缩过强过频,产程过快,可致初产妇宫颈,阴道以及会阴撕裂伤;接产时来不及消毒可致产褥感染;胎儿娩出后子宫肌纤维缩复不良,易发生胎盘滞留或产后出血;宫缩过强,过频影响子宫胎盘血液循环,胎儿在宫内缺氧,易发生胎儿窘迫,新生儿窒息甚至死亡;胎儿娩出过快,胎头在产道内受到的压力突然解除,可致新生儿颅内出血;接产时来不及消毒,新生儿易发生感染;若坠地可致骨折、外伤。

2.不协调性子宫收缩过强

由于分娩发生梗阻或不适当地应用缩宫素,粗暴地进行阴道内操作或胎盘早剥血液浸润子宫肌层等因素造成。引起宫颈内口以上部分的子宫肌层出现强直性痉挛性收缩,宫缩间歇期短或无间歇。产妇烦躁不安,持续性腹痛,拒按。胎位触不清,胎心听不清。有时可出现病理缩复环,血尿等先兆子宫破裂征象。子宫壁局部肌肉呈痉挛性不协调性收缩形成的环状狭窄,持续不放松,称子宫痉挛性狭窄环。狭窄环可发生在宫颈,宫体的任何部分,多在子宫上下段交界处,也可在胎体某一狭窄部,以胎颈,胎腰处常见。

(二)护理措施

(1)有急产史的孕妇,在预产期前 1～2 周不应外出远走,以免发生意外,有条件应提前住院待产。临产后不应灌肠,提前做好接产及抢救新生儿窒息的准备。胎儿娩出时,勿使产妇向下屏气。若急产来不及消毒及新生儿坠地者,新生儿应肌内注射维生素 K_1 10 mg 预防颅内出血,并尽早肌内注射精制破伤风抗毒素 1 500 U。产后仔细检查软产道,若有撕裂应及时缝合。若属未消毒的接产,应给予抗生素预防感染。

(2)确诊为强直性宫缩,应及时给予宫缩抑制剂,如 25% 硫酸镁 20 mL 加入 5% 葡萄糖液 20 mL 内缓慢静脉推注(不少于 5 分钟)。若属梗阻性原因,应立即行剖宫产术。若仍不能缓解强直性宫缩,应行剖宫产术。

(3)子宫痉挛性狭窄环,应认真寻找导致子宫痉挛性狭窄环的原因,及时纠正,停止一切刺激,如禁止阴道内操作,停用缩宫素等。若无胎儿窘迫征象,给予镇静剂,也可给予宫缩抑制剂,一般可消除异常宫缩。

(4)经上述处理,子宫痉挛性狭窄环不能缓解,宫口未开全,胎先露部高,或伴有胎儿窘迫征象,均应立即行剖宫产术。若胎死宫内,宫口已开全,可行乙醚麻醉,经阴道分娩。

(蒋文婷)

第二十四节　羊 水 栓 塞

羊水栓塞(amniotic fluid embolism,AFE)是指在分娩过程中,羊水突然进入母体血循环而引起的急性肺栓塞、休克和弥散性血管内凝血(DIC)、肾衰竭和猝死的严重分娩并发症。它起病急、病情凶险,是造成孕产妇死亡的重要原因之一,发生于足月分娩者死亡率高达 70%~80%。也可发生在妊娠早期、中期的流产,但病情较轻,死亡率较低。

一、病因

羊水栓塞是由污染羊水中的有形物质(胎儿毳毛、角化上皮、胎脂、胎粪)进入母体血循环引起。通常有以下几个原因。

(1)羊膜腔内压力增高(子宫收缩过强),胎膜与宫颈壁分离或宫颈口扩张引起宫颈黏膜损伤时,静脉血窦开放,羊水进入母体血循环。

(2)宫颈裂伤、子宫破裂、前置胎盘、胎盘早剥或剖宫产术中羊水通过病理性开放的子宫血窦进入母体血循环。

(3)羊膜腔穿刺或钳刮术时子宫壁损伤处的静脉窦也可以成为羊水进入母体的通道。

二、病理生理

近年来研究认为,羊水栓塞主要是变态反应。羊水进入母体循环后,通过阻塞肺小血管,引起变态反应而导致凝血机制异常,使机体发生一系列的病理生理变化。

(一)肺动脉高压

羊水内的有形物质如胎儿毳毛、胎脂、胎粪、角化上皮细胞等直接形成栓子。一方面,羊水的有形物质激活凝血系统,使小血管内形成广泛的血栓而阻塞肺小血管,反射性引起迷走神经兴奋,使肺小血管痉挛加重。另一方面,羊水内有形物质经肺动脉进入肺循环,阻塞小血管,引起肺内小支气管痉挛,支气管内分泌物增加,使肺通气、换气量减少,反射性地引起肺小血管痉挛,肺小管阻塞而引起肺动脉压增高,导致急性右心衰竭,继而发生呼吸和循环功能衰竭、休克,甚至死亡。

(二)过敏性休克

羊水中有形物质成为致敏原,作用于母体,引起变态反应所导致的过敏性休克,多在羊水栓塞后立即出现血压骤降甚至消失,甚至心肺功能衰竭的表现。

(三)弥散性血管内凝血(DIC)

妊娠时母体血液呈高凝状态。羊水中含有大量促凝物质,可激活母体凝血系统,进入母血循环后,在血管内产生大量的微血栓,消耗大量的凝血因子和纤维蛋白原,从而导致 DIC。同时纤维蛋白原下降时,可激活纤溶系统,由于大量凝血物质的消耗和纤溶系统的激活,产妇血液系统由高凝状态转变为纤溶亢进,血液不凝固,极易发生严重的产后出血及失血性休克。

(四)急性肾衰竭

由于休克和 DIC,导致肾脏急剧缺血,进一步发生肾衰竭。

三、临床表现

(一)症状

羊水栓塞起病急骤、来势凶险,多发生于分娩过程中,尤其发生在胎儿娩出前后的短时间内。临床经过可分为以下 3 个阶段。

1.急性休克期

在分娩过程中。尤其是刚破膜不久,产妇突感寒战、烦躁不安、气急、恶心、呕吐等先兆症状,继而出现呛咳、呼吸困难、发绀、抽搐、昏迷,迅速出现循环衰竭,进入休克或昏迷状态。病情严重者在数分钟内死亡。

2.出血期

患者渡过呼吸、循环衰竭和休克而进入凝血功能障碍阶段,表现为难以控制的大量出血,血液不凝,身体其他部位出血如切口渗血、全身皮肤黏膜出血、血尿、消化道大出血或肾脏出血,产妇可死于出血性休克。

3.急性肾衰竭

后期存活的患者出现少尿、无尿和尿毒症的症状。主要为循环功能衰竭引起的肾脏缺血,DIC 早期形成的血栓堵塞肾内小血管,引起肾脏缺血、缺氧,导致肾脏器质性损害。

(二)体征

心率增快,血压骤降,肺部听诊可闻及湿啰音。全身皮肤黏膜有出血点及瘀斑,阴道流血不止,切口渗血不凝。

四、处理原则

及时处理,立即抢救,抗过敏,纠正呼吸、循环系统衰竭和改善低氧血症,抗休克,防止 DIC 和肾衰竭的发生。

五、护理评估

(一)病史

评估发生羊水栓塞临床表现的各种诱因,有无胎膜早破或人工破膜、前置胎盘或胎盘早剥、宫缩过强或强直性宫缩、中期妊娠引产或钳刮术、羊膜腔穿刺术等病史。

（二）身心状况

胎膜破裂后,胎儿娩出后或手术中产妇突然出现寒战、呛咳、气急、烦躁不安、尖叫、呼吸困难、发绀、抽搐、出血不凝、不明原因休克等症状和体征,血压下降或消失,应考虑为羊水栓塞,立即进行抢救。

（三）辅助检查

（1）血涂片查找羊水有形物质:采集下腔静脉血,镜检见到羊水有形成分可确诊。

（2）床旁胸部 X 线:可见肺部双侧弥漫性点状、片状浸润影,沿肺门分布,伴轻度肺不张和右心扩大。

（3）床旁心电图或心脏彩色多普勒超声检查:提示有心房、有心室扩大,ST 段下降。

（4）若患者死亡,行尸检时,可见肺水肿、肺泡出血。心内血液查到有羊水有形物质,肺小动脉或毛细血管有羊水有形成分栓塞,子宫或阔韧带血管内查到羊水有形物质。

六、护理诊断

（一）气体交换受损

与肺血管阻力增加、肺动脉高压、肺水肿有关。

（二）组织灌注无效

与弥散性血管内凝血及失血有关。

（三）有胎儿窘迫的危险

与羊水栓塞、母体血循环受阻有关。

七、护理目标

（1）实施抢救后,患者胸闷、气急、呼吸困难等症状有所改善。

（2）患者心率、血压恢复正常,出血量减少,肾功能恢复正常。

（3）新生儿无生命危险。

八、护理措施

（一）羊水栓塞的预防

加强产前检查,及时注意有无诱发因素,及时发现前置胎盘、胎盘早剥等并发症并予以积极处理。严密观察产程进展情况,正确掌握缩宫素的使用方法,防止宫缩过强。严格掌握人工破膜的指征和时间,宜在宫缩间歇期行人工破膜术,破口要小,并注意控制羊水流出的速度。

（二）配合医师,并积极抢救患者

1.吸氧

最初阶段是纠正缺氧。给予患者半卧位,加压给氧,必要时给予气管插管或者气管切开,减轻肺水肿,改善脑缺氧。

2.抗过敏

根据医嘱,尽快给予大剂量肾上腺糖皮质激素抗过敏、解除痉挛,保护细胞。可予地塞米松 20～40 mg 静脉推注,以后根据病情可静脉滴注维持。氢化可的松 100～200 mg 加入 5%～10%葡萄糖注射液 50～100 mL 快速静脉滴注,后予 300～800 mg 加入 5%葡萄糖注射液 250～500 mL 静脉滴注,日用上限可达 500～1 000 mg。

3.缓解肺动脉高压

解痉药物能改善肺血流灌注,预防右心衰竭所致的呼吸循环衰竭。首选盐酸罂粟碱,30～90 mg加入25%葡萄糖注射液20 mL缓慢推注,能松弛平滑肌,扩张冠状动脉、肺和脑动脉,降低小血管阻力。与阿托品合用扩张小动脉效果更佳。其次使用阿托品,阿托品能阻断迷走神经反射所导致的肺血管和支气管痉挛。1 mg阿托品加入10%～25%葡萄糖注射液10 mL,每15～30分钟静脉推注1次。直至症状缓解,微循环改善为止。第三,使用氨茶碱。氨茶碱具有松弛支气管平滑肌、解除肺血管痉挛的作用,250 mg氨茶碱加入25%葡萄糖注射液20 mL缓慢推注。第四,酚妥拉明为α肾上腺素能抑制剂,能解除肺血管痉挛,降低肺动脉阻力,消除肺动脉高压。可用5～10 mg加入10%葡萄糖注射液100 mL静脉滴注。

4.抗休克

(1)补充血容量、使用升压药物,扩容常使用右旋糖酐-40静脉滴注,并且补充新鲜的血液和血浆。在抢救过程中,监测中心静脉压,了解心脏负荷情况,并据此调节输液量和输液速度。升压药物可用多巴胺20 mg加入5%葡萄糖溶液250 mL静脉滴注,随时根据血压调节滴速。

(2)纠正酸中毒,根据血氧分析和血清电解质结果,判断是否存在酸中毒。一旦发现,5%碳酸氢钠250 mL静脉滴注。及时应用可纠正休克和代谢失调,并根据血清电解质,及时纠正电解质紊乱。

(3)纠正心力衰竭消除肺水肿,使用毛花苷C或毒毛花苷K静脉滴注。同时使用呋塞米静脉推注,有利于消除肺水肿,防止急性肾衰竭。

5.防治DIC

DIC阶段应早期抗凝,补充凝血因子,及时输注新鲜血液和血浆、纤维蛋白原等;应用肝素,尤其在羊水栓塞,其血液呈高凝状态时短期内使用。用药过程中监测出凝血时间,如使用肝素过量(凝血时间>30分钟),则出现出血倾向,如伤口渗血、血肿、阴道流血不止等,可用鱼精蛋白对抗。

DIC晚期纤溶时期,抗纤溶可使用氨基己酸、氨甲苯酸、氨甲环酸抑制纤溶激活酶,使纤溶酶原不被激活,从而抑制纤维蛋白溶解。抗纤溶的同时补充纤维蛋白原和凝血因子,防止大出血。

6.预防肾衰竭

抢救的同时注意尿量,如补足血容量后仍然少尿或无尿,需要及时使用呋塞米等利尿剂,预防与治疗肾衰竭。

7.预防感染

使用肾毒性较小的抗生素防止感染。

8.产科处理

第一产程发病的产妇应立即考虑行剖宫产终止妊娠,去除病因。第二产程发病者,及时行阴道助产结束分娩,并且密切观察出血量、出凝血时间等,如果发生产后出血不止,应及时配合医师,做好子宫切除术的准备。

(三)提供心理支持

如果在发病抢救过程中,产妇神志清醒,应给予产妇鼓励,安抚其紧张和恐惧的心理,使其配合医师抢救;对于家属要表示理解和抚慰,向家属解释产妇的病情,争取家属的支持和配合。在产妇病情稳定的情况下,可允许家属探视并且陪伴产妇,同时,病情稳定的康复期,可与产妇和家属一起制订康复计划,适时地给予相应的健康教育。

（蒋文婷）

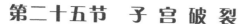

第二十五节 子 宫 破 裂

子宫破裂是指在分娩期或妊娠晚期子宫体部或子宫下段发生破裂,是产科严重的并发症,若不及时诊治,可随时威胁产妇和胎儿的生命。

根据子宫破裂发生的时间可分为妊娠期破裂和分娩期破裂;根据子宫破裂发生的部位可分为子宫体部破裂和子宫下段破裂;根据子宫破裂发生的程度可分为完全性破裂和不完全性破裂。完全破裂是指子宫壁的全层破裂,导致宫腔内容物进入腹腔,破裂常发生于子宫下段。不完全破裂是指子宫内膜、肌层部分或全部破裂,而浆膜层完整,常发生于子宫下段,宫腔与腹腔不相通,而往往在破裂侧进入阔韧带之间,形成阔韧带血肿。

一、病因

(一)梗阻性难产

梗阻性难产是引起子宫破裂最常见的原因。骨盆狭窄、头盆不称、软产道阻塞(发育畸形、瘢痕或肿瘤等)、胎位异常(肩先露、额先露)、胎儿异常(巨大胎儿、胎儿畸形)等,均可以导致胎先露部下降受阻,子宫上段为克服产道阻力而强烈收缩,使子宫下段过分伸展变薄超过最大限度,而发生子宫破裂。

(二)瘢痕子宫

剖宫产、子宫修补术、子宫肌瘤剔除术等都会使术后子宫肌壁留有瘢痕,于妊娠晚期或者临产后因子宫收缩牵拉及宫腔内压力增高而致子宫瘢痕破裂。宫体部瘢痕多于妊娠晚期发生自发破裂,多为完全破裂;子宫下段瘢痕破裂多发生于临产后,为不完全破裂。前次手术后伴感染或愈合不良者,发生子宫破裂概率更大。

(三)宫缩剂使用不当

分娩前肌内注射缩宫素或过量静脉滴注缩宫素,前列腺素栓剂及其他子宫收缩药物使用不当,均可导致子宫收缩过强,造成子宫破裂。多产、高龄、子宫畸形或发育不良、多次刮宫史、宫腔感染等都会增加子宫破裂的概率。

(四)手术创伤

多发生于不适当或粗暴的阴道助产手术,如宫颈口未开全时行产钳或臀牵引术,强行剥离植入性胎盘或严重粘连胎盘,行毁胎术、穿颅术时器械、胎儿骨片伤及子宫等情况均可导致子宫破裂。

二、临床表现

子宫破裂多发生于分娩期,通常是个逐渐发展的过程,可分为先兆子宫破裂和子宫破裂两个阶段。其症状与破裂发生的时间、部位、范围、出血量、胎儿及子宫肌肉收缩情况有关。

(一)先兆子宫破裂

子宫病理性缩复环形成、下腹部压痛、胎心率异常、血尿,是先兆子宫破裂的四大主要表现。

1.症状

常见于产程长、有梗阻性难产因素的产妇。产妇通常在临产过程中,当宫缩愈强。但胎儿下降受阻,产妇表现为烦躁不安、疼痛难忍、下腹部拒按、呼吸急促、脉搏加快,同时膀胱受压充血,出现排尿困难及血尿。

2.体征

因胎先露部下降受阻,子宫收缩过强,子宫体部肌肉增厚变短,子宫下段肌肉变薄拉长,在两者间形成环状凹陷,称为病理性缩复环。可见该环逐渐上升至脐平或脐上,压痛明显(图 9-12)。因子宫收缩过强过频,胎儿可能触不清,胎心率先加快后减慢或听不清,胎动频繁。

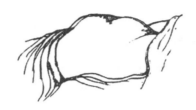

图 9-12　病理性缩复环

(二)子宫破裂

1.症状

产妇突感下腹部撕裂样剧痛,子宫收缩停止,腹部稍感舒适。后因血液、羊水进入腹腔,出现全腹持续性疼痛,伴有面色苍白、冷汗淋漓、脉搏细速、呼吸急促等症状。

2.体征

产妇全腹压痛、反跳痛,腹壁下可扪及胎体,子宫位于侧方,胎心、胎动消失。阴道出血可见鲜血流出,下降中的胎儿先露部消失,扩张的宫颈口回缩,部分产妇可扪及子宫下段裂口及宫颈。若子宫不完全破裂,上述体征不明显,仅在不全破裂处有压痛、腹痛,若破裂口累及两侧子宫血管,可致急性大出血或形成阔韧带内血肿,查体时可在子宫一侧扪及逐渐增大且有压痛的包块。

三、处理原则

(一)先兆子宫破裂

立即抑制宫缩,使用麻醉药物或者肌内注射哌替啶,即刻行剖宫产终止妊娠。

(二)子宫破裂

在输血、输液、吸氧等抢救休克的同时,无论胎儿是否存活,都尽快做好剖宫产的准备,进行手术治疗。根据产妇全身状况、破裂的部位和程度、破裂的时间、有无感染征象等决定手术方法。

四、护理评估

(一)病史

收集产妇既往与子宫破裂相关的病史,如子宫手术瘢痕、剖宫产史;此次妊娠有无出现高危因素,如胎位不正、头盆不称等;临产期间有无滥用缩宫素。

(二)身心状况

评估产妇目前的临床表现和生命体征、情绪变化。如宫缩的强度、间隔时间、腹部疼痛的性质,有无排尿困难、有无血尿、有无出现病理性缩复环,同时监测胎儿宫内情况,了解有无胎儿窘迫征象。产妇精神状态有无烦躁不安、恐惧、焦虑、衰竭等现象。

（三）辅助检查

1.腹部检查

可了解产妇腹部疼痛的部位和体征,从而判断子宫破裂的阶段。

2.实验室检查

血常规检查可了解有无白细胞计数升高、血红蛋白下降等感染、出血征象;同时尿常规检查可了解有无肉眼血尿。

3.超声检查

可协助发现子宫破裂的部位和胎儿的位置。

五、护理诊断

（一）疼痛

疼痛与产妇出现强直行宫缩、子宫破裂有关。

（二）组织灌注无效

组织灌注无效与子宫破裂后出血量多有关。

（三）预感性悲哀

预感性悲哀与担心自身预后和胎儿可能死亡有关。

六、护理目标

（1）及时补充血容量,产妇低血容量予以纠正。

（2）能够抑制强直性子宫收缩,产妇疼痛略有缓解。

（3）产妇情绪能够得到安抚。

七、护理措施

（一）预防子宫破裂

向孕产妇宣教,做好计划生育工作,避免多次人工流产,减少多产。认真做好产前检查,如有瘢痕子宫、产道异常者提前入院待产。正确处理产程,严密观察产程进展,尽早发现先兆子宫破裂的征象并进行及时处理。严格掌握使用缩宫素的指征和禁忌证,避免滥用,滴注缩宫素时应有专人看护并记录,从小剂量起,逐渐增加,严防发生过强宫缩。

（二）先兆子宫破裂的护理

密切观察产程进展,注意胎儿心率变化。待产时,如果宫缩过强过频,下腹部压痛明显,或出现病理性缩复环时,及时报告医师,停止缩宫素等一切操作,严密监测产妇生命体征,根据医嘱使用抑制宫缩药物。

（三）子宫破裂的护理

迅速开放静脉通路,短时间内补充液体、输血,补足血容量,同时吸氧、保暖,纠正酸中毒,进行抗休克处理,根据医嘱做好手术前各项准备,严密监测产妇生命体征、24小时出入量,各种实验室检查结果,评估出血量,根据医嘱使用抗生素防止感染。

（四）心理支持

协助医师根据产妇的情况,向产妇及家属解释病情和治疗计划,取得家属的支持和产妇的配合。对胎儿死亡的产妇,要努力开解其悲伤的心情,鼓励其说出内心感受,为其提供安静的环境,同时给予关心和生活上的护理,努力帮助其接受现实,调整情绪,为产妇提供相应的产褥期休养计划,做好关于其康复的各种宣教。

（蒋文婷）

第二十六节　产　后　出　血

产后出血是指胎儿娩出后 24 小时内失血量超过 500 mL。它是分娩期的严重并发症。居我国产妇死亡原因首位。其发病率占分娩总数 2％～3％,其中 80％以上在产后 2 小时内发生产后出血。

一、病因

临床上产后出血的主要原因有子宫收缩乏力、胎盘因素、软产道裂伤及凝血功能障碍等,这些病因可单一存在,也可互相影响,共同存在。

(一)子宫收缩乏力

子宫收缩乏力是产后出血的最主要、最常见的病因,占产后出血总数的 70％～80％。

1.全身因素

产妇对分娩有恐惧心理,精神高度紧张;产程过长,造成产妇体力衰竭;产妇合并慢性全身性疾病;临产后过多地使用镇静剂、麻醉剂或子宫收缩抑制剂。

2.局部因素

(1)子宫过度膨胀,肌纤维过度伸展:多胎妊娠、巨大儿、羊水过多等。

(2)子宫肌水肿或渗血:前置胎盘、胎盘早剥、妊娠期高血压、宫腔感染等。

(3)宫肌壁损伤:剖宫产史、子宫肌瘤剔除术后、急产等。

(4)子宫病变:子宫肌瘤、子宫畸形等。

(二)胎盘因素

1.胎盘滞留

胎盘大多在胎儿娩出后 15 分钟内娩出,如 30 分钟后胎盘仍不娩出,胎盘剥离面血窦不能关闭而导致产后出血。常见于膀胱充盈,使已剥离的胎盘滞留宫腔;宫缩剂使用不当,使剥离后的胎盘嵌顿于宫腔内;第三产程时过早牵拉脐带或挤压宫底,影响胎盘正常剥离。胎盘剥离不全部位血窦开放而出血。

2.胎盘粘连或胎盘植入

胎盘绒毛仅穿入子宫壁表层为胎盘粘连。胎盘绒毛穿入子宫壁肌层为胎盘植入。部分性胎盘粘连或植入表现为胎盘部分剥离,部分未剥离,导致子宫收缩不良,已剥离面的血窦开放而致出血。完全性胎盘粘连或植入因胎盘未剥离而无出血。

3.胎盘部分残留

当部分胎盘小叶、胎膜或副胎盘残留于宫腔时,影响子宫收缩而出血。

(三)软产道裂伤

常因为急产、子宫收缩过强、产程进展过快、软产道未经充分扩张、软产道组织弹性差、巨大儿分娩、会阴助产不当、未做会阴侧切或会阴侧切切口过小等,在胎儿娩出时可致软产道撕裂。

（四）凝血功能障碍

任何原因引起的凝血功能异常均可导致产后出血。

1.妊娠合并凝血功能障碍性疾病

如血小板减少症、白血病、再生障碍性贫血、重症肝炎等。

2.妊娠并发症导致凝血功能障碍

如重度妊娠期高血压疾病、胎盘早剥、死胎、羊水栓塞等均可影响凝血功能，从而发生弥散性血管内凝血（DIC），导致子宫大量出血。

二、临床表现

产后出血主要表现为阴道大量流血及失血性休克导致的相关症状和体征。

（一）症状

产后出血产妇会出现休克症状，面色苍白、冷汗淋漓、口渴、心慌、头晕、烦躁、畏寒、寒战，甚至表情淡漠、呼吸急促，很快会陷入昏迷状态。

胎儿娩出后立即出现鲜红色的阴道流血，应为软产道裂伤；胎儿娩出数分钟后出现暗红色阴道流血，可能是胎盘因素引起；胎盘娩出后见阴道流血较多，可能为子宫收缩乏力或胎盘、胎膜残留；胎儿娩出后阴道持续流血并且有出血不凝的现象，可能发生凝血功能障碍；如果产妇休克症状明显，但阴道流血量不多，可能发生软产道裂伤而造成阴道壁血肿，此类产妇会有尿频或明显的肛门坠胀感。

（二）体征

产妇会出现脉压缩小、血压下降、脉搏细速，子宫收缩乏力和胎盘因素所致产后出血的产妇，子宫轮廓不清、触不到宫底，按摩后子宫可收缩变硬，停止按摩子宫又变软，按摩子宫时会有大量出血。如有宫腔积血或胎盘滞留，宫底可升高，按摩子宫并挤压宫底部等刺激宫缩时，可使胎盘或者积血排出。若腹部检查宫缩较好、子宫轮廓清晰，但阴道流血不止，可考虑为软产道裂伤或凝血功能障碍所致。

三、处理原则

针对出血原因，迅速止血，补充血容量。纠正失血性休克。同时防止感染。

四、护理评估

（一）病史

评估产妇有无与产后出血相关的病史。如孕前有无出血性疾病，有无重症肝炎，有无子宫肌壁损伤史，有无多次人流史，有无产后出血史。孕期产妇有无妊娠合并妊娠期高血压疾病、前置胎盘、胎盘早剥、多胎妊娠，产妇有无合并内科疾病。分娩期产妇有无过多使用镇静剂，情绪是否稳定，是否产程过长或者急产，有无产妇衰竭、有无软产道裂伤等情况。

（二）身心状况

评估产妇产后出血所导致症状和体征的严重程度。产后出血发生初期，产妇有代偿功能，症状、体征可能不明显，待机体出现失代偿情况，可能很快进入休克期，并且容易发生感染。当产妇合并有内科疾病时，可能出血不多，也会很快进入休克状态。

(三)辅助检查

1.评估产后出血量

注意阴道流血是否凝固,同时估计出血量。通常有以下3种方法。

(1)称重法:失血量(mL)=[胎儿娩出后所有使用纱布、敷料总重(g)－使用前纱布、敷料总重(g)]/1.05(血液比重g/mL)。

(2)容积法:用产后接血容器收集血液后,放入量杯测量失血量。

(3)面积法:可按接血纱布血湿面积粗略估计失血量。

2.测量生命体征和中心静脉压

观察血压下降的情况;呼吸短促,脉搏细速,体温开始低于正常后升高,通过观察体温情况来判断有无感染征象。中心静脉压测定结果若低于 1.96×10^{-2} kPa 提示右心房充盈压力不足,即血容量不足。

3.实验室检查

抽取产妇血进行生化指标化验,如血常规、出凝血时间、凝血酶原时间、纤维蛋白原测定等。

五、护理诊断

(一)潜在并发症

出血性休克。

(二)有感染的危险

有感染的危险与出血过多、机体抵抗力下降有关。

(三)恐惧

恐惧与出血过多、产妇担心自身预后有关。

六、护理目标

(1)及时补充血容量,产妇生命体征尽快恢复平稳。

(2)产妇无感染症状发生,体温、血常规指标等正常。

(3)产妇能理解病情,并且预后无异常。

七、护理措施

(一)预防产后出血

1.妊娠期

加强孕前及孕期保健,有凝血功能障碍等相关疾病的产妇,应积极治疗后再孕,定期接受产检,及时治疗高危妊娠。对有产后出血危险的高危妊娠者,应提早入院,住院待产。

2.分娩期

第一产程严密观察产妇的产程进展,鼓励产妇进食和休息,防止疲劳和产妇衰竭,同时合理使用宫缩剂,防止产程延长或急产,适当使用镇静剂以保证产妇休息。第二产程严格执行无菌技术,指导产妇正确使用腹压;严格掌握会阴切开的时机,保护会阴,避免胎儿娩出过快,胎儿娩出后立即使用宫缩剂,以加强子宫收缩,减少出血。第三产程时,不可过早牵拉脐带,挤压子宫,待胎盘剥离征象出现后及时协助胎盘娩出,并仔细检查胎盘、胎膜、软产道有无裂伤或血肿。若阴道出血量多,应查明原因,及时处理。

3.产后观察

产后2小时产妇仍于产房观察,80%的产后出血发生在这一期间。注意观察产妇子宫收缩,恶露的色、质、量,会阴切口处有无血肿,定时测量产妇的生命体征,发现异常,及时处理。督促产妇及时排空膀胱,以免因膀胱充盈影响宫缩致产后出血。尽可能进行早接触、早吸吮,可刺激子宫收缩,减少阴道出血量。重视产妇主诉,同时对有高危因素的产妇,保持静脉通畅。做好随时急救的准备。

(二)针对出血原因,积极止血,纠正失血性休克,防止感染

1.子宫收缩乏力

子宫收缩乏力所致产后出血,可加强子宫收缩,通过使用宫缩剂、按摩子宫、宫腔填塞或结扎血管等方法止血。

(1)使用宫缩剂:胎儿、胎盘娩出后即刻使用宫缩剂促进子宫收缩。可用缩宫素肌内注射或静脉滴注,卡前列甲酯栓纳肛、地诺前列酮宫肌内注射等均可促进子宫收缩,用药前注意产妇有无禁忌证。

(2)按摩子宫:胎盘娩出后。一手置于产妇腹部。触摸子宫底部,拇指在前,其余四指在后,均匀而有节律地按摩子宫,促使子宫收缩,直至子宫收缩正常为止(图9-13)。如效果不佳,可采用腹部-阴道双手压迫子宫方法。一手在子宫体部按摩子宫体后壁。另一手戴无菌手套深入阴道,握拳置于阴道前穹隆处,顶住子宫前壁,两手相对紧压子宫,均匀而有节律地按摩,不仅可以刺激子宫收缩,而且可压迫子宫内血窦,减少出血(图9-14)。

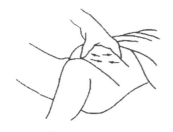

图9-13　按摩子宫

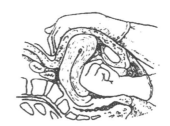

图9-14　腹部-阴道双手压迫子宫

(3)宫腔填塞:一种是宫腔纱条填塞法:应用无菌纱布条填塞宫腔,有明显的局部止血作用,适用于子宫全部松弛无力,以及经过子宫按摩、应用宫缩剂仍然无效者。术者用卵圆钳将无菌纱布条送入宫腔内,自宫底由内向外填紧宫腔。压迫止血,助手在腹部固定子宫。一般于24小时后取出纱条,填塞纱条后要严密观察子宫收缩情况,观察生命体征,警惕填塞不紧,若留有空隙,可造成隐匿性出血,以及宫腔内继续出血、积血而阴道不流血的假象。24小时后取出纱条,取出前应先使用宫缩剂。另一种是宫腔填塞气囊(图9-15)。宫腔纱布条填塞可能会有填塞不均匀、填塞不紧等情况,造成隐性出血,纱条填塞无效时或可直接使用宫腔气囊填塞。在气泵的作用下向气球囊充气配合止血辅料对子宫腔进行迅速止血,它对宫腔加压均匀,并且止血效果较好,操作简单,便于抢救时能及时使用。

(4)结扎盆腔血管:如遇子宫收缩乏力、前置胎盘等严重产后出血的产妇,上述处理无效时,可经阴道结扎子宫动脉上行支或结扎髂内动脉。

(5)动脉栓塞:在超声提示下,行股动脉穿刺插入导管至髂内动脉或子宫动脉,注入吸收性明胶海绵栓塞动脉。栓塞剂可于2～3周自行吸收,血管恢复畅通,但需要在产妇生命体征平稳时进行。

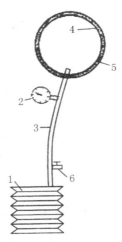

气囊球 4 外球面上设置有止血敷料 5,硅胶管 3 一端固定连接气球囊 4,
另一端连接气泵 1,硅胶管 3 上设置有压力显示表 2 和放气开关 6

图 9-15　宫腔填塞气囊

(6)子宫切除:如经积极抢救无效,危及产妇生命,根据医嘱做好全子宫切除术的术前准备。

2.胎盘因素

怀疑有胎盘滞留时应立即做阴道检查或宫腔探查,做好必要的刮宫准备。胎盘已剥离者,可协助产妇排空膀胱,牵拉脐带,按压宫底,协助胎盘娩出。若胎盘部分剥离、部分粘连时,可徒手进入宫腔,协助剥离胎盘后取出。若胎盘部分残留者。徒手不能取出胎盘,使用大刮匙刮取残留胎盘;胎盘植入者,不可强行剥离,做好子宫切除的准备。

3.软产道裂伤

应及时准确地进行修复缝合。如果出现血肿,则需要切开血肿、清除积血、缝合止血,同时补充血容量,必要时可置橡皮引流。

4.凝血功能障碍

排除以上各种因素后,根据血生化报告,针对不同病因治疗,及时补充新鲜全血,补充血小板、纤维蛋白原,或凝血酶原复合物、凝血因子等。如果发生弥散性血管内凝血应进行抗凝与抗纤溶治疗。积极抢救。

5.失血性休克

对失血量多的产妇,其休克程度与出血量、出血速度和产妇自身状况有关。在抢救的同时,尽可能正确地判断出血量,判断出血程度,并补充相同的血量为原则,止血治疗的同时进行休克抢救。建立有效的静脉通路,测量中心静脉压,根据医嘱补充晶体和胶体,纠正低血压。给予产妇安静的环境,平卧,吸氧并保暖,纠正酸中毒,同时观察产妇的意识状态、皮肤颜色、生命体征和尿量。根据医嘱使用广谱抗生素防止感染。

(三)健康教育

(1)产后出血后,产妇抵抗力下降、活动无耐力,医护人员应主动给予产妇关心,使其增加安全感,并且帮助产妇进行生活护理,鼓励产妇说出内心感受,针对产妇的情况,逐步改善饮食,纠正贫血,逐步增加活动量,促进预后。

(2)指导产妇加强营养和适度活动等自我保健知识,同时宣教自我观察子宫复旧和恶露情况,自我护理会阴伤口、功能锻炼等方法,指导其定时产后检查,随时根据医师的检查结果调节产后自我恢复的方案。向产妇提供产后避孕指导,产褥期禁止盆浴,禁止性生活。晚期产后出血可能发生于分娩 24 小时之后,于产褥期发生大量出血,也可能发生于产后 1～2 周,应予以高度警惕。

(蒋文婷)

第二十七节　产　褥　感　染

产褥感染是指分娩时及产褥期生殖道受病原体感染,引起局部和全身的炎性变化。发病率为1‰～7.2‰,是产妇死亡的四大原因之一。产褥病率是指分娩 24 小时以后的 10 天内用口表每天测量4 次,体温有 2 次达到或超过 38 ℃。可见产褥感染与产褥病率的含义不同。虽然造成产褥病率的原因以产褥感染为主,但也包括产后生殖道以外的其他感染与发热,如尿路感染、乳腺炎、上呼吸道感染等。

一、病因

(一)感染来源

1.自身感染

正常孕妇生殖道或其他部位的病原体,当出现感染诱因时使机体抵抗力低下而致病。孕妇生殖道病原体不仅可以导致产褥感染,而且在孕期即可通过胎盘、胎膜、羊水间接感染胎儿,并导致流产、早产、死胎、IUGR、胎膜早破等。有些病原体造成的感染,在孕期只表现出阴道炎、宫颈炎等局部症状,常常不被患者重视,而在产后机体抵抗力低下时发病。

2.外来感染

被污染的衣物、用具、各种手术器械、物品等接触患者后引起感染,常常与无菌操作不严格有关。产后住院期间探视者、陪伴者的不洁护理和接触,是引起产褥感染极其重要的来源,也是极容易被疏忽的感染因素,应引起产科医师、医院管理者的高度重视。

(二)感染病原体

引起产褥感染的病原体种类较多,较常见有链球菌、大肠埃希菌、厌氧菌等,其中内源性需氧菌和厌氧菌混合感染的发生有逐渐增高的趋势。需氧性链球菌是外源性感染的主要致病菌,有极强的致病力、毒力和播散力,可致严重的产褥感染。大肠埃希菌属包括大肠埃希菌及其相关的革兰阴性杆菌、变形杆菌等,亦为外源性感染的主要致病菌之一,也是菌血症和感染性休克最常见的病原体。在阴道、尿道、会阴周围均有寄生,平常不致病,产褥期机体抵抗力低下时可迅速增殖而发病。厌氧性链球菌存在于正常阴道中,当产道损伤、机体抵抗力下降,可迅速大量繁殖,并与大肠埃希菌混合感染,其分泌物异常恶臭。

(三)感染诱因

1.一般诱因

机体对入侵的病原体的反应,取决于病原体的种类、数量、毒力及机体自身的免疫力。女性生殖器官具有一定的防御功能,任何削弱产妇生殖道和全身防御功能的因素均有利于病原体的入侵与繁殖,如贫血、营养不良、临近预产期前性交、羊膜腔感染,以及肝功能不良、妊娠合并心脏病、糖尿病等慢性疾病。

2.与分娩相关的诱因

(1)胎膜早破:完整的胎膜对病原体的入侵起着有效的屏障作用,胎膜破裂导致阴道内病原体上行性感染。胎膜早破是病原体进入宫腔并进一步入侵输卵管、盆腔、腹腔的主要原因。

(2)产程延长、滞产、多次反复的肛查和阴道检查增加了病原体入侵机会。

(3)剖宫产操作中无菌措施不严格、子宫切口缝合不当,导致子宫内膜炎的发生率为阴道分娩的20倍,并伴随严重的腹壁切口感染,尤以分枝杆菌所致者为甚。

(4)产程中宫内仪器使用不当或使用次数过多、使用时间过长,如宫内胎儿心电监护、胎儿头皮血采集等,将阴道及宫颈的病原体直接带入宫腔而感染。宫内监护超过8小时者,产褥病率可达71%。

(5)各种产科手术操作(产钳助产、胎头吸引术、臀牵引等),以及产道损伤、产前产后出血、宫腔填塞纱布、产道异物、胎盘残留等,均为产褥感染的诱因。

二、分型及临床表现

发热、腹痛和异常恶露是最主要的临床表现。由于机体抵抗力不同,炎症反应程度、范围和部位的不同,临床表现有所不同。根据感染发生的部位可将产褥感染分为以下几种类型。

(一)急性外阴、阴道、宫颈炎

急性外阴、阴道、宫颈炎常由于分娩时会阴损伤或手术产、孕前有外阴阴道炎者而诱发,表现为局部灼热、坠痛、肿胀,炎性分泌物刺激尿道可出现尿痛、尿频、尿急。会阴切口或裂伤处缝线嵌入肿胀组织内,针孔流脓。阴道与宫颈感染者其黏膜充血、水肿、溃疡、化脓,日久可致阴道粘连甚至闭锁。病变局限者,一般体温不超过38 ℃,病情发展可向上或宫旁组织,导致盆腔结缔组织炎。

(二)剖宫产腹部切口、子宫切口感染

剖宫产术后腹部切口的感染多发生于术后3～5天,局部红肿、触痛。组织侵入有明显硬结,并有浑浊液体渗出,伴有脂肪液化者其渗出液可呈黄色浮油状,严重患者组织坏死,切口部分或全层裂开,伴有体温明显升高,超过38 ℃。Soper报道剖宫产术后的持续发热主要为腹部切口的感染,尤其是普通抗生素治疗无效者。

据报道,3.97%的剖宫产术患者有切口感染、愈合不良,常见的原因有合并糖尿病、妊娠期高血压疾病、贫血等。剖宫产术后子宫切口感染者则表现为持续发热,早期低热多见,伴有阴道出血增多,甚至晚期产后大出血,子宫切口缝合过紧过密是其因素之一。妇检子宫复旧不良、子宫切口处压痛明显、B超检查显示子宫切口处隆起呈混合性包块,边界模糊,可伴有宫腔积液(血),彩色多普勒超声检查显示有子宫动脉血流阻力异常。

(三)急性子宫内膜炎、子宫肌炎

此为产褥感染最常见的类型,由病原体经胎盘剥离而侵犯至蜕膜所致者为子宫内膜炎,侵及子宫肌层者为子宫肌炎,两者常互相伴随。临床表现为产后3～4天开始出现低热,下腹疼痛及压痛,恶露增多且有异味,如早期不能控制,病情加重,出现寒战、高热、头痛、心率加快、白细胞及中性粒细胞增高,有时因下腹部压痛不明显及恶露不一定多而容易误诊。Figucroa报道急性子宫内膜炎的患者100%有发热,61.6%其恶露有恶臭,60%的患者子宫压痛明显。最常培养分离

出的病原体主要有溶血性葡萄球菌、大肠埃希菌、链球菌等。当炎症波及子宫肌壁时,恶露反而减少,异味亦明显减轻,容易误认为病情好转。感染逐渐发展可于肌壁间形成多发性小脓肿,B超检查显示子宫增大复旧不良、肌层回声不均,并可见小液性暗区,边界不清。如继续发展,可导致败血症甚至死亡。

(四)急性盆腔结缔组织炎、急性输卵管炎

此多继发于子宫内膜炎或宫颈深度裂伤,病原体通过淋巴道或血行侵及宫旁组织,并延及输卵管及其系膜。临床表现主要为一侧或双侧下腹持续性剧痛,妇检或肛查可触及宫旁组织增厚或有边界不清的实质性包块,压痛明显,常常伴有寒战和高热。炎症可在子宫直肠聚积聚形成盆腔脓肿,如脓肿破溃则向上播散至腹腔。如侵及整个盆腔,使整个盆腔增厚呈巨大包块状,不能辨别其内各器官,整个盆腔似乎被冻结,称为"冰冻骨盆"。

(五)急性盆腔腹膜炎、弥漫性腹膜炎

炎症扩散至子宫浆膜层。形成盆腔腹膜炎,继续发展为弥漫性腹膜炎,出现全身中毒症状:高热、寒战、恶心、呕吐、腹胀、下腹剧痛,体检时下腹明显压痛、反跳痛。产妇因产后腹壁松弛,腹肌紧张多不明显。腹膜炎性渗出及纤维素沉积可引起肠粘连,常在直肠子宫陷凹形成局限性脓肿,刺激肠管和膀胱导致腹泻、里急后重及排尿异常。病情不能彻底控制者可发展为慢性盆腔炎。

(六)血栓性静脉炎

细菌分泌肝素酶分解肝素导致高凝状态,加之炎症造成的血流淤滞、静脉脉壁损伤,尤其是厌氧菌和类杆菌造成的感染极易导致血栓性静脉炎。可累及卵巢静脉、子宫静脉、髂内静脉、髂总静脉及下腔静脉,病变常为单侧性,患者多在产后1~2周,继子宫内膜炎之后出现寒战、高热、反复发作,持续数周,不易与盆腔结缔组织炎鉴别。下肢血栓性静脉炎者:病变多位于一侧股静脉和腘静脉及大隐静脉,表现为弛张热、下肢持续性疼痛、局部静脉压痛或触及硬索状包块,血液循环受阻,下肢水肿,皮肤发白,称为股白肿。可通过彩色多普勒超声血流显像检测确诊。

(七)脓毒血症及败血症

病情加剧则细菌进入血液循环引起脓毒血症、败血症,尤其是当感染血栓脱落时,可致肺、脑、肾脓肿或栓塞死亡。

三、处理原则

治疗原则是抗感染。辅以整体护理、局部病灶处理、手术治疗。

(一)支持疗法

纠正贫血与电解质紊乱,增强免疫力。半卧位以利脓液流于陶氏腔,使之局限化。进食高蛋白、易消化的食物,多饮水,补充维生素,纠正贫血和水、电解质紊乱。发热者以物理退热方法为主,高热者酌情给予$50\sim100\ mg$双氯芬酸栓塞肛门退热,一般不使用安替比林退热,以免体温不升。重症患者应少量多次输新鲜血或血浆、清蛋白,以提高机体免疫力。

(二)清除宫腔残留物

有宫腔残留者应予以清宫,对外阴或腹壁切口感染者可采用物理治疗,如红外线或超短波局部照射,有脓肿者应切开引流,盆腔脓肿者行阴道后穹隆穿刺或切肿引流,并取分泌物培养及药物敏感试验。严重的子宫感染,经积极的抗感染治疗无效,病情继续扩展恶化者,尤其是出现败血症、脓毒血症者,应果断及时地行子宫全切术或子宫次全切除术,以清除感染源,拯救患者的生命。

(三)抗生素的应用

应注意需氧菌与厌氧菌及耐药菌株的问题。感染严重者首选广谱高效抗生素,如青霉素、氨苄阿林、头孢类或喹诺酮类抗生素等,必要时进行细菌培养及药物敏感试验,并应用相应的有效抗生素。可短期加用肾上腺糖皮质激素,提高机体应激能力。

四、护理评估

(一)病史

认真进行全身及局部体检,注意有无引起感染的诱因,排除可致产褥病的其他因素或切口感染等,查血尿常规、C反应蛋白(CRP)、红细胞沉降率(ESR)则有助于早期诊断。

(二)身心状况

通过全身检查,三合诊或双合诊检查,有时可触到增粗的输卵管或盆腔脓肿包块,辅助检查如B超、彩色超声多普勒、CT、磁共振等检测手段能对产褥感染形成的炎性包块、脓肿及静脉血栓做出定位及定性诊断。

(三)辅助检查

病原体的鉴定对产褥感染诊断与治疗非常重要,方法有以下几种。

1.病原体培养

常规消毒阴道与宫颈后,用棉拭子通过宫颈管。取宫腔分泌物或脓液进行需氧菌和厌氧菌的双重培养。

2.分泌物涂片检查

若需氧培养结果为阴性,而涂片中出现大量细菌,应疑厌氧菌感染。

3.病原体抗原和特异抗体检查

已有许多商品药盒问世,可快速检测。

五、护理诊断

(一)疼痛

疼痛与产褥感染有关。

(二)体温过高

体温过高与伤口、宫内等感染有关。

(三)焦虑

焦虑与自身疾病有关。

六、护理目标

(1)产妇疼痛减轻,体温正常。

(2)产妇感染得到控制,舒适感增加。

(3)产妇焦虑减轻或消失,能积极配合治疗。

七、护理措施

(一)卧床休息

取半卧位,有利于恶露的排出及炎症的局限。

（二）注意观察子宫复旧情况

给予宫缩剂即缩宫素，促使子宫收缩，及时排出恶露。

（三）饮食

增强营养，提高机体抵抗力，高热量、高蛋白、高维生素、易消化饮食。产后3天内不能吃过于油腻、汤太多的食物。饮食中必须含足量的蛋白质、矿物质及维生素。少食或不食辛辣刺激性食物。保持精神愉快，心情舒畅，避免精神刺激。

（四）体温升高的护理

严密观察体温、脉搏，每4小时测量1次，体温在39℃以上者，可采取物理降温（冰帽、温水、乙醇擦洗），鼓励患者多饮水。

（五）食欲缺乏者

可静脉补液，注意纠正酸中毒，纠正电解质紊乱，必要时输血。

（六）保持会阴部清洁、干燥

每天消毒、擦洗外阴2次；会阴水肿严重者，可用50%硫酸镁湿热敷；会阴伤口感染扩创引流者每天用消毒液换药或酌情坐浴；盆腔脓肿切开者，注意引流通畅。

（七）抗感染治疗

使用大剂量的抗生素。应用抗生素的原则是早用、快速、足量；对于严重的病例要采取联合用药（氨苄霉素、庆大霉素、卡那霉素、甲硝唑等）；必要时取分泌物做药敏试验。

（八）下肢血栓性静脉炎

卧床休息，局部保暖并给予热敷，以促进血液循环而减轻肿胀，注意抬高患肢，防栓子脱落栓塞肺部。急性期过后，指导和帮助患者逐渐增加活动。

（九）做好患者的口腔、乳房护理

感染患者实施床边隔离，尤其是患者使用的便盆要严格隔离，防止交叉感染；及时消毒患者用物，产妇出院后应严格消毒所用物品。

八、护理效果评价

（1）产妇疼痛减轻，体温正常。

（2）产妇感染得到控制，舒适感增加。

（3）产妇焦虑减轻或消失，积极配合治疗。

（蒋文婷）

第二十八节 产褥期抑郁症

产褥期抑郁症又称产后抑郁症，是指产妇在分娩后出现抑郁症状，是产褥期精神综合征中最常见的一种类型。易激惹、恐怖、焦虑、沮丧和对自身及婴儿健康过度担忧，常失去生活自理及照料婴儿的能力，有时还会陷入错乱或嗜睡状态。多于产后2周发病，于产后4～6周症状明显，既往无精神障碍史。

一、病因

与生理、心理及社会因素密切相关。其中,B 型血性格、年龄偏小、独生子女、不良妊娠结局对产妇的抑郁情绪影响很大。此外,与缺乏妊娠、分娩及小儿喂养常识也有一定关系。

(一)社会因素

家庭对婴儿性别的敏感,以及孕期发生不良生活事件越多,越容易患产褥期抑郁症。孕期、分娩前后诸如孕期工作压力大、失业、夫妻分离、亲人病丧等生活事件的发生,以及产后体形改变,都是患病的重要诱因。产后遭到家庭和社会的冷漠,缺乏帮助与支持,也是致病的危险因素。

(二)遗传因素

遗传因素是精神障碍的潜在因素。有精神病家族史,特别是有家族抑郁症病史的产妇。产褥期抑郁症的发病率高。在过去有情感性障碍的病史、经前抑郁症史等均可引起该病。

(三)心理因素

由于分娩带来的疼痛与不适使产妇感到紧张恐惧,出现滞产、难产时,产妇的心理准备不充分,紧张、恐惧的程度增加,导致躯体和心理的应激增强,从而诱发产褥期抑郁症的发生。

二、临床表现

心情沮丧、情绪低落,易激惹、恐怖、焦虑,对自身及婴儿健康过度担忧,失去生活自理及照料婴儿能力,有时还会出现嗜睡、思维障碍、迫害妄想,甚至伤婴或出现自杀行为。

三、处理原则

产褥期抑郁症通常需要治疗,包括心理治疗和药物治疗。

(一)心理治疗

通过心理咨询,以解除致病的心理因素(如婚姻关系不良、想生男孩却生女孩、既往有精神障碍史等)。对产褥妇多加关心和无微不至的照顾,尽量调整好家庭中的各种关系,指导其养成良好睡眠习惯。

(二)药物治疗

应用抗抑郁症药,主要是选择 5-羟色胺再吸收抑制剂、三环类抗抑郁药等,如帕罗西汀以20 mg/d为开始剂量,逐渐增至 50 mg/d 口服;舍曲林以 50 mg/d 为开始剂量,逐渐增至200 mg/d口服;氟西汀以 20 mg/d 为开始剂量,逐渐增至 80 mg/d 口服;5 mg/d 阿米替林以50 mg/d为开始剂量,逐渐增至150 mg/d口服等。这类药物优点为不进入乳汁中,故可用于产褥期抑郁症。

(三)BN-脑神经平衡疗法

世界精神病学协会(WPA)、亚洲睡眠研究会(ASRS)、抑郁症防治国际委员会(PTD)、中国红十字会全国精神障碍疾病预防协会、广州海军医院精神病治疗中心宣布,治疗精神疾病技术的新突破:BN-脑神经介入平衡疗法为精神科领域治疗权威技术正式在广州海军医院启动。BN-脑神经介入平衡疗法引进当今世界最为先进的脑神经递质检测技术,打破了传统的诊疗手段,采用全球最尖端测量设备,结合BN-脑神经介入平衡疗法开创精神科领域检测治疗新标准。

四、诊断标准

产褥期抑郁症至今尚无统一的诊断标准。美国精神病学会(1994)在《精神疾病的诊断与统计手册》一书中,制定了产褥期抑郁症的诊断标准。在产后 2 周内出现下列 5 条或 5 条以上的症状,必须具备①②两条:①情绪抑郁;②对全部或多数活动明显缺乏兴趣或愉悦;③体重显著下降或增加;④失眠或睡眠过度;⑤精神运动性兴奋或阻滞;⑥疲劳或乏力;⑦遇事皆感毫无意义或自责感;⑧思维力减退或注意力溃散;⑨反复出现死亡想法。

五、护理措施

(一)引导解决心理问题

耐心倾听产妇的诉说,做好心理疏导工作,解除产妇不良的社会、心理因素,减轻产妇的心理负担。

(二)关心、体贴产妇

加强与产妇的沟通,取得其信任,缓解其焦虑情绪。

(三)指导、帮助产妇

进行母乳喂养、照顾婴儿,使产妇逐步适应母亲角色,增强产妇的自信心。

(四)做好基础护理工作

使产妇感到舒适,缓解躯体症状,并指导产妇养成良好的睡眠习惯。

(五)重视高危因素

对存在抑郁症的高危因素、有焦虑症状及手术结束妊娠的产妇应高度重视,加强心理关怀与生活护理。

(六)发动产妇的家庭成员及其他的支持系统

使他们理解、关心产妇,多与产妇进行交流沟通,形成良好的家庭氛围。

(七)做好出院指导

出院时做好指导工作,并定期随访,提供心理咨询,解决产妇的心理问题。

(蒋文婷)

第二十九节　产后泌尿道感染

有 2‰～4‰ 的产后妇女发生泌尿道感染,常见的类型有膀胱炎和肾盂肾炎。产后泌尿道感染的原因通常有下列几种:①分娩前后的导尿、导尿管消毒不全或手不洁,无菌技术执行不彻底。②膀胱过度膨胀因尿道周围组织受压而发生水肿,产妇于分娩后第 1～6 天不能自解小便,引起尿潴留。另一种导致膀胱过度膨胀的因素是分娩时膀胱受压迫,肌肉失去收缩力,不能将膀胱内的尿液完全排出,引起尿潴留(往往患者自解小便后尚可导尿出数百毫升的尿液)。以上无论是无法排尿还是余尿,均会造成膀胱过度膨胀,而易引起膀胱炎。③产后受伤的膀胱黏膜水肿、充血,是细菌易滋生的原因。④因黄体素的影响使膀胱张力变差。⑤由于子宫的压迫,又因右侧输尿管在解剖上的位置(较左侧肾脏低)而使右侧肾脏有暂时性肥大,易被细菌感染,临床上称之为肾盂肾炎。⑥产后因腹腔压力的改变,不知尿胀或上厕所解不干净。⑦上厕所擦拭卫生纸的方向不对,应由尿道口往肛门口方向擦拭,以免将肛门口的大肠埃希菌带至尿道口,造成上行性感染至膀胱,引起膀胱炎,再感染到肾脏引起肾盂肾炎。

一、护理评估

(一)病史
患者过去是否有泌尿系统感染史,本次分娩的情况及分娩后膀胱功能的恢复情况。

(二)诱发因素
了解分娩前后泌尿道感染的诱发因素。

(三)症状、体征

1.膀胱炎

膀胱炎症状在产后 2～3 天出现。患者表现为尿频、尿急、尿痛、尿潴留、耻骨联合上方或会阴处不适,到最后会出现排尿困难,有烧灼感,甚至有血尿出现,可有低热。

2.肾盂肾炎

肾盂肾炎症状通常在产后第 3 天出现,亦会迟至第 21 天才出现。患者表现为腰部疼痛(一侧或两侧)、寒战、高热、尿频、排尿困难、恶心、呕吐等。

(四)心理变化
患者出现症状后,可表现出焦虑、烦躁不安等不良心理反应,急切盼望解除症状,增加舒适。

(五)实验室检查
尿液检查:尿常规检查可见许多脓细胞、白细胞、红细胞,尿液的颜色亦变得混浊,有臭味。

尿液细菌培养:取清洁中段尿培养,若 1 mL 尿液中的细菌数超过 10 万则表示有感染。

二、护理诊断

(一)排尿异常
排尿异常与泌尿道感染引起排尿困难、尿频、尿急等有关。

(二)疼痛
疼痛与肾盂肾炎、膀胱炎有关。

(三)尿潴留
尿潴留与产后尿道和膀胱张力降低、对充盈不敏感或因会阴部创伤疼痛使产妇不敢排尿等有关。

三、护理目标

(1)患者的排尿功能恢复正常。

(2)患者的泌尿道感染症状消失。

(3)患者能陈述预防泌尿道感染的有关知识。

四、护理措施

(一)排空膀胱,预防泌尿道感染

1.分娩中

分娩过程中尽量排空膀胱。

2.产后膀胱排空

每 2～4 小时督促产妇排空膀胱 1 次,可除去感染尿液,避免尿液淤积和膀胱过度膨胀。

3.及时检查产后膀胱

膀胱是否充盈过度,若触到耻骨联合上方有一肿块凸出、胀满且叩诊出现过度回响声,应及时处理:可利用各种方法鼓励排尿,如听流水声、会阴冲洗、下床至厕所解尿、于耻骨联合处加压、提供排尿隐秘性等,必要时遵医嘱给予新斯的明 0.5mg,肌内注射或导尿处理。

4.无法自行排尿者

无法自行排尿且有持续余尿 60 mL 以上者则给予留置导尿,待膀胱水肿减轻后(约 2 天内)可拔除留置导尿。

(二)减轻症状,控制感染,防止病情恶化

1.急性感染期应卧床休息

卧床休息能减少废物产生,待症状减轻后再下床活动。

2.鼓励患者多饮水

每天需饮 4 000 mL 以上,以稀释尿液中的细菌,达到冲洗膀胱的目的。鼓励摄取营养丰富、易消化、少刺激的食物。

3.遵医嘱使用敏感、有效的抗生素

通常需持续使用 10～14 天,直到症状完全消失。服药的同时定期做尿液培养,及时更换有效的抗生素。

4.必要时遵医嘱使用抗痉挛和止痛剂

必要时遵医嘱使用抗痉挛和止痛剂,以缓解患者的疼痛不适。

5.湿热敷

在下腹部可给予湿热敷,以减少腹部受压,减轻疼痛和痉挛。

6.加强会阴部的护理

每天可予会阴部抹洗两次,并告之排便后需冲洗会阴部,使用卫生纸必须按由前往后的方向擦拭,以免大肠埃希菌感染。

7.发热的护理

若有发热,则按发热患者进行护理,如调节被盖、室温、多喝水,必要时给予温水擦浴、静脉输液或使用退热剂等。

(三)健康教育

1.做好解释工作

向患者解释泌尿道感染的诱发因素、症状及治疗,说明按时服药的重要性。指导其在症状消失后需继续服用抗生素 2 周,停药 1 周后应再做 1 次尿液培养,于治疗后 1 年内仍应定期追踪检查。

2.指导产妇建立良好的个人卫生习惯

平时注意多饮水,及时排空膀胱;勤换内裤,注意会阴部卫生;性交前后均需多喝水并排尿,有助于冲走尿道口的细菌,以减少泌尿道感染的机会。

五、护理效果评价

(1)患者恢复正常的排尿功能。

(2)患者出院时泌尿道感染的症状完全消失,尿液检查和细菌培养阴性。

(3)患者能列举预防泌尿道感染的措施。

(蒋文婷)

第十章 儿科护理

第一节 小儿肺炎

肺炎是指不同病原体或其他因素所致的肺部炎症,以发热、咳嗽、气促、呼吸困难和肺部固定湿啰音为共同临床表现,该病是儿科常见疾病中能威胁生命的疾病之一。

目前,小儿肺炎的分类尚未统一,常用方法有四种,各种肺炎可单独存在,也可两种同时存在。①病理分类:可分为支气管肺炎、大叶性肺炎、间质性肺炎等。②病因分类:感染性肺炎,如病毒性肺炎、细菌性肺炎、支原体肺炎、衣原体肺炎、真菌性肺炎、原虫性肺炎;非感染性肺炎,如吸入性肺炎、坠积性肺炎等。③病程分类:急性肺炎(病程<1个月),迁延性肺炎(病程1~3个月),慢性肺炎(病程>3个月)。④病情分类:轻症肺炎(主要为呼吸系统表现)、重症肺炎(除呼吸系统受累外,其他系统也受累,且全身中毒症状明显)。

临床上若病因明确,则按病因分类,否则按病理分类。

一、病因与发病机制

引起肺炎的主要病原体为病毒和细菌,病毒中最常见的为呼吸道合胞病毒,其次为腺病毒、流感病毒等;细菌中以肺炎链球菌多见,其他有葡萄球菌、链球菌、革兰阴性杆菌等。低出生体重、营养不良、维生素D缺乏性佝偻病、先天性心脏病等患儿易患本病,且病情严重,容易迁延不愈,病死率也较高。

病原体多由呼吸道入侵,也可经血行入肺,引起支气管、肺泡、肺间质炎症,支气管因黏膜水肿而管腔变窄,肺泡壁因充血水肿而增厚,肺泡腔内充满炎症渗出物,影响了通气和气体交换;同时由于小儿呼吸系统的特点,当炎症进一步加重时,可使支气管管腔更加狭窄,甚至阻塞,造成通气和换气功能障碍,导致低氧血症及高碳酸血症。为代偿缺氧,患儿呼吸与心率加快,出现鼻翼翕动和三凹征,严重时可产生呼吸衰竭。由于病原体作用,重症常伴有毒血症,引起不同程度的感染中毒症状。缺氧、二氧化碳潴留及毒血症可导致循环系统、消化系统、神经系统的一系列症状以及水、电解质和酸碱平衡紊乱。

(一)循环系统

缺氧使肺小动脉反射性收缩,肺循环压力增高,形成肺动脉高压;同时病原体和毒素侵袭心肌,引起中毒性心肌炎。肺动脉高压和中毒性心肌炎均可诱发心力衰竭。重症患儿常出现微循环障碍、休克甚至弥散性血管内凝血。

(二)中枢神经系统

缺氧和高碳酸血症使脑血管扩张、血流减慢,血管通透性增加,致使颅内压增高。严重缺氧和脑供氧不足使脑细胞无氧代谢增加,造成乳酸堆积、ATP 生成减少和 Na-K 离子泵转运功能障碍,引起脑细胞内水、钠潴留,形成脑水肿。病原体毒素作用亦可引起脑水肿。

(三)消化系统

低氧血症和毒血症可引起胃黏膜糜烂、出血、上皮细胞坏死脱落等应激性反应,导致黏膜屏障功能破坏,使肠功能紊乱,严重者可引起中毒性肠麻痹和消化道出血。

(四)水、电解质和酸碱平衡紊乱

重症肺炎可出现混合性酸中毒,因为严重缺氧时体内需氧代谢障碍、酸性代谢产物增加,常可引起代谢性酸中毒;而二氧化碳潴留、H_2CO_3 增加又可导致呼吸性酸中毒。缺氧和二氧化碳潴留还可导致肾小动脉痉挛而引起水、钠潴留,重症者可造成稀释性低钠血症。

二、临床表现

(一)支气管肺炎

支气管肺炎为小儿最常见的肺炎。多见于 3 岁以下婴幼儿。

1.轻症

以呼吸系统症状为主,大多起病较急。主要表现为发热、咳嗽和气促。

(1)发热:热型不定,多为不规则热,新生儿或重度营养不良儿可不发热,甚至体温不升。

(2)咳嗽:较频,早期为刺激性干咳,以后有痰,新生儿则表现为口吐白沫。

(3)气促:多发生在发热、咳嗽之后,呼吸频率加快,每分钟可达 40~80 次,可有鼻翼翕动、点头呼吸、三凹征、唇周发绀。肺部可听到较固定的中、细湿啰音,病灶较大者可出现肺实变体征。

2.重症

重症肺炎常有全身中毒症状及循环、神经、消化系统受累的临床表现。

(1)循环系统:常见心肌炎、心力衰竭及微循环障碍。心肌炎表现为面色苍白、心动过速、心音低钝、心律不齐,心电图显示 ST 段下移和 T 波低平、倒置;心力衰竭表现为呼吸突然加快,>60 次/分;极度烦躁不安,明显发绀,面色发灰;心率增快,>180 次/分,心音低钝有奔马率;颈静脉怒张,肝脏迅速增大,尿少或无尿,颜面或下肢水肿等。

(2)神经系统:表现为烦躁或嗜睡,脑水肿时出现意识障碍、反复惊厥、前囟膨隆、脑膜刺激征等。

(3)消化系统:常有食欲缺乏、腹胀、呕吐、腹泻等;重症可引起中毒性肠麻痹和消化道出血,表现为严重腹胀、肠鸣音消失、便血等。

若延误诊断或病原体致病力强,可引起脓胸、脓气胸、肺大泡等并发症,多表现为体温持续不退,或退而复升,中毒症状或呼吸困难突然加重。

(二)几种不同病原体所致肺炎的特点

1.呼吸道合胞病毒性肺炎

其由呼吸道合胞病毒感染所致,多见于 2 岁以内婴幼儿,尤以 2~6 个月婴儿多见。常于上呼吸道感染后 2~3 天出现干咳、低至中度发热,喘憋为突出表现,2~3 天后病情逐渐加重,出现呼吸困难和缺氧症状。肺部听诊可闻及多量哮鸣音、呼气性喘鸣,肺基底部可听到细湿啰音。喘憋严重时可合并心力衰竭、呼吸衰竭。临床上有两种类型。

(1)毛细支气管炎:有上述临床表现,但中毒症状不严重,当毛细支气管接近完全阻塞时,呼吸音可明显减低,胸部 X 线常显示不同程度的梗阻性肺气肿和支气管周围炎,有时可见小点片状阴影或肺不张。

(2)间质性肺炎:全身中毒症状较重,呼吸困难明显,肺部体征出现较早,胸部 X 线呈线条状或单条状阴影增深,或互相交叉成网状阴影,多伴有小点状致密阴影。

2.腺病毒性肺炎

此为腺病毒引起,在我国以 3、7 两型为主,11、12 型次之。本病多见于 6 个月至 2 岁的婴幼儿。起病急骤,呈稽留高热,全身中毒症状明显,咳嗽较剧,可出现喘憋、呼吸困难、发绀等。肺部体征出现较晚,常在发热 4～5 天后出现湿啰音,以后病变融合而呈现肺实变体征,少数患儿可并发渗出性胸膜炎。胸部X线改变的出现较肺部体征为早,可见大小不等的片状阴影或融合成大病灶,并多见肺气肿,病灶吸收较缓慢,需数周至数月。

3.葡萄球菌肺炎

这主要包括金黄色葡萄球菌及白色葡萄球菌所致的肺炎,多见于新生儿及婴幼儿。临床起病急,病情重,进展迅速;多呈弛张高热,婴儿可呈稽留热;中毒症状明显,面色苍白、咳嗽、呻吟、呼吸困难,皮肤常见一过性猩红热样或荨麻疹样皮疹,有时可找到化脓灶,如疖肿等。肺部体征出现较早,双肺可闻及中、细湿啰音,易并发脓胸、脓气胸等,可合并循环、神经及胃肠功能障碍。胸部 X 线常见浸润阴影,易变性是其特征。

4.流感嗜血杆菌肺炎

此类肺炎由流感嗜血杆菌引起。近年来,由于广泛使用广谱抗生素和免疫抑制剂,加上院内感染等因素,流感嗜血杆菌感染有上升趋势,多见于<4 岁的小儿,常并发于流感病毒或葡萄球菌感染者。临床起病较缓,病情较重,全身中毒症状明显,有发热、痉挛性咳嗽、呼吸困难、鼻翼翕动、三凹征、发绀等。体检肺部有湿啰音或肺实变体征,易并发脓胸、脑膜炎、败血症、心包炎、中耳炎等。胸部 X 线表现多种多样。

5.肺炎支原体肺炎

本型肺炎由肺炎支原体引起,多见于年长儿,婴幼儿发病率也较高。以刺激性咳嗽为突出表现,有的酷似百日咳样咳嗽,咯出黏稠痰,甚至带血丝;常有发热,热程 1～3 周。年长儿可伴有咽痛、胸闷、胸痛等症状,肺部体征不明显,常仅有呼吸音粗糙,少数闻及干湿啰音。婴幼儿起病急,呼吸困难、喘憋和双肺哮鸣音较突出。部分患儿出现全身多系统的临床表现,如心肌炎、心包炎、溶血性贫血、脑膜炎等。胸部X线检查可分为 4 种改变:①肺门阴影增浓;②支气管肺炎改变;③间质性肺炎改变;④均一的实变影。

6.衣原体肺炎

沙眼衣原体肺炎多见于 6 个月以下的婴儿,可于产时或产后感染,起病缓,先有鼻塞、流涕,后出现气促、频繁咳嗽,有的酷似百日咳样阵咳,但无回声,偶有呼吸暂停或呼气喘鸣,一般无发热。可同时患有结膜炎或有结膜炎病史。胸部 X 线呈弥漫性间质性改变和过度充气。肺炎衣原体肺炎多见于 5 岁以上小儿,发病隐匿,体温不高,咳嗽逐渐加重,两肺可闻及干湿啰音。X 线显示单侧肺下叶浸润,少数呈广泛单侧或双侧浸润。

三、治疗要点

采取综合措施,积极控制感染,改善肺的通气功能,防止并发症。

(一)控制感染

根据不同病原体选用敏感抗生素积极控制感染,使用原则为:早期、联合、足量、足疗程,重症宜静脉给药。

WHO 推荐的 4 种第 1 线抗生素为复方磺胺甲基异噁唑、青霉素、氨苄西林、阿莫西林,其中青霉素为首选药,复方磺胺甲基异噁唑不能用于新生儿。怀疑有金葡菌肺炎者,推荐用氨苄西林、氯霉素、苯唑西林或氯唑西林和庆大霉素。我国卫健委对轻症肺炎推荐使用头孢氨苄(头孢菌素Ⅳ)。大环内酯类抗生素如红霉素、交沙霉素、罗红霉、阿奇霉素素等对支原体肺炎、衣原体肺炎等均有效;除阿奇霉素外,用药时间应持续至体温正常后 5～7 天,临床症状基本消失后 3 天。支原体肺炎至少用药 2～3 周。应用阿奇霉素 3～5 天为 1 个疗程,根据病情可再重复 1 个疗程,以免复发。葡萄球菌肺炎比较顽固,疗程宜长,一般于体温正常后继续用药 2 周,总疗程 6 周。

病毒感染尚无特效药物,可用利巴韦林、干扰素、聚肌胞、乳清液等,中药治疗有一定效果。

(二)对症治疗

止咳、止喘、保持呼吸道通畅;纠正低氧血症、水电解质与酸碱平衡紊乱;对于中毒性肠麻痹者,应禁食、胃肠减压,皮下注射新斯的明。对有心力衰竭、感染性休克、脑水肿、呼吸衰竭者,采取相应的治疗措施。

(三)肾上腺皮质激素的应用

若中毒症状明显,或严重喘憋,或伴有脑水肿、中毒性脑病、感染性休克、呼吸衰竭等以及胸膜有渗出者,可应用肾上腺皮质激素,常用地塞米松,每天 2～3 次,每次 2～5 mg,3～5 天为 1 个疗程。

(四)防治并发症

对并发脓胸、脓气胸者及时抽脓、抽气;对年龄小、中毒症状明显、脓液黏稠经反复穿刺抽脓不畅者,以及有张力气胸者进行胸腔闭式引流。

四、护理措施

(一)改善呼吸功能

(1)保持病室环境舒适,空气流通,温湿度适宜,尽量使患儿安静,以减少氧的消耗。不同病原体肺炎患儿应分室居住,以防交叉感染。

(2)置患儿于有利于肺扩张的体位并经常更换,或抱起患儿,以减少肺部瘀血和防止肺不张。

(3)给氧:凡有低氧血症,有呼吸困难、喘憋、口唇发绀、面色灰白等情况立即给氧;婴幼儿可用面罩法给氧,年长儿可用鼻导管法;若出现呼吸衰竭,则使用人工呼吸器。

(4)正确留取标本,以指导临床用药;遵医嘱使用抗生素治疗,以消除肺部炎症,促进气体交换;注意观察治疗效果。

(二)保持呼吸道通畅

(1)及时清除患儿口鼻分泌物,经常协助患儿转换体位,同时轻叩背部,边拍边鼓励患儿咳嗽,以促使肺泡及呼吸道的分泌物借助重力和震动易于排出;病情许可的情况下可进行体位引流。

（2）给予超声雾化吸入，以稀释痰液，利于咳出，必要时予以吸痰。

（3）遵医嘱给予祛痰剂，如复方甘草合剂等；对严重喘憋者，遵医嘱给予支气管解痉剂。

（4）给予易消化、营养丰富的流质、半流质饮食，少食多餐，避免过饱影响呼吸；哺喂时应耐心，防止呛咳引起窒息；重症不能进食者，给予静脉营养。保证液体的摄入量，以湿润呼吸道黏膜，防止分泌物干结，利于痰液排出；同时可以防止发热导致的脱水。

（三）加强体温监测

观察体温变化并警惕高热惊厥的发生，对高热者给予降温措施，保持口腔及皮肤清洁。

（四）密切观察病情

（1）如患儿出现烦躁不安、面色苍白、气喘加剧、心率加速（＞160次/分）、肝脏在短时间内急剧增大等心力衰竭的表现，及时报告医师，给予氧气吸入并减慢输液速度，遵医嘱给予强心、利尿药物，以增强心肌收缩力，减慢心率，增加心搏出量，减轻体内水、钠潴留，从而减轻心脏负荷。

（2）若患儿出现烦躁或嗜睡、惊厥、昏迷、呼吸不规则等，提示颅内压增高，立即报告医师并共同抢救。

（3）患儿腹胀明显伴低钾血症时，及时补钾；若有中毒性肠麻痹，应禁食，予以胃肠减压，遵医嘱皮下注射新斯的明，以促进肠蠕动，消除腹胀，缓解呼吸困难。

（4）如患儿病情突然加重，出现剧烈咳嗽、烦躁不安、呼吸困难、胸痛、面色发绀、患侧呼吸运动受限等，提示并发脓胸或脓气胸，应及时配合进行胸穿或胸腔闭式引流。

（五）健康教育

向患儿家长讲解疾病的有关知识和护理要点，指导家长合理喂养，加强体格锻炼，以改善小儿呼吸功能；对易患呼吸道感染的患儿，在寒冷季节或气候骤变外出时，应注意保暖，避免着凉；定期健康检查，按时预防接种；对年长儿说明住院和注射等对疾病痊愈的重要性，鼓励患儿克服暂时的痛苦，与医护人员合作；教育患儿咳嗽时用手帕或纸捂嘴，不随地吐痰，防止病原菌污染空气而传染给他人。

（王立军）

第二节 小儿病毒性心肌炎

一、疾病概述

病毒性心肌炎是由多种病毒侵犯心脏，引起局灶性或弥漫性心肌间质炎性渗出和心肌纤维变性、坏死或溶解的疾病，有的可伴有心包或心内膜炎症改变。可导致心肌损伤、心功能障碍、心律失常和周身症状。可发生于任何年龄，近年来发生率有增多的趋势，是儿科常见的心脏疾病之一。

（一）病因

近年来由于病毒学及免疫病理学的迅速发展，通过大量动物实验及临床观察，证明多种病毒皆可引起心肌炎。其中柯萨奇病毒B6（1～6型）最常见，其他如柯萨奇病毒A、ECHO病毒、脊髓灰质炎病毒、流感及副流感病毒、腮腺炎病毒、水痘病毒、单纯疱疹病毒、带状疱疹病毒及肝炎病毒等也可能致病。由于柯萨奇病毒具有高度亲心肌性和流行性,据报道在很多原因不明的心肌炎和心包炎中,约 39% 是由柯萨奇病毒 B 所致。

尽管罹患病毒感染的机会很多,而多数不发生心肌炎,在一定条件下才发病。例如,当机体由于继发细菌感染(特别是链球菌感染)、发热、缺氧、营养不良、接受类固醇或放射治疗等,而抵抗力低下时,可诱发发病。

病毒性心肌炎的发病原理至今未完全了解,目前提出病毒学说、免疫学说、生化机制等几种学说。

(二)病理

病毒性心肌炎病理改变轻重不等。轻者常以局灶性病变为主,而重者则多呈弥漫性病变。局灶性病变的心肌外观正常,而弥漫性者则心肌苍白、松软,心脏呈不同程度的扩大、增重。镜检可见病变部位的心肌纤维变性或断裂,心肌细胞溶解、水肿、坏死。间质有不同程度水肿以及淋巴细胞、单核细胞和少数多核细胞浸润。病变以左室及室间隔最显著,可波及心包、心内膜及传导系统。

慢性病例心脏扩大,心肌间质炎症浸润及心肌纤维化并有瘢痕组织形成,心内膜呈弥漫性或局限性增厚,血管内皮肿胀等变化。

二、临床表现

病情轻重悬殊。轻症可无明显自觉症状,仅有心电图改变。重型可出现严重的心律失常、充血性心力衰竭、心源性休克,甚至个别患者因此而死亡。大约有 1/3 以上病例在发病前 1～3 周或发病同时呼吸道或消化道病毒感染,同时伴有发热、咳嗽、咽痛、周身不适、腹泻、皮疹等症状,继而出现心脏症状如年长儿常诉心悸、气短、胸部及心前区不适或疼痛、疲乏感等。发病初期常有腹痛、食欲缺乏、恶心、呕吐、头晕、头痛等表现。3 个月以内婴儿有拒乳、苍白、发绀、四肢凉、两眼凝视等症状。心力衰竭者,呼吸急促、突然腹痛、发绀、水肿等;心源性休克者,烦躁不安、面色苍白、皮肤发花、四肢厥冷或末梢发绀等;发生窦性停搏或心室纤颤时可突然死亡;高度房室传导阻滞在心室自身节律未建立前,由于脑缺氧而引起抽搐、昏迷称心脑综合征。如病情拖延至慢性期。常表现为进行性充血心力衰竭、全心扩大,可伴有各种心律失常。

体格检查:多数心尖区第一音低钝。一般无器质性杂音,仅在胸前或心尖区闻及Ⅰ～Ⅱ级吹风样收缩期杂音。有时可闻及奔马律或心包摩擦音。心律失常多见如阵发性心动过速、异位搏动、心房纤颤、心室扑动、停搏等。严重者心脏扩大,脉细数,颈静脉怒张,肝大和压痛,肺部啰音等;或面色苍白、四肢厥冷、皮肤发花、指(趾)发绀、血压下降等。

三、辅助检查

(一)实验室检查

(1)白细胞计数(10.0～20.0)×10⁹/L,中性粒细胞偏高。血沉、抗链"O"大多数正常。

(2)血清肌酸磷酸激酶、乳酸脱氢酶及其同工酶、谷草转氨酶在病程早期可增高。超氧化歧化酶急性期降低。

(3)若从心包、心肌或心内膜分离到病毒,或用免疫荧光抗体检查找到心肌中有特异的病毒抗原,电镜检查心肌发现有病毒颗粒,可以确定诊断;咽洗液、粪便、血液、心包液中分离出病毒,同时结合恢复期血清中同型病毒中和抗体滴度较第 1 份血清升高或下降 4 倍以上,则有助于病原诊断。

（4）补体结合抗体的测定以及用分子杂交法或聚合酶链反应检测心肌细胞内的病毒核酸也有助于病原诊断。部分病毒性心肌炎患者可有抗心肌抗体出现，一般于短期内恢复，如持续提高，表示心肌炎病变处于活动期。

（二）心电图检查

心电图在急性期有多变与易变的特点，对可疑病例应反复检查，以助诊断。其主要变化为ST-T改变，各种心律失常和传导阻滞。恢复期以各种类型的期前收缩为多见。少数慢性期患儿可有房室肥厚的改变。

（三）X线检查

心影正常或不同程度的增大，多数为轻度增大。若反复迁延不愈或合并心力衰竭，心脏扩大明显。后者可见心搏动减弱，伴肺瘀血、肺水肿或胸腔少量积液。有心包炎时，有积液征。

（四）心内膜心肌活检

心导管法心内膜心肌活检，在成人患者中早已开展，小儿患者仅是近年才有报道，为心肌炎诊断提供了病理学依据。据报道：原因不明的心律失常、充血性心力衰竭患者，经心内膜心肌活检证明约40%为心肌炎；临床表现和组织学相关性较差。原因是EMB取材很小且局限，以及取材时不一定是最佳机会；心内膜心肌活检本身可导致心肌细胞收缩，而出现一些病理性伪迹。因此，对于心内膜心肌活检病理无心肌炎表现者不一定代表心脏无心肌炎，此时临床医师不能忽视临床诊断。此项检查一般医院尚难开展，不作为常规检查项目。

四、诊断

（一）病原学诊断依据

1.确诊指标

自患儿心内膜、心肌、心包（活检、病理）或心包穿刺液检查，发现以下之一者可确诊心肌炎由病毒引起：①分离到病毒。②用病毒核酸探针查到病毒核酸。③特异性病毒抗体阳性。

2.参考依据

有以下之一者结合临床表现可考虑心肌炎系病毒引起：①自患儿粪便、咽拭子或血液中分离到病毒，且恢复期血清同抗体滴度较第一份血清升高或降低4倍以上。②病程早期患儿血中特异性IgM抗体阳性。③用病毒核酸探针自患儿血中查到病毒核酸。

（二）临床诊断依据

（1）心功能不全、心源性休克或心脑综合征。

（2）心脏扩大（X线、超声心动图检查具有表现之一）。

（3）心电图改变以R波为主的2个或2个以上主要导联（Ⅰ、Ⅱ、aVF、V_5）的ST-T改变持续4天以上伴动态变化，窦房传导阻滞，房室传导阻滞，完全性右或左束支阻滞，成联律、多形、多源、成对或并行性期前收缩，非房室结及房室折返引起的异位性心动过速，低电压（新生儿除外）及异常Q波。

（4）CK-MB升高或心肌肌钙蛋白（cTnI或cTnT）阳性。

（三）确诊依据

（1）具备临床诊断依据2项，可临床诊断为心肌炎。发病同时或发病前1～3周有病毒感染的证据支持诊断者。

（2）同时具备病原学确诊依据之一,可确诊为病毒性心肌炎,具备病原学参考依据之一,可临床诊断为病毒性心肌炎。

（3）凡不具备确诊依据,应给予必要的治疗或随诊,根据病情变化,确诊或除外心肌炎。

（4）应除外风湿性心肌炎、中毒性心肌炎、先天性心脏病、结缔组织病以及代谢性疾病的心肌损害、甲状腺功能亢进症、原发性心肌病、原发性心内膜弹力纤维增生症、先天性房室传导阻滞、心脏自主神经功能异常、β 受体功能亢进及药物引起的心电图改变。

（四）临床分期

1.急性期

新发病,症状及检查阳性发现明显且多变,一般病程在半年以内。

2.迁延期

临床症状反复出现,客观检查指标迁延不愈,病程多在半年以上。

3.慢性期

进行性心脏增大,反复心力衰竭或心律失常,病情时轻时重,病程在 1 年以上。

五、治疗

本症尚无特殊治疗。应结合患儿病情采取有效的综合措施,可使大部分患儿痊愈或好转。

（一）一般治疗

1.休息

急性期至少应卧床休息至热退 3～4 周,有心功能不全或心脏扩大者,更应强调绝对卧床休息,以减轻心脏负荷及减少心肌耗氧量。

2.抗生素

虽对引起心肌炎的病毒无直接作用,但因细菌感染是病毒性心肌炎的重要条件因子,故在开始治疗时,均主张适当使用抗生素。一般应用青霉素肌内注射 1～2 周,以清除链球菌和其他敏感细菌。

3.保护心肌

大剂量维生素 C,具有增加冠状血管血流量、心肌糖原、心肌收缩力、改善心功能、清除自由基、修复心肌损伤的作用。剂量为 100～200 mg/(kg·d),溶于 10%～25% 葡萄糖液 10～30 mL内静脉注射,每天1 次,15～30 天为 1 个疗程;抢救心源性休克时,第一天可用 3～4 次。

至于极化液、能量合剂及 ATP 等均因难进入心肌细胞内,故疗效差,近年来多推荐:①辅酶 Q_{10} 1 mg/(kg·d),口服,可连用 1～3 个月。②1,6-二磷酸果糖 0.7～1.6 mL/kg 静脉注射,最大量不超过2.5 mL/kg(75 mg/mL),静脉注射速度 10 mL/min,每天 1 次,10～15 天为 1 个疗程。

（二）激素治疗

肾上腺皮质激素可用于抢救危重病例及其他治疗无效的病例。口服泼尼松 1～1.5 mg/(kg·d),用3～4 周,症状缓解后逐渐减量停药。对反复发作或病情迁延者,依据近年来对本病发病机制研究的进展,可考虑较长期的激素治疗,疗程不少于半年,对于急重抢救病例可采用大剂量,如地塞米松0.3～0.6 mg/(kg·d),或氢化可的松 15～20 mg/(kg·d),静脉滴注。

（三）免疫治疗

动物及临床研究均发现丙种球蛋白对心肌有保护作用。从 1990 年开始,美国波士顿及洛杉矶儿童医院已将静脉注射丙种球蛋白作为病毒性心肌炎治疗的常规用药。

(四)抗病毒治疗

动物试验中联合应用利巴韦林和干扰素可提高生存率,目前欧洲正在进行干扰素治疗心肌炎的临床试验,其疗效尚待确定。环孢霉素 A、环磷酰胺目前尚无肯定疗效。

(五)控制心力衰竭

心肌炎患者对洋地黄耐受性差,易出现中毒而发生心律失常,故应选用快速作用的洋地黄制剂如毛花苷 C(西地兰)或地高辛。病重者用地高辛静脉滴注,一般病例用地高辛口服,饱和量用常规的 $1/2\sim2/3$ 量,心力衰竭不重,发展不快者,可用每天口服维持量法。利尿剂应早用和少用,同时注意补钾,否则易导致心律失常。注意供氧,保持安静。若烦躁不安,可给镇静剂。发生急性左心功能不全时,除短期内并用毛花苷 C(西地兰)、利尿剂、镇静剂、氧气吸入外,应给予血管扩张剂如酚妥拉明 $0.5\sim1$ mg/kg 加入 10% 葡萄糖液 $50\sim100$ mL 内快速静脉滴注。紧急情况下,可先用半量以 10% 葡萄糖液稀释静脉缓慢注射,然后将其余半量静脉滴注。

(六)抢救心源性休克

镇静、吸氧、大剂量维生素 C、扩容、激素、升压药、改善心功能及心肌代谢等。

近年来,应用血管扩张剂硝普钠取得良好疗效,常用剂量 $5\sim10$ mg,溶于 5% 葡萄糖 100 mL 中,开始 0.2 $\mu g/(kg\cdot min)$ 滴注,以后每隔 5 分钟增加 0.1 $\mu g/kg$,直到获得疗效或血压降低,最大剂量不超过每分钟 $4\sim5$ $\mu g/kg$。

(七)纠正严重心律失常

心律失常的纠正在于心肌病变的吸收或修复。一般轻度心律失常如期前收缩、一度房室传导阻滞等,多不用药物纠正,而主要是针对心肌炎本身进行综合治疗。若发生严重心律失常,如快速心律失常、严重传导阻滞都应迅速及时纠正,否则威胁生命。

六、护理诊断

(一)活动无耐力
与心肌功能受损,组织器官供血不足有关。

(二)舒适的改变:胸闷
与心肌炎症有关。

(三)潜在并发症
心力衰竭、心律失常、心源性休克。

七、护理目标

(1)患儿活动量得到适当控制休息得到保证。

(2)患儿胸闷缓解或消失。

(3)患儿无并发症发生或有并发症时能被及时发现和适当处理。

八、护理措施

(一)休息

(1)急性期卧床休息至热退后 $3\sim4$ 周,以后根据心功能恢复情况逐渐增加活动量。

(2)有心功能不全者或心脏扩大者应绝对卧床休息。

(3)总的休息时间为 3~6 个月。

(4)创造良好的休息环境,合理安排患儿的休息时间。保证患儿的睡眠时间。

(5)主动提供服务,满足患儿的生活需要。

(二)胸闷的观察与护理

(1)观察患儿的胸闷情况,注意诱发和缓解因素,必要时给予吸氧。

(2)遵医嘱给予心肌营养药,促进心肌恢复正常。

(3)保证休息,减少活动。

(4)控制输液速度和输液总量,减轻心肌负担。

(三)并发症的观察与护理

(1)密切注意心率、心律、呼吸、血压和面色改变,有心力衰竭时给予吸氧、镇静、强心等处理,应用洋地黄制剂时要密切观察患儿有无洋地黄中毒表现,如出现新的心律失常、心动过缓等。

(2)注意有无心律失常的发生,警惕危险性心律失常的发生,如频发室早、多源室早、二度以上房室传导阻滞房颤、室颤等。一旦发生,需及时通知医师并给予相应处理。如高度房室传导阻滞者给异丙肾上腺素和阿托品提升心率。

(3)警惕心源性休克,注意血压、脉搏、尿量、面色等变化,一旦出现心源性休克,立即取平卧位,配合医师给予大剂量维生素 C 或肾上腺皮质激素治疗。

(四)健康教育

(1)讲解病毒性心肌炎的病因、病理、发病机制、临床特点及诊断、治疗措施。

(2)强调休息的重要性,指导患儿控制活动量,建立合理的休息制度。

(3)讲解本病的预防知识,如预防上呼吸道感染和肠道感染等。

(4)有高度房室传导阻滞者讲解安装心脏起搏器的必要性。

(王立军)

第三节　小儿惊厥

惊厥的病理生理基础是脑神经元的异常放电和过度兴奋,是由多种原因所致的大脑神经元暂时性功能紊乱的一种表现。发作时全身或局部肌群突然发生阵挛或强直性收缩,多伴有不同程度的意识障碍。惊厥是小儿最常见的急症,有 5%~6% 的小儿曾发生过高热惊厥。

一、病因

小儿惊厥可由众多因素引起,凡能造成脑神经元兴奋性功能紊乱的因素,如脑缺氧、缺血、低血糖、脑炎症、水肿、中毒变性、坏死等,均可导致惊厥的发生。将其病因归纳为以下几类。

(一)感染性疾病

1.颅内感染性疾病

(1)细菌性脑膜炎、脑血管炎、颅内静脉窦炎。

(2)病毒性脑炎、脑膜脑炎。

(3)脑寄生虫病,如脑型肺吸虫病、脑型血吸虫病、脑囊虫病、脑棘球蚴病、脑型疟疾等。

（4）各种真菌性脑膜炎。

2.颅外感染性疾病

（1）呼吸系统感染性疾病。

（2）消化系统感染性疾病。

（3）泌尿系统感染性疾病。

（4）全身性感染性疾病以及某些传染病。

（5）感染性病毒性脑病，脑病合并内脏脂肪变性综合征。

（二）非感染性疾病

1.颅内非感染性疾病

（1）癫痫。

（2）颅内创伤，出血。

（3）颅内占位性病变。

（4）中枢神经系统畸形。

（5）脑血管病。

（6）神经皮肤综合征。

（7）中枢神经系统脱髓鞘病和变性疾病。

2.颅外非感染性疾病

（1）中毒：如有毒动植物，氰化钠、铅、汞中毒，急性酒精中毒及各种药物中毒等。

（2）缺氧：如新生儿窒息，溺水，麻醉意外，一氧化碳中毒，心源性脑缺血综合征等。

（3）先天性代谢异常疾病：如苯酮尿症、黏多糖病、半乳糖血症、肝豆状核变性、尼曼-匹克病等。

（4）水电解质紊乱及酸碱失衡：如低血钙、低血钠、高血钠及严重代谢性酸中毒等。

（5）全身及其他系统疾病并发症：如系统性红斑狼疮、风湿病、肾性高血压脑病、尿毒症、肝昏迷、糖尿病、低血糖、胆红素脑病等。

（6）维生素缺乏症：如维生素 B_6 缺乏症、维生素 B_6 依赖症、维生素 B_1 缺乏性脑型脚气病等。

二、临床表现

（一）惊厥发作形式

1.强直-阵挛发作

其发作时突然意识丧失，摔倒，全身强直，呼吸暂停，角弓反张，牙关紧闭，面色青紫，持续10～20秒，转入阵挛期；不同肌群交替收缩，致肢体及躯干有节律地抽动，口吐白沫（若咬破舌头可吐血沫）；呼吸恢复，但不规则，数分钟后肌肉松弛而缓解，可有尿失禁，然后入睡，醒后可有头痛、疲乏，对发作不能回忆。

2.肌阵挛发作

这是由肢体或躯干的某些肌群突然收缩（或称电击样抽动），表现为头、颈、躯干或某个肢体快速抽搐。

3.强直发作

强直发作表现为肌肉突然强直性收缩，肢体可固定在某种不自然的位置持续数秒钟，躯干四肢姿势可不对称，面部强直表情，眼及头偏向一侧，睁眼或闭眼，瞳孔散大，可伴呼吸暂停，意识丧失,发作后意识较快恢复,不出现发作后嗜睡。

4.阵挛性发作

其发作时全身性肌肉抽动,左右可不对称,肌张力可增高或减低,有短暂意识丧失。

5.局限性运动性发作

此发作时无意识丧失,常表现为下列形式。

(1)某个肢体或面部抽搐:由于口、眼、手指在脑皮层运动区所代表的面积最大,因而这些部位最易受累。

(2)杰克逊(Jackson)癫痫发作:发作时大脑皮质运动区异常放电灶逐渐扩展到相邻的皮层区。抽搐也按皮层运动区对躯干支配的顺序扩展,如从面部抽搐开始→手→前臂→上肢→躯干→下肢;若进一步发展,可成为全身性抽搐,此时可有意识丧失;常提示颅内有器质性病变。

(3)旋转性发作:发作时头和眼转向一侧,躯干也随之强直性旋转,或一侧上肢上举,另一侧上肢伸直,躯干扭转等。

6.新生儿轻微惊厥

这是新生儿期常见的一种惊厥形式,发作时呼吸暂停,两眼斜视,眼睑抽搐,频频的眨眼动作,伴流涎,吸吮或咀嚼样动作,有时还出现上下肢类似游泳或蹬自行车样的动作。

(二)惊厥的伴随症状及体征

1.发热

发热为小儿惊厥最常见的伴随症状,如系单纯性或复杂性高热惊厥患儿,于惊厥发作前均有38.5 ℃,甚至 40 ℃以上高热。由上呼吸道感染引起者,还可有咳嗽、流涕、咽痛、咽部出血、扁桃体肿大等表现。如为其他器官或系统感染所致惊厥,绝大多数均有发热及其相关的症状和体征。

2.头痛及呕吐

此为小儿惊厥常见的伴随症状之一,年长儿能正确叙述头痛的部位、性质和程度,婴儿常表现为烦躁、哭闹、摇头、抓耳或拍打头部。多伴有频繁喷射状呕吐,常见于颅内疾病及全身性疾病,如各种脑膜炎、脑炎、中毒性脑病、瑞氏综合征、颅内占位性病变等。同时还可出现程度不等的意识障碍,颈项抵抗,前囟饱满,颅神经麻痹,肌张力增高或减弱,克氏征、布鲁津斯基征及巴宾斯基征阳性等体征。

3.腹泻

如遇重度腹泻病,可致水电解质紊乱及酸碱失衡,出现严重低钠或高钠血症,低钙、低镁血症,以及由于补液不当,造成水中毒也可出现惊厥。

4.黄疸

新生儿溶血症,当出现胆红素脑病时,不仅皮肤巩膜高度黄染,还可有频繁性惊厥;重症肝炎患儿,当肝衰竭,出现惊厥前即可见到明显黄疸;在瑞氏综合征、肝豆状核变性等病程中,均可出现不等的黄疸,此类疾病初期或中末期均能出现惊厥。

5.水肿、少尿

水肿、少尿是各类肾炎或肾病为儿童时期常见多发病,水肿、少尿为该类疾病的首起表现,当其中部分患儿出现急、慢性肾衰竭,或肾性高血压脑病时,均可有惊厥。

6.智力低下

智力低下常见于新生儿窒息所致缺氧、缺血性脑病,颅内出血患儿,病初即有频繁惊厥,其后有不同程度的智力低下。智力低下亦见于先天性代谢异常疾病,如苯酮尿症、糖尿症等氨基酸代谢异常病。

三、诊断

（一）病史

了解惊厥的发作形式,持续时间,有无意识丧失,伴随症状,诱发因素及有关的家族史。

（二）体检

全面的体格检查,尤其神经系统的检查,如神志、头颅、头围、囟门、颅缝、脑神经、瞳孔、眼底、颈抵抗、病理反射、肌力、肌张力、四肢活动等。

（三）实验室及其他检查

1.血尿粪常规

血白细胞显著增高,通常提示细菌感染。红细胞血色素很低,网织红细胞增高,提示急性溶血。尿蛋白及细胞数增高,提示肾炎或肾盂肾炎。粪镜检,除外痢疾。

2.血生化等检验

除常规查肝肾功能、电解质外,应根据病情选择有关检验。

3.脑脊液检查

凡疑有颅内病变惊厥患儿,尤其是颅内感染时,均应做脑脊液常规、生化、培养或有关的特殊化验。

4.脑电图

脑电图阳性率可达 $80\%\sim90\%$,小儿惊厥,尤其无热惊厥,其中不少系小儿癫痫。脑电图上可表现为阵发性棘波、尖波、棘慢波、多棘慢波等多种波型。

5.CT 检查

疑有颅内器质性病变惊厥患儿,应做脑 CT 扫描,高密度影见于钙化、出血、血肿及某些肿瘤;低密度影常见于水肿,脑软化,脑脓肿,脱髓鞘病变及某些肿瘤。

6.MRI 检查

MRI 对脑、脊髓结构异常反映较 CT 更敏捷,能更准确反映脑内病灶。

7.单光子反射计算机体层成像（SPECT）

其可显示脑内不同断面的核素分布图像,对癫痫病灶、肿瘤定位及脑血管疾病提供诊断依据。

四、治疗

（一）止惊治疗

1.地西泮

每次 $0.25\sim0.5$ mg/kg,最大剂量不超过 10 mg,缓慢静脉注射,1 分钟不超过 1 mg。必要时可在15～30 分钟后重复静脉注射 1 次,以后可口服维持。

2.苯巴比妥钠

新生儿首次剂量 $15\sim20$ mg 静脉注射,维持量 $3\sim5$ mg/(kg·d),婴儿、儿童首次剂量为 $5\sim10$ mg/kg,静脉注射或肌内注射,维持量 $5\sim8$ mg/(kg·d)。

3.水合氯醛

每次 50 mg/kg,加水稀释成 $5\%\sim10\%$ 溶液,保留灌肠。惊厥停止后改用其他镇静剂止惊药维持。

4.氯丙嗪

剂量为每次 1～2 mg/kg,静脉注射或肌内注射,2～3 小时后可重复 1 次。

5.苯妥英钠

每次 5～10 mg/kg,肌内注射或静脉注射。遇有"癫痫持续状态"时可给予 15～20 mg/kg,速度不超过 1 mg/(kg·min)。

6.硫苯妥钠

硫苯妥钠有催眠效果,大剂量有麻醉作用。每次 10～20 mg/kg,稀释成 2.5%溶液肌内注射;也可缓慢静脉注射,边注射边观察,惊止即停止注射。

(二)降温处理

1.物理降温

物理降温可用 30%～50%乙醇擦浴,头部、颈、腋下、腹股沟等处可放置冰袋,亦可用冷盐水灌肠,或用低于体温 3～4 ℃的温水擦浴。

2.药物降温

一般用安乃近 5～10 mg/(kg·次),肌内注射;亦可用其滴鼻,超过 3 岁患儿,每次 2～4 滴。

(三)降低颅内压

惊厥持续发作时,引起脑缺氧、缺血,易致脑水肿;如惊厥系颅内感染炎症引起,疾病本身即有脑组织充血水肿,颅内压增高,因而及时应用脱水降颅内压治疗。常用 20%甘露醇溶液每次 5～10 mL/kg,静脉注射或快速静脉滴注 10 mL/min,6～8 小时重复使用。

(四)纠正酸中毒

惊厥频繁,或持续发作过久,可致代谢性酸中毒,如血气分析发现血 pH＜7.2,BE 为 15 mmol/L 时,可用 5%碳酸氢钠 3～5 mL/kg,稀释成 1.4%的等张液静脉滴注。

(五)病因治疗

对惊厥患儿应通过病史了解,全面体检及必要的化验检查,争取尽快地明确病因,给予相应治疗。对可能反复发作的病例,还应制订预防复发的防治措施。

五、护理诊断

(1)有窒息的危险。

(2)有受伤的危险。

(3)潜在并发症:脑水肿。

(4)潜在并发症:酸中毒。

(5)潜在并发症:呼吸、循环衰竭。

(6)知识缺乏。

六、护理目标

(1)不发生误吸或窒息,适当加以保护防止受伤。

(2)保护呼吸功能,预防并发症。

(3)患儿家长情绪稳定,能掌握止痉、降温等应急措施。

七、护理措施

(一)一般护理

(1)将患儿平放于床上,取头侧位。保持安静,治疗操作应尽量集中进行,动作轻柔敏捷,禁止一切不必要的刺激。

(2)保持呼吸道通畅:头侧向一边,及时清除呼吸道分泌物。有发绀者供给氧气,窒息时施行人工呼吸。

(3)控制高热:物理降温可用温水或冷水毛巾湿敷额头部,每5～10分钟更换1次,必要时用冰袋放在额部或枕部。

(4)注意安全,预防损伤,清理好周围物品,防止坠床和碰伤。

(5)协助做好各项检查,及时明确病因。根据病情需要,于惊厥停止后,配合医师作血糖、血钙或腰椎穿刺、血气分析及血电解质等针对性检查。

(6)加强皮肤护理:保持皮肤清洁干燥,衣、被、床单清洁、干燥、平整,以防皮肤感染及压疮的发生。

(7)心理护理:关心体贴患儿,处置操作熟练、准确,以取得患儿信任,消除其恐惧心理。说服患儿及家长主动配合各项检查及治疗,使诊疗工作顺利进行。

(二)临床观察内容

(1)惊厥发作时,观察惊厥患儿抽搐的时间和部位,有无其他伴随症状。

(2)观察病情变化,尤其随时观察呼吸、面色、脉搏、血压、心音、心率、瞳孔大小、对光反射等重要的生命体征,发现异常及时通报医师,以便采取紧急抢救措施。

(3)观察体温变化,如有高热,及时做好物理降温及药物降温;如体温正常,应注意保暖。

(三)药物观察内容

(1)观察止惊药物的疗效。

(2)使用地西泮、苯巴比妥钠等止惊药物时,注意观察患儿呼吸及血压的变化。

(四)预见性观察

若惊厥持续时间长、频繁发作,应警惕有无脑水肿、颅内压增高的表现,如收缩压升高、脉率减慢、呼吸节律慢而不规则,则提示颅内压增高。如未及时处理,可进一步发生脑疝,表现为瞳孔不等大、对光反射消失、昏迷加重、呼吸节律不整甚至骤停。

(五)健康教育

(1)做好患儿的病情观察准备好急救物品,教会家属正确的退热方法,提高家长的急救知识和技能。

(2)加强患儿营养与体育锻炼,做好基础护理等。

(3)向家长详细交代患儿的病情、惊厥的病因和诱因,指导家长掌握预防惊厥的措施。

(王立军)

第四节 小 儿 腹 泻

一、护理评估

(一)健康史

应详细询问喂养史,是母乳喂养还是人工喂养,喂何种乳品,冲调浓度、喂哺次数及量,添加辅食及断奶情况。并了解当地有无类似疾病的流行。并注意患儿有无不洁饮食史、肠道内外感染、食物过敏史、外出旅游和气候变化史等。询问患儿腹泻开始时间,次数、颜色、性质、量、气味。并是否伴随发热、呕吐、腹胀、腹痛及里急后重等症状。既往有无腹泻史、其他疾病史和长期服用广谱抗生素史等。

(二)身体状况

观察患儿生命体征,有无腹痛、里急后重、大便性状为松散或水样,密切观察患儿生命体征、体重、出入量、尿量、神志状态、营养状态,皮肤弹性、眼窝凹陷、口舌黏膜干燥、神经反射等脱水表现。并评估脱水的程度和性质,检查肛周皮肤有无发红、破损;了解大便常规、大便致病菌培养等实验室检查结果。

(三)心理-社会状况

腹泻是小儿的常见病、多发病,年龄越小、发病率越高,特别是在贫困和卫生条件较差的地区,家长缺乏喂养及卫生知识是导致小儿易患腹泻的重要原因。故应了解患儿家长的心理状况及对疾病的病因、护理知识的认识程度,注意评估患儿家庭的经济状况、聚居条件、卫生习惯、家长的文化程度及家长对病因、护理知识的了解程度,认识疾病流行趋势。

(四)实验室检查

了解大便常规及致病菌培养等化验结果。分析血常规、红细胞计数、血清电解质、尿素氮、二氧化碳结合力(CO_2CP)等可了解体内酸碱平衡紊乱性质和程度。

二、护理诊断

(一)体液不足

体液不足与腹泻、呕吐丢失过多和摄入量不足有关。

(二)体温过高

体温过高与肠道感染有关。

(三)有皮肤黏膜完整性受损的危险

有皮肤黏膜完整性受损的危险与腹泻大便次数增多刺激臀部皮肤及尿布使用不当有关。

(四)知识缺乏(家长)

与喂养知识、卫生知识及腹泻患儿护理知识缺乏有关。

(五)营养失调:低于机体需要量

呕吐、腹泻等消化功能障碍所致。

（六）排便异常

排便异常与喂养不当,肠道感染或功能紊乱。

（七）腹泻

腹泻与喂养不当、感染导致胃肠道功能紊乱有关。

（八）有交叉感染的可能

交叉感染与免疫力低下有关。

（九）潜在并发症

1.酸中毒

酸中毒与腹泻丢失碱性物质及热能摄入不足有关。

2.低血钾

低血钾与腹泻、呕吐丢失过多和摄入不足有关。

三、护理目标

（1）患儿腹泻、呕吐、排便次数逐渐减少至正常,大便次数性状颜色恢复正常。

（2）患儿脱水、电解质紊乱纠正,体重恢复正常,尿量正常,获得足够的液体和电解质。

（3）体温逐渐恢复正常。

（4）住院期间患儿能保持皮肤的完整性,不再有红臀发生。

（5）家长能说出婴儿腹泻的病因、预防措施和喂养知识,能协助医护人员护理患儿。

（6）患儿不发生酸中毒,低血钾等并发症。

（7）避免交叉感染的发生。

（8）保证患儿营养的补充将患儿体重保持不减或有增加。

四、护理措施

新入院的患儿首先要测量体重,便于了解患儿脱水情况和计液量。以后每周测 1 次,了解患儿恢复和体重增长情况。

（一）体液不足的护理

1.口服补液疗法的护理

适用于无脱水、轻中脱水或呕吐不严重的患儿,可采用口服方法,它能补充身体丢失的水分和盐,执行医嘱给口服补液盐时应在 4～6 小时之内少量多次喂,同时可以随意喂水,口服液盐一定用冷开水或温开水溶解。

（1）一般轻度脱水需 50～80 mL/kg,中度脱水需 80～100 mL/kg,于 8～12 小时内将累积损失量补足;脱水纠正后,将余量用等量水稀释按病情需要随时口服。对无脱水患儿,可在家进行口服补液的护理,可将 ORS 溶液加等量水稀释,每天 50～100 mL/kg,少量频服,以预防脱水(新生儿慎用),有明显腹胀、休克、心功能不全或其他严重并发症者及新生儿不宜口服补液。在口服补液过程中,如呕吐频繁或腹泻、脱水加重,应改为静脉补液。服用 ORS 溶液期间,应适当增加水分,以防高钠血症。

（2）护理中的注意事项:①向家长说明和示范口服液的配制方法。②向家长示范喂服方法,2 岁以下的患儿每 1～2 分钟喂 1 小勺约 5 mL,大一点的患儿可用杯子直接喝,如有呕吐,停10 分钟后再慢慢喂服(每 2～3 分钟喂 1 勺)。③对于在家进行口服补液的患儿,应指导家长病情观察方法。口服补液可直到腹泻停止,并继续喂养。如病情不见好转或加重,应及时到医院就诊。④密切观察病情,如患儿出现眼睑浮肿应停止服用ORS液,改用白开水或母乳,水肿消退后再按无脱水的方案服用。4小时后应重新估计患儿脱水状况,然后选择上述适当的方案继续治疗护理。

2.禁食、静脉补液

适用于中度以上脱水,吐、泻重或腹胀的患儿。在静脉输液前协助医师取静脉血做钾、钠、氯、二氧化碳结合力等项目检查。

(1)第1天补液:①输液总量,按医嘱要求安排24小时的液体总量(包括累积损失量、继续损失量和生理需要量)。并本着"急需先补、先快后慢、见尿补钾"的原则分批输入。如患儿烦躁不安,应检查原因,必要时可遵医嘱给予适量的镇静剂,如复方氯丙嗪,10%水合氯醛,以防患儿因烦躁不安而影响静脉输液。一般轻度脱水90~120 mL/kg,中度脱水120~150 mL/kg,重度脱水150~180 mL/kg。②溶液种类,根据脱水性质而定,若临床判断脱水困难,可先按等渗脱水处理。对于治疗前6小时内无尿的患儿首先要在30分钟内给输入2∶1液,一定要记录输液后首次排尿时间,见尿后给含钾液体。③输液速度,主要取决于脱水程度和继续损失的量与速度,遵循先快后慢原则。明确每小时的输入量,一般茂菲氏滴管14~15滴为1 mL,严格执行补液计划,保证输液量的准确,掌握好输液速度和补液原则。注意防止输液速度过速或过缓。注意输液是否通畅,保护好输液肢体,随时观察针头有无滑脱,局部有无红肿渗液以及寒战发绀等全身输液反应。对重度脱水有明显周围循环障碍者应先快速扩容;累积损失量(扣除扩容液量)一般在前8~12小时内补完,每小时8~10 mL/kg;后12~16小时补充生理需要量和异常的损失量,每小时约5 mL/kg;若吐泻缓解,可酌情减少补液量或改为口服补液。④对于少数营养不良、新生儿及伴心、肺疾病的患儿应根据病情计算,每批液量一般减少20%,输液速度应在原有基础减慢2~4小时,把累积丢失的液量由8小时延长到10~12小时输完。如有条件最好用输液泵,以便更精确地控制输液速度。

(2)第2天及以后的补液:脱水和电解质紊乱已基本纠正,主要补充生理需要量和继续损失量,可改为口服补液,一般生理需要量为每天60~80 mL/kg,用1/5张含钠液;继续损失量是丢多少补多少,用1/3~1/2张含钠液,将这两部分相加于12~24小时均匀静脉滴注。

3.准确记录出入量

准确记录出入量,是医师调整患儿输液质和量的重要依据。

(1)大便次数,量(估计)及性质、大便的气味、颜色、有无黏液、脓血等。留大便常规并做培养。

(2)呕吐次数、量、颜色、气味以及呕吐与其他症状的关系,体现了患儿病情发展情况。比如呕吐加重但无腹泻;补液后脱水纠正由于呕吐次数增多而效果不满意,这时要及时报告医师,以及早发现肠道外感染或急腹症。

4.严密观察病情,细心做好护理

(1)注意观察生命体征:包括体温、脉搏、血压、呼吸、精神状况。若出现烦躁不安、脉率加快、呼吸加快等,应警惕是否输液速度过快,是否发生心力衰竭和肺水肿等情况。

(2)观察脱水情况:注意患儿的神志、精神、皮肤弹性、有无口渴,皮肤、黏膜干燥程度,眼窝及前囟凹陷程度、机体温度及尿量等临床表现,估计患儿脱水程度,同时要动态观察经过补充液体后脱水症状是否得到改善。如补液合理,一般于补液后3~4小时应该排尿,此时说明血容量恢复,所以应注意观察和记录输液后首次排尿的时间、尿量。补液后 24 小时皮肤弹性恢复,眼窝凹陷消失,则表明脱水已被纠正。补液后眼睑出现浮肿,可能是钠盐过多;补液后尿多而脱水未能纠正,则可能是葡萄糖液补入过多,宜调整溶液中电解质比例。

(3)密切观察代谢性酸中毒的表现:中、重度脱水患多有不同程度的酸中毒,当 pH 下降、二氧化碳结合力在 25％容积以下时,酸中毒表现明显。当患儿出现呼吸深长、精神萎靡、嗜睡,严重者意识不清、口唇樱红、呼吸有丙酮味。应准备碱性液,及时使用碱性药物纠正,应补充碳酸氢钠或乳酸钠。注意碱性液体有无漏出血管外,以免引起局部组织坏死。

(4)密切观察低血钾表现:常发现于输液后脱水纠正时,当发现患儿尿量异常增多,精神萎靡、全身乏力、不哭或哭声低下、吃奶无力、肌张力低下、反应迟钝、恶心呕吐、腹胀及听诊肠鸣音减弱或消失,呼吸频不规整,心电图显示 T 波平坦或倒置、U 波明显、S-T 段下移(或心律失常,提示有低血钾存在,应及时补充钾盐)等临床表现,及时报告医师,做血生化检查。如是低血钾症,应遵医调整液体中钾的浓度。补充钾时应按照见尿补钾的原则,严格掌握补钾的速度,绝不可作静脉推入,以免发生高血钾引起心搏骤停。一般按每天 3～4 mmol/kg(相当于氯化钾 200～300 mg/kg)补给,缺钾明显者可增至 4～6 mmol/kg,轻度脱水时可分次口服,中、重度脱水予静脉滴入。并观察记录好治疗效果。

(5)密切观察有无低钙、低镁、低磷血症:当脱水和酸中毒被纠正时,大多表现有钙、磷缺乏,少数可有镁缺乏。低血钙或低血镁时表现为手足搐搦、惊厥;重症低血磷时出现嗜睡、精神错乱或昏迷,肌肉、心肌收缩无力(营养不良或佝偻病活动期患儿更甚),这时要及时报告医师。静脉缓慢注射 10％葡萄糖酸钙或深部肌内注射 25％硫酸镁。

(6)低钠血症:多见于静脉输液停止后的患儿。这是以为患儿进食后水样便次数再次增多。主要表现为患儿前囟及眼窝凹陷、肢端凉、精神弱、尿少等。要及时报告医师要继续补充丢失液体。

(7)高钠血症:出现在按医嘱禁食补液或口服补液后,患儿出现烦躁不安、口渴、尿少、皮肤弹性差,甚至惊厥。这时应报告医师,必要时取血查生化,待结果回报后根据具体情况调整液体的质和量。

(8)泌尿系统感染:患儿腹泻渐好,但仍发热,阵阵哭闹不安,此时要报告医师,根据医嘱留尿常规,并寻找感染病灶。并发泌尿系统感染的患儿多见于女婴,在护理和换尿布时一定要注意女婴儿会阴部的清洁,防止上行性尿路感染。

5.计算液体出入量

24 小时液体入量包括口服液体和胃肠道外补液量。液体出量包括尿、大便和不显性失水。呼吸增快时,不显性失水增加 4～5 倍,体温每升高 1 ℃,不显性失水每小时增加 0.5 mL/kg;环境湿度大小可分别减少或增加不显性失水;体力活动增多时,不显性失水增加 30％。补液过程中,计算并记录 24 小时液体出入量,是液体疗法护理工作的重要内容。婴幼儿大小便不易收集,可用"秤尿布法"计算液体排出量。

(二)腹泻的护理

控制腹泻,防止继续失水。

1.调整饮食

根据世界卫生组织的要求对于轻中度脱水的患儿不必禁食,腹泻期间和恢复期适宜的营养对促进恢复、减少体重下降和生长停滞的程度、缩短腹泻后康复时间、预防营养不良非常重要。

故腹泻脱水患儿除严重呕吐者暂禁食 4～6 小时(不禁水)外,均应继续喂养进食是必要的治疗与护理措施。但因同时存在消化功能紊乱,故应根据患儿病情适当调整饮食,达到减轻胃肠道负担、恢复消化功能之目的。继续哺母乳喂养;人工喂养出生 6 个月以内的小儿,牛奶(或羊奶)应加米汤或水稀释,或用发酵奶(酸奶),也可用奶谷类混合物,每天 6 次,以保证足够的热量。腹泻次数减少后,出生 6 个月以上的婴儿可用平常已经习惯的饮食,选用稀粥、面条、并加些熟的植物油、蔬菜、肉末等,但需由少到多,随着病情稳定和好转,并逐渐过渡到正常饮食。幼儿应给一些新鲜、味美、碎烂、营养丰富的食物。病毒性肠炎多有双糖酶缺乏,应限制糖量,并暂停乳类喂养,改为豆制代用品或发酵奶,对牛奶和大豆过敏者应该用其他饮食,以减轻腹泻,缩短病程。腹泻停止后,继续给予营养丰富的饮食,并每天加餐 1 次,共 2 周,以赶上正常生长。双糖酶缺乏者,不宜用蔗糖,并暂停乳类。对少数严重病例口服营养物质不能耐受者,应加强支持疗法,必要时全静脉营养。

2.控制感染

感染是引起腹泻的重要原因,细菌性肠炎需用抗生素治疗。病毒性肠炎用饮食疗法和支持疗法常可痊愈。严格消毒隔离,防止感染传播,按肠道传染病隔离,护理患儿前后要认真洗手,防止感染,遵医嘱给予抗生素治疗。

3.观察排便情况

注意大便的变化,观察记录大便次数、颜色、性状、气味、量、及时送检,并注意采集黏液脓血部分,做好动态比较,根据大便常规检验结果,调整治疗和输液方案,为输液方案和治疗提供可靠依据。

(三)发热的护理

(1)保持室内安静、空气新鲜、通风良好,保持室温在 18～22 ℃,相对湿度 55％～65％,衣被适度,以免影响机体散热。

(2)让患儿卧床休息限制活动量,利于机体康复和减少并发症的发生。多饮温开水或选择喜欢的饮料,以加快毒素排泄带走热量和降低体温。

(3)密切观察患儿体温变化每 4 小时测体温 1 次,体温骤升或骤降时要随时测量并记录降温效果。体温超过 38.5 ℃时给予物理降温:温水擦浴;用 30％～50％的乙醇擦浴;冰枕、冷毛巾敷患儿前额,或冷敷腹股沟、腋下等大血管处;冷盐水灌肠。物理降温后 30 分钟测体温,并记录于体温单上。

(4)按医嘱给予抗感染药及解热药,并观察记录用药效果,药物降温后,密切观察,防止虚脱。

(5)患儿的衣服,出汗后及时擦干汗液,更换衣服,并注意保暖,在严重情况下给予吸氧,以免惊厥抽搐发生。

(6)加强口腔护理,鼓励多漱口,口唇干燥时可涂护唇油。

(四)维持皮肤完整

由于腹泻频繁,大便呈酸性或碱性,含有大量肠液及消化酶,臀部皮肤常处于被大便腐蚀的状态,容易发生肛门周围皮肤糜烂,严重者引起溃疡及感染,要注意每次大便后换尿布须用温水清洗臀部及肛周并吸干,局部皮肤发红处涂以 5％鞣酸软膏或 40％氧化锌油并按摩片刻,促进血液循环。应选用消毒软棉尿布并及时更换。避免使用不透气塑料布或橡皮布,防止尿布皮炎发生。局部有糜烂者可在便后用温水洗净后用灯泡照烤,待烤干局部渗液后,再涂紫草油或 1％龙胆紫效果更好。

（五）做好床边隔离

护理患儿前后均要认真洗手防止交叉感染。

（六）减轻患儿的恐惧

医护人员的检查、治疗应相对集中进行以减少患儿的哭闹，可根据患儿年龄给予不同玩具，减少其恐惧心理，若患儿哭闹不安影响静脉输液的顺利进行，必要时可根据医嘱适当应用镇静药物。

（七）对症治疗

腹胀明显者用肛管排气或肌内注射新斯的明。呕吐严重者针刺足三里、内关或肌内注射氯丙嗪等。

（八）注意口腔清洁

禁食患儿每天做口腔护理两次。由于长时间应用抗生素可发生鹅口疮。如口腔黏膜有乳白色分泌物附着即为鹅口疮，可涂制霉菌素；若发生溃疡性口炎时，可用3‰双氧水洗净口腔后，涂复方龙胆紫、金霉素鱼肝油。

（九）恢复期患儿护理

（1）新入院患儿分室居住，预防交叉感染。

（2）患儿消化功能恢复时，逐渐增加奶的质和量，细心添加辅食，避免小儿腹泻再次复发。

（十）健康教育

（1）宣传母乳喂养的优点，鼓励母乳喂养，尤其是出生后最初数月及出生后每个夏天更为重要，避免在夏季断奶。按时逐步加辅食，防止过食、偏食及饮食结构突然变动。如乳制品的调剂方法，辅食加方法，断奶时间选择方法，人工喂养儿根据具体情况。选用合适的代乳品。

（2）指导患儿家长配置和使用 ORS 溶液。

（3）注意饮食卫生，培养良好的卫生习惯；注意食物新鲜、清洁和奶具、食具应定时煮沸消毒，避免肠道内感染。教育儿童养成饭前便后洗手，勤剪指甲的良好习惯。

（4）及时治疗营养不良、维生素 D 缺乏性佝偻病等，加强体格锻炼，适当进行户外活动。防止受凉或过热，营养不良，预防感冒、肺炎及中耳炎等并发症的发生，避免长期滥用广谱抗生素。

（5）气候变化时及时增减衣物，防止受凉或过热，冬天注意保暖，夏天多喝水。尤其应做好腹部的保暖。集体机构中如有腹泻的流行，应积极治疗患儿，做好消毒隔离工作，防止交叉感染。

（贾　丽）

第五节　小儿营养性贫血

一、缺铁性贫血

缺铁性贫血是由于体内铁缺乏导致血红蛋白减少引起的一种小细胞低色素性贫血。

（一）疾病相关知识

1.流行病学

遍及全球，发病年龄以 6 个月至 2 岁小儿多见，是我国重点防治的常见病之一。

2.临床表现

起病缓慢,面色苍白、消瘦、出现精神神经症状、易疲乏、易激惹、异食癖。

3.治疗

去除病因,纠正不合理饮食习惯,铁剂治疗。

4.预后

早期发现,对症治疗预后较好。

(二)专科评估与观察要点

(1)皮肤、黏膜:逐渐苍白,以唇、口腔黏膜及甲床最明显,皮肤干燥,毛发枯黄,反甲。

(2)营养状况:早期体重不增或增长缓慢。

(3)精神神经症状:烦躁不安或萎靡不振,易疲乏,注意力不集中,理解力下降,学习成绩下降智能较同龄儿低。

(4)消化系统:食欲缺乏,少数患儿有异食癖,可出现呕吐、腹泻、口腔炎、舌炎,重者可出现萎缩性胃炎或吸收不良综合征。

(5)心血管系统:心率增快,心脏扩大,严重时可出现心力衰竭。

(6)年长儿可有头晕、耳鸣、眼前发黑等症状。

(7)髓外造血:肝、脾、淋巴结肿大。

(8)其他:行为及智力改变,易出现感染。

(三)护理诊断

1.活动无耐力

与贫血致组织缺氧有关。

2.营养失调:低于机体的需要量

与铁剂的供应不足,吸收不良,丢失过多或消耗增加有关。

3.知识缺乏

与缺乏营养及护理知识有关。

4.潜在并发症

充血性心力衰竭与心肌缺氧有关。

5.潜在不合作

与所给药物及饮食方案有关。

(四)护理措施

(1)注意休息,适量活动:评估活动耐力情况,制定规律的作息时间,活动强度,持续时间,避免剧烈运动,生活规律,睡眠充足。

(2)饮食指导:讲解发病病因,纠正不良饮食习惯,指导饮食制作和合理科学的饮食搭配。鲜牛奶必须煮沸后喂养小儿,提倡母乳喂养,按时添加辅食和含铁丰富的食物。早产儿、低体重儿应在2个月时开始补充铁剂。维生素C、氨基酸、果糖、脂肪酸可促进铁剂吸收,茶、牛奶、咖啡抑制铁的吸收,避免同服。

(3)指导正确应用铁剂、观察疗效与不良反应,观察血红蛋白及网织红细胞上升情况。口服铁剂从小剂量开始,在两餐之间服用,避免引起胃肠道的不适。服药期间大便变黑为正常现象,停药后恢复正常。为避免牙齿变黑,服用铁剂时应用吸管。网织红细胞2～3天上升,1～2周后血红蛋白上升。治疗3～4周无效时,积极查找原因。

（4）防治感染：观察早期感染征象，注意无菌操作，实施保护性隔离。

（5）心理护理：给予家长心理疏导，关心患儿，学习成绩下降者减少其自卑心理。

（五）健康教育

（1）讲解本病的发病原因，护理要点。

（2）合理喂养，提倡母乳喂养，培养良好的饮食习惯。

（3）讲解服用铁剂的方法、注意事项，观察疗效。

（4）治疗原发病，预防感染。

（六）护理效果评价

（1）患儿活泼健康。

（2）家长能为患儿提供生长发育所需的含铁及营养丰富的食物。

（3）家长能够叙述病因及掌握护理知识。

（4）患儿血清铁 3 个月内达正常值。

二、营养性巨幼红细胞性贫血

营养性巨幼红细胞性贫血是由于维生素 B_{12} 和/或叶酸缺乏所致的一种大细胞性贫血。

（一）疾病相关知识

1.流行病学

单纯乳类喂养而未及时添加辅食，年长儿偏食、挑食者多见，年龄以 6 个月至 2 岁小儿多见。

2.临床表现

起病缓慢，面色苍白，皮肤蜡黄，毛发稀黄，虚胖，反应迟钝，智力及动作落后或倒退，震颤，共济失调。

3.治疗

去除诱因，加强营养，防治感染，维生素 B_{12} 治疗。

4.预后

精神症状发生时间短的治疗效果恢复快，精神症状出现 6 个月开始治疗的恢复较困难，治疗 6 个月至 1 年无症状改善者，会留有永久性损伤。

（二）专科评估与观察要点

1.皮肤、黏膜

皮肤呈蜡黄色，睑结膜、口唇、甲床苍白，毛发稀黄，颜面轻度水肿或蜡黄色。

2.贫血、出血表现

乏力，轻度黄疸，常有肝脾大。严重者有皮肤出血点或瘀斑。

3.精神神经症状

烦躁不安，表情呆滞，嗜睡，肢体或全身震颤，智力及运动发育落后甚至出现倒退现象。

4.消化系统

常有厌食，可出现呕吐、腹泻、口腔溃疡、舌炎等消化道症状。

5.其他

易出现感染，重症者可有心脏扩大或出现心力衰竭。

(三)护理诊断

1.活动无耐力

与贫血致组织缺氧有关。

2.营养失调:低于机体的需要量

与各种原因导致需要量增加有关。

3.生长发育改变

与营养不足、贫血、维生素 B_{12}、叶酸缺乏导致生长发育落后或倒退有关。

4.有感染的危险

与机体免疫力下降有关。

(四)护理措施

(1)注意休息,适量活动:根据患儿的活动耐力情况安排日常活动,一般不需卧床休息,严重贫血时适当限制活动,注意劳逸结合。震颤、烦躁、抽搐者遵医嘱给予镇静剂。心力衰竭时卧床休息。

(2)指导喂养,加强营养:母乳喂养儿及时添加辅食,合理搭配食物,改善乳母营养,养成良好的饮食习惯,维生素 C 可促进叶酸的吸收,提高疗效。年长儿做到不偏食、不挑食。推荐食物种类为肉类、动物肝、肾及蛋类含有丰富的维生素 B_{12},绿色新鲜蔬菜、水果、酵母、动物肝脏、谷类食物含有充足的叶酸。

(3)生长发育的监测:评估患儿的发育状况及智力水平,对于落后者尽早训练和教育。

(4)药物疗效观察 2～4 天症状好转,网织红细胞 1 周增高,贫血症状好转。

(5)预防感染(同缺铁性贫血)。

(五)健康教育

(1)讲解本病的发病原因,预防发病的基本卫生知识。

(2)提供喂养知识,提高母乳喂养水平。

(3)培养良好的饮食习惯,纠正偏食、挑食。

(4)去除病因,积极治疗,合理用药,预防感染。

(六)护理效果评价

(1)患儿运动发育正常,智力不受损伤。

(2)家长掌握喂养的基本知识和预防措施。

(3)红细胞和血红蛋白正常。

(4)无感染发生。

(贾　丽)

第十一章 眼科护理

第一节 睑缘炎

睑缘炎是睑缘皮肤、睫毛毛囊及其腺体的亚急性或慢性炎症,常由细菌感染所致。

一、护理评估

了解患者全身的健康状况,如营养、睡眠、有无文眼线等,注意有无屈光不正和慢性结膜炎病史。临床上将睑缘炎分为鳞屑性睑缘炎、溃疡性睑缘炎和眦部睑缘炎,主要表现为眼睑红、肿、热、痛、痒等症状。

(一)鳞屑性睑缘炎

睑缘、睫毛根部覆盖着头皮屑样的鳞屑,鳞屑脱落后,露出充血的睑缘,但无溃疡,睫毛脱落后能再生,眼睛有干痒、刺痛及烧灼感等症状。

(二)溃疡性睑缘炎

睑缘皮脂腺分泌较多,睫毛因皮脂腺结痂而凝成束状,睑缘有许多脓痂,清除痂皮后,可见到小脓疱和出血性小溃疡,睫毛易脱落而不易再生,严重者可形成睫毛秃。有时睑缘溃疡结疤后,睑缘收缩,形成倒睫,睫毛刺激角膜,常导致角膜溃疡而影响视力。

(三)眦部睑缘炎

眦部睑缘炎主要发生于外眦部,外眦部睑缘和外眦部有痒及刺激症状,局部皮肤充血、肿胀,并有浸渍糜烂,邻近结膜常伴有慢性炎症。

二、治疗要点

保持局部清洁,去除诱因,使用抗生素眼水和眼药膏。眦部睑缘炎可选用 0.25%～0.5% 的硫酸锌滴眼液,并适当服用维生素 B_2。

三、护理诊断

(一)舒适改变

眼部干痒、刺痛与睑缘炎病变有关。

(二)潜在并发症

潜在并发症包括角膜溃疡、慢性结膜炎、泪小点外翻。

四、护理目标

(1)患儿不适症状得到缓解。

(2)及时控制炎症,预防并发症发生。

五、护理措施

(1)首先应去除病因,增强营养,增强抵抗力,纠正用不洁手揉眼的不良习惯。如有屈光不正,应配戴眼镜矫正。

(2)观察患儿眼部分泌物情况,告知患儿家属清洁睑缘的方法。可用生理盐水棉签清洁,拭去鳞屑或脓痂脓液。

(3)指导眼部用药方法。先清洁睑缘,再涂拭抗生素药膏,可用涂有抗生素药膏的棉签在睑缘按摩,增强药效。炎症消退后,应持续治疗至少2周,以免复发。

(4)外出配戴眼镜,避免烟尘风沙刺激。

(5)注意饮食调理,避免辛辣食物。

(刘菲菲)

第二节 睑 腺 炎

睑腺炎(又称麦粒肿)是眼睑腺体的急性化脓性炎症。临床上分为内、外睑腺炎。其中,睑板腺感染为内睑腺炎,睫毛毛囊或其附属皮脂腺、汗腺感染为外睑腺炎。

一、护理评估

患侧眼睑可出现红、肿、热、痛等急性炎症表现,常伴同侧耳前淋巴结肿大。外睑腺炎的炎症反应集中于睫毛根部的睑缘处,红肿范围较弥散,脓点常溃破于皮肤面。内睑腺炎的炎症浸润常局限于睑板腺内,有硬结,疼痛和压痛程度均较外睑腺炎剧烈,病程较长,脓点常溃破于睑结膜面。

二、治疗要点

早期行局部热敷,用抗生素眼药水或眼药膏,脓肿形成后行切开引流。

三、护理诊断

(一)眼痛

眼痛与睑腺炎症有关。

(二)知识缺乏

知识缺乏主要与缺乏睑腺炎的相关知识有关。

四、护理目标

（1）患儿疼痛减轻。

（2）患儿家长获取睑腺炎相关的预防与护理知识。

五、护理措施

（一）疼痛护理

仔细观察患儿对疼痛的反应，耐心听取患儿对疼痛的主诉，解释疼痛的原因，给予其支持与安慰，指导其放松技巧。

（二）热敷指导

早期睑腺炎行局部热敷，每次 10～15 分钟，每天 3～4 次。热敷可以促进血液循环，有助于炎症消散和疼痛减轻。热敷时需注意温度，以防烫伤。常用方法有汽热敷法、干热敷法、湿热敷法等。

（三）药物护理

指导其滴用抗生素眼药水或涂用眼药膏的方法。

（四）脓肿护理

脓肿未形成时不宜切开，更不能挤压排脓。因为眼睑和面部的静脉无瓣膜，挤压脓肿可使感染扩散，导致眼睑蜂窝织炎，甚至海绵窦脓毒栓或败血症，危及生命。

脓肿形成后，如未溃破或引流排脓不畅，应切开引流。外睑腺炎应在皮肤面切开，切口与睑缘平行，内睑腺炎则应在结膜面切开，切口与睑缘垂直。

（五）健康教育

指导家庭护理，养成良好的卫生习惯，不用脏手或不洁手帕揉眼。告知患儿及家属治疗原发病的重要性，如有慢性结膜炎、睑缘炎或屈光不正，应及时治疗或矫正。

（刘菲菲）

第三节　结膜疾病

结膜表面大部分暴露于外界环境中，容易受各种病原微生物的侵袭和物理、化学因素的刺激。正常情况下，结膜组织具有一定的防御能力。当全身或局部的防御能力减弱或致病因素过强时，将使结膜组织发生急性或慢性的炎症，统称为结膜炎。结膜炎是最常见的眼病之一，根据病因可分为细菌性、病毒性、衣原体性、真菌性和变态反应性结膜炎。细菌和病毒感染性结膜炎是最常见的结膜炎。

一、急性细菌性结膜炎

急性细菌性结膜炎是由细菌所致的急性结膜炎症的总称，临床上最常见的是急性卡他性结膜炎和淋球菌性结膜炎，两者均具有传染性及流行性，通常为自限性疾病，病程在 2 周左右，一般不引起角膜并发症，预后良好。

(一)病因与发病机制

1.急性卡他性结膜炎

以革兰阳性球菌感染为主的急性结膜炎症,俗称"红眼病"。常见致病菌为肺炎双球菌、科-韦(Koch-Weeks)杆菌和葡萄球菌等。本病多春、秋季流行,通过面巾、面盆、手或患者用过的其他用具接触传染。

2.淋球菌性结膜炎

本病主要由淋球菌感染所致,是一种传染性极强、破坏性很大的超急性化脓性结膜炎。由于接触患有淋病的尿道、阴道分泌物或患眼分泌物而引起感染。成人主要为淋球菌性尿道炎的自身感染,新生儿则在通过患有淋球菌性阴道炎的母体产道时被感染。

(二)护理评估

1.健康史

(1)了解患者有无与本病患者接触史,或有无淋球菌性尿道炎史。或患儿母亲有无淋球菌性阴道炎史。成人淋球菌性结膜炎潜伏期为 10 小时至 3 天,新生儿则在出生后 2~3 天发病。

(2)了解患者眼部周围组织的情况。

2.症状与体征

(1)起病急,潜伏期短,常累及双眼。自觉眼睛刺痒、异物感、灼热感、畏光、流泪。

(2)急性卡他性结膜炎的症状为眼睑肿胀、结膜充血,以睑部及穹隆部结膜最为显著,重者出现眼睑及结膜水肿,结膜表面覆盖一层伪膜,易擦掉。眼分泌物增多,多呈黏液或脓性,常发生晨起睁眼困难,上、下睑睫毛被粘住的情况。Koch-Weeks 杆菌或肺炎双球菌所致的急性卡他性结膜炎可发生结膜下出血斑点。

(3)淋球菌性结膜炎病情发展迅速,单眼或双眼先后发病,眼痛流泪、畏光,眼睑及结膜高度水肿、充血,睁眼困难,肿胀的球结膜掩盖角膜周边或突出于睑裂。睑结膜可见小出血点及薄层伪膜。初期分泌物为浆液性或血水样,不久转为黄色脓性,量多而不断溢出,故又称脓漏眼。淋球菌侵犯角膜,严重影响视力,重者耳前淋巴结肿痛,为引起淋巴结病变的仅有的细菌性结膜炎。

细菌培养可见相应的细菌,即肺炎双球菌、Koch-Weeks 杆菌、淋球菌等。

3.心理-社会状况评估

急性结膜炎起病急,症状重,结膜充血、水肿明显且有大量分泌物流出,影响外观,患者容易产生焦虑情绪,同时还要实行接触性隔离,患者容易产生孤独情绪。护士应评价患者的心理状态、对疾病的认识程度及理解、接受能力。

4.辅助检查

(1)早期结膜刮片及结膜囊分泌物涂片中有大量多形核白细胞及细菌,提示有细菌性感染,必要时还可作细菌培养及药物敏感试验。

(2)革兰染色,显微镜下可见上皮细胞和中性粒细胞内或外的革兰阴性双球菌,提示有淋球菌性结膜炎。

(三)护理诊断

1.疼痛

与结膜炎症累及角膜有关。

2.潜在并发症

角膜炎症、溃疡和穿孔、眼内炎、眼睑脓肿、脑膜炎等。

3.知识缺乏

缺乏急性结膜炎的预防知识。

(四)护理措施

(1)向患者解释本病的发病原因、病程进展和疾病预后,解除患者的忧虑,使其树立战胜疾病的信心,配合治疗。

(2)结膜囊冲洗,以清除分泌物,保持清洁。常用的冲洗液有生理盐水、3％硼酸溶液。淋球菌性结膜炎用0.2‰的青霉素溶液冲洗。冲洗时使患者取患侧卧位,以免冲洗液流入健眼。冲洗动作应轻柔,以免损伤角膜。如有假膜形成,应先除去假膜再冲洗。

(3)遵医嘱留取结膜分泌物送检,行细菌培养及药物敏感试验。

(4)药物护理:常用滴眼液有0.25％氯霉素、0.5％新霉素、0.1％利福平,每1～2小时滴眼1次,夜间涂眼药膏。淋球菌感染则局部和全身用药并重,遵医嘱使用阿托品软膏散瞳。

(5)为减轻不适感,建议佩戴太阳镜。炎症较重者,为减轻充血、灼热等不适症状,可行冷敷。禁忌包扎患眼,因包盖患眼,使分泌物排出不畅,不利于结膜囊清洁,反而有利于细菌的生长繁殖,加剧炎症。健眼可用眼罩保护。

(6)严密观察角膜刺激征或角膜溃疡症状。对于淋球菌性结膜炎,还要注意观察患者有无全身并发症的发生。

(7)对传染性结膜炎急性感染期的患者应实行接触性隔离。①注意洗手和个人卫生,勿用手拭眼,勿进入公共场所和游泳池,以免交叉感染。接触患者前后的手要立即彻底冲洗与消毒。②向患者和其家属传授结膜炎预防知识,提倡一人一巾一盆。嘱淋球菌性尿道炎患者注意便后立即洗手。③双眼患病者实行一人一瓶滴眼液。单眼患病者,实行一眼一瓶滴眼液。做眼部检查时,应先查健眼,后查患眼。④接触过眼分泌物和病眼的仪器、用具等都要及时消毒隔离,用过的敷料要烧毁。⑤患有淋球菌性尿道炎的孕妇须在产前治愈。未愈,婴儿出生后,立即用1％硝酸银液或0.5％四环素或红霉素眼药膏涂眼,以预防新生儿淋球菌性结膜炎。

二、病毒性结膜炎

病毒性结膜炎是一种常见的急性传染性眼病,由多种病毒引起,传染性强,好发于夏、秋季,在世界各地引起过多次大流行,通常有自限性。临床上以流行性角结膜炎、流行性出血性结膜炎最常见。

(一)病因与发病机制

1.流行性角结膜炎

由8型、19型、29型和37型腺病毒引起。

2.流行性出血性结膜炎

由70型肠道病毒引起。

(二)护理评估

1.健康史

(1)了解患者有无病毒性结膜炎接触史,或其工作、生活环境中有无病毒性结膜炎流行史。

(2)了解患者发病时间,评估其潜伏期。

2.症状与体征

(1)潜伏期长短不一。流行性角结膜炎约 7 天,流行性出血性结膜炎约在 24 小时内发病,多为双眼。

(2)流行性角结膜炎的症状与急性卡他性结膜炎相似,自觉异物感、疼痛、畏光、流泪及水样分泌物。眼睑充血水肿,睑结膜滤泡增生,可有假膜形成。

(3)流行性出血性结膜炎症状较急性卡他性结膜炎重,常见球结膜点状、片状出血,分泌物为水样。耳前淋巴结肿大、压痛。角膜常被侵犯,发生浅层点状角膜炎。

(4)部分患者可有头痛、发热、咽痛等上呼吸道感染症状。

3.心理-社会状况评估

因患者被实行接触性隔离,容易产生焦虑情绪。护士应评价患者的心理状态,对疾病的认识程度和理解、接受能力等。

4.辅助检查

分泌物涂片镜检可见单核细胞增多,并可分离到病毒。

(三)护理诊断

1.疼痛

眼痛与病毒侵犯角膜有关。

2.知识缺乏

缺乏有关结膜炎的防治知识。

(四)护理措施

(1)加强心理疏导,告知患者治疗方法、预后及接触性隔离的必要性,消除其焦虑情绪。

(2)药物护理:抗病毒滴眼液以 0.5%利巴韦林、1%碘苷、3%阿昔洛韦等配制,每小时滴眼 1 次;合并角膜炎、混合感染者,可配合使用抗生素滴眼液;角膜基质浸润者可酌情使用糖皮质激素,如0.02%氟美童等。

(3)生理盐水冲洗结膜囊,行局部冷敷以减轻充血和疼痛,注意消毒隔离。

(4)做好传染性眼病的消毒隔离和健康教育,防止疾病的传播。

三、沙眼

沙眼是由沙眼衣原体引起的一种慢性传染性结膜角膜炎,因其睑结膜面粗糙不平,形似沙粒,故名沙眼。其并发症常损害视力,甚至导致失明。

(一)病因与发病机制

沙眼是由 A 抗原型沙眼衣原体、B 抗原型沙眼衣原体、C 抗原型沙眼衣原体或 Ba 抗原型沙眼衣原体感染结膜角膜所致的,通过直接接触眼分泌物或污染物传播。

(二)护理评估

1.健康史

(1)沙眼多发生于儿童及青少年,男女老幼皆可罹患。其发病率和严重程度与环境卫生、生活条件及个人卫生有密切关系。在流行地区沙眼常有重复感染现象。

(2)其潜伏期为 5~14 天,常为双眼急性或亚急性发病。急性期过后的 1~2 个月转为慢性期,急性期可不留瘢痕而愈。在慢性期,结膜病变被结缔组织所代替而形成瘢痕。

2.症状与体征

（1）急性期有异物感、刺痒感、畏光、流泪、少量黏性分泌物。体征为眼睑红肿、结膜明显充血、乳头增生。

（2）慢性期症状不明显，仅有眼痒、异物感、干燥和烧灼感。体征为结膜充血减轻，乳头增生和滤泡形成，角膜缘滤泡发生瘢痕化改变，称为赫伯特（Herbet）小凹，若有角膜并发症，可出现不同程度的视力障碍及角膜炎症。可见沙眼的特有体征，即角膜血管翳（角巩膜缘血管扩张并伸入角膜）和睑结膜瘢痕。

（3）晚期并发症：睑内翻、倒睫、上睑下垂、睑球粘连、慢性泪囊炎、结膜角膜干燥症和角膜混浊。

3.心理-社会状况评估

（1）注意评估患者生活或工作的环境卫生、生活居住条件和个人生活习惯。

（2）评估患者的文化层次、对疾病的认识程度、心理特点。

4.辅助检查

结膜刮片行 Giemsa 染色可找到沙眼包涵体；应用荧光抗体染色法或酶联免疫法，可测定沙眼衣原体抗原，这是确诊的依据。

（三）护理诊断

1.疼痛

异物感、刺痛与结膜炎症有关。

2.潜在并发症

倒睫、睑内翻、上睑下垂、睑球粘连、慢性泪囊炎等。

3.知识缺乏

缺乏沙眼预防及治疗知识。

（四）护理措施

（1）遵医嘱按时滴用抗生素滴眼液，每天 4～6 次，晚上涂抗生素眼药膏，教会患者及其家属正确使用滴眼液和涂眼药膏的方法，注意随访观察药物疗效。

（2）急性沙眼或严重的沙眼，可遵医嘱全身治疗可口服阿奇霉素、多西环素、红霉素和螺旋霉素等。

（3）积极治疗并发症，介绍并发症及后遗症的治疗方法。如倒睫可选电解术，睑内翻可行手术矫正，角膜混浊可行角膜移植术，参照外眼手术护理常规和角膜移植护理常规，向患者解释手术目的、方法，使患者缓解紧张心理，积极配合治疗。

（4）健康教育：①向患者宣传沙眼并发症的危害性，做到早发现、早诊断、早治疗，尽量在疾病早期治愈。②沙眼病程长，容易反复，向患者说明坚持长期用药的重要性，一般要用药 6～12 周，重症者需要用药半年以上。③指导患者和其家属做好消毒隔离，预防交叉感染，接触患者分泌物的物品通常选用煮沸和 75％乙醇消毒法消毒。④培养良好的卫生习惯，不与他人共用毛巾、脸盆、手帕，注意揉眼卫生，防止交叉感染。⑤选择卫生条件好的地方理发、游泳、洗澡等。

四、翼状胬肉

翼状胬肉是指睑裂区增殖的球结膜及结膜下组织侵袭到角膜上，呈三角形，尖端指向角膜，形似翼状。翼状胬肉通常累及双眼，多见于鼻侧。

（一）病因与发病机制

其病因尚不十分明确，一般认为与结膜慢性炎症、风沙、粉尘等长期刺激使结膜组织变性、肥厚及增生有关，也可能与长期紫外线照射导致角膜缘干细胞损害有关，故多见于户外工作者，如渔民、农民、勘探工人等。

（二）护理评估

1.健康史

（1）了解患者的发病时间。

（2）评估患者的视力情况。

2.症状与体征

（1）小的翼状胬肉一般无症状，偶有异物感。若侵及瞳孔可影响视力。

（2）初起时，球结膜充血肥厚，结膜下有三角形变性增厚的膜样组织，表面有血管走行。常发生于鼻侧，也可发生于颞侧，或鼻侧、颞侧同时存在。

（3）三角形翼状胬肉的尖端为头部，角膜缘处为颈部，球结膜上处为体部。进行性翼状胬肉的头部前端角膜呈灰白色浸润，颈部及体部肥厚充血。静止性翼状胬肉的头部前方角膜透明，颈部及体部较薄且不充血。

3.心理-社会状况评估

（1）注意评估患者的年龄、职业、生活或工作的环境卫生，生活居住条件和个人生活习惯。

（2）评估患者的文化层次、对疾病的认识程度、心理特点。

4.辅助检查

裂隙灯检查以确定损害范围、角膜完整性及厚度变化。

（三）护理诊断

1.自我形象混乱

与翼状胬肉生长在睑裂，影响美观有关。

2.知识缺乏

缺乏翼状胬肉的防治知识。

（四）护理措施

（1）静止性翼状胬肉不侵入瞳孔区者一般不予手术，以免手术刺激促进其发展，积极防治眼部慢性炎症，避免接触有关致病因素，户外活动时戴防风尘及防紫外线眼镜；避免风尘、阳光的刺激。

（2）进行性翼状胬肉未侵及瞳孔区，不影响视力时，局部可用糖皮质激素滴眼液滴眼或结膜下注射。小而无须治疗者，应做好病情解释工作，并嘱患者定期复查。

（3）手术治疗患者，参照外眼手术护理。术前3天滴抗生素滴眼液。介绍手术过程和配合方法，消除患者的紧张心理，使其积极配合手术。

（4）术后嘱患者注意眼部卫生，一般于7～10天后拆除缝线。定期复查，观察患者是否有胬肉复发，复发率可高达20%～30%。

（5）为预防术后复发，可应用 X 射线照射、丝裂霉素 C 给药等。

（刘菲菲）

第四节　屈光不正和弱视

临床上将眼的屈光状态分为两类,即屈光正常(正视眼)、屈光不正(非正视眼)。在眼调节的松弛状态下,外界平行光线进入眼内经眼的屈光系统屈折后,不能聚焦在视网膜黄斑中心凹上,称为屈光不正。屈光不正包括近视、远视和散光。外界光线经过眼的屈光系统折射在视网膜上,形成清晰的物像,称为眼的屈光作用。眼屈光作用的大小称为屈光力,单位是屈光度,简写为D。

一、近视

近视眼是指在眼调节的松弛状态下,平行光线经过眼的屈光系统屈折后,聚焦在视网膜之前,在视网膜上形成一个弥散环,导致看远处目标模糊不清。近视眼按度数可分为三类:轻度<-3.00 D,中度为-3.00 D~-6.00 D,高度>-6.00 D。

(一)病因与发病机制

1.遗传因素

高度近视可能为常染色体隐性遗传。中低度近视可能为多因子遗传,既服从遗传规律又有环境因素参与,而以环境因素为主。其中,高度近视比低度近视与遗传因素的关系更为密切。

2.发育因素

婴幼儿时期眼球较小,为生理性远视,随着年龄增长,眼球各屈光成分协调生长,逐步变为正视。若眼轴过度发育,即成为轴性近视。

3.环境因素

青少年学生与近距离工作者中近视眼较多,主要与长时间近距离阅读、用眼卫生不当有关。此外,营养成分的失调、使用工具不符合学生的人体工程力学要求、大气污染、微量元素的不足等也是近视的诱发因素。

(二)护理评估

1.健康史

注意询问患者有无视疲劳、眼外斜视及近视家族史等。了解患者佩戴眼镜史及用眼卫生情况、发现近视的时间及近视的进展程度。

2.症状与体征

(1)近视:近视最突出的症状是远视力减退、近视力正常。

(2)视力疲劳:近视初期常有远视力波动,注视远处物体时喜眯眼,容易产生视疲劳,常见于低度近视者,但症状较远视者轻。

(3)视疲劳与外斜视:视疲劳重者可发展为外斜视,是调节与集合平衡失调的结果,机体为使调节与集合间固有的不平衡能够维持暂时的平衡,故容易产生视疲劳。看近时不用或少用调节,造成平衡紊乱即产生眼位变化,斜视眼为近视度数较高的眼。

(4)眼球前后径变长:多见于高度近视,属轴性近视。

(5)眼底高度近视可引起眼底退行性变化和眼球突出,出现豹纹状眼底、近视弧形斑、脉络膜萎缩甚至巩膜后葡萄肿、黄斑出血等变化。周边部视网膜可出现格子样变性和视网膜裂孔,增加视网膜脱离的危险。

（6）并发症：如玻璃体异常（液化、混浊、后脱离）、视网膜脱离、青光眼、白内障等，以高度近视者为多见。

3.心理-社会状况评估

有部分患者认为佩戴眼镜影响外观而表现为不愿意配合。需要评估患者的学习、生活和工作环境及对近视的认识程度。

4.辅助检查

常用屈光检查，方法如下。客观验光法、主觉验光法、睫状肌麻痹验光法。对于高度近视中有眼底改变的患者，应进行荧光素眼底血管造影或吲哚青绿血管造影。

（三）护理诊断

1.视力下降

与屈光介质屈光力过强有关。

2.知识缺乏

缺乏近视眼及其并发症的防治知识。

3.潜在并发症

视网膜脱离、术后伤口感染、上皮瓣移位、角膜混浊、高眼压等。

（四）护理措施

1.用眼卫生指导

（1）避免长时间连续用眼，一般持续用眼 1 小时应休息 5～10 分钟。

（2）保持良好的学习、工作姿势。不躺在床上、车厢内阅读，不在太阳直射下或光线昏暗处阅读。双眼平视或轻度向下注视荧光屏，眼睛与电脑荧光屏的距离应在 60 cm 以上。

（3）高度近视患者应避免剧烈运动，如打篮球、跳水等，防止视网膜脱落。

（4）饮食以富含蛋白质、维生素的食物为主，如新鲜水果、蔬菜、动物肝脏、鱼等。

（5）定期检查视力，建议半年复查一次，根据屈光检查结果及时调整眼镜度数。

2.配镜矫正护理

向患者及其家长解释近视视力矫正的重要性及可能的并发症，纠正"戴眼镜会加深近视度数"的错误认知。建议在睫状肌麻痹状态下验光，可取得较为准确的矫正度数。

（1）佩戴框架眼镜的护理：框架眼镜是最常用和最好的方法，配镜前须先经准确验光确定近视度数，镜片选择以获得最佳视力的最低度数凹透镜为宜。指导患者和其家属学会眼镜护理：①坚持双手摘戴眼镜，单手摘戴若力度过大会使镜架变形；②戴眼镜的位置正确，将镜片的光学中心对准眼球中心部位，才能发挥眼镜的正确功能；③镜架沾上灰尘时，用流水冲洗，再用眼镜专用布或软纸拭干；④参加剧烈运动时不要戴眼镜，以免眼镜受到碰撞。

（2）佩戴角膜接触镜的护理：①根据不同材料的角膜接触镜的不同特点予以护理指导。软镜验配简单，佩戴舒适；角膜塑形镜（OK 镜）睡眠时佩戴，起床后取出；硬性透氧性接触镜（RGP）验配较复杂，必须严格按规范验配，佩戴前须向患者详细交代注意事项，使患者充分了解其重要性，以提高患者的依从性。初次戴镜通常第 1 天戴 5～6 小时，然后每天延长 1～2 小时，1 周左右每天可佩戴 12～16 小时，期间必须定期复查。②养成良好的卫生习惯，取、戴前均应仔细洗手，定期更换镜片。③避免超时佩戴和过夜佩戴。④戴镜后刺激症状强烈，应摘下重新清洗后再戴，如有异物感、灼痛感应马上停戴。⑤游泳时不能戴镜片。

3.屈光手术护理

目前屈光手术治疗的方法如下。

（1）角膜屈光手术：分为非激光手术与激光手术。非激光手术包括放射状角膜切开术、表层角膜镜片术、角膜基质环植入术。激光手术包括准分子激光角膜切削术（PRK）、激光角膜原位磨镶术（LASIK）、准分子激光角膜上皮瓣原位磨镶术（LASEK）。

1）角膜屈光手术前的护理：按手术常规做好术前准备。①佩戴隐形眼镜者，手术前的眼部检查须在停戴48～72小时后进行；长期佩戴者须停戴1～2周；佩戴硬镜者须停戴4～6周。②冲洗结膜囊和泪道，如发现感染灶，要先治疗后再行手术。按医嘱滴用抗生素滴眼液。③注意充分休息，以免眼调节痉挛。④全面的眼部检查，包括视力、屈光度、眼前段、眼底、瞳孔直径、眼压、角膜地形图、角膜厚度和眼轴测量等。⑤告知患者，术后短时间内视力可能不稳定，会有逐步适应的过程。

2）角膜屈光手术后护理：①3天内避免洗头，洗脸洗头时，不要将水溅入眼内；②1周内不要揉眼睛，最好避免看书报等，外出佩戴太阳镜，避免碰伤，近期避免剧烈运动和游泳；③进清淡饮食，避免刺激性食物；④遵医嘱用药和复查，如出现眼前黑点、暗影飘动、突然视力下降等症状，应立即门诊复查。

（2）眼内屈光手术：目前已开展的手术治疗方法有白内障摘除及人工晶体植入术、透明晶状体摘除及人工晶体植入术、晶状体眼人工晶体植入术。

（3）巩膜屈光手术：如后巩膜加固术、巩膜扩张术等，巩膜屈光手术后注意观察有无眼球运动障碍、出血、复视、植入物排斥等并发症。

二、远视

远视眼是指在眼调节的松弛状态下，平行光线经眼的屈光系统屈折后，焦点聚在视网膜后面的一种屈光状况。远视眼按度数可分为三类：轻度＜＋3.00 D，中度为＋3.00 D～＋5.00 D，高度＞5.00 D。远视按屈光成度分为轴性远视和屈光性远视。

（一）病因与发病机制

1.轴性远视

眼的屈光力正常，眼球前后径较正常眼短，为远视最常见的原因。初生婴儿有2～3 D远视，在生长发育过程中，慢慢减少，约到成年成为正视或接近正视。如因发育原因，眼轴不能达到正常长度，即成为轴性远视。

2.屈光性远视

眼球前后径正常，由于眼的屈光力较弱所致。其原因：①屈光间质的屈光指数降低；②二是角膜或晶状体弯曲度降低，如扁平角膜；③晶状体全脱位或无晶状体眼。

（二）护理评估

1.健康史

注意询问患者有无远视家族史，了解患者佩戴眼镜史、用眼卫生情况、发现远视的时间及远视的进展程度。

2.症状与体征

（1）视疲劳是远视最突出的临床症状，表现为视物模糊、头痛、眼球眼眶胀痛、畏光、流泪等。闭目休息后，症状减轻或消失。尤其以长时间近距离工作时明显，这是由于眼调节过度产生的，多见于高度远视和 35 岁以上患者。

（2）视力障碍：轻度远视的青少年，由于其调节力强，远近视力可不受影响；远视程度较高，或因年龄增加而调节力减弱者，远视力好，近视力差；高度远视者，远近视力均差，极度使用调节仍不能代偿；远视程度较重的幼儿，常因过度使用调节，伴过度集合，易诱发内斜视。看近处小目标时，内斜加重，称为调节性内斜视。若内斜持续存在，可产生斜视性弱视。

（3）眼底：高度远视眼球小，视乳头小而色红，边界较模糊，稍隆起，形似视乳头炎，但矫正视力正常，视野无改变，长期观察眼底像不变，称为假性视乳头炎。

3.心理-社会状况评估

轻度远视不易被发现，常在体检时才被发现；部分患者认为佩戴眼镜影响外观而表现为不愿意配合。需评估远视对患者学习、生活和工作环境的影响及患者对远视的认知程度。

4.辅助检查

屈光检查方法：客观验光法、主觉验光法、睫状肌麻痹验光法。

（三）护理诊断

1.知识缺乏

缺乏正确佩戴眼镜的知识。

2.舒适改变

与过度调节引起的眼球、眼眶胀痛，视疲劳有关。

3.视力下降

与眼球屈光力弱或眼轴过短有关。

（四）护理措施

（1）向患者及其家属介绍远视眼的防治知识。①轻度远视，无症状者不需矫正，但若有视疲劳和内斜视，即使远视度数低也应戴镜；中度远视或中年以上患者应戴镜矫正以提高视力，消除视疲劳，防止内斜视发生。②原则上远视眼的屈光检查应在睫状肌麻痹状态下进行，用凸透镜矫正。每半年进行 1 次视力复查，根据屈光检查结果及时调整眼镜度数。12 周岁以下者或调节能力强者应采用睫状肌麻痹剂散瞳验光配镜。③保持身心健康，生活有规律，锻炼身体，增强体质，保持合理的饮食习惯，避免偏食。

（2）观察患者视力及屈光度的改变以及有无眼位改变。

三、散光

散光是指由于眼球各屈光面在各径线（子午线）的屈光力不等，平行光线进入眼内不能在视网膜上形成清晰物像的一种屈光不正现象。

（一）病因与发病机制

本病最常见的病因是角膜和晶状体各径线的曲率半径大小不一致，通常以水平及垂直两个主径线的曲率半径差别最大。发病还可能与遗传、发育、环境、饮食、角膜瘢痕等因素有关。

根据屈光径线的规则性，可将散光分为规则散光和不规则散光两种类型。

（1）规则散光是指屈光度最大和最小的两条主子午线互相垂直，用柱镜片可以矫正，是最常见的散光类型。规则散光可分为顺规散光、逆规散光和斜向散光。根据各子午线的屈光状态，规则散光也可分为五种：单纯远视散光、单纯近视散光、复性远视散光、复性近视散光和混合散光。

（2）不规则散光是指最大和最小屈光力的主子午线互相不垂直，如圆锥角膜、角膜瘢痕等，用柱镜片无法矫正。

（二）护理评估

1.健康史

了解患者发现散光的年龄及佩戴眼镜史。

2.症状与体征

（1）视疲劳：头痛、眼胀、流泪、看近物不能持久、单眼复视、视力不稳定以及看书错行等。

（2）视力：散光对视力的影响取决于散光的度数和轴向。散光度数越高或斜轴散光对视力影响大，逆规散光比顺规散光对视力影响大。低度散光对视力影响不大；高度散光者远、近视力均下降。

（3）眯眼：以针孔或裂隙作用来减少散光。散光者看远看近均眯眼，而近视者仅在看远时眯眼。

（4）散光性弱视：幼年时期的高度散光易引起弱视。

（5）代偿头位：利用头位倾斜和斜颈等自我调节，以求得较清晰的视力。

（6）眼底：眼底检查有时可见视乳头呈垂直椭圆形，边缘模糊，用检眼镜不能很清晰地看清眼底。

3.心理-社会状况评估

评估患者的情绪和心理状态。评估患者的年龄、性别、学习、生活、工作环境以及对散光的认知程度。

4.辅助检查

屈光检查的方法有客观验光法、主觉验光法、睫状肌麻痹验光法。

（四）护理诊断

1.知识缺乏

缺乏散光的相关知识。

2.舒适改变

与散光引起的眼酸胀、视疲劳有关。

3.视力下降

与眼球各屈光面在各子午线的屈光力不等有关。

（五）护理措施

（1）向患者及其家属宣传散光的相关知识，若出现视物模糊、视疲劳、散光，应及时矫正，防止发生弱视。规则散光可戴柱镜矫正，如不能适应全部矫正可先以较低度数矫正，再逐渐增加度数。不规则散光可佩戴硬性透氧性角膜接触镜（RGP）矫正，佩戴时需要先适应一定的时间。手术方法包括准分子激光屈光性角膜手术和散光性角膜切开术。

（2）护理要点：①避免用眼过度导致视疲劳；②高度散光常伴有弱视，在矫正散光的同时进行弱视治疗；③定期检查视力，青少年一般每半年检查1次，以及时发现视力及屈光度的改变，从而及时调整眼镜度数；④保持身心健康，生活有规律，锻炼身体，增强体质，保持合理的饮食习惯，避免偏食；⑤注意眼镜和角膜接触镜的护理和保养。

四、老视

老视（又称老花）是指随着年龄的增加，眼的调节功能日益减退，近距离阅读或工作日渐困难的一种生理现象,一般出现在 40～45 岁。

(一)病因与发病机制

随着年龄增长,晶状体逐渐硬化,弹性下降,睫状肌功能逐渐减弱,因而眼的调节力变小,近点逐渐远移,近视力愈来愈低。这是一种由于年龄所致的生理性调节力减弱的现象。

(二)护理评估

1.健康史

(1)了解患者有无视疲劳和佩戴眼镜的情况。

(2)了解患者的工作性质、阅读习惯、老视发生年龄等。

2.症状与体征

(1)视近物困难:初期近点逐渐远移,需将注视目标放得远些才能看清。在光线不足的情况下,近视力更差。随着年龄增长,即使将注视目标尽量放远,也无法看清。

(2)视疲劳:头痛、眼胀、流泪、看近物不能持久、单眼复视、视力不稳定、看书错行等。

3.心理-社会状况评估

由于老视者近视力是逐渐下降的,容易发现不及时,需评估患者的用眼情况,了解患者年龄、职业、生活和工作环境以及对本病的认知程度。

4.辅助检查

屈光检查方法有客观验光法、主觉验光法、睫状肌麻痹验光法。

(四)护理诊断

1.镜片选择

了解老视者的工作性质和阅读习惯,选择合适的镜片,使患者在阅读时视力能保持持久的清晰和舒适,缓解视疲劳症状。单光镜是首次佩戴眼镜者的较好选择,但它只适合看近时。双光眼镜弥补了单焦镜远近不能兼顾的不足,但外观不美,而且常出现图像跳动现象;近年推出的渐变多焦点镜能满足远、中、近不同距离的视觉需求,验配前要了解佩戴者的视觉需求,并指导其正确使用。戴近用的凸透镜,镜片的屈光度依年龄和原有的屈光状态而定,一般规律是,原为正视眼者,45 岁佩戴＋1.00 D;50 岁佩戴＋2.00 D;60 岁佩戴＋3.00 D。非正视眼者,老视眼镜的屈光度数为上述年龄所需的屈光度与原有屈光度的代数和。

2.健康教育

避免用眼过度导致视疲劳。老视一般从 45 岁开始发生,随着年龄增长,老视程度逐渐加重,老视眼镜的度数应随着年龄改变而调整。保持身心健康,生活有规律,锻炼身体,增强体质及保持合理的饮食习惯。

五、弱视

弱视是指眼部无明显器质性病变,但在视觉发育期间,由于各种原因引起视觉细胞有效刺激不足,导致单眼或双眼最好矫正视力低于 0.8 的一种视觉状态。弱视在学龄前儿童及学龄儿童的患病率为1.3%～3.0%,是一种可治疗的视力缺损性常见眼病,发现越早,治疗越早,预后越好。

(一)病因与发病机制

按发病机制的不同,弱视一般可分为如下几种。

1.斜视性弱视

为消除和克服斜视引起的复视和视觉紊乱,大脑视皮层中枢主动抑制由斜视眼传入的视觉

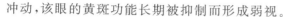

冲动,该眼的黄斑功能长期被抑制而形成弱视。

2.屈光参差性弱视

一眼或两眼有屈光不正,两眼屈光参差较大,使两眼在视网膜上的成像大小不等,融合困难,大脑视皮层中枢抑制屈光不正程度较重的一眼,日久便形成弱视。

3.屈光性弱视

多见于双眼高度远视或高度近视者,在发育期间未能矫正,使所成的像不能清晰聚焦于黄斑中心凹,造成视觉发育的抑制,而形成弱视。

4.形觉剥夺性弱视

由于先天性或早期获得的各种因素导致视觉刺激降低,如眼屈光间质混浊(如白内障、角膜瘢痕等)、完全性上睑下垂、不恰当的眼罩遮盖眼等,妨碍视网膜获得足够光刺激,而干扰了视觉的正常发育过程,造成弱视。

5.先天性弱视

器质性弱视,如新生儿视网膜或视路出血和微小眼球震颤。

(二)护理评估

1.健康史

向家长询问患儿出生时情况,有无眼病,有无不当遮眼史,有无复视和头位偏斜,有无家族史,了解患儿诊治经过。

2.症状与体征

视力减退,临床上将屈光矫正后视力在0.6~0.8者定为轻度弱视,在0.2~0.5者定为中度弱视,低于0.1者定为重度弱视。但在暗淡光线下,弱视眼的视力改变不大,临床上弱视患儿往往无主诉,常在视觉检查时发现异常。视力测定在散瞳后进行会更准确,常用方法如下。

(1)2岁以内婴幼儿:①观察法,婴幼儿的视力检查比较困难,不伴有斜视的弱视则更不易被发现。可用临床观察法衡量婴幼儿的视力,如交替遮盖法,先后交替遮盖患儿的一只眼,观察和比较其反应,或用一件有趣的图片或玩具引逗他,连续移动,根据患儿的单眼注视和追随运动评估其视力。②视动性眼球震颤方法,利用能旋转的黑色条纹的眼震鼓,观察眼动状态。

(2)2~4岁儿童:用图形视力表或E视力表检测其视力。检测时应完全遮盖一眼,有拥挤现象(对单个字体的识别能力比对同样大小但排列成行的字体的识别能力要强)。

(3)5岁以上儿童与成人一样,用E视力表检测。

3.心理-社会状况评估

由于弱视患者多为年幼患儿,除应评估患者的年龄、受教育水平、生活方式和环境外,还应评估患儿家属接受教育的水平、对疾病的认识程度、心理障碍程度、社会支持系统的支持程度等。

4.辅助检查

详见症状与体征相关内容。

(三)护理诊断

1.感知改变

与弱视致视力下降有关。

2.潜在并发症

健眼遮盖性弱视。

3.知识缺乏

缺乏弱视的防治知识。

(四)护理措施

(1)向患儿和其家属详细解释弱视的危害性、可逆性、治疗方法及注意事项等,取得他们的信任与合作。随着弱视眼视力的提高,受抑制的黄斑中心凹开始注视,但由于双眼视轴不平行(如斜视等),打开双眼后可出现复视,这是治疗有效的现象,应及时向家属解释清楚。只要健眼视力不下降,就应继续用遮盖疗法。矫正斜视和加强双眼视功能训练,复视能自行消失。

(2)治疗方法的指导:①利用遮盖视力较好一眼,即优势眼,消除双眼相互竞争中优势眼对弱视眼的抑制作用,强迫弱视眼注视,同时让大脑使用被抑制眼,提高弱视眼的固视能力和提高视力,这是弱视患儿最有效的治疗方法。遮盖期间鼓励患儿用弱视眼做描画、写字、编织、穿珠子需要等精细目力的作业。遵照医嘱选择具体遮盖比例,健眼必须严格和彻底遮盖,应避免偷看,同时警惕遮盖性弱视发生;定期随访,每次复诊都要检查健眼视力及注视性质。同时因遮盖疗法改变了患者的外形,应予以心理疏导。②压抑疗法,即利用过矫、欠矫镜片或睫状肌麻痹剂抑制健眼看远和/或看近的视力;视觉刺激疗法(光栅疗法);红色滤光胶片疗法等。③后像疗法,即平时遮盖弱视眼,治疗时盖健眼,用强光炫耀弱视眼(黄斑中心凹 3°~5°用黑影遮盖保护),再于闪烁的灯光下,注视某一视标,此时被保护的黄斑区可见视标,而被炫耀过的旁黄斑区则看不见视标。每天 2~3 次,每次 15~20 分钟。

(3)调节性内斜视经镜片全矫后,应每半年至 1 年检眼 1 次,避免长期戴远视镜片而引起调节麻痹。为巩固疗效、防止弱视复发,所有治愈者均应随访观察,一直到视觉成熟期,随访时间一般为 3 年。

(刘菲菲)

第十二章 精神科护理

第一节 神经衰弱

　　神经衰弱是由于脑神经活动长期持续性过度紧张，导致大脑的兴奋与抑制过程失调而产生的神经症，主要以脑和躯体功能衰弱为特征，主要特点是精神易兴奋和脑力易疲乏，以及紧张、烦恼、易激惹等情绪症状和肌肉紧张性疼痛、睡眠障碍等生理功能紊乱症状。症状不是继发于躯体或脑的疾病，也不是其他任何精神障碍的一部分。在我国 15～19 岁居民中，神经衰弱患病率为 13.03％，占全部神经症的 58.7％，居各类神经症之首。

一、病因与发病机制

（一）社会-心理因素

　　神经系统功能过度紧张，尤其长期心理冲突和精神创伤引起负性情感体验是常见原因，如生活节奏紊乱，过分劳累紧张，学习和工作不适应，家庭纠纷，婚姻、恋爱问题处理不当等。

（二）器质性病变

　　感染、中毒、颅脑创伤、营养不良、内分泌失调等。

（三）素质因素

　　巴甫洛夫认为，高级神经活动类型属于弱型和中间型的人，个性特征表现为孤僻、胆怯、敏感多疑、急躁、易紧张者容易得病。但没有人格缺陷的人，在强烈而持久的精神因素作用下，同样可以发病。

　　神经衰弱大多缓慢起病，症状呈慢性波动性，症状的消长常与心理冲突有关。具有易感素质的个体如果生活中应激事件多，疾病往往波动且病程迁延，难以彻底痊愈。

二、临床表现

（一）脑功能衰弱

　　脑功能衰弱的症状是神经衰弱的常见症状，包括精神易兴奋与易疲劳。

　　1.兴奋症状

　　感到精神易兴奋，表现为回忆和联想增多，对指向性思维感到费力，而缺乏指向的思维却很活跃,且控制不住,因难以控制而感到痛苦,伴有不快感,但没有言语运动增多。这种情况在入睡前较多,有时对声光很敏感。

2.衰弱症状

脑力易疲劳是神经衰弱患者的主要特征。患者无精打采,自感脑子迟钝,注意力不集中或不能持久,记忆差,脑力和体力均易疲劳,效率显著下降。有以下特点:①疲劳常伴有不良心境,休息不能缓解,但随着心境的恢复而消失;②疲劳常有情境性;③疲劳常有弥散性;④疲劳不伴有欲望与动机的减退;⑤以精神疲劳为主,不一定伴有躯体的疲劳。

(二)情绪症状

情绪症状主要表现为容易烦恼和易激惹等。其内容常与现实生活中的各种矛盾有关,感到困难重重,难以应付。可有焦虑或抑郁,但不占主导地位。这些情绪在健康人中也可见到,一般认为这些情绪症状必须具备下述3个特点才算病态:①患者感到痛苦而求助;②患者感到难以自控,遇事易激动,好发脾气,但事后又后悔,或伤感、落泪;③情绪的强度及持续时间与生活事件或处境不相称。约40%的患者在病程中出现短暂、轻度的抑郁情绪,但不持久,一般不产生自杀意念或企图。

(三)心理-生理症状

神经衰弱患者常常有大量的躯体不适症状,经各种检查找不到病理性改变的证据。

1.头痛

常为紧张性头痛,头痛多无固定部位,时间不定,痛时可耐受,偶然可伴恶心,但无呕吐。看书、学习时头痛加剧,如情绪松弛,或睡眠好,得到充分休息,头痛可明显减轻,有时头部有压迫或紧箍感。

2.睡眠障碍

睡眠障碍是患者主诉较多的症状,最常见的是入睡困难,患者感到疲乏、困倦,但上床后又觉兴奋,辗转难眠。另外是多梦、易醒,或自感睡眠浅。还有一些患者缺乏真实睡感,即睡醒后否认自己入睡过。

3.自主神经功能障碍

可出现心动过速、血压高或低、多汗、有时发冷、厌食、便秘和腹泻、尿频、月经不调、遗精、早泄或勃起功能障碍等。

4.继发性反应

继发性反应是病后继发性病理心理反应,由于患者的躯体症状和自主神经功能紊乱的影响,过分关注这些不适,而产生疑病,如心悸则怀疑是心脏病,胃肠不适则怀疑是胃癌,从而易烦恼焦虑不安,加重神经系统功能的负担,而使病程迁延,症状加剧,又反过来增加焦虑不安,以致成为恶性循环。

三、诊断标准

神经衰弱是一种功能障碍性病症,临床症状表现繁多,但要诊断本病,应具备以下5个特点。

(1)显著的衰弱或持久的疲劳症状:如经常感到精力不足,萎靡不振,不能用脑,记忆力减退,脑力迟钝,学习工作中注意力不能集中,工作效率显著减退,即使是充分休息也不能消除疲劳感。对全身进行检查,无躯体疾病,也无脑器质性病变。

(2)表现以下症状中的任何两项:①易兴奋又易疲劳;②情绪波动大,遇事容易激动,烦躁易怒,担心和紧张不安;③因情绪紧张引起紧张性头痛或肌肉疼痛;④睡眠障碍,表现为入睡困难、易惊醒、多梦。

(3)上述情况对学习、工作和社会交往造成不良影响。

(4)病程在3个月以上。

(5)排除其他神经症和精神病。

五、护理诊断

(一)睡眠形态紊乱
与焦虑有关。

(二)疲乏
与患者主诉疲乏无力有关。

(三)疼痛
与患者有躯体不适、疼痛的主诉有关。

(四)便秘或感知性便秘
与自主神经功能紊乱有关。

(五)营养失调:低于机体需要量
与食欲缺乏、消瘦有关。

(六)情境性自我贬低
与患者自觉做事效率减低、能力不足有关。

(七)保持健康能力改变
与个人适应能力差有关。

六、护理措施

(一)心理护理
患者对人际关系较为敏感,护理人员在与患者交往的过程中要以同情、尊重态度对待患者,与患者建立良好的护患关系。帮助患者认识自己的性格特点,面对现实,接受现实,采用顺其自然的态度。鼓励患者配合治疗,发挥主观能动性,帮助患者与他人建立良好和谐的人际关系,进而调节自己的不良情绪。改变患者的认知,鼓励患者诉说烦恼和苦闷,可用转移法宣泄自己的不良情绪,指导患者学习生物反馈方法进行放松训练。

(二)睡眠护理
住院治疗的神经衰弱患者绝大部分有睡眠障碍,且为睡眠问题而焦虑,护理人员应尽量给患者提供适当的睡眠环境,如安静、温湿度适宜的病室,不和其他精神运动性兴奋患者同一病室,指导患者进行睡前准备,如喝热牛奶,用热水泡脚,听轻音乐,睡前不做剧烈运动,忌饮浓茶、咖啡等。禁止患者白天卧床睡眠,鼓励患者日间参加力所能及的文娱活动及体育锻炼。

(三)对症护理
患者常有脑力及躯体疲劳的症状,应让患者注意劳逸结合,科学规律地安排日常活动,适当进行体力劳动并加强体育锻炼,保持良好的睡眠。当存在易兴奋症状时,要尽量创造安静环境,调节患者的不良心境。患者出现头痛时,首先让患者休息,保持良好睡眠,如不能缓解,可遵医嘱给予地西泮或抗抑郁药等服用。患者出现心动过速、血压改变、多汗、便秘或腹泻等躯体不适时,告诉患者随着神经衰弱症状的缓解,躯体不适可逐渐减轻,直至消失。

(四)健康教育

1.患者

介绍神经衰弱的病因、表现等相关知识,培养患者乐观豁达的情绪。帮助患者科学规律地安排生活,劳逸结合,加强体育锻炼。克服不健康的性格特点,正确对待各种困难和挫折,建立并维持健康的正性情绪。

2.家属

向家属介绍疾病知识,取得家属和社会支持,消除各种不良因素的干扰,有利于患者的治疗和康复。协助患者建立良好的人际关系,帮助纠正患者的错误认知。

(刘桂军)

第二节 恐 惧 症

恐惧症是以恐惧症状为主要临床表现的神经症。患者对某种特定的客体、处境或与人交往时产生持续的和不合理的恐惧,并主动采取回避方式来解除。

一、病因与发病机制

遗传调查发现广场恐惧症患者的家属中有 19% 的人患有类似疾病,且女性亲属的患病率较男性亲属高 2~3 倍。恐惧症患者具有一定人格特征,如害羞、被动、信赖、焦虑等。生化研究约 50% 的社交恐惧症患者,在出现恐怖的同时有血浆肾上腺素含量的升高,惊恐发作则无。社会-心理因素精神分析理论认为,成人单纯性恐惧症来源于儿童时期曾有过的体验,随着年龄的增长,一般至青春期消失,但当人体因疾病而变得软弱或被新的精神刺激所诱发,过去经历过的恐惧就可能再显出来。条件反射理论认为,恐惧症是由于某些无害的事物或情境与令人害怕的刺激多次重叠出现,形成条件反射,成为患者恐怖的对象,促使患者采取某种行为去回避它。如果回避行为使患者的焦虑得到减轻或消除,便合成为一种强化因素,通过操作性条件反射,使这种行为本身固定下来,持续下去。

二、临床表现

恐惧症的中心症状是恐怖,并因恐怖引起剧烈焦虑甚至达到惊恐的程度。恐惧症的共同特征是:①某种客体或情境常引起强烈的恐惧;②恐惧时常伴有明显的自主神经症状,如头晕、晕倒、心悸、心慌、战栗、出汗等;③对恐惧的客体和情境极力回避,因为要回避常影响正常的生活,愈是回避说明病情愈重;④患者知道这种恐惧是过分的或不必要的,但不能控制。常见的临床类型有以下 3 种。

(一)场所恐惧症

场所恐惧症又称广场恐惧症、旷野恐惧症、聚会恐惧症等,在恐惧症中最为常见,约 60%。多起病于 25 岁左右,35 岁左右为发病高峰,女性多于男性。患者看到周围都是人或空无一人时,会产生剧烈的恐怖,担心自己无法自控或晕倒,或出现濒死感或焦虑不安。有时候害怕较小的封闭空间,如害怕使用公共交通工具,如乘坐汽车、火车、地铁、飞机。害怕到人多拥挤的场所,如剧院、餐馆、菜市场、百货公司等;对高空、黑暗等产生恐怖,而不愿立足于高处,甚至不敢在高楼上居住,或不敢独自一人处于黑暗之中;害怕排队等候;害怕出远门等。严重的患者,可长年在家,不敢出门,甚至在家中也要人陪伴。有的患者在有人陪伴时恐惧症状有所减轻。

(二)社交恐惧症

主要表现为在社交场合中出现恐怖,患者害怕出现在众人面前,在大庭广众面前害怕被别人注意,害怕会当众出丑,因此当着他人的面不敢讲话、不敢写字、不敢进食,不敢与人面对面就座,甚至不敢如厕,严重者可出现面红耳赤、出汗、心跳、心慌、震颤、呕吐、眩晕等。患者可因恐怖而回避朋友,与社会隔绝而仅与家人保持接触,甚至失去工作能力。

如果患者害怕与他人对视,或自认为眼睛的余光在窥视别人,因而惶恐不安者,则称为对视恐怖。如果患者害怕在与人相处时会面红或坚信自己有面红,则称为赤面恐怖。

(三)特定的恐惧症

或称特定的单纯恐惧症。表现为对以上两种类型以外的某些特殊物体、情境或活动的害怕。单纯恐惧症症状恒定,多只限于某一特殊对象,但部分患者在消除对某一物体的恐惧之后,又出现新的恐惧对象。多起始于童年,女性多见。

1.物体恐惧症

患者主要表现为对某些特定的物体如动物等产生恐怖,患者害怕的往往不是与这些物体接触,而是担心接触之后会产生可怕的后果,如害怕猫、老鼠、狗、鸟类或昆虫等小动物。在青春期前,对动物恐怖的男女患者比例相近,成人后则以女性为多。有些患者表现为对尖锐物体的恐怖,而不敢接触尖锐物体,害怕自己或别人会受到这些物体的伤害,也有的患者可表现为害怕见到血液等。

2.自然现象恐惧症

对打雷、闪电、波浪等恐惧。对雷雨恐怖者,不仅对雷雨觉得恐怖,而且对可能发生雷雨的阴天或湿度大的天气也可能感到强烈的不安。甚者为了解除焦虑主动离开这些地方,以回避雷雨发生。

以上各种恐惧症可单独出现,也可合并存在。

三、诊断标准

恐惧症是一种以过分和不合理地惧怕外界客体或处境为主的神经症。患者明知没有必要,但仍不能防止恐惧发作,恐惧发作时往往伴有显著的焦虑和自主神经症状。患者极力回避所害怕的客体或处境,或是带着畏惧去忍受。

(1)符合神经症的诊断标准。

(2)以恐惧为主,须符合以下4项:①对某些客体或处境有强烈恐惧,恐惧的程度与实际危险不相称。②发作时有焦虑和自主神经症状。③有反复或持续的回避行为。④知道恐惧过分、不合理,或不必要,但无法控制。

(3)对恐惧情景和事物的回避必须是或曾经是突出症状。

(4)排除焦虑症、精神分裂症、疑病症。

五、护理诊断

(一)社交障碍
与社交恐怖有关。

(二)个人应对无效
与缺乏信心、无助感有关。

(三)精力困扰
与过度紧张有关。

(四)有孤立的危险
与社交恐怖有关。

(五)自尊紊乱
与因恐惧症状而自卑有关。

(六)情境性自我贬低
与感觉自己无法控制局面有关。

六、护理措施

(一)心理护理
护士应以非评判性态度,认真倾听,多鼓励患者,及时肯定其进步。帮助患者认识其性格特点,认清各种负面想法,培养良好的个性。鼓励患者接触自己恐惧的事物和情景,根据患者的不同特点选用不同的方法。有的只是想象恐惧对象,有的真实面对,有的采用系统性脱敏方法,有的直接面对最高刺激,采取暴露疗法等。应鼓励患者主动反复练习,直至适应。患者接触恐惧对象时注意陪同,给予支持性心理护理。教会患者放松的方法,指导在面对恐惧对象和场合时,用放松方法对抗。鼓励患者参加文娱治疗,降低自我专注倾向,转移注意力。还可采用团体方式,让患者彼此讨论社交焦虑发病时情况及其带来的困扰,使患者知道自己的问题不是孤立的,并提供面对面与人交往的机会。

(二)观察
观察患者恐惧的类型、恐惧对象、恐惧发生时间,给予记录;观察患者睡眠情况、情绪变化,有无严重自主神经功能紊乱等;观察用药治疗后的不良反应。

(三)对症护理
患者出现恐惧情绪时,尽量安慰;欲晕厥时,可报告医师给予地西泮或普萘洛尔口服。对新入院患者,详细介绍住院环境和病友,消除其陌生感,尽快熟悉病房环境。患者产生焦虑时,应允许其来回走动,让其表达和倾诉。当患者为了避免紧张不安,产生回避行为时,护理人员要鼓励患者循序渐进接近恐惧对象,避免患者回避社会和社交而产生退缩行为。

(四)健康教育
1.患者
向患者介绍疾病的相关知识,教育患者认识自己错误的认识方式,改变不良性格特征。循序渐进地使自己暴露在恐惧的对象和环境中,正视恐惧的体验,不回避害怕的对象。遵医嘱使用药物辅助治疗。

2.家属

帮助家属认识恐惧症特点,明确患者恐惧的对象。帮助家属采取正确态度对待患者,鼓励及陪同患者接触恐惧的场合及对象。

(刘桂军)

第三节　心 境 障 碍

心境障碍(又称为情感性精神障碍)是以显著而持久的情感或心境改变为主要特征的一组精神障碍。临床上主要表现为情感异常高涨或低落,伴有相应的认知和行为改变,严重者可伴有精神病性症状,如幻觉、妄想等。大多数患者有反复发作的倾向,经治疗缓解后或发作期间精神症状基本正常,但部分患者可有残留症状或转为慢性。

临床上常见的心境障碍包括双相障碍、躁狂症、抑郁症及恶劣心境等几个类型。其中双相障碍具有躁狂和抑郁交替发作的临床特征,既往称为躁狂抑郁性精神病。躁狂症或抑郁症是指仅有躁狂或抑郁发作,习惯上称为单相躁狂或单相抑郁。临床上单相躁狂颇为少见,而抑郁症则比较常见。

一、病因与发病机制

心境障碍的病因目前尚不清楚,但疾病的发生与生物学因素和心理社会因素密切相关,是两者相互作用的结果。

(一)生物学因素

生物学因素包括遗传因素,神经生化因素,神经内分泌功能异常因素,免疫功能紊乱,脑电生理功能变化因素和脑结构及功能异常因素。

普遍认为,心境障碍具有明显的遗传倾向,家系研究发现,与患者血缘关系越近,患病率越高,一级亲属的患病率远高于其他亲属,先证者亲属患本病的概率是一般人的 $10\sim30$ 倍。双生子研究发现,单卵双生子的同病率为 56.7%,而双卵双生子为 12.9%。

神经生物化学研究发现,心境障碍患者的 5-羟色胺(5-HT)功能活动降低;去甲肾上腺素(NE)代谢紊乱;抑郁症脑内多巴胺(DA)功能降低,躁狂症 DA 功能增高。双相障碍患者血浆和脑积液中氨基丁酸(GABA)水平下降。

神经内分泌研究发现,心境障碍患者有下丘脑-垂体-肾上腺轴(HPA 轴)活性增高,抑郁患者血浆皮质醇分泌过多;下丘脑-垂体-甲状腺轴功能低下。

神经免疫学研究发现,双相情感障碍患者的免疫功能紊乱。炎症机制在抑郁症的病理机制中起至关重要的作用。抑郁发作时炎症细胞因子水平增高,常见的免疫趋炎细胞因子包括:白细胞介素(IL)1、2、3、6;肿瘤坏死因子;干扰素 α/β;快反应蛋白(如触珠蛋白、C 反应蛋白、α_1 酸性糖蛋白)等;炎症细胞因子改变色氨酸代谢,色氨酸的神经毒性代谢产物(喹啉酸和犬尿酸)水平增高,导致神经细胞的损害,抑郁障碍的发生。

双相情感障碍的睡眠和脑电生理研究发现:抑郁患者常入睡困难、早醒、时睡时醒或睡眠过度;躁狂常出现睡眠要求减少;情感障碍与睡眠障碍关系密切;30%的心境障碍患者脑电图异常,睡眠脑电图,脑诱发电位等电生理研究也发现双相情感障碍患者存在明显异常。美国学者 AG Harvey 认为,睡眠和昼夜节律紊乱是双相情感障碍的核心症状,根据睡眠剥夺可触发躁狂复发、睡眠剥夺对第二天的情感控制产生不利影响的试验结果指出,睡眠和昼夜节律紊乱与双相情感障碍的心境发作、缓解不完全和复发风险密切相关。

神经影像学研究发现,心境障碍脑室扩大的发生率为2.5%～42%,而且,发现抑郁症患者左额叶局部脑血流量降低的程度与抑郁的严重程度呈正相关。

(二)心理-社会因素

心理社会因素在心境障碍的发生、发展及转归中起着重要作用,尤其是在抑郁症及恶劣心境中所起的作用更为重要。童年时期的亲子分离或分离威胁,不良的父母教养方式以及成年后经历配偶、子女或父母亡故,婚姻不和谐,离婚,失业,严重躯体疾病,经济状况差等应激事件,均会明显增加心境障碍的发生率。

二、临床表现

(一)心境障碍的临床症状

心境障碍的临床症状主要表现为抑郁发作和躁狂发作,但也可以表现为既有躁狂又有抑郁症状的混合状态。

1.抑郁发作的主要症状

情绪低落(抑郁心境),兴趣减低,无助感,疲劳感、活力减退或丧失,思维迟缓,食欲缺乏、体重减轻,睡眠障碍,焦虑或激越症状,性欲改变,自杀观念、自杀企图与自杀,以及种种躯体不适症状、自主神经紊乱症状。严重抑郁发作时可出现的幻觉、妄想等症状。有学者将抑郁发作的症状简要归纳为所谓的"三低症状",即情绪低落、思维抑制和行为迟缓。

2.躁狂发作的主要症状

情绪高涨,思维奔逸,言语活动显著增多,行为鲁莽、草率、不计后果,睡眠需要减少,食欲及性欲亢进,以及冲动、易激惹、酗酒、滥用药物或性行为不检点。严重躁狂发作可出现的幻觉、妄想等精神症状。有学者将躁狂发作的症状归纳为所谓的"三高症状",即情感高涨或情绪易激惹、思维奔逸和言语行为增多。

3.混合发作(状态)的主要症状

混合发作(状态)的主要症状指躁狂症状和抑郁症状在一次发作中同时存在。通常在躁狂与抑郁快速转相时发生,患者既有躁狂,又有抑郁的表现。一般持续时间较短,多数较快转入躁狂相或抑郁相。混合发作临床上的躁狂和抑郁症状不典型,容易误诊为分裂情感障碍或精神分裂症。

(二)心境障碍的临床类型

关于心境障碍的临床分类,根据不同的学术观点和不同的分类标准有不同的分类体系。传统上,心境障碍可分为双相情感障碍和单相情感障碍两大类。

1.双相情感障碍

临床上既有躁狂发作又有抑郁发作,双相情感障碍又分为四种类型。

(1)双相Ⅰ型(躁狂发作严重,抑郁发作较轻)。

(2)双相Ⅱ型(抑郁发作严重,躁狂发作较轻)。

(3)双相混合状态(既有躁狂又有抑郁症状的发作)。

（4）快速循环发作（躁狂或抑郁发作快速转换为一周期、每年四个周期以上的循环发作）。

2.单相情感障碍

该障碍又分为单相抑郁和单相躁狂两类。

（1）单相躁狂临床上较少见，国外大多数学者认为只要有躁狂发作，就应视为双相情感障碍。

（2）单相抑郁又分为：①伴有突出焦虑症状的抑郁与焦虑混合性发作；②单纯抑郁发作；③反复发作的抑郁障碍；④恶劣心境，即持续和轻度的抑郁（所谓"抑郁性人格"）。

应该注意，从每次抑郁发作的严重程度来看又可分为：①中度或重度抑郁发作；②伴有和不伴有躯体症状的抑郁发作；③如属重度抑郁发作，又可分为伴有和不伴有精神病性症状的抑郁发作两类。

此外，在心境障碍的分类中，有一些分类名词虽未纳入正式的分类系统中，但临床上仍在广泛应用，这些分类名称对于选择适当的药物治疗、判断患者的预后仍有一般分类不可替代的优势。常见分类如下。①原发性/继发性情感障碍：继发于躯体（包括脑）疾病、其他精神障碍、药物等原因所致的情感障碍称为继发性情感障碍，非继发于这些原因的称为原发性情感障碍。②季节性情感障碍：以季节性抑郁较多见，主要发生在冬季，其诊断标准是：必须在 3 年或更长的时间内有三次以上心境障碍发作，每年都起病于相同的 90 天内，缓解也发生在每年特定的 90 天内，季节性发作次数显著多于可能发生的非季节性发作。③内源性/反应性抑郁：直接由生物原因（内源性）或内在因素所致抑郁称为内源性抑郁，而直接由心理因素所致的抑郁称为反应性抑郁。④隐匿性抑郁：是一种以躯体不适和自主神经系统症状为主要表现，掩盖了抑郁症状的抑郁症。⑤心境恶劣：旧称为神经症性抑郁，是指病程持续两年以上、抑郁症状严重程度较轻的抑郁症。⑥双重抑郁：是指在心境恶劣持续发生的基础上叠加了一次抑郁发作的抑郁症。⑦更年期抑郁：是指发生于女性绝经后的抑郁发作，有时也可包括延续到更年期或在更年期复发的抑郁症。

三、诊断

抑郁症的诊断一般来说虽并不困难，但目前我国抑郁症的就诊率、诊出率低，漏诊率和误诊率高，尤其是在社区和综合性卫生机构。以抑郁症为例，北京地区抑郁障碍患者 62.9% 未就诊，31.39% 在综合医院就诊，只有 5.08% 在专科医院就诊。国外报道，在初级卫生保健机构，每 20 位就医患者就有一位患抑郁症，而百名以上的抑郁患者，就诊于一位医师，大约有一半未能识别出是抑郁症，其中约 20% 会发展为慢性抑郁。至于双相情感障碍，情况更不乐观。有研究显示，双相情感障碍首发年龄多在 15～20 岁，而确诊在 25～30 岁，诊断延误 10 年左右，平均发作三次或经过三名精神科医师就诊才能明确诊断。其误诊率也高，约 80% 的双相情感障碍患者确诊前被误诊为其他精神障碍，如单相抑郁、精神分裂症、焦虑症和其他情感障碍[儿童的注意缺陷多动障碍（ADHD）、品行障碍、物质滥用伴发的情感障碍]，其中主要是误诊为单相抑郁，临床上有 50%～70% 情感障碍的抑郁实为双相Ⅱ型的抑郁。单相和双相情感障碍抑郁之间的误诊会直接导致药物治疗方案的制定，影响疗效和疾病的预后，故应认真鉴别。

防止双相抑郁误诊，可从双相抑郁的症状特征、病史特征以及提高对躁狂发作的识别三个方面进行鉴别。

在症状特征方面，首先考虑的是患者的发病年龄。发病年龄越早、25 岁以前（高峰在 15～19 岁）首发的抑郁是双相抑郁障碍的可能性愈大。另外，临床症状具有显著的心境不稳定、波动性大，如抑郁、焦虑、欣快、烦躁不安、紧张、激越、易激惹、冲动、愤怒甚至狂暴等短暂发作（持续

1～2 天),多预示为双相抑郁。再者,抑郁发作伴不典型特征,如食欲亢进、体重增加、睡眠过多、伴精神病性特征,抑郁障碍频繁发作,一年内 4 次或 4 次以上。如发病急骤、频繁、缓解快,往往提示为双相抑郁。

在病史特征方面,有抗抑郁剂所致躁狂史;双相障碍家族史,特别是躁狂发作家族史,是双相抑郁的重要因素。

鉴别单双相情感障碍的另一个关键要点是提高对躁狂发作的识别意识。普遍认为,只要轻躁狂持续 2～3 天,就对双相抑郁的诊断具有价值;另外具有三项或三项以上轻躁狂症状的混合状态,70％为双相Ⅱ型抑郁;抗抑郁剂恶化病情而心境稳定剂治疗有效的抑郁应视为双相抑郁。

造成心境障碍诊出率低,误诊率高的状况,涉及多方面的因素。有关精神卫生知识的普及宣传不到位,公众对心境障碍的基本知识匮乏,不少患者由于病耻感作祟,回避就医,或由于将所患心境障碍伴发的躯体不适症状误认为其他疾病而就诊于非专科医院是诊出率低的重要因素。当然,各级医疗卫生机构、特别是社区医疗卫生机构的医护人员对心境障碍诊疗知识的不足是更为重要的原因。

在做出心境障碍诊断之前,应区别三种情况。首先,要分清患者当前的心境状态(比如抑郁)是正常情况下的不愉快体验,还是病态的抑郁;如果确定当前的心境状态是疾病,则要进一步区分此一病态是原发性情感障碍还是由躯体疾病、乙醇或其他药物等因素所致的继发性情感障碍;最后,如果判断为原发性情感障碍,还应进一步判明是单相还是双相情感障碍。应该指出,要准确做出上述判断,可能涉及一系列复杂的鉴别诊断问题,对于社区卫生工作者,尤其是未经精神卫生专业培训的社区医师可能难以做到,故大多数心境障碍患者的鉴别诊断应由专科医疗机构的专业医师完成。

心境障碍的诊断主要根据病史、临床症状、病程及体格检查的结果进行综合分析判断来进行。当今,几乎所有关于心境障碍的诊断标准,均包括临床症状标准、病程标准和疾病严重程度标准三个纬度。只要患者的临床症状符合躁狂或抑郁发作的主要特征(如所谓"三高"或"三低"症状特征)、病程持续 1 或 2 周以上、严重影响患者的正常生活功能和社会功能就可以确立诊断。

至于患者临床症状和疾病的严重程度,或经过治疗后症状和疾病严重程度的变化,临床上除了根据临床经验判断以外,更普遍的方法是使用躁狂和抑郁的症状评定量表。如用于评定躁狂的 Young 氏躁狂评定量表,用于评定抑郁的汉密尔顿抑郁量表(HRSD)、Zung 氏抑郁量表、蒙哥马利抑郁和躁狂量表以及用于门诊患者筛查轻躁狂患者的轻躁狂检查项目调查表(HCL-32)等。这些量表分为患者自评和他评两大类。如 Zung 氏抑郁量表是自评量表,主要用于自我评定抑郁症状,由 20 道陈述问句组成,每一句与抑郁的一个症状相关,按 1～4 级评分。20 个条目可归纳为情感障碍、躯体症状、精神运动性障碍和心理障碍四个因子。累计满分为 80,换算成指数,以反映抑郁的严重程度。HCL-32 量表是 32 项自测问卷,专门针对既往是否存在轻躁狂症状的门诊患者筛查轻躁狂之用。问卷答案采用"是"/"否"选项,选"是"评 1 分,"否"得 0 分,分值可提示患双相障碍的可能。有学者认为 14 分是一个界限。也有按不同等级的分值评估,如 7 分,10 分,14 分。有学者建议 HCL≥10 分就可能强烈提示双相障碍的潜在可能。

患者本人或其周围人、社区卫生工作者均可使用简单容易操作的自评量表对疑似的心境障碍进行评估,然后再由经过精神卫生专业培训的社区医师或专科医师进一步做出诊断。

四、治疗

心境障碍是一种高患病率的慢性复发性精神疾病,具有临床现象复杂,共病现象多,自杀风险大,病死率高等独特的临床特征。漏诊、误诊和不恰当的治疗将导致不良后果,严重影响预后,增加社会负担,故应引起高度重视,给予积极有效的治疗干预。

心境障碍的治疗应按照生物、心理和社会三位一体的医学模式,采取综合性的防治措施进行。针对任何一位心境障碍患者的治疗方案,均是按个体化的原则,以药物等生物治疗为基础,辅以认知行为等心理治疗和社区康复治疗、家庭治疗等综合性的治疗方案。

方案的实施,应视病情的严重程度以及患者的家庭和经济状况决定。但有以下情况者均应紧急送入专科医院治疗。①病情严重,有自杀、兴奋冲动、伤人毁物等症状者。②对通常的治疗疗效不良者或为难治病例。③诊断有困难者。④合并躯体疾病、人格障碍或心境障碍治疗与严重躯体疾病治疗相互间有严重干扰者。⑤伴有精神病性症状,需要抗抑郁药物和电休克联合治疗者。⑥有高自杀危险的双相情感障碍抑郁发作的患者,治疗期间需要严格监测血锂浓度者。上述种类患者的病情得到控制后,病情处于缓解阶段的患者,可回归社区康复机构治疗或在家接受定期门诊治疗。

生物、心理和社会方面的具体治疗方法多种多样,应以个体化的原则、在认真权衡利弊、效益与风险的前提下进行选择。

(一)躁狂发作的药物治疗

1.躁狂发作药物治疗的原则

不少学者认为,只要有躁狂发作,就应视为双相情感障碍,因此,对躁狂发作应以心境稳定剂作为基础药物的联合治疗原则。心境稳定剂具有以下临床特征:①对躁狂和抑郁发作均具有治疗作用。②不会引起躁狂和抑郁转相。③防止频繁发作。④预防复发,降低复发率和自杀率。⑤某些心境稳定剂对混合型和循环发作型疗效好,如丙戊酸盐。

目前对双相情感障碍的治疗普遍存在的问题是未能将心境稳定剂作为基础的治疗药物,仍习惯性地以抗抑郁药治疗双相情感障碍的抑郁发作,以神经阻滞剂、特别是经典(第一代)抗精神病药物治疗双相情感障碍的躁狂发作。此做法的弊病如下:①导致临床相转相。②诱导快速循环发作。③频繁转相或快速循环持续存在使疾病变成难治,自杀率升高,社会功能受损加重,医疗资源消耗明显增大。

2.治疗躁狂发作的常用药物

(1)心境稳定剂:常用的有锂盐(常用的是碳酸锂),丙戊酸盐(丙戊酸钠或丙戊酸镁),卡马西平,拉莫三嗪等。

(2)具有某些心境稳定剂特征的药物。苯二氮䓬类药物(常用的是罗拉西泮、氯硝西泮等)和非典型(第二代)抗精神病药:氯氮平、利培酮、奥氮平、喹硫平、齐拉西酮、阿立哌唑等。

3.使用治疗躁狂发作药物的注意事项

关键问题是在选择药物时一定要认真权衡药物所致的效益与风险的关系,即认真评估被选药物可能产生的疗效与安全性和耐受性问题。

(1)锂盐:对双相情感障碍躁狂发作、抑郁发作均有效,用锂盐维持治疗可防止2/3的双相情感障碍患者复发,自杀率降低8倍。但锂盐治疗有效和安全的血药浓度范围十分狭窄(0.8~1.2 mmol/L),而且无论短期或长期使用,均有明显不良反应,包括震颤、体重增加、认知损害、多饮、多尿症等,还可能产生不可逆性中枢神经系统损害,胎儿畸形、甲状腺、胃肠道和肾功能问题。此外,超过正常的血锂浓度范围,很可能发生锂中毒而致命,故在服用锂盐治疗期间,应常规定期(每两周一次)检查血锂浓度。

(2)丙戊酸钠:能有效治疗躁狂发作,对混合发作和快速循环发作疗效优于锂盐,对预防复发疗效显著。对双相抑郁的疗效不显著,但有报告指出,双丙戊酸钠有减少抑郁复发的可能性,特别是病情严重的患者。不良反应有震颤、体重增加、镇静、脱发等,少数患者可发生胃肠道反应、胎儿畸形、肝脏损害、出血性胰腺炎等毒性作用。

(3)拉莫三嗪:目前普遍认为仅对双相抑郁发作有效的心境稳定剂,对其他类型的双相障碍无明显疗效。其总体耐受性良好,但有严重变态反应的危险性,可出现皮疹、Stevens-Johnson综合征。

(4)卡马西平:对躁狂发作和某些双相抑郁可能有效,目前多作为预防治疗中的二线用药。其不良反应包括运动失调、认知迟钝、皮肤变态反应、胎儿畸形,白细胞减少症、肝脏毒性、胰腺炎、药动学交互作用等。

(二)抑郁发作的药物治疗

1.抑郁发作的药物治疗原则

(1)对于首次抑郁发作患者,社区医师的首要任务是在专科医院精神科医师的指导下,鉴别此类抑郁发作是双相抑郁还是单相抑郁。只有确定是单相抑郁发作,才能使用抗抑郁药物治疗。如确诊为双相抑郁,绝不能单独使用抗抑郁药,否则会导致躁狂发作,甚至导致快速循环发作等难治性临床状态。如若双相抑郁严重程度高,可以在使用心境稳定剂的基础上联合抗抑郁药物治疗,待抑郁症状缓解后,逐渐减少抗抑郁药物的剂量直至完全停药,但要保持心境稳定剂继续治疗。

(2)目前,抗抑郁药物种类繁多,各自有其不同的受体药理学和药代动力学特征,因而各自有不同的疗效和不良反应。因此,在选用抗抑郁药物时,社区医师应在专科医师的指导下,根据患者个体及其所患抑郁症的临床特点,认真权衡药物的疗效和可能发生的不良反应的关系,以取得满意的疗效,最大限度地减少不良反应,以提高患者对药物治疗的依从性。

(3)对于抑郁症的药物治疗一般以单一抗抑郁药物治疗为原则,不主张两种抗抑郁药物合并治疗,即使是难治性抑郁也应尽量避免两种、特别是两种药理结构和药理机制相同的抗抑郁药物联合使用,以防5-羟色胺综合征等严重不良事件的发生。

2.治疗抑郁发作的常用药物

抗抑郁药物的种类繁多,至今所谓的经典和非经典两大类抗抑郁药其实各自又包括若干类药理结构和药理作用各不相同的药物。所谓的经典抗抑郁药包括三环类(TCA)、单胺氧化酶抑制剂(MAOI)。非经典抗抑郁药包括选择性和非选择性两大类以及非单胺能作用机制的新型抗抑郁药。上述各类抗抑郁药分别包括以下常用药物。

(1)三环类抗抑郁药(TCA)常用的有阿米替林、马普替林、丙米嗪、氯米帕明和多虑平等。

(2)单氨氧化酶抑制剂(MAOI)主要代表药物是苯乙肼和反苯环丙胺,还有可逆性单氨氧化酶抑制剂吗氯贝胺。

(3)所谓选择性类抗抑郁药主要是指选择性5-羟色胺再摄取抑制,常用的有氟西汀、氟伏沙明、帕罗西汀、舍曲林、西酞普兰和艾司西酞普兰。

(4)非选择性抗抑郁药常用的有安非他酮(NDRI,即去甲肾上腺素和多巴胺再摄取抑制剂)、奈法唑酮(SARI,即5-羟色胺和肾上腺素再摄取抑制剂)、文拉法辛、度洛西汀和米那普仑(SNRI,即5-羟色胺和去甲肾上腺素再摄取抑制剂)、米氮平(NaSSA,即去甲肾上腺素能和特异性 5-羟色胺能抗抑郁剂)、瑞波西汀(NRI,去甲肾上腺素抑制剂)。

非单胺能作用机制的新型抗抑郁药是新近投入使用的新型抗抑郁药。代表药物是阿戈美拉汀。此药兼有褪黑激素能激动剂和互补性 5-羟色胺 2c(5-HT2c)拮抗剂的双重药理作用,通过逆转和纠正昼夜节律紊乱,恢复与正常昼夜节律同步化的效能发挥抗抑郁作用。常用剂量 25～50 mg/d。

3.使用抗抑郁药物的注意事项

不同种类的抗抑郁药物各自有其不同的药效学(受体药理学)和药代动力学特征,使其具有其独特的疗效和不同的不良反应特征。临床医师在选择用药时,除了根据患者及其所患抑郁症的临床特征选择用药外,还要根据候选药物的受体药理学和药代动力学特征认真权衡疗效和不良反应的关系做出合理的选择。避免由于药物选择不当,严重的不良反应导致患者对药物治疗依从性差,甚至中断用药而最终影响疗效和预后。

使用抗抑郁药物引起的"不良事件"有众多潜在原因,包括抑郁发作时的某些严重症状可能导致自杀等不良事件;药物的不良反应;药物间的相互作用;突然停药所致的停药综合征;抑郁症与乙醇滥用、吸毒等其他精神疾病共病以及合并躯体疾病等。这些问题不仅存在于住院的抑郁患者,即使病情缓解出院后,继续在社区接受维持治疗的社区患者也可能有同样的问题。因此,社区医师必须密切观察,认真对待。

(1)三环类抗抑郁药治疗抑郁症有确切的疗效,但药物的不良反应明显,常表现在下列几个方面。①中枢神经系统方面:眩晕、头痛、震颤、镇静、嗜睡、失眠、认知损害、神经质、食欲缺乏、饱腹感等;心脏方面:直立性低血压、高血压、心传导阻滞、心动过速等。②自主神经系统方面:口干、尿潴留、视力模糊、发汗等;胃肠道方面:恶心、便秘、呕吐、消化不良、腹泻等。③泌尿生殖器方面:勃起障碍、射精困难、性感缺乏、持续勃起等;更为严重的是,三环类抗抑郁药过量服用,往往是致死性的,应加以严密防范。三环类抗抑郁药物的常用剂量范围一般在 150 mg/d 左右,视病情可增至200～250 mg/d。

(2)单胺氧化酶抑制剂应严格限制与含有酪胺的食物(如奶酪、啤酒等)合用,否则会导致严重高血压致死。但新近开发的可逆性单胺氧化酶抑制剂吗氯贝胺的这种可能性明显减少。

(3)选择性和非选择性类抗抑郁药疗效与三环类抗抑郁药相当,但其明显的优势是不良反应显著减少,这类药物大多数由于没有明显的抗胆碱能机制而不产生明显的镇静作用,且即使过量服用,也相对安全,其总体耐受性和安全性明显优越于三环类抗抑郁药。更大的优势是,此类药物摆脱了三环类抗抑郁药物复杂的剂量滴定过程,服药次数少,每天 1 次,有效治疗剂量范围窄,便于患者用药,因而近年来应用越来越广泛,大有逐渐部分替代三环类抗抑郁药物的趋势。但此类药物仍有不可忽视的不良反应,常见的有失眠、焦虑、激动不安、性功能障碍、恶心、呕吐、食欲缺乏、体重增加、头痛、出汗等。这些不良反应在不同种类的药物中有所侧重,在选择用药时应区别对待。此类药物的常用剂量是:①氟西汀20～80 mg/d;帕罗西汀 20～50 mg/d;②舍曲林 50～200 mg/d;氟伏沙明 50～300 mg/d;③西酞普兰 20～60 mg/d;米氮平15～45 mg/d;④文拉法辛 75～225 mg/d;艾司西酞普兰 10～20 mg/d。

五、护理措施

(一)临床护理

1.一般护理

(1)为躁狂患者提供舒适、安静的环境,减少激惹性因素,以减少其与他人的争吵、争辩。接触患者时,声音柔和、态度镇静,对其粗俗、淫秽语言要置若周围,合理而又能做到的要求,给予解决。利用分散注意力的方法,将其过盛的精力转移到有意义的活动中,如护士发药时让其提着水,约其为墙报写稿等。保证营养和水分的摄入,以补充其消耗。对因过度兴奋而无暇进食者,安排患者单独进食或是喂饭,必要时鼻饲。躁狂患者多半卫生料理较差,应按时督促。督促患者按时上床睡觉,对于极度兴奋者,也可进行保护性的约束。

(2)若为抑郁状态者,应安置于安静、舒适、而又易于观察的房间,接触患者时应关心、耐心、以诚恳的态度、亲切的语言,使其感到护士是在真心诚意地帮助他、接纳他。关心其饮食、数量要足够。耐心地劝、喂,实在不吃时再鼻饲。引导患者参加文体活动和力所能及的劳动,以转移其注意,减轻其抑郁。患者常因悲观消极而无心料理个人卫生,一定要督促,必要时协助其洗脸、理发、刮胡须、料理月经等。注意睡眠,经常检查危险品,以确保安全。

2.对症护理

(1)减轻患者兴奋和防止自伤、自杀是对症护理的重要任务。躁狂患者易与他人争辩,应及时将其分开。如有伤人毁物,可将其转至隔离房间,必要时给予保护性约束。保护时态度要和蔼,要说明情况,不要被其误认是对他的惩罚和报复。约束与解除约束最好由一护士执行。

(2)对抑郁患者,除及时治疗外,最重要的是加强监护以防止自伤和自杀。对这些患者,一定要热情、耐心、尊重、鼓励,扭转其自卑、自责等情绪,促使其恢复自信和希望,使其感受到生活的美好和价值。随时注意其情绪变化,切勿被突然的好转假象所迷惑,即便在恢复期,也不应放松警惕。节、假日值班人员少,早、晚工作人员疲惫时,更应提高警惕。

3.治疗护理

(1)锂盐是治疗和预防躁狂发作的有效药物,但由于其有效治疗剂量与中毒剂量接近,故观察应特别仔细,要按时遵照医嘱送检血锂化验,保证患者液体的补充。要熟悉锂中毒的早期表现。服用锂盐的患者,一旦出现嗜睡、口齿不清、步态不稳、意识障碍等,应先停服药物,然后再报告医师。

(2)电痉挛治疗既对躁狂的兴奋有效,更能清除抑郁患者的自杀意念和行为。电痉挛治疗前应禁食、水4小时以上,应解大、小便,除去发卡、义齿,备好氧气和必要的急救药品。通电时,应紧托患者下颌,固定两肩及四肢,背部中期胸段垫以沙袋,以防下颌脱臼和脊椎压缩性骨折。隔天治疗1次,8～12次为1个疗程。

(3)三环类、四环类抗抑郁药物和选择性5-羟色胺再摄取抑制剂,是当前治疗抑郁症的常用有效药物。但都需要在用药后2周左右方可见效。且不可因为已经治疗即放松警惕。用药期间可有口干、便秘等不良反应。如有严重不良反应,需立即报告医师。

(二)康复护理

本病缓解后,绝大多数患者精神活动完全正常,没有残留症状,预后比较好,但仍应定期门诊复查。以前曾经发病者,常担心再度复发。一般可服用锂盐预防躁狂的复发,至于对发病期间的言行,应引导其正确对待。少数迁延不愈者,应耐心劝解、安慰、疏导,改换其他类型的药物。对抑郁症患者,引导其克服自卑情绪,帮助他们端正认识,提高自我价值感,树立信心,以社会平等一员的资格,重返社会。

(刘桂军)

第四节　成瘾物质所致精神障碍

一、疾病概述

网络成瘾症是由于反复使用网络,不断刺激中枢神经系统,引起神经内分泌紊乱,以精神症状、躯体症状、心理障碍为主要临床表现,从而导致社会功能活动受损的一组症候群,并产生耐受性和戒断反应。多发于青少年。男性多于女性,多发生在初次上网的 1 年以内,以聊天和网络游戏为主。网络成瘾对个体、家庭和社会产生一定负面影响。

(一)危害

1.生理方面的危害

(1)电磁辐射的危害:世界卫生组织通过大量的实证研究表明,电磁辐射有可能诱导细胞产生变异。生物体是细胞构成的,其遗传物质是 DNA。母细胞复制子细胞就是 DNA 的复制传递及表达过程。因而细胞变异会导致神经系统、内分泌系统、免疫系统的失调及各功能器官的损害。

(2)对视力的危害:医学研究证实眼睛长时间的注视电脑屏幕,视网膜上的感光物质视红质消耗过多,若未能补充其合成物质维生素 A 和相关蛋白质,会导致视力下降、近视、眼睛疼痛、怕光、暗适应能力降低等眼疾,过度疲劳还会引起房水运行受阻,导致青光眼。干眼症甚至失明等。

(3)对神经内分泌系统的损害:神经系统是人类思维、认知交流、情感传递的主要通道。网络成瘾不仅会对神经系统产生不良的刺激,而且会引起神经系统功能的异化。由于上网时间过长,会使大脑神经中枢持续处于高度兴奋状态,引起肾上腺素水平异常增高,交感神经过度兴奋,血压升高,体内神经递质分泌紊乱。这些改变可以引起一系列复杂的生理生化的变化,尤其是自主神经功能紊乱(如紧张、神经衰弱),体内激素水平失衡,机体免疫功能降低,可能导致个体生长发育迟缓,还可能引发心血管疾病、胃肠神经性疾病、紧张性头痛、焦虑症、抑郁症等,甚至可导致猝死。

(4)对身体功能的损害:长时间的上网,而缺乏必要的锻炼会使人们进入一个亚健康状态。①电脑操作时所累及的主要部位是腰、颈、肩、肘、腕等,长时间的操作电脑而缺乏锻炼,容易导致脊椎增生,出现脊椎畸形、颈椎病、腰椎间盘突出、腕关节综合征、关节无菌性炎症等慢性病。②长时间的使用网络会引发依赖骨骼肌收缩,回流的下肢静脉的压力增高,而长时间的静脉管腔扩张会引起静脉瓣功能性关闭不全,最终发展为器质性功能不全。③由于操作电脑时总是保持相对固定的身体姿势和重复、机械的运动,强迫体位的比重越来越大,极易突发肌肉和骨骼系统的疾病,出现重力性脂肪分布异常,产生肥胖症。有些甚至出现视屏晕厥现象,伴有恶心、呕吐、大脑兴奋过度,严重者还会造成睡眠节律紊乱。④电脑发出的气体可以危害人体的呼吸系统,导致肺部疾病的发生。

2.心理方面的危害

(1)认知发展受阻:青春期时逻辑能力、空间能力以及发散性创造思维能力高度发展的关键时期,青少年本来应该有着活跃的思维和丰富的想象力,但是过度使用网络却让他们失去了平衡和多元化发展思维的关键时期。由于网络活动信息交流途径的单一,认知方式的刻板导致神经系统突触链接的次数减少或停止,产生神经回路废用现象,这将直接影响青少年认知思维的全面发展,更甚者会产生信息焦虑综合征和物理时间知觉错乱。

(2)反应功能失调:网络成瘾的患者整天把自己的思想情感沉浸于媒介内容之中,视野狭窄,对未来漠不关心,极端自我内化。久而久之,会造成抑郁焦虑的心理,甚至发展成抑郁等各类神经症。使得情感反应功能发生严重倒错,甚至出现"零度情感"现象。

(3)人格异化:患者长期生活在这种虚拟的环境中,必然使现实生活中形成的人格特质发生变化。他们会按照网络虚拟行为模式去组织生活方式,规范行为,最终导致心理层面的模式化和网络人格的变异,如分裂型、癔症型、强迫型、自恋型、偏执型、依赖型、反社会型、表演型等人格。

(4)此外网络成瘾会导致患者学业荒废、工作无序、人际关系淡漠产生亲子冲突、情绪低落、思维迟缓甚至产生自残和攻击的意念和行为,使人的社会性功能受到严重的损害。

3.公共社会方面的危害

(1)网络成瘾引发信任危机:网络空间是一个虚拟的数字社会,它很难形成像现实世界那样的社会规范,有很多行为也难以受到法律的明确约束。他们都以化名的形式上网,放纵自己的言行,忘却自己的社会责任,有的甚至任意说谎,伤害他人,从而丧失了道德感和责任感。久而久之,会使他们在现实生活中缺失真诚性而造成现实社会人际交往的混乱。

(2)网络成瘾引发网络犯罪:网络交往具有弱社会性和弱规范性的特征,他们自由自在、无所不为的网上行为特征使网络安全与犯罪问题凸显。

(3)网络成瘾引发道德沦丧:如因"网恋"而引发的婚外情,导致的家庭破裂和重组,有些网恋的双方在网上互相调情,后来证实是父女或是母子等。

(4)网络成瘾引发暴力犯罪:大多数网络成瘾的青少年没有经济来源,但因迷恋网络,又无法支付上网的费用,为弄钱上网而走上犯罪的道路。有关专家指出,目前网络成瘾症正在成为诱发青少年犯罪的重要因素。

据此,网络成瘾,或者网络病态,已成为一个世界性的社会问题,成千上万的人因此不能有正常的生活,成千上万的家庭也因此不能有正常的功能。所以,救治网络成瘾患者不仅是在拯救个人,也是在拯救社会。

(二)临床类型

网络成瘾症的类型可分为网络游戏成瘾;网络关系成瘾;网络色情成瘾;网络信息成瘾;网络交易成瘾等。其临床表现形式也多种多样,初期患者只是表现为对网络的精神依赖,之后就很容易发展成为躯体依赖。羞耻和隐瞒、回避是网瘾的根本特征。主要表现如下。

(1)患者随着反复使用网络,感觉阈限增高,对原有的上网行为不敏感,为了获得满足不断增加上网的时间和投入程度,即表现为耐受性增强。

(2)上网占据了患者整个思想与行为,表现为强烈的心理渴求与依赖。

(3)患者一旦停止或减少上网就会产生消极的情绪,表现出坐立不安、情绪波动、失眠、焦虑、双手颤抖、烦躁、食欲下降、注意力不集中、神情呆滞等症状,体现了戒断反应。

(4)对他人隐瞒迷恋网络的程度或因使用网络而放弃其他活动和爱好。

(5)在生理症状上,由于患者上网时间过长,会使大脑神经中枢持续处于高度兴奋状态,引起肾上腺素水平异常增高,交感神经过度兴奋,血压升高,体内神经递质分紊乱。

(6)精神症状与心理障碍认知的改变,思维迟缓,注意力不集中,自知力不完整。情感反应及行为活动的异常;包括淡漠僵化和情绪极不稳定,表现冲动、毁物等行为,甚至萌生自杀或攻击性意念和行为。

(7)社会功能的缺失孤僻、不合群、胆小沉默、不爱交往,社会活动兴趣减弱、进取心缺乏、意志薄弱等,甚至引发亲子冲突、人际交往受阻等。

以上症状并不单一存在,病情严重者可以继发或伴有焦虑、抑郁、强迫、恐惧、人格改变及精神分裂样的症状。

(三)辅助检查

首先完善其他病因的检查,然后进一步完善实验室及其他检查实验室检查,对网络成瘾症并发症的诊断有着重要意义,根据疾病诊断的需要,进行必要的检查,如血、尿、大便、脑脊液等的检查,心电图、脑电图、超声波、核素及放射影像学检查等,心理测验和诊断量表也有一定的帮助。

(四)诊断要点

如果根据患者病史提示诊断该疾病并不困难,但是也需要排除其他疾病所致相同症状。

1.诊断标准

目前国际上没有明确统一的诊断标准,但是每个国家诊断的核心依据大致相同,国内较为认可的是师建国提出的网络瘾诊断标准,如下。

(1)自己诉说具有难以控制的强烈上网欲望,虽然努力自控,但还是欲罢不能。

(2)戒断症状,如果有一段时间减少或停止上网后就会明显地焦躁不安。

(3)每周上网 5 天以上,每次 4 小时以上。

(4)专注于思考或想象上网行为或有关情景。

(5)由于上网社会功能明显受损。

(6)上网的时间越来越长。

(7)企图缩短上网时间的努力总以失败告终。

如果在过去 12 个月内表现出以上 3 条相符就可以确诊为网络瘾。

2.中国网瘾评测标准

(1)前提条件:上网给青少年的学习、工作或现实中的人际交往带来不良影响。

(2)补充选项:总是想着去上网;每当网络的线路被掐断或由于其他原因不能上网时会感到烦躁不安、情绪低落或无所适从;觉得在网上比在现实生活中更快乐或更能实现自我。

在满足前提条件的基础上必须至少满足补充选项中的任意一个,才能判定该网民属于网瘾,这是目前国内常用的网瘾测评标准。

3.网瘾临床病症分级

(1)偶尔上网,对正常生活与学习基本没有什么负面影响。

(2)时间比第一项稍长,但基本上自己可以控制。

(3)自己有些控制不住,但在家长的提醒下可得以控制,对学习已经产生一定影响。

(4)开始对家长的限制有反感,逐步对学习失去兴趣。

(5)有时瞒着家长上网,并且用说谎的方式为自己掩饰,开始厌学。

(6)已产生对网络的依赖,一天不上网就不舒服。

(7)与父母有公开的冲突,亲子关系紧张,上网成了生活的主要目的。

(8)对父母的强烈厌倦,经常逃学,连续上网,通宵不归。并有其他很不理智的行为:如开始在家有暴力行为,敲打或毁坏东西等。

（9）不顾一切也要上网，若父母干涉，非打即骂，不但毫无亲情，甚至伤害亲人、逼父母分居或离婚。

（10）为了上网不惜走上犯罪的道路。

4.网瘾诊断量表

目前网络瘾的诊断也可以通过量表进行测量，常用的量表有：网络成瘾倾向的检测量表、网络瘾的诊断量表、网络瘾严重程度的测定量表（表12-1～表12-3）。

表 12-1　网络成瘾倾向的检测量表

（1）如果你不上网冲浪你是否会感到烦躁不安？	是	否
（2）你是否原来只打算上网15分钟，但最终竟超过了2个小时？	是	否
（3）你每月的电话账单是否越来越长？	是	否

注：如果以上回答均为是，则肯定有网络成瘾倾向。

表 12-2　网络瘾的诊断量表

（1）是否觉得上网已占据了你的身心？

（2）是否觉得只有不断增加上网的时间才能感到满足，从而使得上网的时间经常比预定的时间长？

（3）是否无法控制自己使用因特网的冲动？

（4）是否因在线线路被掐断或由于其他原因不能上网时感到焦躁不安或情绪低落？

（5）是否将上网作为解脱痛苦的唯一方法？

（6）是否对家人或亲人隐瞒迷恋因特网的程度？

（7）是否因迷恋因特网而面临失学、失业或失去家庭的危险？

（8）是否在支付高额上网费用时有所后悔，但第二天却依然忍不住还要上网？

注：如果有其中4项以上的表现肯定，且持续时间达1年以上，即为网瘾。

表 12-3　网络严重程度的测定量表

仔细阅读每道题，然后划出适合你的分数：1.几乎不会；2.偶尔会；3.有时候；4.大多数时间；5.总是				
（1）你会发现上网时间常常超过原先计划的时间吗？	1	2	3	4
（2）你会不顾家事而将时间都用来上网吗？	1	2	3	4
（3）你会觉得上网时的兴奋感更胜于伴侣之间的亲密感吗？	1	2	3	4
（4）你常会在网上结交新朋友吗？	1	2	3	4
（5）你会因为上网费时间而受到他人的抱怨吗？	1	2	3	4
（6）你会因为上网费时间而产生学习和工作的困扰吗？	1	2	3	4
（7）你会不由自主地检查电子信箱吗？	1	2	3	4
（8）你会因为上网而使得工作表现或成绩不理想吗？	1	2	3	4
（9）当有人问你在网上做什么的时候，你会有所防卫和隐藏吗？	1	2	3	4
（10）你会因为现实生活纷扰不安而在上网后得到欣慰吗？	1	2	3	4
（11）再次上网前，你会迫不及待地想提前上网吗？	1	2	3	4
（12）你会觉得"少了网络，人生是黑白的吗"？	1	2	3	4
（13）当有人在你上网时打扰你，你会叫骂或是感觉受到妨碍吗？	1	2	3	4
（14）你会因为上网而牺牲晚上的睡眠时间吗？	1	2	3	4

续表

仔细阅读每道题,然后划出适合你的分数:1.几乎不会;2.偶尔会;3.有时候;4.大多数时间;5.总是				
(15)你会在离线时间对网络念念不忘或是一上网便充满"遐思"吗?	1	2	3	4
(16)你上网时会常常说"再过几分钟就好了"这句话吗?	1	2	3	4
(17)你尝试过欲缩减上网时间却无法办到的体验吗?	1	2	3	4
(18)你会试着隐瞒自己的上网时间吗?	1	2	3	4
(19)你会选择把时间花在网络上而不想与他人出去走走吗?	1	2	3	4
(20)你会因为没上网而心情郁闷、易怒、情绪不稳定,但一上网就百病全消吗?	1	2	3	4

评分标准:各题分数相加,得总分。得分20～49分:你是正常上网行为,虽然有时候你会多花了时间上网消遣,但仍有自我控制能力;得分50～79分:你正面临着来自网络的问题,虽然并未达到积重难返的地步,但是你还是应该正视网络带给你人生的全面冲击;得分80～100分:你的网络生涯已经到了引起严重生活问题的程度了,你恐怕需要很坚强的意志力,甚至需要求助于心理医师才能恢复正常了。

本病主要通过鉴别致瘾原来与其他成瘾行为进行鉴别。

(五)治疗要点

网络成瘾症的治疗是需要多种治疗相结合的系统治疗,包括药物治疗、饮食治疗、物理治疗、心理治疗等。

1.药物治疗

在临床实践中,发现相当一部分网络成瘾的患者会伴有体内微量元素含量的异常及精神症状,如抑躁状态、焦虑症状、强迫症状、睡眠障碍等生理、心理问题。故患者可通过有效的药物使用来纠正患者神经内分泌紊乱和排除体内重金属物质的蓄积,改善所伴有的精神症状,中医补气、补血,调整体内的阴阳失衡,也可使患者恢复正常的身体状况。

2.饮食治疗

经过对人类的大脑的深入研究,人的精神行为除了与遗传因素和环境因素有关外,饮食结构对精神行为亦有一定的影响。如:体内维生素C缺乏可引起抑郁症、孤僻、性格改变等精神障碍。因此针对网络成瘾患者调配适合他们营养状态的饮食,如牛奶、动物肝脏、玉米、绿叶蔬菜、鱼类、水果等。如香蕉可以更好地补充因上网带来的营养物质的缺乏及造成的精神行为的改变。此外多饮绿茶可以抵抗电脑的射线。

3.物理治疗

利用物理治疗仪参照中医穴位针灸刺激治疗,以及运用中医理论给予经络针灸给氧疗法。提高血氧含量,调节大脑供血等来缓解患者的自主神经功能紊乱症状。

4.心理治疗

心理治疗在网络成瘾症患者的治疗中很重要,但大多数患者是在家长的要求下,被迫接受治疗的。其对心理治疗的接受、顺从或抵触程度也各有不相同,缺乏治疗的积极动机,对治疗的过程和目标也缺乏认识;对言语性的治疗不感兴趣,部分存在的或完全不存在的自知力等是他们所共有的特性。因此,他们需要专业的心理治疗师根据他们各自不同的情况给予制定各自不同的治疗方案,并给予足够的耐心去解决他们各自的问题。

5.其他治疗

(1)家庭治疗:孩子戒除网瘾,父母也得改变。必须打破原来一味地打骂埋怨或者放纵溺爱,应该学会转移孩子的兴趣。

（2）内观疗法：是日本吉本伊信先生于 1937 年提出的一种源于东方文化的独特心理疗法。内观疗法的三个主题是："他人为我所做的""我给他人的回报"和"我给他人带来的麻烦"。内观者围绕这三个主题，把自己的一生分成若干年龄段进行回顾，对自己人生中的基本人际关系进行验证，从而彻底洞察自己的人际关系，改变自我中心意识。这种治疗方法有一定的效果。

（3）此外，临床心理学家奥尔扎克认为：网瘾治疗方案与治疗赌博和酗酒的方法类似，但是网络瘾患者面临着一大挑战，就是电脑已经成为日常生活的一部分，诱惑依然存在。他们必须学会有节制地使用电脑，就像饮食失调症患者必须学会为了生存而进食一样。

二、护理评估

进行生理、心理和社会状态评估的主要方法是客观检查、心理测评、访谈以及心理和行为观察。

（一）生理方面
（1）患者的营养发育是否正常，有无躯体疾病，以及健康史。
（2）患者的生活习惯，有无特殊嗜好，生活自理能力，个人卫生等。
（3）患者的生理功能方面，睡眠情况，二便情况等。
（4）患者的自主神经功能状态。

（二）心理方面
（1）患者对住院的态度及合作程度。
（2）患者以前的应激水平，正常的应激能力的高低。
（3）患者对疾病的理解程度。
（4）患者的精神状态焦虑、抑郁、认知状态、情感反应等。
（5）患者对网络的认识程度。

（三）社会功能方面
（1）患者的一般社会情况与同伴、家人的关系及社会适应能力。
（2）患者文化程度的高低、家属的文化程度，以及对患者的关心程度、教育方式等。
（3）患者网络成瘾后主要的心理社会问题。

三、护理诊断

（一）幻觉妄想、焦虑抑郁、自卑
与网络依赖引起的认知改变、情感反应变化有关。

（二）潜在或现存的冲动行为
与网络依赖引起的认知改变、焦虑等情感反应有关。

（三）自知力不全或缺乏
与网络依赖引起的认知改变有关。

（四）潜在或现存的自伤自杀行为
与网络依赖引起羞耻和隐瞒、回避症状等有关。

（五）社会功能障碍
与网络依赖引起认知改变、情感反应变化、自知力不全或缺乏有关。

（六）有外走的危险

与网络依赖引起认知改变、情感反应变化有关。

（七）不合作

与网络依赖引起认知改变、自知力不全或缺乏有关。

（八）应激能力减退

与网络依赖引起的认知改变、焦虑等情感反应有关。

（九）网络依赖

与反复使用网络,所产生的精神依赖与躯体依赖有关。

四、护理目标

（1）患者能够摄入足够的营养,保证水、电解质的平衡。

（2）患者的睡眠状况改善。

（3）患者没有受伤,并能述说如何预防受伤。

（4）患者未因感知、思维过程改变出现意外,并能正确应对。

（5）患者能对疾病有恰当的认识和评价,适应环境的改变,焦虑和恐惧情绪减轻。

（6）患者生活应激能力逐步提高。

（7）患者维护健康的能力和信心得到提高。

（8）患者对网络的依赖程度下降。

五、护理措施

（一）生活安全护理

（1）提供良好的病房环境,安全、安静、卫生。

（2）做好日常生活护理,注意态度,建立良好的护患关系。

（3）注意对患者的安全教育,争取病友、家属的理解和支持。

（4）遵医嘱给予相关的治疗,并观察药物的治疗作用与不良反应。

（二）心理护理

（1）患者心理依赖突出,应予整体认知治疗护理。

（2）年龄跨度大,护理措施应予个性化实施。

（3）大部分患者是被动入院,抵触情绪较大,环境的改变也会加重患者的焦虑程度,是心理活动复杂化,应积极与患者进行语言或非语言的沟通。

（4）积极开展心理治疗与护理,协助患者根据个人能力和以往的经验培养其解决问题的能力。

（5）重视非语言性的沟通,因其对思想,情感交流有重要作用。

（6）经常深入的接触患者,了解病情的动态变化和心理活动。针对不同病情的患者采取不同的心理护理方法。

（三）特殊护理

（1）大多数患者思想活跃,反应灵敏,但自律能力差,缺乏自理能力,因此应予进行社会行为技能的训练,包括生活、学习、工作能力与社交能力等方面,主要培养患者生活自理能力,建立个人卫生技能量表,如洗漱、洗衣、饮食、整理内务等活动。要求整理房间规范、整齐、培养患者的自立、责任感。

（2）通过工娱治疗和适当的健身训练，鼓励网瘾患者积极参与群体活动，扩大交往接触面，达到提高生活情趣、促进身心健康的目的。如听音乐、看电视、庆祝节日等，以及带有学习和竞技的参与性活动，如健身、球类、书画等，通过大量的体能训练过剩的能量得到宣泄释放，恢复健康的心理状态。

（3）组织其观看优秀的青春励志影片，共同探讨积极的话题，引导患者从积极的方面去思考和解决生活中的实际问题。

（4）网络成瘾的患者一旦脱离网络会产生不同程度的戒断反应，甚至伴有精神症状和冲动行为，必要时应予保护性约束和隔离，因病情具有突发性和爆发性。应避免强光、声音等刺激，经常巡视病房，预防自伤、自残、毁物等意外情况的发生。应避免患者接触可能产生伤害的刀叉，玻璃等锐利工具。外出活动应予患者适当的活动指导，防止肌肉拉伤。

（5）尽可能地创造一个社会性的体验学习环境，提高其应对现实问题的能力。

（四）健康教育

（1）指导患者以理智的态度严格控制网络使用时间。网上娱乐一天不要超过 2 小时，通常连续操作电脑 1 小时应休息 5～10 分钟，父母与患者共同签订一个协议，并使他们懂得人生的任何游戏也像网络游戏一样，是有规则的，遵守规则才能继续，从而达到预防网络成瘾的目的。

（2）以健全的心态进入网络。强化自我防范意识，增强抵御网上不良诱惑的心理免疫力。随时提醒自己上网的目的，在面对网络上纷繁复杂的信息时，有一个清醒的辨识。

（3）鼓励患者积极参加社会活动，逐步建立信任的、和谐的、支持的人际关系。保持正常而规律的生活，娱乐有度，不过于痴迷。每天应抽出时间与同学、同事、家人交流，感受亲情、友情。

（4）如果发现自己无法控制上网的冲动，要尽快借助周围的力量监督自己，从而获得支持和帮助，培养自己对家庭和社会的责任心。

（5）应对家属和患者同时进行指导，对患者作出行为界定，并与家属和患者达成共识。

六、护理效果评价

（1）患者的饮食生活规律。

（2）患者的独立生活能力增强。

（3）患者的精神状态，情感活动正常。

（4）患者未发生冲动行为。

（5）患者对网络的依赖性减弱或消失。

（刘桂军）

第五节　偏执性精神病

偏执性精神障碍又称妄想性障碍，旧称偏执状态、偏执狂、偏执性精神病，这是一种以系统妄想为突出临床特征的精神病性障碍。

偏执性精神障碍的诊断至今在精神病学者之间仍有很大分歧。有人认为不存在这种诊断，而将这类疾病划入精神分裂症,他们认为偏执性精神障碍与偏执型精神分裂症无本质区别,只是临床发展进程的快慢不同。也有的学者将这种精神障碍称为妄想痴呆,他们认为妄想痴呆为精神分裂症的一个特殊亚型。但是多数学者认为偏执性精神障碍应划入独立的疾病单元,因其与精神分裂症在起病年龄,遗传倾向、症状表现及转归方面都不同。近年来我国学者倾向于将偏执性精神障碍与精神分裂症区别开来。在1984年中华医学会精神疾病分类中列为独立疾病诊断单元。

此病病因未明,也未发现病理解剖学改变。起病年龄多在30岁以后。病前性格多具固执、主观、敏感、猜疑、好强等特征。一般认为本病是在个性缺陷的基础上遭受刺激而诱发。生活环境的改变如移民、服役、被监禁及社会隔绝状态,可能成为诱因。老年人中出现的感官功能缺陷如失聪、失明,也易伴发妄想症状。若有幻觉则历时短暂且不突出。病程多迁延,但较少引起精神衰退,人格保持完整。在不涉及妄想的情况下,一般无明显的其他心理方面的异常。

本组疾病不常见,中国内尚无确切统计数字。据国外统计,终身患病概率为0.5%～1%。

一、病因

病因不明,可能是异质性的。遗传因素、人格特征及生活环境在发病中起一定的作用。本病患者患病前往往存在特定的个性缺陷,如主观、固执、敏感、多疑、高傲、自负和容易嫉妒等,面对社会常抱着不满的心理,当遭遇某种心理社会因素或内在冲突时,将事实加以曲解或赋予特殊意义,认为他们是社会不公的牺牲品,错误地理解他人的举动和态度,把挫折和失败归因于社会和他人;不断地从环境中寻找可以理解其挫折和失败的线索和证据,而且仅选择和接受可以证明其妄想信念的一面,认为这些材料才是真的。患者逐渐将有关材料联系起来,在歪曲和误解的基础上发展成结构较为严密的妄想系统。

也有人认为偏执性精神障碍患者的基本信赖心没有得到发展。弗洛伊德(Freud)认为偏执症状来源于心理防御机制中的否认和投射。一个人不会有意识地承认自己的不足与不信任,但却把它投射到环境之中,怪罪于他人。弗洛伊德还认为同性恋愿望是偏执性思维的主要原因,其妄想是在无意识中否定其同性恋感情时产生的。但临床上发现偏执性精神病患者多不是同性恋者。按照巴甫洛夫学派的观点,这类人的神经系统具有抑制过程不足,兴奋过程亢进的特点。当遭遇挫折时,神经系统的兴奋过程就过度进展,在大脑皮质形成了病理惰性兴奋灶。这个"孤立性病灶"与异常牢固的情感体验和意图有关,并且由于他的兴奋性非常强烈,通过负诱导的机制在其周围出现广泛的抑制,阻滞了大脑皮质其他部分对它的影响,因而患者对自己的精神状态缺乏批判,从而形成系统的妄想。总之,该病的发病原因可能是个人素质因素和某些诱发因素相互影响、相互作用的结果。

二、临床表现

本组精神障碍发展缓慢,多不为周围人所察觉的特点是出现一种或一整套相互关联的妄想,妄想往往持久,有的持续终身。妄想的内容变异很大,常为被害妄想、疑病妄想、嫉妒妄想或夸大妄想等,有的与诉讼有关;有的坚信其身体畸形,或确信他人认为自己有异味或是同性恋等。典型病例缺乏其他精神病理改变,但可间断地出现抑郁症状,某些患者可出现短暂、片段的幻觉,如幻听、幻嗅、幻味等。通常中年起病,但有时可在成年早期发病(尤其是确信身体畸形的病例)。妄想的内容及出现时间常与患者的生活处境有关,如少数民族患者出现的被害妄想。除了与妄想或妄想系统直接相关的行为和态度外,情感、言语和行为均正常。

本类障碍主要有两大类主要表现:偏执狂和偏执状态(偏执性精神病)。偏执狂发病缓慢,且以系统妄想为主要症状,可伴有与系统妄想有关的情感和意向活动,人格保持较完整。妄想建立在与患者人格缺陷有关的一些错误判断或病理思考的基础上,条理分明,推理具备较好的逻辑性,内容不荒谬、不泛化,常不伴幻觉,患者坚信不疑,多见于40岁左右的中年人,男性占70%,脑力劳动者的发生率较高。偏执状态的妄想结构没有偏执狂那么系统,也不十分固定,有的可伴有幻觉,多于30~40岁起病,以女性较常见,未婚者居多。

以下列举一些特殊的偏执性精神障碍。

(一)被害狂

被迫害偏执狂较为常见,常常与夸大性偏执狂同时存在。患者在生活或工作中遭受挫折时,不但不能实事求是地检查和分析主观和客观原因,反而片面地把失败归咎于客观条件,坚信不疑地认为是他人在暗中捣鬼,有意陷害,以致疑窦丛生,捕风捉影,把周围发生的现象或别人的一言一行皆牵强附会地加以歪曲,认为这一切变化都是针对他的。在猜疑的基础上形成关系妄想和被害妄想,患者往往以反抗的态度进行斗争,尽管到处碰壁,也绝不妥协。经常向法院和公安机关控诉"迫害者"的罪行,要求伸张正义,保障自己的安全。患者在进行反"迫害"斗争时可能发生伤人或其他暴力行为。在分析别人为什么要加害于他时,有的患者会产生夸大妄想,也可以夸大妄想为主要症状,认为自己有特殊的才干,因而引起他人的嫉妒,遭到种种打击和陷害,这又加强了患者的被害妄想,因而不断的申诉和控告。夸大和被害交织在一起,相互影响。

(二)诉讼狂

诉讼狂也是偏执性精神障碍中较为多见的一个类型。患病前往往具有强硬、自负、固执己见,同时又很敏感、脆弱的人格缺陷。妄想的形成以好诉讼性人格障碍为前提,在某些生活事件的作用下,部分人由好诉讼性人格转为诉讼妄想,其间并无明显的界限。如果追溯妄想的形成,发现患者往往有委屈、失意、受到不公正待遇等生活经历。诉讼妄想一旦形成,患者不再怀疑自己行为、态度的正确性和合法性。患者坚持认为自己受到不公待遇、人身迫害、名誉受损、权利被侵犯等,而采用上访、信访、诉讼等手段。患者的陈述有逻辑性,层次分明,内容详尽,即使内容被查明不属实、诉讼被驳回,依然不肯罢休,坚持真理在自己手中,听不进他人的劝告,极不理智,不断夸大敌对面,从最初的所谓"对手"扩大至其他人、主管部门,甚至整个国家和社会,给相关人员和部门带来极大的麻烦。

(三)被钟情偏执狂

被钟情偏执狂多见于女性。患者坚信某一男性,而且通常是年龄较大社会地位较高的男性迷恋于她,便想尽办法追求和接近对方,甚至发展到不择手段的地步。这类妄想往往具有一个基本的公式:即是对方挑起了情网,他是唯一的,最爱我的人。患者带有一种超人的洞察力和少有的幸福感来留神对方的一举一动,将对方的一言一行都罗织进系统化妄想中,即使对方对己大发脾气,甚至辱骂、殴打,也不能减轻追求的狂热。患者往往反而认为这些只是对她的爱情的考验。很多病例的发展过程中常经历三个时期:希望、苦恼和怨恨。在怨恨的阶段,常常派生出主题意外的一些妄想,如怀疑有人在暗中破坏而派生的被害妄想。

(四)嫉妒狂

嫉妒狂患者坚信配偶或性伴侣对自己不忠,有外遇,常常千方百计地寻找配偶或性伴侣对自己不忠的证据,并由牵强附会、不可靠的证据得出不正确的结论,引证自己的结论。妄想常伴强烈的情感反应和相应的行为。常常对配偶或性伴侣进行质问,甚至拷打,得不到满意的答复时,往往采取跟踪监视,偷偷检查配偶或性伴侣的提包、抽屉、信件或手机,或偷偷打印对方的通话记录,试图找到可靠的证据,甚至在日常活动中限制其自由。严重者可发生暴力行为。此类患者具有潜在攻击伤害的风险。男性多于女性。

(五)夸大狂

夸大狂患者自命不凡,坚信自己才华出众,智慧超群,能力巨大,或声称有重大发明,或者自感精力充沛,思维敏捷,有敏锐的洞察力,能遇见未来等,到处炫耀自己的才华。

三、诊断

该组精神障碍的诊断主要依靠完成的病史采集、可靠细致的临床评估,诊断时需排除伴有妄想的其他精神障碍,并对患者的危险度进行评定。严谨的诊断过程有如下几个环节。

(一)全面调查

为了全面掌握患者情况,亲自调查有时十分必要,调查内容包括患者的一贯人格特征、有关的生活事件真相等。调查对象要包括涉及的各方面人员。尽可能收集患者的书面材料。

(二)细致检查

精神检查的关键是让患者暴露想法,因此检查者要有足够耐心及精湛技巧,多用开放式的提问,不要当患者的想法一露头,马上转换话题,而应"一鼓气"询问追究到底。如果患者合作,明尼苏达多项人格测验(Minnesota multiphasic personality inventory,MMPI)有参考价值。

(三)客观分析

医师要站在客观立场,利用调查所得材料及精神检查所见,用客观态度去进行分析。

(四)完整记录

要把所发现的精神症状客观地、完整地、及时地记录下来,不要仅记录症状术语,一定要记录患者原话,这样才可能在发生诊断异议时经得起考验。

典型的临床症状是诊断本组精神障碍的最基本条件。一种或一整套相互关联的持久性妄想是最突出的或唯一的临床特征,妄想必须存在至少3个月,必须明确地为患者的个人观念,而非亚文化观念。可间断性地出现抑郁症状甚至完全的抑郁发作,但没有心境障碍时妄想仍持续存在。患者社会功能严重受损。

四、鉴别诊断

(一)精神分裂症

两者都以妄想为主要临床表现,人格都可相对保持完整,有些偏执型分裂症患者可以长时期地保持相对良好的社会适应功能,与荒谬妄想"和平共处",因此两者的鉴别主要是根据妄想的特点,还是根据人格及社会适应状况,在对待具体病例的诊断上,临床上常出现见仁见智现象。

根据传统的观点及近代的精神障碍分类与诊断标准,都认为偏执性精神障碍以系统妄想为主要症状,人格保持相对完整,社会适应良好,但患者对妄想的存在无自知力。这里所指系统妄想主要是指妄想的结构,至于妄想内容,虽大多有一定的现实联系,但夸大性、钟情性、虚构性妄想的内容可显得荒谬而不切实际,仍可出现在偏执性精神障碍的患者。下列特点倾向于偏执型分裂症诊断。①妄想的结构:不严密、支离破碎、推理荒谬、对象泛化。②幻觉的频度和内容:存在持久而频繁的幻觉(尤其是幻听),而且有与妄想联系的幻觉内容,为争议性、评论性、命令性幻听等。③存在思维形式障碍及被动体验。④情感和意志状态:相对淡漠和减退。

(二)偏执性人格障碍

这两种精神障碍的鉴别核心取决于是否存在妄想。因后者是以结构严密的系统妄想为特征的精神病。偏执性人格障碍经常可有超价观念。偏执性人格障碍的超价观念与偏执性精神障碍的系统妄想,两者的形成都可能发现与其人格和个人经历有关,内容也反映现实生活中的遭遇,患者人格都保持相对协调,持续而不发生精神衰退,因此两者鉴别的难度极大,在临床工作与司法鉴定中两者发生误诊的情况经常发生,尤其多见把偏执性人格障碍误诊为偏执性精神障碍。

临床上最常出现判断混淆的是被害观念与被害妄想、嫉妒观念与嫉妒妄想,前者属于超价观念。很多发生判断失误的病例,其关键是只看表面,未能做到"透过现象看本质",即仅从患者的言行表现去进行判断。例如,听患者说到"被人诬害""报复"等就以为就是被害妄想;又如发现有的人执意盘问配偶是否有外遇,并且出现跟踪、监视、检查等行为,以为就是嫉妒妄想,其实有些怀有嫉妒观念的人也可出现这些过火言行。如何做到"透过现象看本质",这就需要有细致、全面的精神检查过程,并结合客观调查进行分析,去发现是否存在不符合实际的推理,还是仅是言行上的过激、过火。对于这些推理的环节和依据了解得越深刻,越会使诊断结论更符合实际;反之,对病史的粗糙了解及不耐心的精神检查必然会使诊断陷入误区。

(三)器质性精神障碍

本组障碍没有确凿的脑部疾病的证据。在部分器质性精神病也常可见到偏执症状,但他们往往有器质性证据,他们对自己周围发生的事情不能清楚地掌握了解,以致产生误解甚至猜疑,如有妄想也比较短暂和片段。

(四)心境障碍

严重的抑郁症常会出现偏执症状,往往有情感低落、自罪与迟缓的表现以及一系列生物学症状。如果情绪症状出现较早,且比偏执症状更重,那么抑郁时原发性的可能较大。躁狂症也可出现偏执症状,其妄想往往是夸大而不是被害。心境障碍多为发作性病程,社会功能虽明显受损,但治疗效果良好。

五、治疗

偏执性精神障碍治疗较困难,且是一个系统的工程。首先,其妄想有一定的现实基础,不易为别人察觉;其次,患者缺乏自知力,不承认自己有精神障碍,拒绝接受治疗。即便接受治疗,疗效也很有限。一般情况下可以不治疗。但当患者在妄想的支配下出现激越行为、暴力行为或社会功能受到严重损害时必须采取积极的治疗,尽可能住院治疗。主动求医者甚少,多由家人陪伴来诊。

治疗时要建立良好的医患关系,因为患者不承认有病,所以与患者建立起良好的医患关系,取得患者的信任和合作是治疗成功的基础。治疗开始时可以先从非主要症状入手,如睡眠问题、情绪问题等,患者易于接受和配合,逐步过渡到核心症状的治疗。治疗原则是药物治疗和心理治疗相结合。良好的环境条件也有助于妄想改善。病程多呈持续性,有的可终身不愈;但老年后由于体力与精力日趋衰退,症状可有所缓解,个别患者经治疗缓解较彻底。

(一)药物治疗

目前尚无特异性有效药物。但药物治疗有利于稳定情绪、控制行为。当出现兴奋、激动或影响社会治安行为时,可采用低剂量抗精神病药物治疗。药物种类的选择没有特殊原则,应考虑药物的安全性,选用不良反应小的药物,易于被患者接受,也可提高治疗依从性。首选新型非典型抗精神病药。但药物治疗最大的障碍是患者不依从,必要时可使用长效针剂。使用长效针剂时一定要注意从小剂量开始,在证实不良反应可以耐受时再开始常规剂量治疗。

(二)心理治疗

心理治疗针对的不是妄想型体验,而是这种妄想体验的根源。如能早期治疗,可使一部分患者的妄想动摇,但多数情况下并不能缓解。尽管如此,心理治疗对患者是有益的,至少可帮助患者达到某种妥协,使患者的痛苦减轻,有些患者可变得对妄想能够忍受。心理治疗取得良好效果者少见。在具体的心理治疗过程中,从以下几个方面着手可能对患者有益。

1.建立一种治疗性的医患关系

建立一种治疗性的医患关系在这类患者中是相当困难的,患者对医师的猜疑,可能是医师也被列入其妄想的对象而拒绝与医师建立密切的关系。对待此类患者,医师应采取诚实开放的职业态度,避免过分的幽默和热情。不能操之过急,一个良好的关系的建立,可能需要很长的时间。

2.以同情的态度倾听患者所关注的问题

应容许患者有充分的时间来发泄他的委屈和不满。对和现实相关的内容尽可能加以核实,可在患者的同意下,安排和家人、朋友沟通。

3.纠正患者的偏执信念

在听取患者陈述后,不必认同和说服其改变信念。而应耐心地和患者分析在现实生活中出现类似问题时其他结论的可能性,长此以往,可能影响患者对事物的看法。

4.避免集体性的治疗

此类患者多具有高度的戒备心,在不具备信任的前提下,应尽量避免。以免患者的妄想扩大,加大治疗的难度。

对有危害社会行为者,应加以监护,必要时须较长时间的住院监护治疗,急性偏执性精神病的治疗效果较好,可用抗精神病药物的同时加用电休克治疗。电休克治疗对疾病严重期的妄想、幻觉往往可以取得良好的疗效。

六、护理措施

(一)临床护理

1.一般护理

与患者建立良好关系,以取得其信任,使患者对住在医院中有安全感,不至于使其感到医护人员是帮凶。照顾其饮食、睡眠。如对饭菜有疑,可让其自己挑选,或是让其自己去盛饭盛菜。

2.对症护理

偏执性精神患者,皆有敏感、多疑,凡事想的都多,故不要在患者面前低声耳语,以减少其疑心。对于患者的妄想,只听不表态,更不与其争辩谁是谁非,以减少患者的反感。如果患者自己对其妄想内容半信半疑,或是对妄想有所动摇而不坚信,则可以普遍常识或列举事实促其扭转。如果患者认为医护人员参与了对他们的迫害,是在扮演着帮凶的角色,这也无须表白,也不急于反驳。对患者的态度仍要热情、关心、认真、负责,除非患者有攻击行为,尽量不要约束。一旦对患者进行了约束,仍应按时观察、照顾。尽量做到谁保护,谁解除,以减少患者对给予约束的人产生敌对情绪。

3.治疗护理

按时给患者服药,一定要认真检查,确保药物服下,如有疑惑问题,应耐心解释。一旦发现妄想有所动摇,应列举事实,进行客观分析,帮助其扭转。

(二)康复护理

帮助患者改善人际关系,指出其性格上的缺陷,使其有所认识并逐步改正。鼓励其多参加集体活动。在日常生活中提倡相互帮助,相互交流,使其认识到信赖别人者也得到别人信赖,愿帮他人者也易得到他人帮助,减少其疑心、猜忌,以期更好地适应现实社会生活。

(刘桂军)

第六节　症状性精神病

症状性精神病是指各种躯体疾病,如心、肝、肺、肾疾病、内分泌功能紊乱、代谢和营养障碍以及感染中毒等所伴发的精神障碍。这种精神障碍是躯体疾病临床症状表现的一部分,故称为症状性精神病。症状性精神病的发生除与各种躯体疾病本身直接有关外,尚与个体功能特点、神经系统功能状态等因素有关。

一、病因与病理

常见的病因有感染、中毒、严重贫血以及心、肝、肺、肾等内脏器官的严重疾病。发病机制不是单一的,与躯体疾病引起体内各系统功能的改变有关,如高热、脱水、酸碱平衡失调、电解质代谢异常、中间有毒代谢产物蓄积;脑缺氧、脑微循环改变、血流量减少;或微生物毒素侵入;维生素缺乏,特别是B族维生素缺乏;各种引起大脑生化代谢的因素,特别是神经递质代谢的改变等,都可引起脑功能失调,从而出现精神症状。

二、临床表现

(一)临床特点

症状性精神病的病因虽不同,但临床表现有其共同特点,常见综合征如下。

1.脑衰弱综合征

脑衰弱综合征多见于躯体疾病的初期、恢复期或慢性躯体疾病的过程中,表现为头痛、头昏、疲倦无力、注意力不集中、记忆力减退、睡眠障碍,以及情绪不稳、易激惹、激动或焦虑不安等。有的患者伴有思维迟钝、理解困难,也可有癔症样发作或疑病症状等。

2.意识障碍

意识障碍多见于躯体疾病的急性期或慢性躯体疾病的症状恶化期。其主要表现为不同程度的意识障碍,从嗜睡直到昏迷,但以谵妄状态最常见。这时患者意识清晰水平降低,周围环境定向力和/或自我定向力障碍,伴有丰富的错觉及幻觉,以恐怖性视、听幻觉多见,内容生动逼真,常伴有紧张、恐惧情绪及兴奋躁动不安,或动作增多而紊乱的不协调性精神运动性兴奋,患者思维不连续并可出现片段的妄想。症状常昼轻夜重,持续时间可数小时到数天不等。意识恢复后,患者可有部分遗忘或全部遗忘。

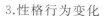

3.性格行为变化

性格行为变化多见于严重躯体疾病之后,也可由意识障碍清醒后发展而来,但这类变化较少见,主要表现为性格、行为和智力改变。儿童患者多表现为行为障碍、兴奋性增高、好动、残忍或精神萎靡、活动减少,此外往往可影响发育速度,使发育停滞等。常合并有轻重不等的神经系统症状,如肢体瘫痪、抽搐发作等。但有些患者经过积极治疗精神症状后可好转或消失。

一般急性躯体疾病伴发的精神症状以意识障碍最常见,恢复期则出现脑衰弱综合征。慢性中毒或代谢营养疾病以脑衰弱综合征多见,随着疾病的发展部分患者可出现性格行为变化。儿童青少年在患躯体疾病时易出现意识障碍,老年患者则易出现性格行为变化。

(二)临床类型

1.感染性精神病

这是指全身感染或脑部感染时所并发的一种精神症状,常见的感染疾病有败血症、流行性感冒、肺炎、尿路感染、伤寒,以及不明原因的发热等。其发病原理认为是由于高热、细菌毒素或因代谢亢进、体内消耗增加,使某些营养物质缺乏,以及代谢产物蓄积和脑血循环障碍所引起。目前认为感染性精神病是由于B族维生素缺乏,影响脑的代谢所致。

主要临床表现为不同程度的意识障碍,可由嗜睡进入谵妄状态,最后可发展成昏睡。大多数患者表现为谵妄,多在发热期出现,一般夜间变重。

2.中毒性精神病

中毒性精神病是指一些有毒因素如重金属(铅、汞、锰、砷等)、有害气体(一氧化碳、硫化氢)、药物(米帕林、溴剂和莨菪碱类)、有机化合物(二硫化碳、苯、硝基苯、汽油、有机磷农药等)以及有毒植物(毒蕈、莽草)进入体内造成中枢神经功能紊乱或器质性损害所引起的精神症状。其发生与毒物的理化性质、摄入的速度与数量、身体健康状况、对药物的敏感度以及神经系统功能的稳定性有很大关系,因此,在同样的中毒情况下,有些人易引起中毒性精神病,而另一些人则不引起精神障碍。

各种原因引起的中毒性精神病,其临床表现大致相同。如毒物所致的慢性中毒,多表现为神经衰弱症候群;一次摄入大量毒物所致的急性中毒,多表现为谵妄状态;严重的急性或慢性中毒,可引起记忆、计算、理解、判断能力减退,并伴有思维困难、激惹性增高以及大小便失禁等痴呆状态。

3.内脏器官疾病引起的精神障碍

这是由内脏器官的严重病变造成缺氧、中毒、代谢障碍等所致大脑功能紊乱引起的精神障碍。

(1)心力衰竭:由于脑部供血不足引起脑缺氧,临床上可出现健忘、失眠、注意力不集中、情绪不稳定以及谵妄状态等。

(2)肝性脑病、病毒性肝炎、急性黄色肝坏死、肝癌和胆道疾病损害肝实质时,由于肝功能障碍使血氨增高及氨基酸代谢紊乱,可引起精神症状。早期临床表现为情绪改变,患者情绪不稳、易怒、激动、失眠、遗忘、错构及虚构,有的焦虑不安、猜疑,甚至出现被害妄想及幻听。意识障碍最为多见,开始为忧伤,以后可出现意识模糊、嗜睡、木僵状态或昏迷。有时出现谵妄状态、兴奋躁动、幻觉以及言语错乱等。

(3)肺性脑病:慢性气管炎及肺部疾病晚期可出现肺性脑病,而出现精神症状。若同时合并有肺源性心脏病并发心力衰竭,则肺功能障碍更加严重,精神症状亦更显著。其主要临床表现为头痛、头晕、嗜睡、意识模糊,严重时可出现谵妄状态和昏迷。本病患者的意识障碍具有阵发性的特点,当肺部疾病好转时,意识障碍也逐渐恢复正常。

(4)肾衰竭的精神障碍:肾衰竭出现尿毒症时,血中氮质增高,常出现精神症状,患者可有意识障碍,表现为一时清楚,一时糊涂,同时有兴奋不眠、欣快、言语多,或有猜疑妄想、幻觉以及行为异常等。当出现酸碱中毒伴有电解质紊乱时,患者表现为淡漠、嗜睡、意识模糊、谵妄状态,甚至昏迷。当尿毒症并发高血压性脑病时,患者出现头痛、恶心、呕吐、躁动不安、谵妄、昏睡以及癫痫发作等。

(5)内分泌疾病的精神障碍:甲状腺功能亢进是常见的内分泌疾病,其中伴发精神障碍者占50%～90%,几乎所有的患者均伴有急躁、易怒、失眠、注意力不集中等脑衰弱综合征。早期患者可出现明显的情绪变化、性格改变,表现为紧张易冲动、过敏猜疑、恐惧不安、抑郁、焦虑或喜悦、愉快等。疾病进一步发展时则出现轻躁狂状态,老年人则以抑郁状态、焦虑状态多见。也可见幻觉妄想状态,以幻听及系统固定的被害、关系妄想为多。甲状腺危象出现之前可有精神运动性兴奋或精神运动性抑制,甲状腺危象时可出现谵妄状态。

(6)溃疡病的精神症状:主要表现为自身感觉不佳、敏感多疑、心情苦闷、情绪焦虑以及各种精神衰弱症状。少数患者情绪低落,可有严重的抑郁状态。

(7)严重贫血、中枢神经系统白血病、副肿瘤综合征、中枢神经系统恶性淋巴瘤等精神障碍。

4.结缔组织疾病的精神障碍

系统性红斑狼疮患者精神障碍的发生率为17%～50%。精神症状颇为复杂多样,如智力障碍、焦虑不安、抑郁、强迫观念、衰弱无力等较轻的精神症状,或幻觉、妄想、错觉甚至谵妄状态等较严重的精神症状。

5.手术后精神障碍

心脏移植术、肝脏移植术等术后可出现精神障碍。急性者以意识障碍为多见,如麻醉清醒后2～5天又出现嗜睡、谵妄、精神错乱状态。部分患者在谵妄状态后残留幻觉妄想。有的出现抑郁状态、幻觉妄想状态,多发生于术后1～2周。脑衰弱综合征或虚弱状态一般多出现在术后恢复期。整个病程中症状波动性大,历时较短,1～3周消失。

三、治疗

(一)病因治疗

根据躯体疾病病因性质的不同给予相应的治疗。如感染引起者应首先控制感染;中毒所致者应积极排毒、解毒;心脏功能衰竭引起者应积极控制心力衰竭,这是首要的。

(二)支持疗法及对症处理

感染中毒及各种严重躯体疾病的理化、生物学致病因素,对机体某些功能带来明显失调,必须及时纠正,如补充营养及水分,纠正酸碱平衡失调及电解质紊乱,保持心血管系统的功能,补充大量B族维生素及维生素C。对脑衰弱综合征或性格行为变化的患者,可给以促进神经营养代谢药物,如谷氨酸、γ-氨酪酸、三磷酸腺苷、灵芝、蜂皇精等,以促进大脑神经细胞功能的恢复。有脑水肿者可给脱水剂。

(三)精神药物对症治疗

根据精神症状及患者的躯体特点,给以不同的精神药物,但因躯体疾病对药物的耐受力差,特别是急性患者、老年人和儿童,精神药物剂量宜小。对兴奋躁动的患者可选用安定、奋乃静、异丙嗪和氯丙嗪;对心血管疾病或有肝脏功能损害者给小量氟哌啶醇,年老体弱及儿童使用精神药物更宜慎重。对有明显幻觉妄想者,可行抗精神病药物系统治疗,如奋乃静、氟哌啶醇等,一般在 1～2 个月即可见效。抑郁情绪严重者,可给小量抗抑郁药物如多塞平。

四、护理措施

(一)临床护理

1.一般护理

将患者安置于比较安静的单房间,护士态度要和蔼,操作要认真,给患者以情感支持和心理安慰,解除患者的恐惧。注意营养和液体的补充。注意体温、脉搏、呼吸、血压的变化,仔细观察患者意识改变。门窗应关好(尤其是楼房),必要时加床栏,以免坠床,确保患者安全。对昏迷患者,应定时翻身、搓背,以防压疮。

2.对症护理

根据不同的病因和主要临床表现而确定对症护理。如中毒引起者,应根据医嘱进行排毒、解毒。急、慢性感染引起者,应注意体温变化、营养状况和是否需加隔离。营养代谢障碍引起者,要特别注意营养的补充。患者意识不清又有躁动兴奋者,往往拒食,对治疗、护理不合作,因而加重了躯体疾病,同时也打乱了病房的治疗护理秩序,因而必须及时、有效地控制其躁动兴奋,以便于医疗护理工作的正常进行。对有酒瘾和药物依赖者,应给患者多鼓励,和精神支持,严格护理管理制度,杜绝患者获得有药物依赖性的药物。

3.治疗护理

症状性精神患者的躯体情况,多数比较弱,精神异常又往往干扰躯体疾病治疗的进行,因而躯体情况更差。在控制患者的精神症状时,必须照顾患者的躯体情况,这就要求在应用精神药物时,密切观察患者的血压、脉搏、睡眠、意识状态等。尤其是在肺性脑病、肝性脑病时,要慎用吩噻嗪类药物,以免抑制呼吸中枢而引起死亡。禁用麻醉剂和催眠药物。如有失眠或焦虑不安,可用小剂量的安定类抗焦虑药。如患者兴奋、躁动和不合作,可适当进行保护性约束或肌内注射小剂量的氟哌啶醇、奋乃静,以控制其精神症状,防止意外发生。精神症状改善后即刻停药。在服用精神药物治疗期间严密观察药物不良反应。对于药物依赖者,严格遵循缓慢撤药物依赖性药的医疗原则,避免出现戒断反应。

(二)康复护理

症状性精神病患者病情基本恢复,或是精神症状大部消失后,患者躯体情况尚未完全复原。心理上又害怕他人歧视,患者往往是躯体心理都有顾虑,直接影响着他们的生活和交往。此时应创造条件促进患者的体力恢复,防止原发躯体疾病的复发或恶化。至于有些难以完全恢复的躯体病患者,应着重做好心理护理,减轻其思想顾虑,教给一些所患疾病的常识,使其了解一些治疗和预后方法。症状性精神病,一般不复发。对于药物依赖者,应引导其逐步适应原来的工作,并要求患者亲属及其单位同志,予以监督、支持,以巩固其疗效。

（刘桂军）

第十三章 手术室护理

第一节 手术前患者的护理

从患者确定进行手术治疗,到进入手术室时的一段时间,称手术前期。这一时期对患者的护理称手术前患者的护理。

一、护理评估

(一)健康史

1.一般情况

注意了解患者的年龄、性别、职业、文化程度和家庭情况等;对手术有无思想准备、有无顾虑和思想负担等。

2.现病史

评估患者本次疾病发病原因和诱因;入院前后临床表现、诊断及处理过程;重点评估疾病对机体各系统功能的影响。

3.既往史

(1)了解患者的个人史、宗教史和生活习惯等情况。

(2)详细询问患者有无心脏病、高血压、糖尿病、哮喘、慢性支气管炎、结核、肝炎、肝硬化、肾炎和贫血等病史,以及既往对疾病的治疗和用药等。

(3)注意既往是否有手术史,有无药物过敏史。

(二)身体状况

1.重要器官功能状况

如心血管功能、肺功能、肾功能、肝功能、血液造血功能、内分泌功能和胃肠道功能状况。

2.体液平衡状况

手术前,了解脱水性质、程度、类型、电解质代谢和酸碱失衡程度,并加以纠正,可以提高手术的安全性。

3.营养状况

手术前,若有严重营养不良,术后容易发生切口延迟愈合、术后感染等并发症。应注意患者有无贫血、水肿,可对患者进行身高、体重、血浆蛋白测定、肱三头肌皮褶厚度、氮平衡试验等检测,并综合分析,以判断营养状况。

(三)辅助检查

1.实验室检查

(1)常规检查:血常规检查应注意有无红细胞、血红蛋白、白细胞和血小板计数异常等现象;尿常规检查应注意尿液颜色、比重,尿中有无红、白细胞;大便常规检查应注意粪便颜色、性状、有无出血及隐血等。

(2)凝血功能检查:包括测定出凝血时间、血小板计数和凝血酶原时间等。

(3)血液生化检查:包括电解质检查、肝功能检查、肾功能检查和血糖检测等。

2.影像学检查

查看 X 线、CT、MR、B 超等检查结果,评估病变部位、大小、范围及性质,有助于评估器官状态和手术耐受力。

3.心电图检查

查看心电图检查结果,了解心功能。

(四)心理-社会状况

术前,应对患者的个人心理和家庭社会心理充分了解,患者大多于手术前会产生不同程度的心理压力,出现焦虑、恐惧、忧郁等反应,表现为烦躁、失眠、多梦、食欲下降和角色依赖等。

二、护理诊断

(一)焦虑和恐惧

焦虑和恐惧与罹患疾病、接受麻醉和手术、担心预后及住院费用等有关。

(二)知识缺乏

如缺乏有关手术治疗、麻醉方法和术前配合等知识。

(三)营养失调:低于机体需要量

与原发疾病造成营养物质摄入不足或消耗过多有关。

(四)睡眠形态紊乱

睡眠形态紊乱与疾病导致不适、住院环境陌生、担心手术安全性及预后等有关。

(五)潜在并发症

如感染等。

三、护理措施

(一)非急症手术患者的术前护理

1.心理护理

(1)向患者及其亲属介绍医院环境;主管医师、责任护士情况;病房环境、同室病友和规章制度,帮助患者尽快适应环境。

(2)工作态度:态度和蔼、关心、同情、热心接待患者及其家属,赢得患者的信任,使患者有安全感。

(3)术前宣教:可根据患者的不同情况,给患者讲解有关疾病及手术的知识。对于手术后会有身体形象改变者,应选择合适的方式,将这一情况告知患者,并做好解释工作。

（4）加强沟通：鼓励患者说出心理感受，也可邀请同病房或做过同类手术的患者，介绍他们的经历及体会，以增强心理支持的力度。

（5）必要时，遵医嘱给予适当的镇静药和安眠药，以保证患者充足的睡眠。

2.饮食护理

（1）饮食：根据治疗需要，按医嘱决定患者的饮食，帮助能进食的患者制订饮食计划，包括饮食种类、性状、烹调方法、量和进食次数、时间等。

（2）营养：向患者讲解营养不良对术后组织修复、抗感染方面的影响；营养过剩、脂肪过多，给手术带来的影响。根据手术需要及患者的营养状况，鼓励和指导患者合理进食。

3.呼吸道准备

（1）吸烟者：术前需戒烟2周以上，减少呼吸道的分泌物。

（2）有肺部感染者：术前遵医嘱使用抗菌药物治疗肺部感染，痰液黏稠者，给予超声雾化吸入，每天2次，使痰液稀释，易于排出。

（3）指导患者做深呼吸和有效的咳嗽排痰练习。

4.胃肠道准备

（1）饮食准备：胃肠道手术患者，入院后即给予低渣饮食。术前1～2天，进流质饮食。其他手术，按医嘱进食。为防止麻醉和手术过程中的呕吐，引起窒息或吸入性肺炎，常规于手术前禁食12小时，禁饮4小时。

（2）留置胃管：消化道手术患者，术前应常规放置胃管，减少手术后胃潴留引起的腹胀。幽门梗阻患者，术前3天每晚以温高渗盐水洗胃，以减轻胃黏膜充血水肿。

（3）灌肠：择期手术患者，术前一天，可用0.1%～0.2%肥皂水灌肠，以防麻醉后肛门括约肌松弛，术中排出粪便，增加感染机会。急症手术不给予灌肠。

（4）其他：结肠或直肠手术患者，手术前3天，遵医嘱给予口服抗菌药物（如甲硝唑、新霉素等），减少术后感染的机会。

5.手术区皮肤准备

简称备皮，包括手术区皮肤的清洁、皮肤上毛发的剃除，其目的是防止术后切口感染。①颅脑手术：整个头部及颈部。②颈部手术：由下唇至乳头连线，两侧至斜方肌前缘。③乳房及前胸手术：上至锁骨上部，下至脐水平，两侧至腋中线，并包括同侧上臂上1/3和腋窝。④胸部后外侧切口：上至锁骨上及肩上，下至肋缘下，前后胸都超过中线5cm以上。⑤上腹部手术：上起乳头水平，下至耻骨联合，两侧至腋中线，包括脐部清洁。⑥下腹部手术：上自剑突水平，下至大腿上1/3前、内侧及外阴部，两侧至腋中线，包括脐部清洁。⑦肾区手术：上起乳头水平，下至耻骨联合，前后均过正中线。⑧腹股沟手术：上起脐部水平，下至大腿上1/3内侧，两侧到腋中线，包括会阴部。⑨会阴部和肛门手术：自髂前上棘连线至大腿上1/3前、内和后侧，包括会阴部、臀部、腹股沟部。⑩四肢手术：以切口为中心，上下方20cm以上，一般多为整个肢体备皮，修剪指（趾）甲（图13-1）。

（1）特殊部位的皮肤准备要求。①颅脑手术：术前3天剪短毛发，每天洗头，术前3小时再剃头1次，清洗后戴上清洁帽子。②骨科无菌手术：术前3天开始准备，用肥皂水洗净，并用70%乙醇消毒，用无菌巾包扎；手术前一天剃去毛发，70%乙醇消毒后，无菌巾包扎；手术日早晨重新消毒后，用无菌巾包扎。③面部手术：清洁面部皮肤，尽可能保留眉毛，作为手术标志。④阴囊和阴茎部手术：入院后，每天用温水浸泡，并用肥皂水洗净，术前一天备皮，范围同会阴部手术，剃去阴毛。⑤小儿皮肤准备:一般不剃毛,只做清洁处理。

(2)操作方法:①先向患者讲解皮肤准备的目的和意义,以取得理解和配合。②将患者接到换药室或者处置室,若在病室内备皮,应用屏风遮挡,注意保暖及照明。③铺橡胶单及治疗巾,暴露各皮部位。④用持物钳夹取肥皂液棉球,涂擦备皮区域,一手绷紧皮肤,一手持剃毛刀,分区剃净毛发,注意避免皮肤损伤。⑤清洗该区域皮肤,若脐部则用棉签清除污垢。

6.其他准备

(1)做好药物过敏试验,根据手术大小,必要时备血。

(2)填写手术协议书,让患者及其家属全面了解手术过程、存在的危险性,可能出现的并发症等。

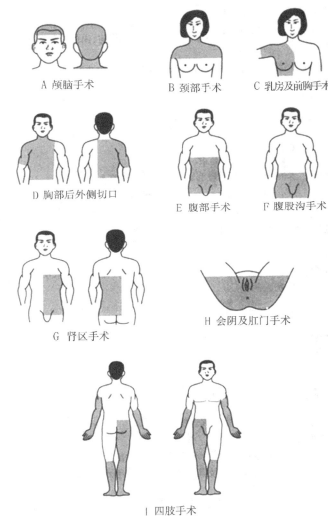

A 颅脑手术　　　　B 颈部手术　　　C 乳房及前胸手术

D 胸部后外侧切口　　　E 腹部手术　　　F 腹股沟手术

G 肾区手术　　　　　　H 会阴及肛门手术

I 四肢手术

图 13-1　皮肤准备的范围

7.手术日晨护理

(1)测量生命体征,若发现发热或其他生命体征波动明显,如女患者月经来潮,应报告医师是否延期手术或进行其他处理。

（2）逐一检查手术前各项准备工作是否完善,如皮肤准备、禁食、禁饮;特殊准备是否完善。

（3）遵医嘱灌肠,置胃肠减压管,排空膀胱或留置导尿管,术前半小时给予术前药等。

（4）帮助患者取下义齿、发夹、首饰、手表和眼镜等,将其贵重物品及钱物妥善保管。

（5）准备手术室中需要的物品,如病历、X线片、CT和MRI片、引流瓶、药品等,在用平车护送患者时,一并带至手术室。

（6）与手术室进行交接,必须按照床号、姓名、性别、住院号、手术名称等交接清楚。

（7）做好术后病房的准备,必要时,安排好监护室。

8.健康教育

应注意向患者及其家属介绍疾病及手术的有关知识,如术前用药、准备、麻醉及术后恢复的相关知识;指导患者进行体位训练、深呼吸练习、排痰方法、床上排便练习,以及床上活动等,有利于减少术后并发症的发生,促进机体尽快恢复。

（二）急症手术患者的术前护理

急诊手术是指病情危急,需在最短时间内迅速进行的手术。术前准备须争分夺秒,争取在短时间内,做好手术前必要的辅助检查。嘱患者禁食、禁饮;迅速做好备皮、备血、药物过敏试验;完成输液、应用抗菌药物、术前用药等必要准备。在可能的情况下,向患者家属简要介绍病情及治疗方案。

（张燕霄）

第二节　手术中患者的监护

一、基本监测技术

（一）心电监护

心电监测是临床上应用最为广泛的病情监测参数,是指用心电监护仪对被监护者进行持续不间断的心电功能监测,通过心电监护仪反映心肌电活动的变化。早期,为了连续监测患者的心电,出现了由心电示波、心率计和心电记录器构成的最基本的心电监护仪。随着医学的发展,急危重症患者的监护水平不断提高,加之电子及计算机技术等在医疗仪器设备中的应用,又产生了多导心电、呼吸、温度、血压以及血氧饱和度等多参数的监护仪。目前,心电监测普遍采用了床旁监护仪发送的心电波形和数字形式获取相关信息。床旁监护系统是通过导联线与机体相关部位的电极片连接获取心电信号,再经电模块将其进行放大及有关处理。除心电信号外,床旁监护系统可配备其他模块,获取多种监测信息。

1.心电导联的连接

心电电极多采用一次性液柱型电极(银-氯化银电极嵌入含浸渍导电糊泡沫塑料的杯型合成树脂),于丙苯酮或乙醚混合液清洁皮肤后,贴于相应位置。目前,基本上采用5个电极,具体放置如下。①右上为红色(RA):胸骨右缘锁骨中线第1肋间;②右下为黑色(RL):右锁骨中线剑突水平处;③中间为褐色(C):胸骨左缘第4肋间;④左上为黄色(LA):胸骨左缘锁骨中线第1肋间;⑤左下为白色(LL):左锁骨中线剑突水平处。通过电极放置的位置可模拟心电图导联检查效果,以便对监测结果进行合理分析。如两侧锁骨下与两侧锁骨中线第 7 肋间可模拟标准导联;两侧锁骨下和胸骨中侧第 4 肋间可模拟 V_1 导联;两侧锁骨下和左锁骨中线第 5 肋间可模拟 V_5 导联。此外,临床上可根据不同情况只放置 3 个电极也可达到监测目的,如只放置 RA、RL、LA 电极。

2.心电监护指标及目的

心电监测的主要指标包括心率和心律、QRS 波形、有无 P 波与 P 波形态、振幅及间期、P-R 间期、Q-T 间期、R-R 间期、T 波形态以及有无异常波形出现等。通过对上述指标的监测,要达到及时发现致命性与潜在致命性心律失常,可能影响血流动力学的过缓或心动过速以及心肌缺血的 ST 段和 T 波的改变的目的。致命性快速心律失常包括心室颤动、心室扑动、持续性室性心动过速,以及心房颤动且心室率超过 220 次/分者等,其常见病因包括呼吸疾病并发急性心肌梗死、冠心病心肌缺血急性发作及其他严重心脏病。致命性心律失常包括长时间心脏停顿或心室停顿及高血钾所致的严重缓慢心律失常等,其常见呼吸系统疾病的病因有呼吸衰竭、气道梗阻、肺动脉栓塞,以及其他心脏病患者如急性心肌梗死、心肌炎及心包压塞等。心肌缺血的监测常需要将心电电极模拟 V_5 导联位置,而无关电极分别放置于胸骨柄和右腋前线第 5 肋间。心肌缺血监测的目的为发现无症状性心肌缺血与确诊有症状心肌缺血发作;监测持续心肌缺血状态发展动向;心肌缺血治疗效果监测等。

3.监测的原理

心电监护的基本过程是在导联线电极上获取的心电信息经心电模块将其放大及有关处理。心电模块主要包括导联选择、生物放大器、心率计、信号处理等部分组成。心电信号通过导联线上的电极获取。导联选择不同电极间的电位进行测量。而人体体表的心电信号幅度只有 1 mV 左右,必须将其放大 1000 倍以上才能通过监视器显示和记录器记录出来,因此,心电放大器是一个高增益、高输入阻抗的放大器。

4.护理

(1)操作程序:使用心电监护仪必须掌握正确的操作流程,以确保监护仪的正常运转和使用寿命。目前临床上使用的综合心电监护仪的操作程序基本相似。具体要求如下。①准备物品:主要有心电监护仪机器及其配件,如导联线、血氧监测线与探头、电极贴、生理盐水棉球、配套血压测量袖带等。②患者准备:将患者取舒适体位,如平卧或半卧位,解释监护的需要与目的。擦拭清洁导联粘贴部位。③接通心电监护仪:连接电源,打开主机,等待机器自检结束后,调试仪器至功能监测状态并根据需要调试报警范围。④连接电极:贴电极片,连接心电导联线,如电极与导线连接为按扣式,应先将电极与导线连接后贴于相应部位。⑤连接袖带:将袖带绑至肘窝上 3~6 cm 处,松紧以插入两手指为宜。连接测量血压的导线。⑥监测指标并记录。

(2)注意事项:①心电监测的效果受多种因素的影响,其中最重要的是电极粘贴是否稳妥。为保证监测质量,对胸部皮肤须进行剃毛处理或用细砂纸轻轻摩擦皮肤,再放置电极。一般60~72 小时更换电极片。②监测时要注意患者体位改变或活动会对监测结果的影响,心电示波可出现不规则曲线,呈现出伪心率或心律。因此,对监测结果要进行综合分析,必要时,听诊心音进行对比,以确定监测结果的真伪。③使用胸前心电监护导联时,若存在规则的心房活动,则应选择 P 波显示较好的导联。QRS 振幅应 >0.5 mV,以便能触发心率计数。如除颤时放置电极板,必须暴露出患者的心前区。心电监护只是为了监测心率、心律变化,若需分析 ST 段异常或更详细地观察心电图变化,应做常规 12 导联心电图。

（二）动脉血压监护

1.基本概念

（1）血压：血管内血液对血管壁的侧压力为血压。测压时是以大气压为准，用血压高于大气压的数值表示血压的高度，通常用 mmHg、kPa 为单位来表示。产生血压的重要因素是心血管系统内有血液充盈和心脏的射血力量。

（2）动脉压：动脉压是器官组织灌注的一个极好的生理和临床指标，适度有效的器官组织灌注对生存必不可少。动脉压取决于心排量和血管阻力。其相互间的关系可用公式表达：平均动脉压－中心静脉压＝心排量×外周血管阻力。动脉压在一个心动周期中可能随着心室的收缩与舒张而发生规律性的波动。心室收缩时，动脉压升高，当达到最高值时称为收缩压；心室舒张时，动脉压下降，当降至最低时，为舒张压；收缩压与舒张压的差值称为脉压；一个心动周期中每一瞬间动脉血压的平均值，被称为平均动脉压。但须注意平均动脉压不是收缩压与舒张压之和的一半，而是更接近于舒张压。

（3）正常值：正常人血压会受多方面因素的影响。WHO 将血压分为"理想血压""正常血压""正常高压"等（表 13-1）。血压的数值可随年龄、性别及其他生理情况而变化。年龄增高，动脉血压逐年增高，收缩压的升高比舒张压的升高明显。男性比女性高，女性在更年期以后有明显的升高。体力劳动或情绪激动时血压可暂时升高。

表 13-1　血压分类（WHO/ISH）

类别	收缩压/mmHg	舒张压/mmHg
理想血压	＜120	＜80
正常血压	＜130	＜85
正常高压	130～139	85～99
1 级高血压（"轻度"）	140～159	90～99
亚组：临界高血压	140～149	90～94
2 级高血压（"中度"）	160～179	100～109
3 级高血压（"重度"）	≥180	≥110
单纯收缩性高血压	≥140	＜90
亚组：临界收缩期高血压	140～149	＜90

注：当收缩压和舒张压分属于不同分级时，以较高的级别作为标准。（1 kPa＝7.5 mmHg）。

（4）动脉压波形：正常血压波形可分为二相，即收缩相和舒张相。收缩相是指主动脉瓣开放和快速射血到主动脉时所形成的波形，此动脉波形为急剧上升至顶峰，随后血流经主动脉到周围动脉，压力下降，主动脉瓣关闭，在动脉波下降支斜坡上出现切迹，称为重搏切迹。舒张相是从主动脉瓣关闭直至下一次收缩开始。动脉压波形逐渐下降至基线。舒张相最低点是舒张压。

2.监测方法与原理

目前，临床常用的监测血压方法有两大类。一类是无创测量法，即指袖带式自动间接动脉血压监测。其原理来自传统的人工听诊气袖法，所不同的是在判别收缩压和舒张压时是通过检测气带内气压的搏动实现的。另一类是有创测量法，即指在动脉内置管进行动脉血压连续监测的直接动脉血压监测法，其原理是使用一般的弹簧压表，但仅能测出平均动脉压，而使用电子压力换能器监测仪，则可测出动脉收缩、舒张压，还可测得压力波形，且记录一次心动周期的压力波形的变化。两类监测血压法各有其优点和不足。直接动脉压监测的主要优点是如下。

(1)可连续监测收缩压、舒张压和平均动脉压,并将其数值及波形实时显示在监护仪荧光屏上,及时准确地反映患者血压动态变化。

(2)有助于根据动脉血压的变化判断体内血容量、心肌收缩力、外周阻力以及有无心包填塞等病情变化。

(3)可以弥补由于袖带监测血压而导致血压测不出或测量不准确的弊端,直接反映动脉血压的实际水平。

(4)可通过动脉置管采集各种动脉血标本,以免除因反复动脉穿刺给患者带来的痛苦。无创血压监测法操作较有创监测法安全、简单、易于操作,可直接避免有创监测时置管所出现的血栓形成或感染等危险。一般来说,在危重症患者的急救过程中多采用有创监测法,但随病情缓解应尽早改为无创监测法,以减少各种并发症的发生。

3.影响因素

影响动脉血压的因素很多,如每搏输出量、心率、外周阻力、动脉管壁的弹性及循环血量等。这些因素相互关联、相互影响,如心率影响心室充盈和每搏输出量的某些变化,心排血量的改变必伴有血流速度和外周阻力的变化。另外,神经体液因素调节下的心排血量的变化往往会引起外周阻力的变化。临床实际中,遇到具体情况,必须结合患者的血流动力学指标的改变,综合各种因素全面分析和判断。

4.临床意义

动脉血压是衡量机体生理功能的一项重要指标,无论动脉血压过低或过高都可对机体各脏器功能的相对稳定产生十分不利的影响。通过对动脉血压的监测可推算其他心血管参数,如每搏输出量、心肌收缩力、全身循环阻力等。观察血压波形还可对患者的循环状况进行粗略估计。波形高尖见于高血压、动脉硬化及应用升压药和增强心肌收缩力的药物。波形低钝见于低心排综合征、低血压休克和心律失常以及药物影响等情况。

5.护理

无创血压监测法的护理较为简单,按常规血压测量法护理要求进行。下面重点对有创血压监测方法的护理加以论述。

(1)保持测压管通畅,防止血栓形成:①定时监测血压通畅情况,随时注意通路、连接管等各个环节是否折曲、受压,定时冲洗管路。②保持三通管正确的方向,测量时开通三通管,并以肝素盐水持续冲洗测压管。③抽取动脉血后或闭管前必须立即用肝素盐水进行快速正压封管,以防凝血阻管。④管路中如有阻塞,应及时抽出血凝块,切勿将血块推入,以防发生动脉血栓形成。⑤在病情平稳后应及时考虑拔出置管,改为无创血压监测,以防并发症出现。⑥保持各接头连接紧密,防止渗漏。

(2)防止感染:①严格无菌操作,每天消毒穿刺部位,并至少每24小时更换一次透明贴膜。②每次经测压管抽取动脉血标本时,均应以碘酒、乙醇消毒接头处。③各接头及整个管路应保持严格封闭及无菌状态。

(3)防止空气栓塞:在操作过程中,严格控制空气进入管路,防止空气栓塞。

(4)预防并发症:常见并发症可有远端肢体缺血、出血、感染和测压管脱出,具体护理如下。

远端肢体缺血:引起远端肢体缺血的主要原因是血栓形成、血管痉挛及局部长时间包扎过紧等。预防方法:①置管前要判断肢端动脉是否有缺血症状。②穿刺血管时,动作要轻柔稳准,穿刺针选择要粗细得当,避免反复穿刺损伤血管。③固定肢体勿过紧,防止影响血液循环。

局部出血血肿:穿刺后要密切观察局部出血情况,对应用抗凝药或有出血倾向者要增加压迫止血的时间,5分钟以上。穿刺局部应用宽胶布加压覆盖,必要时加沙袋压迫止血。如有血液渗出要及时清除,以免影响对再次出血情况的观察。

感染:动脉置管可发生局部或全身感染。一旦发生全身感染多由血源性感染所致,后果严重。因此,置管期间严密观察体温变化,如出现高热、寒战,应及时查找原因;如发现穿刺部位出现红、肿或有分泌物形成,应加强换药,并取分泌物进行细菌培养,以协助诊断,合理选择抗生素。置管期间一旦发生感染应立即拔管,并将测压管末端无菌封闭送做细菌培养。

测压管脱出:置管期间,穿刺针及管路要固定稳妥,防止翻身等操作时将管拉出。对躁动患者要采取好保护措施,必要时将患者手包紧,防止患者不慎将管拔出,一旦发生管路脱出,切忌将管送回,以防感染。

(三)血氧饱和度监护

血氧饱和度(SaO_2)是指血氧含量与血红蛋白完全氧合的氧容量之比。即 SaO_2 =动脉血实际结合氧/动脉血氧结合饱和时含氧量×100%。临床上常用的 SaO_2 监测仪,是通过无创的红外线探头监测患者指(趾)端小动脉搏动时的氧合血红蛋白的百分数而获得经皮 SaO_2。SaO_2 正常范围为94%～100%。

1.测定方法

经皮血氧饱和度的探头有两种。一种是指夹式,探头由夹子式构成,一面发射红光,一面接收,适用于成人及儿童。另一种是粘贴式,由两个薄片构成,可分别粘在患者指或趾两侧,适用于新生儿和早产儿,因儿童的指或趾较小且细嫩,用指夹式探头夹不住,即便夹住也容易压伤指或趾。

2.测定原理

(1)分光光度测定法:将红外线探头放置于患者指(趾)端等适当的位置,根据血红蛋白和氧合血红蛋白对光吸收特性不同的特点,利用发光二极管发射出红外光和红外线穿过身体适当部位的性质,用可以穿透血液的红光(波长 660 μm)和红外线(940 μm)分别照射组织(指或趾),并以光敏二极管接受照射后的光信号,为了排除动脉血以外其他组织的影响,只取搏动的信号,经计算机采样分析处理氧合血红蛋白占总血红蛋白的百分数,最终显示在监视器上。但如果无脉搏,则不能进行测量。

(2)容积测定法:正常生理情况下,毛细血管和静脉均无搏动,仅有小动脉有搏动。入射光线通过手指时,在心脏收缩期,手指血容量增多,光吸收量最大;反之,在心脏舒张期,光吸收量最小。因此,光吸收量的变化反映了组织血容量的变化。此种方法只测定搏动性血容量,而不受毛细血管和静脉影响,也与肤色和皮肤张力无关。

3.临床意义

(1)提供低氧血症的监测指标,指导氧疗:监测指尖 SpO_2 方法简单、便捷、安全,通过监测所得的 SpO_2 指标,可以及时发现危重症患者的低氧血症及其程度,指导选择和调节合理氧疗方式,改善低氧血症,避免或减少氧中毒的发生。

(2)提供应用机械通气治疗的依据,指导通气参数的调整:监测能帮助确定危重症患者实施机械通气治疗的时机,并在机械通气过程中,与其他指标相结合,对机械通气选择的通气模式、给氧浓度等参数进行调整,还可为撤机和拔除气管插管提供参考依据。

（3）提供心率监测：有些监护仪在测量血氧饱和度的同时还可以通过其血氧饱和度模块获取心率参数，其原理是通过末梢血管的脉动波计算出心率。此优点保证了心电图受干扰时心率测量的准确性，临床上应用较为方便。

4.影响因素

血氧饱和度的监测结果会受很多因素影响，如患者脉搏的强弱、血红蛋白的质和量、皮肤和指甲状态、患者血流动力学变化等。患者烦躁不安会导致测量结果不准，在使用时应固定好探头，尽量使患者安静，以免报警及不显示结果。因探头为红线及红外线，所以照蓝光的新生儿应将探头覆盖，避免直接照射，损伤探头。严重低血压、休克、体温过低或使用血管活性药物，以及血红蛋白水平较高时均可影响测量结果，应结合患者病情综合判断指标的准确性，防止影响病情的治疗和诊断。在极高的环境光照情况下也会影响测量结果，使用时，应尽量避免。有研究表明，对于那些存在外周血管痉挛或因外界寒冷刺激诱导的外周低灌流时，采取额贴监测血氧饱和度比指尖的监测更有优势。

5.护理

（1）血氧饱和度的监测应排除各种干扰因素，尤其应注意人为因素的干扰，如探头放置位置、吸痰后的影响、肢端的温度等。

（2）要对监测探头进行维护和保养和防止导线断折。

（3）监测时，探头红外线射出面应直对手指（趾）甲床侧，指尖放置深度合适，以防检测结果不准确。

（4）发现监测结果持续下降低于94％时，应及时查找分析原因，排除非病情变化因素后，仍不缓解，应立即采取措施。不宜在测血压侧指尖监测血氧饱和度，以免影响监测结果。

（5）通过血氧饱和度监测结果可以粗略评估动脉血氧分压水平，以便及时判断病情变化，即当 $SaO_2 > 90\%$ 时，相当于 $PaO_2 > 7.98$ kPa（60 mmHg）；当 SaO_2 为 $80\% \sim 90\%$ 时，相当于 PaO_2 $5.32 \sim 7.98$ kPa（$40 \sim 60$ mmHg）；当 $SaO_2 < 80\%$ 时，相当于 $PaO_2 < 5.32$ kPa（40 mmHg）。

二、特殊监测技术

（一）中心静脉压监护

中心静脉压（CVP）是指右心房、上下腔静脉近右心房处的压力，主要反映右心的前负荷，正常值为 $4 \sim 12$ cmH_2O。通过对中心静脉压的变化进行监测，有助于判断体内血容量、静脉回心血量、右心室充盈压或心功能状态，对指导临床静脉补液及利尿药的应用有着极其重要的意义，是重危患者的重要监测指标。

1.测量方法

CVP 测量通常采用开放式测量方法。此法通过颈外静脉、颈内静脉或锁骨下动脉至上腔静脉，或者通过股静脉至下腔静脉，其中上腔静脉较下腔静脉测量准确。测量时，将测压管的一端保持与大气相通的状态。另外，还有一种方法为闭合式测量，即整个测量过程保持闭合状态，不与大气相通，而通过压力传感器与压力监测仪相连接测得。右心漂浮导管也可直接测得中心静脉压。开放式测压的具体要求如下。

（1）物品准备：监护仪、监测 CVP 的测压管件一套、三通管、刻度尺、肝素盐水、延长管以及无菌消毒用物。

（2）患者准备：向患者做好解释，以取得配合；取平卧位，上腔静脉测压时要将上肢外展30°～

45°,定位零点为基准点,即平卧时,右心房在腋下的水平投影平面,一般定为平腋中线第 4 肋间处。

(3)监测压力:CVP 监测分连续监测和间断监测。连续测量时需备综合监护仪与中心静脉压测压管一套。间断测量为每次连接测量后取下测压管。CVP 监测有两种方法,一种是间断手动人工测量法,另一种是连续仪器测量方法。具体操作方法如下。

间断手动人工测量方法:①将生理盐水冲入一次性延长管,三通管与接中心静脉置管的输液器相连,排尽管道内气体后备用。②将三通管开向一次性延长管侧,开放一次性延长管远端,保持垂直位,观察延长管内生理盐水下降幅度,当水柱保持不动时,从基点起测量水柱高度,即为中心静脉压测量值。③测量后关闭三通管与延长管的连接,开放输液器端。

连续仪器测量方法:①经锁骨下静脉或颈内静脉将中心静脉导管置入上腔静脉靠近右心房处。②导管末端通过延长管接三通接头,与测压鼓、压力换能器和监护仪相连,三通接头的另一端开口连接输液器。③测压时,使压力换能器与患者的右心房同一水平(平卧位时,平腋中线水平),压力换能器校零。④关闭输液器,使中心静脉导管与压力换能器相通;监护仪上可自动显示压力波形和数值。⑤测压结束时;将压力的换能器端关闭,输液器端与中心静脉导管连通,开始输液。

2.影响因素与临床意义

中心静脉压力来源于 4 种压力成分:①静脉毛细血管压。②右心房充盈压。③作用静脉外壁的压力,即静脉收缩压和张力。④静脉内壁压,即静脉内血容量。

因此,中心静脉压的高低与血容量、静脉张力和右心功能有关。中心静脉压升高,见于右心及全心功能衰竭、房颤、肺栓塞、气管痉挛、输血补液过量、纵隔压迫、张力性气胸、各种慢性肺疾病、心包填塞、血胸、应用血管收缩药物和患者躁动等情况。中心静脉压下降常见于失血或脱水引起的血容量不足;也可见于周围血管扩张,如应用扩张血管药物及麻醉过深等。机械通气的患者也可影响中心静脉压,但不同的通气模式对 CVP 的影响程度不同。平均气道压越高,对循环的影响越大,两者成正相关。近年来,相关研究已显示 PEEP、PEEP+PSV、SIMV、IPPV 等通气模式对 CVP 影响较大,尤其是在低血容量时影响更为显著。

3.护理

(1)防止测压管阻塞:测压通路需持续静脉滴注生理盐水,或测压后用肝素盐水正压封管。如停止生理连续点滴应定时进行常规封管,每天 3 次。发现测压通路内冲入较多血液,应随时进行再次封管,以防有血凝块阻塞。

(2)保持测压准确性:每次测压前均要重新校对测量零点,因患者可能随时发生体位的变动。测压时,应先排尽测压管中的气泡,防止气体进入静脉造成气栓或影响测量的准确性。测压应在患者平静状态下进行,患者咳嗽、腹胀、烦躁或机械通气应用 PEEP 均可影响测量结果的准确性。因此,如有上述症状,可先给予处理,待平静 10~15 分钟后再行测压。如应用呼吸机治疗时,当测压管中水柱下降至基本静止状态时,可暂时断开气管插管与呼吸机的连接,观察水柱再次静止时,即为静脉压。但对于无自主呼吸的患者要慎重行事。

(3)排除干扰因素:测压过程中,测压管中的液面波动最初可快速下降,当接近静脉压时,水柱液面可随呼吸上下波动,且越来越微弱,下降速度也会越来越缓慢,直到静止不动即为静脉压高度。但须注意此时应首先排除测压管阻塞或不够通畅因素,原因可能为静脉导管堵塞、受压或尖端顶于血管壁或管道漏液等,应给予及时处理,以排除干扰。测压时,应禁止同时输入药物,特别是血管活性药物,防止药液输入快,发生意外。

(4)严格无菌操作:每天消毒穿刺点、更换透明敷贴,每天更换输液管和测压管。测压或换管时必须严格消毒各个连接部位。一旦发现感染征象或排除其他原因的高热不退,应及时拔出导管,并剪下导管近心端2～3 cm,行细菌培养。如穿刺部位出现发红等感染情况,应禁止用透明胶布,改用棉质纱布,以透气、干燥创面,并增加换药次数。

(5)按需测量:测量中心静脉压的频次应随病情而定,切忌过于频繁。测量后准确记录,异常改变要随时报告医师给予处理。

(6)确保机械通气状态下测量数值的准确性:在机械通气过程中,为避免气道压力、循环血容量、通气模式及测量过程脱机等因素对CVP的影响,可对机械通气时需测量CVP的患者应用回归方程进行计算,所测得的值与患者实际CVP无显著差异,且方法安全、简便。但对肺顺应性差的患者,在用此回归方程时所得脱机后的CVP值比实际脱机所测的CVP稍低。其回归方程为:$y=0.98x-1.27$和$y=0.86x-1.33$(y和x分别为脱机前后的CVP值),只要将测得的患者上机时的CVP代入上述回归方程,即可计算出脱机后的CVP值。

(7)妥善固定管道:除静脉穿刺点及管道须用透明胶布固定外,还应在距穿刺点5 cm处,加固胶布。固定部位应避免关节及凹陷处。对清醒患者做好解释,取得配合;对躁动患者应给予适当束缚,防止牵拉或误拔导管。在保证测压管道系统密闭及通畅的同时,还应防止管道受压、扭曲,接头松动或脱落。

(二)肺循环血流动力学监护

肺循环指血液由右心室开始,经肺动脉、肺毛细血管、肺静脉,最终到达左心房的循环过程。肺循环血流动力学是研究肺循环的压力、流量、阻力及其他相关问题,是了解肺循环功能的重要方法。许多呼吸系统疾病均直接导致肺循环的异常,因此,监测肺循环功能的变化对呼吸系统疾病的诊治具有十分重要的意义。目前,肺循环血流动力学的监测方法已广泛应用于临床,尤其是应用于危重患者的救治中。

1.肺循环压力测定

肺循环压力的测定技术分为创伤性和无创性两类。前者主要为右心漂浮导管检查技术,后者包括超声法、胸部X线检查技术、肺阻抗血流图技术、磁共振成像技术、血气分析、心电图技术等。创伤性技术测定结果虽然准确,但对患者具有一定的损伤,检查所需的费用较为昂贵,检查所用的仪器设备较为复杂,在临床应用也较为局限,且不宜于重复随诊检查,患者多难以接受。无创检查方便、无创伤、价格便宜,适用于多次反复检查,但检查的准确性与有创检查相比不够确切。

目前,肺循环压力测定最直接的检查方法为右心漂浮导管检查测压法。此法被认为是评价各种无创检查性测压法准确性的"金标准"。右心漂浮导管检查除了可获取肺动脉压(PAP)、肺毛细血管楔压(PAWP)、右心房压力(CVP)的参数外,还可进行心排血量的测定,并可采取混合静脉血标本以测定混合静脉血血气指标。检查所用的主要设备与仪器包括右心漂浮导管(Swan-Ganz导管)或血流引导管(flow-dirted catheter)、压力传感器、生理记录仪、穿刺针、扩张套管等其他无菌手术器材与敷料等。检查时需在严格无菌条件下,经肘前静脉、锁骨下静脉、颈静脉或股静脉穿刺插入漂浮导管进行测定。其原理是通过导管腔内的盐水柱将血管或心腔内压力信号传递到压力换能器上,同步连续示波显示压力曲线及测定的数据,并记录下曲线图形。操作者可以通过压力曲线形态判断导管前端所处的具体位置。

测定肺动脉压力时,应注意以下各点以确保测量的准确性:①先调定零点,然后使换能器上与大气相通的三通口与患者心房呈同一水平,再校正监护仪零点。②挤压注水器冲洗肺动脉管腔,确认其通畅。③将换能器与通向肺动脉管腔相通测得肺动脉压力。④记录呼气末肺动脉压值,但需注意肺动脉压力可能受其他因素的影响,如呼吸和应用机械通气的患者。

有自主呼吸时,吸气相胸腔呈负压,肺动脉压会明显高于呼气相的压力。相反,间歇正压机械通气时,吸气相呈正压,此时的肺动脉压会明显低于呼气相时的压力。因此,无论何种状态,肺动脉压均应以呼气末数值为准。肺动脉嵌顿压的测定与测定肺动脉压的方法基本相似,不同的是要在测定肺动脉压基础上,使导管气囊充气,导管漂入肺毛细血管测得的结果同样应以呼气末时的压力为准。

测量各种压力时,应确保导管气囊嵌顿的满意效果。具体方法:先用0.01%肝素生理盐水冲洗肺动脉管腔,以排除因血块阻塞造成的假性肺动脉楔压,缓慢充气1～1.5 mL至肺动脉波形变化为相当于或低于肺动脉舒张压的细小波形,放气后出现典型的肺动脉波形,即为导管气囊嵌顿满意,也是导管的满意位置。如有测不到肺动脉楔压的情况,应考虑可能为导管退出肺动脉或气囊破裂。如需拔出右心漂浮导管时,应先核实气囊确实已放气,再缓慢地将漂浮导管拔出,扩张导管外管后应压迫止血至穿刺部位不再渗血为止。右心漂浮导管持续应用时间过长可出现多种并发症,需要密切观察相关的症状和体征。常见并发症有心律失常、感染、肺栓塞及肺动脉破裂、导管气囊破裂、血栓形成与栓塞、导管在心房或心室内扭曲或打结等,更严重时,可以出现导管折于静脉内,甚至于心搏骤停。

2.心排血量测定

心排血量又称心排血量。它反映整个循环状态,受静脉回流量、外周血管阻力、外周组织需氧量、血容量、体位、呼吸、心率和心肌收缩力的影响。目前,临床上常用Fick法(包括直接与间接Fick法)和热稀释法(亦为间接Fick法),其中后者方法较为简单,应用较为普遍。另外,还有一种方法为心阻抗图,是20世纪60年代起出现的应用生物电阻抗原理以测定心排血量的技术。此种技术具有无创伤、价廉、检查迅速等优点,已为学术界所重视。

(1)Fick法测定:心排血量(L/min)＝耗氧率(mL/min)/[动脉-混合血静脉血氧含量差(mL/dL)×10]。其中氧耗量可直接测得。动静脉血管含量差测定可分别抽取动脉血和混合静脉血(经右心管抽取),经血气分析仪直接测得。但是由于此法中混合动脉血采集较为困难,因此其在临床上的应用受到限制。

(2)热稀释法:将0 ℃的冷生理盐水作为指示剂,经Swan-Ganz导管注入右心房,随血液进入肺动脉,由温度传感器连续测定流过指示剂在右心房和肺动脉内的温度变化,并记录温度/时间稀释曲线。经心排血量时计算仪描记曲线的面积,按公式算出心排血量,并显示、记录其值。此法的优点是指示剂无害,可多次测量,无须抽血检验,机器可自动计算出结果,且测量时无须穿刺动脉。

(3)心阻抗图:应用生物电阻抗原理,通过测定心动周期中胸腔生物电阻抗的变化,间接推算心搏量(SV),再乘以心率即得心排血量CO。其公式为:$SV=\rho\times(L/Z_0)^2\times B\text{-}X$间期$\times C$。式中:SV为心搏量(mL);$\rho$为血液电阻率,为常数135;L为两电极之间的距离(cm);Z_0为胸腔基础阻抗(Ω);B-X间期为心阻抗血流图的微力图上由B点至X点的时间间期(s);C为心阻抗血流图的微分图上收缩波的最大波幅(Ω/s)。

影响测定准确性的因素很多。心排血量过低时,心肌等组织与血液间的热交换可使测得值高于实际值。心排血量过高（>10 L/min）时测定结果亦不准确。其他如血液温度在呼吸和循环周期中的波动、呼吸不规则、低温液体在进入心室前温度升高等因素均可影响测量结果。在临床实际中，心排血量测定是通过心排血量测定仪计算，能迅速显示数据。

3.护理

导管的正确使用及有效的护理对血流动力学监测数值的准确性具有重要意义。

（1）测量准备。①患者准备：操作前要向患者介绍有关检查的重要性和必要性，消除患者紧张情绪，取得患者配合。体位即要适合监测的需要，又保持患者舒适。尤其是枕头的位置非常重要，其摆放一定要使患者满意。②呼吸道准备：术前尽量清除呼吸道痰液，给予及时的翻身、叩背，刺激咳嗽，必要时给予吸痰。手术当天，给予支气管扩张剂扩张支气管，减轻气道反应性，避免术中咳嗽影响检查结果。

（2）掌握操作要点：护士应熟悉导管的放置和测量操作程序，熟悉导管所在部位的压力及正常值，了解并发症及预防措施。置管时要密切观察屏幕上压力波形及心率和心律的变化。放置导管的位置不一，如肘正中静脉、右锁骨下静脉、股静脉、左锁骨下静脉和右颈内静脉。所有这些穿刺点都有优缺点。穿刺部位一般选择右侧颈内静脉，这是漂浮导管操作的最佳途径，导管可以直达右心房，从皮肤到右心房的距离最短，并发症少，容易成功。而经锁骨下静脉穿刺固定稳妥、便于护理。经股静脉插入导管达右心房的距离较远，经导管感染的机会多。置管前，导管的肺A腔及右心房腔以肝素盐水溶液冲洗，并检查气囊有无漏气。患者取10°～20°体位，头转向左侧远离穿刺点，要严格执行无菌操作。密切观察心电监测，注意患者的生命体征变化，认真记录，发现异常及时报告处理。通过监视器上典型压力波形的变化就可知导管在心腔中的位置。

导管放置成功后准确记录导管位于穿刺点的刻度，测量时换能器应置于心脏水平，每次测量前应调整到零点，特别是体位变动后更要注意，否则所测压力值不准。重新校对零点，确定侧压部位后再进行测量并记录。

中心静脉导管做输液通路时，不要输入血液制品、清蛋白、脂肪乳液、高渗液体，因其容易堵塞和污染液体。气囊要用气体充气，而不能用液体，因为液体不能压缩，容易对心脏或肺动脉内膜造成损伤。用空气充气时如气囊破裂容易造成空气栓塞。利用漂浮导管进行血流动力学监测是危重症监测室的一个重要监护技术。

（3）避免和及时纠正影响压力测定的因素：检测压力最好选在患者平静呼吸的呼气末，且避免测压时患者产生剧烈咳嗽。如患者接受机械通气治疗，测量肺毛细血管楔压时，必须暂停呼吸机通气，否则测量结果为肺泡内压。测压系统中大气泡未排净，可使测压衰减，压力值偏低。导管检查过程中如有微小的气泡不会引起严重的后果，但进入较多气泡时，则情况较严重，文献报道病死率为50%。防止气泡进入监测系统，发现气泡要用注射器及时抽出。测压系统中有小气泡，压力值偏高。测量时换能器应置于心脏水平，每次测量前应调整零点，特别是体位变动后，要重新校对零点，因此，测压时，应排除上述原因，才能准确评估血流动力学，估计左心功能。总之，当出现问题时，要观察屏幕正上方的提示。

（4）并发症的预防与护理。①测压管道堵塞：管道堵塞时，压力波形消失或波形低钝，用生理盐水500 mL加入3200 U肝素以3 mL/h的速率泵入测压管内或以2～3 mL/h（4～6 U/mL）间断推注以防止堵塞。留管时间稍长后会出现压力波形低钝、脉压变小，但冲洗回抽均通畅，考虑为导管顶端有活瓣样的血栓形成所致。护士要注意肺动脉压力值及波形的变化。一旦管腔堵塞，无回血，不宜勉强向里推注。②气囊破裂、空气栓塞：气囊充气最好用CO_2气充，充气速度不宜过快,充气量不超过1.5 mL,气囊充气时间不可过长,一般为10～30个心动周期(10～20秒),获得肺动脉楔压波形后,立即放气。PCWP不能连续监测,最多不超过20秒,监测中要高度警惕导管气囊破裂,如发现导管气囊破裂,应立即抽出气体,做好标记并交班,以免引起气栓。气囊充气测肺楔压是将针筒与导管充气口保持锁定状态,放气时针芯自动回弹,容积与先前充气体积相等,否则说明气囊已破裂,勿再充气测肺楔压,并尽早拔管防止气囊碎片脱落。PCWP测定后要放松气囊并退出部分导管,防止肺栓塞和肺破裂。尽量排尽测压管和压力传感器内的气泡。③血栓形成和肺栓塞:导管留置时间过长使血中的纤维蛋白黏附于导管周围,导管尖端位置过深近于嵌入状态时血流减慢,管腔长时间不冲洗以及休克和低血压患者处于高凝状态等情况,均易形成血栓。血栓形成后出现静脉堵塞症状如上肢水肿、颈部疼痛、静脉扩张。④肺动脉破裂和肺出血:肺动脉破裂和肺出血是最严重的并发症,Paulson 等统计19例肺动脉破裂患者,11例发生死亡。肺动脉破裂的发生率占0.2%。常见于气囊充气过快或导管长期压迫肺动脉分支。肺出血临床可表现为突发的咳嗽、咯血、呼吸困难,甚至休克,双肺可闻及水泡音。肺小动脉破裂的症状为胸痛、咯血、气急;发生肺动脉破裂时,病情迅速恶化,应使患肺保持低位(一般为右肺),必要时行纤维支气管镜检查或手术治疗。多见于老年患者,肺动脉高压和心脏瓣膜病。⑤导管扭曲、打结、折断:出现导管扭曲应退出和调换。退管困难时注入冷生理盐水10 mL。打结时可在X线透视下,放松气囊后退出。导管在心内打结多发生于右心室,由于导管软、管腔较小,插入过快或用力过大,可使导管扭曲打结;测压时可见导管从右心房或右心室推进15 cm后仍只记录到右心室或肺动脉压,X线片即可证实。此时应将导管退出,重新插入。⑥心律失常:严密监测变化,心律失常以房性和室性早搏最常见,也有束支传导阻滞,测压时导管经三尖瓣入右心室及导管顶端触及室壁时极易诱发室性早搏。如发现室性早搏、阵发性室速要及时报告医师。一般停止前送导管,期前收缩即可消失,或静脉注射利多卡因控制。测压时要熟练掌握操作技术,减少导管对室壁的刺激。严重的室速、室颤立即报告医师,并及时除颤。⑦缩短置管时间预防感染:留置导管一般在3～5天,不超过7天为宜,穿刺部位每天消毒后用透明膜覆盖,便于观察有无渗血,保持清洁、干燥,如患者出现高热、寒战等症为感染所致,应立即拔管。感染可发生在局部穿刺点和切口处,也能引起细菌性心内膜炎。怀疑感染的病例应做导管尖端细菌培养,同时应用有效的抗生素。在血流动力学稳定后拔除导管,拔管时须按压穿刺点防止局部出血。

(三)血气监护

血液、气体和酸碱平衡正常是体液内环境稳定、机体赖以健康生存的一个重要方面。

1.血气分析指标

(1)动脉血氧分压(PaO_2):PaO_2是血液中物理溶解的氧分子所产生的压力。PaO_2正常范围10.67～13.3 kPa(80～100 mmHg),正常值随年龄增加而下降,PaO_2的年龄预计值＝[13.75 kPa－年龄(岁)×0.057]±0.53 kPa 或[13.5 mmHg－年龄(岁)×0.42]±4 mmHg,PaO_2低于同龄人正常范围下限者,称为低氧血症。PaO_2降至8.0 kPa(60 mmHg)以下时,是诊断呼吸衰竭的标准。

(2)动脉血氧饱和度(SaO_2):SaO_2指血红蛋白实际结合的氧含量与全部血红蛋白能够结合的氧含量比值的百分率。其计算公式:SaO_2＝氧合血红蛋白/全部血红蛋白×100%,正常范围为95%～98%。动脉血氧分压与SaO_2的关系是氧离曲线。

(3)氧合指数:氧合指数＝PaO_2/FiO_2,正常值为53.13～66.67 kPa(400～500 mmHg)。ALI时存在严重肺内分流,PaO_2降低明显,提示高吸氧浓度并不能提高PaO_2或提高PaO_2不明显,故氧合指数常<40 kPa(300 mmHg)。

(4)肺泡-动脉血氧分压差[P(A-a)O$_2$]:在正常生理情况下,吸入空气时 P(A-a)O$_2$ 为 1.33 kPa(10 mmHg)左右。吸纯氧时 P(A-a)O$_2$ 正常不超过 8 kPa(60 mmHg),ARDS 时 P(A-a)O$_2$ 增大,吸空气时常可增至 6 kPa(50 mmHg);而吸纯氧时 P(A-a)O$_2$ 常可超过 13.3 kPa(100 mmHg)。但该指标为计算值,结果仅供临床参考。

(5)肺内分流量(Qs/Qt):正常人可存在小量解剖分流,一般≤3%。ARDS 时,由于 V/Q 严重降低,Qs/Qt 可明显增加,达 10% 以上,严重者可高达 20%~30%。

以上 5 个指标常作为临床判断低氧血症的参数。

(6)动脉血二氧化碳分压(PaCO$_2$):PaCO$_2$ 是动脉血中物理溶解的 CO$_2$ 分子所产生的压力。正常范围 4.67~6.0 kPa(35~45 mmHg)。测定 PaCO$_2$ 是结合 PaO$_2$ 判断呼吸衰竭的类型与程度,是反映酸碱平衡呼吸因素的唯一指标。当 PaCO$_2$>45 mmHg(6.0 kPa)时,应考虑为呼吸性酸中毒或代谢性碱中毒的呼吸代偿,当 PaCO$_2$<35 mmHg(4.67 kPa)时,应考虑为呼吸性碱中毒或代谢性酸中毒的呼吸代偿。

PaO$_2$<8.0 kPa(60 mmHg)、PaCO$_2$<6.67 kPa(50 mmHg)或在正常范围,为 Ⅰ 型呼吸衰竭。

PaO$_2$<8.0 kPa(60 mmHg)、PaCO$_2$>6.67 kPa(50 mmHg),为 Ⅱ 型呼吸衰竭。

肺性脑病时,PaCO$_2$ 一般应>9.33 kPa(70 mmHg);当 PaO$_2$<5.33 kPa(40 mmHg)时,PaCO$_2$ 在急性病>8.0 kPa(60 mmHg),慢性病例>10.67 kPa(80 mmHg),且有明显的临床症状时提示病情严重。

吸氧条件下,计算氧合指数<300 mmHg(40 kPa),提示呼吸衰竭。

(7)碳酸氢盐(HCO$_3^-$):HCO$_3^-$ 是反映机体酸碱代谢状况的指标。HCO$_3^-$ 包括实际碳酸氢盐(AB)和标准碳酸氢盐(SB)。SB 和 AB 的正常范围均为 22~27 mmol/L,平均 24 mmol/L。AB 是指隔离空气的血液标本在实验条件下所测得的血浆 HCO$_3^-$ 值,是反映酸碱平衡代谢因素的指标,当<22 mmol/L 时,可见于代谢性酸中毒或呼吸性碱中毒代偿;>27 mmol/L 时,可见于代谢性碱中毒或呼吸性酸中毒代偿。SB 是指在标准条件下[即 PaCO$_2$=40 mmHg(5.33 kPa)、Hb 完全饱和、温度 37 ℃]测得的 HCO$_3^-$ 值。它是反映酸碱平衡代谢因素的指标。正常情况下,AB=SB;AB↑>SB↑见于代谢性碱中毒或呼吸性酸中毒代偿;AB↓<SB↓见于代谢性酸中毒或呼吸性碱中毒代偿。

(8)pH:pH 是表示体液氢离子浓度的指标或酸碱度,由于细胞内和与细胞直接接触的内环境的 pH 测定技术上的困难,故常由血液 pH 测定来间接了解 pH=1/H$^+$,它是反映体液总酸度的指标,受呼吸和代谢因素的影响。正常范围:动脉血为 7.35~7.45;混合静脉血比动脉血低 0.03~0.05。pH<7.35 为失代偿的酸中毒[呼吸性和/或代谢性],pH>7.45 为失代偿的碱中毒[呼吸性和/或代谢性]。

(9)缓冲碱(BB):BB 是血液(全血或血浆)中一切具有缓冲作用的碱(负离子)的总和,包括 HCO$_3^-$、血红蛋白、血浆蛋白和 HPO$_4^{2-}$,正常范围 45~55 mmol/L,平均 50 mmol/L。仅 BB 一项降低时,应考虑为贫血。

(10)剩余碱(BE):BE 是在 38 ℃、PaCO$_2$ 5.33 kPa(40 mmHg)、SaO$_2$ 100% 条件下,将血液标本滴定至 pH 7.40 时所消耗酸或碱的量,表示全血或血浆中碱储备增加或减少的情况。正常范围为±3 mmol/L,平均为 0。其正值时表示缓冲碱量增加;负值时表示缓冲碱减少或缺失。

（11）总 CO_2 量（TCO_2）：它反映化学结合的 CO_2 量（24 mmol/L）和物理溶解的 O_2 量（1.2 mmol/L）。正常值＝24＋1.2＝25.2 mmol/L。

（12）CO_2-CP：CO_2-CP 是血浆中呈化合状态的 CO_2 量，理论上应与 HCO_3^- 大致相同，但因有 $NaHCO_3^-$ 等因素干扰，比 HCO_3^- 偏高。

2.酸碱平衡的调节

人的酸碱平衡是由 3 套完整调节系统进行调节的，即缓冲系统、肺和肾的调节。人体正是由于有了这些完善的酸碱平衡调节机制，才确保了机体处于一个稳定的内环境的平衡状态。机体每天产生固定酸 120～160 mmol（60～80 mEq）和挥发酸 15 000 mmol（15 000 mEq），但体液能允许的 H^+ 浓度变动范围很小，正常时 pH 在 7.35～7.45 内波动，以保证人体组织细胞赖以生存的内环境稳定。这正是由于体内有一系列复杂的酸碱平衡调节。

（1）缓冲系统：人体缓冲系统主要有 4 组缓冲对，即碳酸-碳酸氢盐（H_2CO_3-HCO_3^-）、磷酸二氢钠-磷酸氢二钠系统（$NaH_2PO_4^-$-NaH_2PO_4）、血浆蛋白系统和血红蛋白系统。这 4 组缓冲对构成了人体对酸碱失衡的第一道防线，它能使强酸变成弱酸，强碱变成弱碱，或变成中性盐。但是，由于缓冲系统容量有限，缓冲系统调节酸碱失衡的作用也是有限的。碳酸-碳酸氢盐是人体中缓冲容量最大的缓冲对，在细胞内外液中起重要作用，占全血缓冲能力的 53％，其中血浆占 35％，红细胞占 18％。磷酸二氢钠-磷酸氢二钠在细胞外液中含量不多，缓冲作用小，只占全血缓冲能力的 3％，主要在肾脏排 H^+ 过程中起较大的作用。血浆蛋白系统主要在血液中起缓冲作用，占全血缓冲能力的 7％，血红蛋白系统可分为氧合血红蛋白缓冲对（$HHbO_2$-HbO_2）和还原血红蛋白缓冲对（HHb-Hb^-），占全血缓冲能力的 35％。

（2）肺的调节：肺在酸碱平衡中的作用是通过增加或减少肺泡通气量、控制排出 CO_2 量使血浆中 HCO_3^-/H_2CO_3 比值维持在 20：1 水平。正常情况下，当体内产生酸增加，H^+ 升高，肺代偿性过度通气，CO_2 排出增多，使 pH 维持在正常范围；当体内碱过多时，H^+ 降低，则呼吸浅慢，CO_2 排出减少，使 pH 维持在正常范围。但是当增高＞80 mmHg（10.67 kPa）时，呼吸中枢反而受到抑制，这是由呼吸中枢产生 CO_2 麻醉状态而造成的结果。肺脏调节的特点是作用发生快，但调节的范围小，当机体出现代谢性酸碱失衡时，肺在数分钟内即可代偿性增快或减慢呼吸频率或幅度，以增加或减少 CO_2 排出。

（3）肾脏调节：肾脏在酸碱平衡调节中是通过改变排酸或保碱量来发挥作用的。其主要调节方式是排出 H^+ 和重吸收肾小球滤出液中的 HCO_3^-，以维持血浆中 HCO_3^- 浓度在正常范围内，使血浆中的 pH 保持不变。肾脏排 H^+ 保 HCO_3^- 的途径有 3 条，即 HCO_3^- 重吸收、尿液酸化和远端肾小管泌氨与 NH_4^+ 生成。与肺脏的调节方式相比，肾脏的调节酸碱平衡的特点是功能完善但作用缓慢，常需 72 小时才能完成；其次是肾调节酸的能力大于调节碱的能力。

3.血气监护

血气监护是利用血气监护仪，即一种将传感器放置在患者血管内或血管外不伴液体损失的仪器，间断或连续监测 pH、PCO_2、PO_2。目前市售的血气监护仪一般包括传感器显示器、定标器三大部分。血管内与血管外血气监护仪的差别在于血管内血气监护仪的传感器置于动脉导管内的光缆顶端，而血管外血气监护仪的传感器则置于便携式传感器盒内，这标志着血气监护技术的新进展。

总之，无论选择哪种方式进行血气分析或血气监护，护士均需从以下几个方面加强护理。

（1）熟练掌握动脉采血方法或血气监护仪：操作规程（参照生产厂家仪器使用说明）临床上，

凡是需要连续观察血气及酸碱变化的患者均可进行血气监护。但要求每天须进行4～6次者,方可考虑应用血气监护仪进行连续监护。

(2)严格掌握动脉采血或血气监护时机:一般情况下,需在患者平静状态下采集动脉血标本。当患者吸氧或机械通气时,需标明吸入氧浓度、吸氧或机械通气时间、监护仪显示的指尖脉氧值和患者体温。尽量避免在患者剧烈咳嗽、躁动不安,或翻身、叩背、吸痰等强刺激后进行血气分析。

(3)耐心做好解释:动脉采血不同于静脉采血,较为少见,患者易产生恐惧和紧张的心理。操作前护士需向患者详细说明采血意义、方法和注意事项,使患者有充分的心理准备,密切配合,增加一次采血成功率。

(4)避免影响因素。可能影响血气分析结果的常见因素包括:①肝素浓度不当,一般肝素浓度应为1000 U/mL。②采血时肝素湿润注射器管壁未排尽,剩余过量可造成pH下降和PO_2升高。③标本放置过久,可导致PO_2和pH下降。④未对体温进行校正,pH与温度成负相关,PCO_2和PO_2与温度成正相关。⑤标本中进入气泡,抽取标本时未排尽标本中的气泡,对低氧血症者影响较大。⑥误抽静脉血,一旦误抽静脉血,须及时发现,正确判断,以免影响医师对检查结果的判定。对上述影响因素,要尽量避免,如选择一次性血气分析专用注射器,标本现抽现送,立即检查。

(张燕霄)

第三节　手术后患者的护理

从患者手术结束返回病房到基本康复出院阶段的护理,称手术后护理。

一、护理评估

(一)手术及麻醉情况

了解手术和麻醉的种类和性质、手术时间及过程;查阅麻醉及手术记录,了解术中出血、输血、输液的情况,手术中病情变化和引流管放置情况。

(二)身体状况

1.生命体征

局部麻醉及小手术术后,可每4小时测量并记录1次。有影响机体生理功能的疾病、麻醉、手术等因素存在时,应密切观察。每15～30分钟测量并记录1次,病情平稳后,每1～2小时记录1次,或遵医嘱执行。

(1)体温:术后,由于机体对手术后组织损伤的分解产物和渗血、渗液的吸收,可引起低热或中度热,一般在38.0 ℃,临床上称外科手术热(吸收热),于术后2～3天逐渐恢复正常,不需要特殊处理。若体温升高幅度过大、时间超过3天或体温恢复后又再次升高,应注意监测体温,并寻找发热原因。

(2)血压:连续测量血压,若较长时间患者的收缩压<10.67 kPa(80 mmHg)或患者的血压持续下降0.67～1.33 kPa(5～10 mmHg)时,表示有异常情况,应通知医师,并分析原因,遵医嘱

及时处理。

（3）脉搏：术后脉搏可稍快于正常，一般在90次/分以内。若脉搏过慢或过快，均不正常，应及时告知医师，协作处理。

（4）呼吸：术后，可能由于舌后坠、痰液黏稠等原因，引起呼吸不畅；也可因麻醉、休克、酸中毒等原因，出现呼吸节律异常。

2.意识

及时评估患者术后意识情况，并根据患者意识恢复的状况安排体位、陪护和其他护理工作。

3.记录液体出入量

术后，护士应观察并记录液体出入量，重点评估失血量、尿量和各种引流量，进而推算出入量是否平衡。

4.切口及引流情况

（1）切口情况：应注意切口有无出血、渗血、渗液、感染、敷料脱落及切口愈合等情况。

（2）引流情况：观察并记录引流液的性状、量和颜色；注意引流管是否通畅，有无扭曲、折叠或脱落等。

5.营养状况

术后，机体处于高代谢状态，且部分患者又需要禁食，应重点评估患者营养摄入，是否能够满足术后的需要，以便进行适当的营养支持，促进患者尽快痊愈和康复。

（三）心理-社会状况

手术结束、麻醉作用消失，度过危险期后，患者心理上有一定程度焦虑或解脱感。随后又可出现较多的心理反应，如术后不适或并发症的发生，可引起患者焦虑、不安等不良心理反应；若手术导致功能障碍或身体形象的改变，患者可能产生自我形象紊乱的问题；家属的态度及家庭经济情况，也可影响患者的心理。

二、护理诊断

（一）疼痛

疼痛与手术切口、创伤有关。

（二）体液不足

体液不足与术中出血、失液或术后禁食、呕吐、引流和发热等有关。

（三）营养失调：低于机体需要量

与分解代谢增高、禁食有关。

（四）生活自理能力低下

生活自理能力低下与手术创伤、术后强迫体位、切口疼痛有关。

（五）知识缺乏

常缺乏有关康复锻炼的知识。

（六）舒适的改变

舒适的改变与术后疼痛、腹胀、便秘和尿潴留等有关。

（七）潜在并发症

如出血、感染、切口裂开和深静脉血栓形成等。

三、护理措施

(一)一般护理

1.体位

应根据麻醉情况、术式和疾病性质等安置患者体位。①全麻手术:麻醉未清醒者,采取去枕平卧位,头偏向一侧,防止口腔分泌物或呕吐物误吸;麻醉清醒后,可根据情况调整体位。②蛛网膜下腔麻醉术:去枕平卧 6～8 小时,防止术后头痛。③硬膜外麻醉术:应平卧 4～6 小时。④按手术部位不同安置体位:颅脑手术后,若无休克或昏迷,可取 15°～30°头高足低斜坡卧位;颈、胸部手术后多取高半坐卧位,以利于血液循环,增加肺通气量;腹部手术后,多取低半坐卧位或斜坡卧位,以利于引流,防止发生膈下脓肿,并降低腹壁张力,减轻疼痛;脊柱或臀部手术后,可取俯卧或仰卧位。

2.饮食

术后饮食应按医嘱执行,开始进食的时间与麻醉方式、手术范围及是否涉及胃肠道有关。能正常饮食的患者进食后,应鼓励患者进食高蛋白、高热量和高维生素饮食;禁食患者暂采取胃肠外营养支持。①非消化道手术:局麻或小手术后,饮食不必严格限制;椎管内麻醉术后,若无恶心、呕吐,4～6 小时给予饮水或少量流质,以后酌情给半流或普食;全身麻醉术后可于次日给予流质饮食,以后逐渐给半流质或普通饮食。②消化道手术:一般在术后 2～3 天内禁食,待肠道功能恢复、肛门排气后开始进流质饮食,应少食多餐,后逐渐给半流质及普通饮食。开始进食时,早期应避免食用牛奶、豆类等产气食物。

3.切口护理

术后常规换药,一般隔天 1 次,感染或污染严重的切口应每天一次;若敷料被渗湿、脱落或被大小便污染,应及时更换;若无菌切口出现明显疼痛,且有感染迹象,应及时通知医师,尽早处理。

4.引流护理

术后有效的引流,是防止术后发生感染的重要措施。应注意:①正确接管、妥善固定,防止松脱。②保持引流通畅,避免引流管扭曲、受压或阻塞。③观察并记录引流液的量、性状和颜色。④更换引流袋或引流瓶时,应注意无菌操作。⑤掌握各类引流管的拔管指征及拔除引流管时间。较浅表部位的乳胶引流片,一般于术后 1～2 天拔除;单腔或双腔引流管,多用于渗液、脓液较多的患者,多于术后2～3 天拔除;胃肠减压管一般在肠道功能恢复、肛门排气后拔除;导尿管可留置 1～2 天。具体拔管时间应遵医嘱执行。

5.术后活动

指导患者尽可能地进行早期活动。

(1)术后早期活动的意义:增加肺活量,有利于肺的扩张和分泌物的排出,预防肺部并发症。促进血液循环,有利于切口愈合,预防压疮和下肢静脉血栓形成。促进胃肠道蠕动,防止腹胀、便秘和肠粘连。促进膀胱功能恢复,防止尿潴留。

(2)活动方法:一般手术无禁忌的患者,当天麻醉作用消失后即可鼓励患者在床上活动,包括深呼吸、活动四肢及翻身;术后1～2 天可试行离床活动,先让患者坐于床沿,双腿下垂,然后让其下床站立,稍做走动,以后可根据患者的情况、能力,逐渐增加活动范围和时间;病情危重、体质衰弱的患者,如休克、内出血、剖胸手术后、颅脑手术后,仅协助患者做双上、下肢活动,促进肢体血液循环;限制活动的患者如脊柱手术、疝修补术、四肢关节手术后,活动范围受到限制,协助患者进行局部肢体被动活动。

（3）注意事项：在患者活动时，应注意随时观察患者，不可随便离开患者；活动时，注意保暖；每次活动不能过量；患者活动时，若出现心悸、脉速、出冷汗等，应立即辅助患者平卧休息。

（二）心理护理

患者术后往往有自我形象紊乱、担心预后等心理顾虑，应根据具体情况做好心理护理工作。为患者创造良好的环境，避免各种不良的刺激。

（三）术后常见不适的护理

1.发热

手术热一般不超过 38.5 ℃，可暂不做处理；若体温升高幅度过大、时间超过 3 天或体温恢复后又再次升高，应注意监测体温，并寻找原因。若体温超过 39 ℃者，可给予物理降温，如冰袋降温、乙醇擦浴等。必要时，可应用解热镇痛药物。发热期间应注意维护正常体液平衡，及时更换潮湿的床单或衣裤，以防感冒。

2.切口疼痛

麻醉作用消失后，可出现切口疼痛。一般术后 24 小时内疼痛较为剧烈，2～3 天后逐渐缓解。护士应明确疼痛原因，并对症护理。引流管移动所致的切口牵拉痛，应妥善固定引流管；切口张力增加或震动引起的疼痛，应在患者翻身、深呼吸、咳嗽时，用手保护切口部位；较大创面的换药前，适量应用止痛剂；大手术后 24 小时内的切口疼痛，遵医嘱肌内注射阿片类镇痛剂。必要时，可 4～6 小时重复使用或术后使用镇痛泵。

3.恶心、呕吐

多为麻醉后的胃肠道功能紊乱的反应，一般于麻醉作用消失后自然消失。腹部手术后频繁呕吐，应考虑急性胃扩张或肠梗阻。护士应观察并记录恶心、呕吐发生的时间及呕吐物的量、颜色和性质；协助其取合适体位，头偏向一侧，防止发生误吸。吐后，给予口腔清洁护理及整理床单；可遵医嘱使用镇吐药物。

4.腹胀

术后因胃肠道功能未恢复，肠腔内积气过多，可引起腹胀，多于术后 2～3 天，胃肠蠕动功能恢复、肛门排气后自行缓解，无须特殊处理。严重腹胀需要及时处理：①遵医嘱禁食、持续性胃肠减压或肛管排气。②鼓励患者早期下床活动。③针刺足三里、气海、天枢等穴位；非胃肠道手术的患者，可口服促进胃肠道蠕动的中药。肠梗阻、低血钾、腹膜炎等原因引起腹胀的患者，应及时遵医嘱给予相应处理。

5.呃逆

神经中枢或膈肌受刺激时，可出现呃逆，多为暂时性的。术后早期发生暂时性呃逆者，可经压迫眶上缘、短时间吸入二氧化碳、抽吸胃内积气和积液、给予镇静或解痉药物等处理后缓解。若上腹部手术后出现顽固性呃逆，应警惕膈下感染，及时告知医师处理。

6.尿潴留

多发生在腹部和肛门、会阴部手术后，主要由于麻醉后排尿反射受抑制、膀胱和后尿道括约肌反射性痉挛以及患者不适应床上排尿等引起。若患者术后 6～8 小时尚未排尿或虽有排尿但尿量少，应作耻骨上区叩诊。若叩诊有浊音区，应考虑尿潴留。对尿潴留者应及时采取有效措施，缓解症状。护士应稳定患者的情绪，在无禁忌证的情况下，可协助其坐于床沿或站立排尿。诱导患者建立排尿反射，如听流水声、下腹部热敷、按摩，应用镇静或止痛药，解除疼痛或用氨贝胆碱等药物刺激膀胱逼尿肌收缩。若上述措施均无效,可在严格无菌技术下导尿。若导尿量超过 500 mL 或有骶前神经损伤、前列腺增生,应留置导尿。留置导尿期间,应注意导尿管护理及膀胱功能训练。

(四)并发症的观察及处理

1.出血

(1)病情观察:一般在术后 24 小时内发生。出血量小,仅有切口敷料浸血,或引流管内有少量出血;若出血量大,则术后早期即出现失血性休克。特别是在输给足够液体和血液后,休克征象或试验室指标未得到改善甚至加重或一度好转后又恶化,都提示有术后活动性出血。

(2)预防及处理:术后出血,应以预防为主,包括手术时,严密止血,切口关闭前严格检查有无出血点;有凝血机制障碍者,应在术前纠正凝血障碍。出血量小(切口内少量出血)的患者,更换切口敷料,加压包扎;遵医嘱应用止血药物止血;出血量大或有活动性出血的患者,应迅速加快输液、输血,以补充血容量,并迅速查明出血原因,及时通知医师,完善术前准备,准备进行手术止血。

2.切口感染

(1)病情观察:指清洁切口和沾染切口并发感染,常发生于术后 3～4 天。表现为切口疼痛加重或减轻后又加重,局部常有红、肿、热、痛或触及波动感,甚至出现脓性分泌物。全身表现有体温升高、脉搏加速、血白细胞计数和中性粒细胞比例增高等。

(2)预防及处理:严格遵守无菌技术原则;注意手术操作技巧,防止残留无效腔、血肿、切口内余留的线过多、过长等;加强手术前后处理,术前做好皮肤准备,术后保持切口敷料的清洁、干燥和无污染;改善患者营养状况,增强抗感染能力。一旦发现切口感染,早期应勤换敷料、局部理疗、遵医嘱使用抗菌药物。若已形成脓肿,应拆除部分缝线,敞开切口,通畅引流,创面清洁后,考虑做二期缝合,以缩短愈合时间。

3.切口裂开

(1)病情观察:多见于腹部手术后,时间上多在术后 1 周左右。主要原因常有营养不良、缝合技术存在缺点、腹腔内压力突然增高和切口感染等。一种是完全裂开,一种是不完全裂开。完全裂开往往发生在腹内压突然增加时,患者自觉切口剧疼和突然松开,有大量淡红色液体自切口溢出,可有肠管和网膜脱出;不完全性切口裂开,是指除皮肤缝线完整,深层组织裂开,线结处有血性液体渗出。

(2)预防:手术前纠正营养不良状况;手术时,避免强行缝合,采用减张缝合,术后适当延缓拆线时间;手术后切口处用腹带包扎;咳嗽时,注意保护切口,并积极处理其他原因引起的腹内压增高;预防切口感染。

(3)处理:一旦发现切口裂开,应及时处理:完全性切口裂开时,应立即安慰患者,消除恐惧情绪,让患者平卧,立即用无菌等渗盐水纱布覆盖切口,并用腹带包扎,通知医师,护送患者进手术室重新缝合;若有内脏脱出,切忌在床旁还纳内脏,以免造成腹腔内感染。切口部分裂开或裂开较小时,可暂不手术,待病情好转后择期进行切口疝修补术。

4.肺不张及肺部感染

(1)病情观察:常发生在胸、腹部大手术后,多见于慢性肺气肿或肺纤维化的患者,长期吸烟更易发生。这些患者因肺弹性减弱,术后呼吸活动受限,分泌物不易咳出,易堵塞支气管,造成肺部感染及肺不张。开始表现为发热、呼吸和心率加快,持续时间长,可出现呼吸困难和呼吸抑制。

体检时,肺不张部位叩诊呈浊音或实音,听诊呼吸音减弱、消失或为管样呼吸音。血气分析示 PaO_2 下降和 $PaCO_2$ 升高,继发感染时,血白细胞计数和中性粒细胞比例增加。

(2)预防:术前做好呼吸锻炼,胸部手术者加强腹式深呼吸训练,腹部手术者加强胸式深呼吸训练。手术前 2 周停止吸烟,有呼吸道感染、口腔炎症等情况者,待炎症控制后再手术。全麻手术拔管前,吸净气管内分泌物,术后鼓励患者深呼吸、有效咳嗽,同时可应用体位引流或给予雾化吸入。

(3)处理:若发生肺不张,做如下处理。遵医嘱给予有效抗菌药物预防和控制炎症。应鼓励患者深吸气,有效咳嗽、咳痰,帮助患者翻身叩背,协助痰液排出。无力咳嗽排痰的患者,用导管插入气管或支气管吸痰,痰液黏稠应用雾化吸入稀释。有呼吸道梗阻症状、神志不清、呼吸困难者,做气管切开。

5.尿路感染

(1)病情观察:手术后尿路感染与导尿管的插入和留置密切相关,尿潴留是基本原因。分为下尿路和上尿路感染。下尿路感染主要是急性膀胱炎,常伴尿道炎和前列腺炎,主要表现为尿频、尿急、尿痛和排尿困难,一般无全身症状。尿常规检查有较多红细胞和脓细胞。上尿路感染主要是肾盂肾炎,多见于女性,主要表现为畏寒、发热和肾区疼痛,血常规检查白细胞计数增高。中段尿镜检有大量白细胞和脓细胞,做尿液培养可明确菌种,为选择抗菌药物提供依据。

(2)预防与处理:及时处理尿潴留,是预防尿路感染的主要措施。鼓励患者多饮水,保持每天尿量在1500 mL以上,并保持排尿通畅。根据细菌培养和药敏实验验选择有效抗菌药物治疗,残余尿在 50 mL 以上者,应留置导尿,放置导尿管时,应严格遵守无菌操作原则。遵医嘱给患者服用碳酸氢钠,以碱化尿液,减轻膀胱刺激症状。

6.深静脉血栓形成和血栓性静脉炎

(1)病情观察:多发生于术后长期卧床、活动少或肥胖患者,以下肢多见。患者感觉小腿疼痛。检查肢体肿胀、充血,有时可触及索状物,继之可出现凹陷性水肿,腓肠肌挤压试验或足背屈曲试验阳性。常伴体温升高。

(2)预防与处理:强调早期起床活动。若不能起床活动的患者,指导患者学会做踝关节伸屈活动的方法,或采用电刺激、充气袖带挤压腓肠肌以及被动按摩腿部肌肉等方法,加速静脉血回流。术前,可使用小剂量肝素皮下注射,连续使用 5~7 天,有效防止血液高凝状态。一旦发生深静脉血栓或血栓性静脉炎,应抬高、制动患肢,严禁局部按摩及经患肢输液,同时遵医嘱使用抗凝剂、溶栓剂或复方丹参液滴注。必要时,手术取出血栓。

(五)健康教育

(1)心理保健:某些患者因手术致残,形象改变,从而使心态也发生改变。要指导患者学会自我调节、自我控制,提高心理适应能力和社会活动能力。

(2)康复知识:指导患者进行术后功能锻炼,教会患者自我保护、保健知识。教会患者缓解不适及预防术后并发症的简单方法。

(3)营养与饮食:指导患者建立良好的饮食卫生习惯,合理的营养摄入,促进康复。

(4)合理用药:指导患者按医师开具的出院带药,按时按量服用、讲解服药后的毒副反应及特殊用药的注意事项。

(5)按时随访。

(张燕霄)

第四节　普外科手术的护理

普外科是外科领域中历史最长、发展较全面的学科。该学科内容广泛,是外科其他各专业学科的基础;其范围较大,除了各个专业学科,如颅脑外科、骨科、整形外科、泌尿外科等之外,其余未能包括在专科范围内的内容均属于普外科的范畴。普外科手术以腹部外科为基础,还包括了甲状腺疾病、乳腺疾病,周围血管疾病等。在实际工作中,普外科又可分出一些学科,如胃肠外科、肛肠外科、肝胆外科、胰腺外科、周围血管外科等。下面以几个经典的普外科手术为例,介绍手术的护理配合。

一、急性肠梗阻手术的护理配合

小肠分为十二指肠、空肠和回肠三部分,十二指肠起自胃幽门,与空肠交接处为十二指肠悬韧带(Treitz 韧带)所固定。回肠末端连接盲肠,并具回盲瓣。空肠和回肠全部位于腹腔内,仅通过小肠系膜附着于腹后壁。肠梗阻是指肠内容物不能正常运行、顺利通过肠道,是外科常见急腹症之一常为物理性或功能性阻塞,发病部位主要为小肠。小肠梗阻是指小肠肠腔发生机械性阻塞或小肠正常生理位置发生不可逆变化,如肠套叠、肠嵌闭和肠扭转等。绝大多数机械性肠梗阻需作外科手术治疗,缺血性肠梗阻和绞窄性肠梗阻更需及时急诊手术处理。

(一)主要手术步骤及护理配合

1.手术前准备

手术患者取仰卧位,行全身麻醉。切口周围皮肤消毒范围:上至剑突、下至大腿上 1/3,两侧至腋中线。按照腹部正中切口手术铺巾法建立无菌区域。

2.主要手术步骤

(1)经腹正中切口开腹:22 号大圆刀切开皮肤,电刀切开皮下组织、腹白线、腹膜,探查腹腔。

(2)分离:切开相应肠系膜,分离、切断肠系膜血管,传递血管钳 2 把钳夹血管,解剖剪剪断,慕丝线结扎或缝扎。

(3)分别切断肠管近远端:传递肠钳钳夹肠管,15 号小圆刀于两肠钳间切断,移除标本,传递碘伏棉球擦拭残端(图 13-2)。

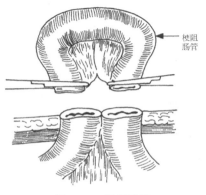

图 13-2　切断肠管

（4）关闭腹腔：传递温生理盐水冲洗腹腔；放置引流管，三角针慕丝线固定；传递可吸收缝线或圆针慕丝线关腹。

（5）行肠肠吻合：对拢肠两断端，传递圆针慕丝线连续缝合或传递管型吻合器吻合（图13-3）。

（6）关闭肠系膜裂隙：传递圆针慕丝线或可吸收缝线间断缝合（图13-4）。

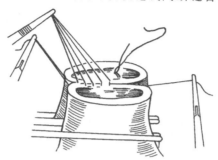

图13-3　肠肠吻合

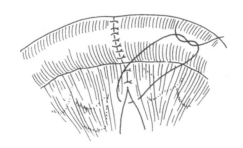

图13-4　关闭肠系膜裂隙

（二）围术期特殊情况及处理

1.急诊手术，病情危急

手术室值班护士接到急诊手术通知单，立即安排手术间，联系相关病房做好术前准备，安排人员转运患者（病情危重的手术患者必须由手术医师陪同送至手术室）。

手术室护士按照手术要求，备齐手术器械及仪器等设备，如高频电刀、超声刀、负压吸引装置，检查仪器功能，并调试至备用状态。同时应预计可能出现的突发事件和可能需要的物品，以备不时之需。如这位患者为剖腹探查手术，除了肠道切除和吻合外，可能存在肠道破裂、腹腔污染的可能，因此必须备齐大量冲洗液体。

同时应通知手术医师及麻醉师及时到位，三方进行手术患者手术安全核查，保证在最短时间内开始手术。

2.肠道吻合的护理配合

肠道吻合器是临床常用的外科吻合装置之一，在手术使用时，主要做好以下护理配合。

（1）型号选择：应按照医师要求，根据肠腔直径和吻合位置，目测或利用测量器，选择不同型号的吻合器，目前常用的肠道吻合器型号有25～34号，并分直线和弯型吻合器。

（2）严格核对：手术医师要求使用32号直线型管型吻合器吻合肠腔，由于吻合器价格较为昂贵，为一次性高值耗材，巡回护士在打开吻合器外包装之前必须再次与手术医师认真确认吻合器的型号、规格，检查有效期及外包装完整性，均符合要求方可打开使用。

(3)配合使用:洗手护士将抵钉座组件取下交予手术医师,手术医师将抵钉座与吻合器头部分别放入将欲吻合的消化管两端,旋转吻合器手柄末端调节螺母,通过弹簧管及吻合器头部伸出的芯轴,将抵钉座连接固定于吻合器头部。医师进行击发,完成肠管钉合并切除消化管腔内多余的组织。

(4)使用后处置:吻合完成后,配合医师共同检查切下的组织切缘是否完整成环,以保证不出现吻合口瘘。吻合器使用后,按照一次性医疗废弃物标准处理,严禁任何人员将使用过的吻合器带出手术室。

二、甲状腺手术的护理配合

甲状腺是人体最大的内分泌腺体,位于甲状软骨下方,紧贴于气管两旁,由中央的峡部和左右两个侧叶构成。甲状腺由两层被膜包裹,内层被膜称甲状腺固有被膜,紧贴腺体并伸入到腺实质内;外层被膜称甲状腺外科被膜,易于剥离,两层被膜之间有甲状腺动、静脉、淋巴结、神经和甲状旁腺等,因此手术时分离甲状腺应在此两膜间进行。当单纯性甲状腺肿压迫气管、食管、喉返神经等引起临床症状,或巨大单纯甲状腺肿物影响患者生活工作,或结节性甲状腺肿有甲状腺功能亢进或恶变,或甲状腺良性肿瘤都应行甲状腺大部或部分(腺瘤小)切除,其中甲状腺腺瘤是最常见的甲状腺良性肿瘤。

(一)主要手术步骤及护理配合

1.手术前准备

手术患者取垂头仰卧位,行全身麻醉。切口周围皮肤消毒范围:上至下唇,下至乳头连线,两侧至斜方肌前缘。

2.主要手术步骤

(1)切开皮肤、皮下组织及肌肉:传递22号大圆刀在胸骨切迹上两横指处切开皮下组织及颈阔肌。

(2)分离皮瓣:传递纱布,缝合在上下皮瓣处,牵引和保护皮肤;传递组织钳提起皮肤,电刀游离上、下皮瓣。

(3)暴露甲状腺:纵形打开颈白线,传递甲状腺拉钩牵开两侧颈前带状肌群,暴露甲状腺。

(4)处理甲状腺血管:传递圆针慕丝线缝扎甲状腺上动脉和上静脉、甲状腺下动脉和下静脉。

(5)处理峡部:传递血管钳或直角钳分离并钳夹峡部,传递15号小圆刀或解剖剪切除峡部。

(6)切下甲状腺组织:传递血管钳或蚊氏钳,沿预定切线依次钳夹,传递15号小圆刀切除,取下标本,切除时避免损伤喉返神经。传递慕丝线结扎残留甲状腺腺体,传递圆针慕丝线间断缝合甲状腺被膜。

(7)冲洗切口,置引流管,关切口:生理盐水冲洗,传递吸引器吸尽冲洗液并检查有无活动性出血;放置负压引流管置于甲状腺床,传递三角针慕丝线固定;传递圆针慕丝线依次缝合颈阔肌、皮下组织,三角针慕丝线缝合皮肤,或使用无损伤缝线进行皮内缝合,或使用专用皮肤吻合皮钉吻合皮肤。

(二)围术期特殊情况及处理

1.甲状腺次全切除术患者体位

甲状腺次全切除术的手术患者应放置垂头仰卧位,该体位适用于头面部及颈部手术。在手术患者全麻后,巡回护士与手术医师、麻醉师一同放置体位。放置垂头仰卧位时除了遵循体位放置一般原则外,还需注意:①在仰卧位的基础上,双肩下垫一肩垫平肩峰,抬高肩部20°,使头后仰颈部向前突出,充分暴露手术野。②颈下垫颈枕,防止颈部悬空。③头下垫头圈,头两侧置小沙袋,固定头部,避免术中移动。④双手平放于身体两侧并使用中单将其保护、固定。⑤双膝用约束带固定。

2.甲状腺手术术中发生电刀故障

术中发生高频电刀报警,电刀无法正常工作使用,巡回护士应先检查连接线各部分完整性以及电刀连接线与电刀主机、电极板连接线与电刀主机的连接处,避免连接线折断或连接部位接触不紧密的情况发生;查看电极板与手术患者身体部位贴合是否紧密,是否放置在合适部位,当进行以上处理后问题仍未解除,应更换电刀头,如仍无法正常使用,更换高频电刀主机,及时联系厂家维修。此外,当手术医师反映电刀输出功率不够,要求加大功率时,巡回护士不可盲目加大功率,造成手术患者发生电灼伤隐患;应积极寻找原因,检查电刀各连接线连接是否紧密的同时,提醒洗手护士及时清除电刀头端的焦痂,保持良好传导性能。

3.手术并发症

手术患者在拔管后突然自觉呛咳、胸闷、心悸、呼吸困难、氧饱和度下降等情况,说明很可能由于手术止血不彻底,形成了切口内血肿。应立即通知手术医师及麻醉师进行抢救,并查看手术患者情况;若伤口敷料有渗血、颈部肿胀、负压引流内有大量新鲜血液,则可初步判断为切口内出血所致,应立即备好手术器械,准备二次手术止血。手术室护士首先应配合麻醉师再次气管插管,保持呼吸道通畅;传递线剪或拆钉器,协助手术医师打开切口,清除血肿,解除对气管的压迫,寻找并结扎出血的血管或组织,如手术患者情况仍无改善,则立即行气管切开。

三、肝移植手术的护理配合

移植术是指将一个体的细胞、组织或器官用手术或其他方法,移植到自体或另一个体的某一部位。人体移植学科的发展是20世纪医学最杰出的成就之一。从最早开展的输血,到肾、肝、心、胰腺和胰岛、肺、甲状旁腺等器官组织的移植,一直发展到心肺、心肝、胰肾联合移植和腹内多器官联合移植,移植手术的操作技术和移植效果都取得了巨大成就。

近15年来,伴随外科技术、器官保存水平、免疫抑制剂运用等各医疗领域技术发展,作为移植手术中难度较高的肝移植也取得了飞速发展,成为治疗末期肝病的首选方法。目前,全世界肝移植中心已超过30个,每年平均以8 000例次为基数持续上升。标准的肝移植术式为原位肝移植,近年来创新多种术式,包括减体积性肝移植、活体部分肝移植、劈离式肝移植、背驼式原位肝移植(图13-5)等,其中活体肝移植是指从健康捐肝人体上切取部分肝脏作为供肝移植给患者的手术方式,其已成为众多先天性胆道闭锁患儿治疗的唯一选择。

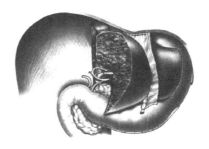

图 13-5 背驼式肝移植

（一）主要手术步骤及护理配合

1.手术前准备

（1）物品准备：准备肝移植器械、肝移植双支点自动拉钩、肝移植显微器械及常用敷料包。准备高频电刀、负压吸引装置、氩气刀、变温毯、保温箱、DSA-C 臂机、各种止血物品。

（2）患者准备：患者放置仰卧位，行全身麻醉。手术医师进行切口周围皮肤消毒，范围为上至颈，下至大腿中上 1/3，包括会阴部，两侧至腋中线。

（3）核对：手术划皮前巡回护士、手术医师和麻醉师三方进行 Time Out 核对患者身份、手术方式、术前备血情况等。

2.供体手术主要手术步骤

活体肝移植包括供体手术和受体手术两部分，供体手术通常为左半肝切除，具体操作如下。

（1）上腹部 L 形切口进腹：传递 22 号大圆刀划开皮肤；传递两把有齿镊、高频电刀配合常规进腹。

（2）安装肝移植悬吊拉钩：传递大纱布保护切口，按顺序安装悬吊拉钩。

（3）切除胆囊，进行胆道造影：传递小分离钳、无损伤镊、解剖剪游离胆囊和胆囊管，丝线结扎。传递硅胶管和抽有造影剂的 20 mL 针筒配合术中造影。

（4）解剖第一肝门：传递小分离钳、解剖剪进行游离；传递橡皮悬吊带牵引左肝动脉、门静脉左支。

（5）阻断左肝动脉、门静脉左支：传递无损伤镊、血管阻断夹进行阻断。

（6）切除肝脏实质：传递氩气刀或 CUSA 刀配合，遇到所有肝内管道结构，传递小分离钳、无损伤镊、解剖剪进行游离、钳夹、剪断，传递丝线进行结扎、缝扎或钛夹夹闭。

（7）处理左肝管：传递小分离钳进行游离；传递橡皮悬吊带牵引左肝管，穿刺造影确认左肝管位置后，传递解剖剪剪断并缝扎。

（8）游离左肝静脉：传递小分离钳、解剖剪，游离左肝静脉；传递橡皮悬吊带牵引。

（9）供肝血管离断、切除供肝：传递小分离钳、解剖剪剪断左肝动脉；传递 2 把门静脉阻断钳、解剖剪断门静脉左支；传递肝静脉阻断钳、解剖剪剪断左肝静脉。

（10）止血、关腹：传递无损伤缝针关闭血管及胆道残端；传递引流管；传递圆针慕丝线缝合肌肉和皮下组织，三角针慕丝线缝皮。

3.受体手术主要手术步骤

（1）上腹部 Mercede 切口（Mercede 切口又称"人字形"切口，先在肋缘下 2 横指做弧形切口，再做一纵形切口向上至剑突下）进腹：传递 22 号大圆刀划开皮肤；传递两把有齿镊、电刀配合常规进腹。

（2）肝周韧带及第一肝门、第二肝门的游离解剖：传递小分离钳、解剖剪、电刀进行游离解剖；遇血管分支准备结扎、缝扎或钛夹传递；传递橡皮悬吊带对肝动脉、门静脉、肝静脉进行牵引。

（3）切除病肝、准备供肝植入：传递阻断钳和血管阻断夹进行血管阻断。

（4）依次行供受体肝静脉、门静脉、肝动脉及胆道的吻合：传递无损伤镊、笔式持针器和无损伤缝针进行配合；在吻合肝动脉时，巡回护士须及时准备术中用显微镜；洗手护士传递显微镊、显微剪刀配合动脉吻合。

（5）止血，放置引流管，关腹：准备各类止血用物，传递引流管进行放置；传递碘伏与生理盐水 1：10 配制的冲洗溶液及大量灭菌注射用水进行腹腔及伤口冲洗；传递圆针慕丝线关腹。

4.术后处置

巡回护士协助麻醉师妥善固定气管导管;连接腹腔引流管与集尿袋,并妥善固定,观察引流液色、质、量。仔细检查手术患者皮肤状况,尤其是骶尾部、足跟、肩胛骨、手臂肘部和枕部。监测手术患者体温,控制室温,做好保暖措施,预防术后低体温发生。巡回护士与麻醉师、手术医师一同送患者入 ICU。若手术患者为肝炎病毒携带者,则术后按一般感染手术术后处理原则进行用物和环境处理。

(二)围术期特殊情况及处理

1.肝移植手术过程中变温毯操作

(1)变温毯(以"Blanketrol Ⅱ型变温毯"为例)操作步骤如下。①手术前:检查蓄水池内水量及水位→安装耦合接头,阴阳相接→确认连接管已接好→放平水毯。②手术时:插入电源插头→打开总电源,开关处于"On"→机器自检,控制面板显示"CK STEPT"→按下"TEMPSET"开关→按上下箭头调节所需水温→按下"Manual Control"启动变温毯。

(2)使用"Blanketrol Ⅱ型变温毯"的注意事项:①蓄水池内只能使用蒸馏水,禁止使用去离子水,大部分的去离子水不是 pH 为 7 的中性水。如果去离子水是酸性,它将导致电池效应,铜质制冷机将开始腐蚀,最终导致制冷机系统泄漏。②禁止使用乙醇,因为乙醇会腐蚀变温毯。③蓄水池应每月更换蒸馏水,保护蓄水池不受细菌污染。④变温毯禁止在无水条件下操作,避免该情况引起对内部组件的破坏。⑤禁止蓄水池内过分充水,当变温毯里的水流回进处于关闭状态的系统当中,过分充水可能导致溢出。⑥禁止在患者和变温毯之间放置额外的加热设备,引起皮肤损伤。⑦患者和变温毯之间的区域应该保持干燥以避免患者意外受伤。⑧使用变温毯每隔20 分钟,或者在医师的指导下,巡回护士应检查患者的体温和与变温毯接触区域的皮肤状况,同时检查变温毯里的水温,对小儿患者、温度敏感者、血管疾病患者必须更为频繁地进行检查。⑨关闭变温毯电源开关时,应待水毯内的水回流到蓄水器内(让管子和变温毯连接10 分钟以上)再拔出电源线。

2.手术过程中使用氩气刀的注意事项

每次使用前,先检查钢瓶内氩气余量。操作时一定要先开氩气再开机,先关氩气再关机。术中使用时将电刀头缩回并打开氩气,将氩气喷头对准渗血部位,按下电凝开关。注意提醒手术医师氩气刀适当的工作距离,氩气刀刀头与创面最佳工作距离一般为 1~1.5 cm,禁止将氩气刀刀头直接接触创面工作。使用时注意观察氩气刀喷射时氩弧颜色:正常为蓝色,出现发红则说明工作距离太近。选择合适喷射角度使氩气喷头与受损组织成 45°~60°最佳。每次使用完毕后,检查钢瓶内氩气余量,当余量不足时应充足备用。

(张燕霄)

第五节　骨科手术的护理

由于交通意外、工业和建筑业事故、运动损伤的增多以及人口老龄化,各种自然灾害等因素,导致高危、复杂的创伤越来越多。如果伤者得不到及时、有效的处理和治疗,将导致患者的终身残疾,甚至死亡,这给患者本人、家庭、社会带来沉重的负担。骨科在解剖学、生物力学和生物材料学研究的基础上,对手术方式、内固定材料不断进行新的尝试;近年来国内外信息、学术交流频繁;同时,高清晰度的 X 线片、CT、MRI 在骨科领域被广泛应用,使得骨科手术技术不断更新、变化、提高。下面介绍两例常见骨科手术的护理配合。

一、髋关节置换手术的护理配合

股骨颈骨折、髋关节脱位、髋臼骨折、股骨头骺滑脱等髋关节骨折的病例中,最常见的并发症为创伤导致的血供中断,导致股骨头缺血性坏死。股骨头缺血性坏死进一步发展,会出现软骨下骨折、股骨头塌陷,最终导致严重的骨性关节炎。患者丧失生活和劳动能力。全髋关节置换术用于治疗股骨头缺血性坏死晚期继发严重的髋关节性关节炎患者,临床取得积极的效果,目前已成为治疗晚期股骨头坏死的标准方法。

(一)主要手术步骤及护理配合

1.手术前准备

手术患者取 90°侧卧位(图 13-6),行全身麻醉或椎管内麻醉。切口周围皮肤消毒范围:上至剑突、下过膝关节,两侧过身体中线。按照髋关节手术铺巾法建立无菌区域。

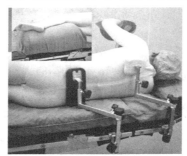

图 13-6　体位摆放

2.手术主要步骤

(1)显露关节囊:髋关节外侧切口(图 13-7),传递 22 号大圆刀切开皮肤,电刀止血,切开臀中肌,臀外侧肌(图 13-8),显露关节囊外侧(图 13-9)。

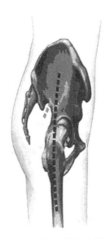

图 13-7　髋关节外侧切口

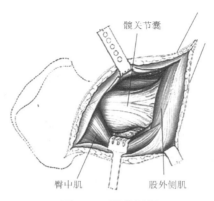

图 13-8　臀外侧肌

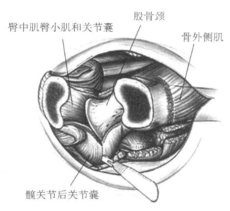

图 13-9　关节囊外侧

（2）打开关节囊（图 13-10）：电刀切开，传递有齿血管钳钳夹，切除关节囊。传递 S 形拉钩和 HOMAN 拉钩牵开，充分暴露髋关节并暴露髋臼。

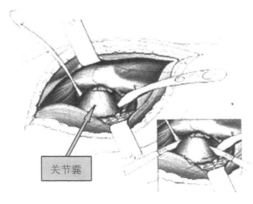

图 13-10　关节囊示意图

（3）取出股骨头：股骨颈与大转子移行部用电锯离断股骨颈，用取头器取出股骨头，取下的股骨头用生理盐水纱布包裹保存，以备植骨。

（4）髋臼置换。①削磨髋臼：将合适的髋臼磨与动力钻连接好递与术者，髋臼锉使用顺序为由小到大;削磨髋臼至髋臼壁周围露出健康骨松质为止,冲洗打磨的骨屑并吸引干净,使用蘑菇形吸引可有效防止骨屑堵塞吸引管路。②安装髋臼杯假体:选择与最后一次髋臼锉型号相同的髋臼杯,将髋臼杯安装底盘与螺纹内接杆连接,完成整体相连;将髋臼杯置于已锉好的髋臼中心,用45°调整角度,将髋臼杯旋入至髋臼杯顶部使其完全接触;关闭髋臼杯底部3个窗口,用打入器将与髋臼杯型号一致的聚乙烯臼衬轻扣入内,并检查臼衬以确保其牢固性。

(5)股骨假体柄置换。①扩髓:内收外旋患肢,用 HOMAN 拉钩暴露股骨近端,用开髓器贴近股骨后方骨皮质开髓;将髓腔锉与滑动锤连接,用滑动锤打入髓腔锉,直至髓腔锉与骨皮质完全接触。在整个扩髓过程中,使用髓腔锉原则为由小到大,逐渐递增地进行使用。②安装假体柄:用轴向打入器将假体试柄打入股骨干髓腔内;安装合适的试头;复位器复位;确定假体柄、假体头的型号后逐一取出假体试头、假体试柄;冲洗髓腔并擦干。③安装假体:将与试柄型号相同的假体打入髓腔(方法同安装试柄、试头),假体进入后进行患肢复位,检查关节紧张度和活动范围。注意在置换陶瓷头的假体时必须使用有塑料垫的打入器,以免打入时损坏陶瓷头。④缝合伤口:缝合伤口前可根据实际情况在关节腔内和深筋膜浅层放引流管;然后对关节囊、肌肉层、皮下组织、皮肤等进行逐层缝合。

3.术后处置

为患者擦净伤口周围血迹并包扎伤口;检查皮肤受压情况,固定引流管,护送患者入复苏室进行交接。处理术后器械及物品。

(二)围术期特殊情况及处理

1.对全髋置换的手术患者进行风险评估

股骨头缺血性坏死的疾病有一个渐进的演变过程,患者大多为高龄老人,又有功能障碍或卧床史,术中可能出现各种并发症,甚至心跳呼吸骤停。所以要对患者进行风险评估,评估重点内容如下:①有无皮肤完整性受损的风险。②有无下肢静脉血栓形成的风险。③有无坠床的风险。④有无假体脱位的风险。

2.防止髋关节手术部位错误

髋关节为人体左右侧对称部位,易发生手术部位错误的事故。故在全髋关节置换手术前必须严格实施手术部位确认,具体措施如下。

(1)手术图谱:术前主刀医师根据影像诊断与患者及其家属共同确认手术部位,并在图谱的相应部位做好标识,让患者及家属再次确认后,在图谱的下方签名。

(2)标识部位:术前谈话时,在手术图谱确认后,主刀医师用记号笔在患者对应侧的手术部位画上标识。

(3)术前核对:巡回护士与主刀医师、麻醉师共同将手术图谱与患者肢体上手术部位标记进行核对,同时,让可以配合的手术患者口述手术部位。任何环节核对时如有不符,先暂停手术,必须核对无误后再行手术。

3.对外来器械进行管理

用于髋关节置换的特殊工具和器械由医疗器械生产厂家提供,不归属于医院,属于外来器械。如果对于外来器械疏于管理,必将造成手术患者术后感染等一系列严重的并发症,这对于手术患者和术者都无疑是"一场灾难"。因此,外来器械送入手术室后,必须严格按照外来器械使用流程进行管理,包括外来器械的准入、接受、清洗、包装、灭菌和取回。每一环节都应严格按照相关流程执行。

4.预防髋关节假体脱位

手术团队人员掌握正确的搬运方法是杜绝意外发生的关键。按常规搬运方法搬运全髋关节置换术后的手术患者,会因为搬运不当造成手术患者的假体脱位。

(1)团队分工:麻醉师负责头部,保证气管插管的通畅;手术医师负责下肢;巡回护士负责维持引流管路,防止滑脱;工勤人员负责平移手术患者至推床。

(2)要求:手术患者身体呈水平位移动,双腿分开同肩宽,双脚外展呈"外八字"。避免搬运时手术患者脚尖相对,造成假体脱位。

二、下肢骨折内固定手术的护理配合

骨折的患者往往有外伤史,详细了解患者受伤的时间、地点、受伤的力点、受伤的方式(如高空坠落、机器碾压、车祸撞击、运动损伤、跌倒等)、直接还是间接致伤、闭合性还是开放性伤口及伤口污染程度等可以协助诊断,对采取合适的治疗方法起着决定性作用。患者无论发生在骨、骨骺板或关节等处的骨折,都包含骨皮质、骨小梁的中断,同时伴有不同程度的骨膜、韧带、肌腱、肌肉、血管、神经、关节囊的损伤。骨折的诊断主要依据病史、损伤的临床表现、特有体征、X线片。在诊断骨折的同时要及时发现多发伤、合并伤等,避免漏诊。

(一)主要手术步骤及护理配合

1.手术前准备

(1)体位与铺单:患者采取全身麻醉,仰卧位,消毒范围为伤侧肢体,一般上下各超过一个关节,按下肢常规铺巾后实施手术。

(2)创面冲洗:为防止感染,必须对创面进行重新冲洗。常规采用以下消毒液体:①0.9%生理盐水:20 000~50 000 mL,冲洗的液体量视创面的洁净度而定,不可使用低渗或高渗的液体冲洗,以免引起创面组织细胞的水肿或脱水。②过氧化氢(H_2O_2):软组织、肌肉层用 H_2O_2 冲洗,使 H_2O_2 与肌层及软组织充分接触,以杀灭厌氧菌。③灭菌皂液:去除创面上的油污。

(3)使用电动空气止血仪:正确放置气囊袖带,并操作电动空气止血仪,压迫并暂时性阻断肢体血流,达到最大限度制止创面出血并提供清晰无血流的手术视野,同时防止电动空气止血仪使用不当造成手术患者的损伤。

2.主要手术步骤

(1)暴露胫骨干:传递22号大圆刀切开皮肤,电刀切开皮下组织、深筋膜,暴露胫骨干。

(2)骨折端复位:清理骨折端血凝块,暴露外侧骨折端;点式复位钳2把提起骨折处两端,对齐进行骨折端复位。

(3)骨折内固定。①选择器械:备齐钢板固定需要的所有特殊器械。②选择钢板:选择合适钢板,折弯成合适的角度。③固定钢板:斜面骨折处上采用拉力螺钉起固定作用,依次采用钻孔、测深、螺丝钉转孔、上螺丝固定几个步骤。④固定钢板:依相同方法上螺钉固定钢板。⑤缝合伤口:冲洗伤口,放置引流,然后对肌肉层、皮下组织、皮肤等进行逐层缝合。

3.术后处置

为手术患者擦净伤口周围血迹并包扎伤口;检查皮肤受压情况,固定引流管,送回病房并进行交接。处理术后器械及物品。

（二）围术期特殊情况及处理

1.用空气止血仪减少伤口出血

空气止血仪具有良好的止血效能,如伤口依旧出血不止,则应按照上述规定,检查仪器的使用方法是否正确、运转是否正常等。

（1）袖带是否漏气:因为一旦漏气,空气止血仪的压力就会下降,止血仪将肢体浅表的静脉,但深层的动脉未被压迫,这样导致患者手术部位的出血要比不上止血带时更多。此时,应该更换空气止血仪的袖带,重新调节压力、计算时间。

（2）开放性创伤时袖带是否正确使用:开放性创伤的肢体在使用空气止血带前一般不用橡胶弹力驱血带,因此手术开始划皮后切口会有少量出血,这是正常的。为了减少出血,可先抬高肢体,使肢体静脉血回流后再使用空气止血带。

2.术中电钻发生故障的原因

电钻发生故障的原因较多,手术室护士可采取以下方法进行排除,必要时更换电池或电钻,以便手术顺利进行。

（1）电池故障:①电池未及时充电或充电不完全。②电池使用期限已到,未及时更换以至于无法再充电。③电池灭菌方法错误造成电池损坏。

（2）电钻故障:①钻头内的血迹未及时清理,灭菌后形成血凝块,增加电钻做功的阻力,降低钻速。②操作不当,误碰到保险锁扣,电钻停止转动。③电钻与电池的接触不好。

3.有效防止螺旋钻头意外折断

手术医师在使用电钻为固定钢板的螺钉钻孔时,可能会出现螺旋钻头断于患者体内的情况,这不仅会损伤手术患者,也浪费手术器材。为防止此类事件,洗手护士应该做到以下几点。

（1）术前完成钻头的检查:①钻头的锋利程度。②钻头本身是否有裂缝或损坏。③钻头是否发生弯曲变形。

（2）使用套筒:使用钻头钻孔时必须带套筒,防止钻头与手术患者的骨皮质成角而发生断裂。

（3）防止电钻摩擦生热:使用电钻钻孔时,洗手护士应及时注水,以降低钻头与骨摩擦产生的热量,这样既可有效防止钻头断裂,又可降低钻孔处骨的热源性损伤。

（张燕霄）

第六节　妇产科手术的护理

妇产科是临床医学四大主要学科之一,主要研究女性生殖器官疾病的病因、病理、诊断及防治,妊娠、分娩的生理和病理变化,妇科手术主要包括治疗女性生殖系统的疾病即为妇科疾病,如外阴疾病、阴道疾病、子宫疾病、输卵管疾病、卵巢疾病等;产科包括高危妊娠及难产的预防和诊治,女性生殖内分泌,计划生育及妇女保健等。下面以几个经典的手术为例,介绍手术的护理配合。

一、剖宫产手术的护理配合

剖宫产是指妊娠 28 周后切开腹壁及子宫,取出胎儿及胎盘的手术。剖宫产术式有子宫下段剖宫产(横切口)、子宫体部剖宫产(纵切口)。由于某种原因,绝对不可能从阴道分娩时,如头盆不称、宫缩乏力、胎位异常、瘢痕子宫、胎儿窘迫等,应及时施行剖宫产手术以挽救母婴生命。如果施行选择性剖宫产,于宫缩尚未开始前就已施行手术,可以免去母亲遭受阵痛之苦。剖宫产是一种手术,有相应的危险性,如出血、膀胱损伤、损伤胎儿、宫腔感染、腹壁切开感染等,故施术前必须慎重考虑。

(一)主要手术步骤及护理配合

1.手术前准备

(1)手术患者接入手术室后,护士应在第一时间给予心理护理支持,缓解其紧张情绪以及可能因宫缩导致的疼痛。

(2)协助手术患者转移至手术床,并固定扎脚带予以解释,防止坠床意外的发生。

(3)核对缩宫素等子宫兴奋类药物以及剖宫产特殊用物,如产包、婴儿吸痰管等是否携带齐全。

(4)手术患者取侧卧位行腰麻即蛛网膜下腔麻醉或持续硬膜外腔阻滞麻醉,手术室护士站于患者身前,防止其坠床的同时,指导其正确放置麻醉体位。麻醉完毕起效后,患者改体位为仰卧位,巡回护士置导尿管并固定。

(5)手术切口周围皮肤消毒范围为:上至剑突、下至大腿上 1/3,两侧至腋中线。按照腹部正中切口手术铺巾法建立无菌区域。

2.主要手术步骤

(1)经下腹横切口开腹:传递 22 号大圆刀切开皮肤及皮下组织,传递中弯血管钳、组织剪剪开筋膜,钝性分离腹直肌,遇有血管应避开或用慕丝线做结扎。

(2)暴露子宫下段:传递解剖剪剪开腹膜,同时传递长平镊,配合剪开一小口,然后术者将左手中指或示指伸入切口,在左手的引导下剪开腹膜至适当长度;传递双头腹腔拉钩牵开,暴露子宫。

(3)切开子宫:传递新的一把 22 号大圆刀,于子宫下段切开一小口,递中弯血管钳刺破胎膜,吸引器吸净羊水,钝性撕开或传递子宫剪剪开切口 10～12 cm。

(4)娩出胎儿:移除切口周围的金属器械及电刀,防止意外损伤娩出的胎儿。手术医师一人手压宫底,一人手伸入宫腔将胎儿娩出。如胎儿过大无法娩出时,传递产钳协助娩出胎儿(图 13-11)。

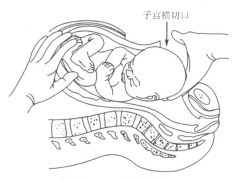

图 13-11　胎儿娩出

(5)胎儿脐带处理:传递中弯血管钳 2 把依次钳夹脐带,传递组织剪剪断,同时传递组织钳夹闭子宫壁静脉窦。

（6）胎盘娩出：传递抽配有 20 U 缩宫素的 10 mL 注射针筒，注射于子宫壁肌层；娩出胎盘，传递弯盘接取；传递纱垫清理宫腔。将置有胎盘的弯盘放于无菌桌，防止污染，以备手术医师检查胎盘的完整性。

（7）缝合子宫：子宫进行两层缝合，传递可吸收缝线，第一次全层连续缝合，第二次缝合浆膜肌层包埋缝合。

（8）缝合切口：首先缝合腹膜，间断缝合筋膜及肌肉，间断缝合皮下组织，最后用皮内缝线缝皮肤，缝皮肤时要将创缘内翻，否则会影响创口愈合，使疗程延长。

3.术后处置

术后注意保护患者的隐私，更换潮湿的床单位，同时做好保暖工作。待手术患者情况稳定后，送入病房，对未使用的子宫兴奋类药物进行交接。

（二）围术期中特殊情况及处理

1.防止子宫切口污染

胎儿如术前发生宫内窘迫，则会由于缺氧引起迷走神经兴奋，肠蠕动亢进，肛门括约肌松弛，导致娩出时会有胎粪排出。因此在切开子宫、吸净羊水、暴露胎儿后，洗手护士应准备一块无菌大布垫给手术医师备用，在胎儿娩出前将布垫覆盖胎儿臀部，防止胎粪排出污染。如术中怀疑有手术器械、纱布或无菌巾沾染到胎粪应立即更换，并更换手套，防止发生切口污染。

2.手术区域无菌和干燥的保持方法

巡回护士在术前物品准备时要检查负压吸引器的负压状况，保证吸引器正常工作。手术医师准备切开子宫时，巡回护士再次查看吸引器的连接是否良好，洗手护士查看负压吸引是否正常，如吸引器出现故障，应立即告知医师，暂缓切开子宫，并马上处理故障。切开子宫后，应尽量先将羊水吸净后再娩出胎儿，胎儿娩出时，洗手护士配合将残留的羊水吸净，如手术区域上无菌巾潮湿应加铺无菌巾，保证手术区域无菌和干燥。

3.剖宫产术中大出血

在剖宫产术中，产妇出现头晕，乏力，畏寒等症状时，极有可能是因为术中子宫大量出血所致。巡回护士应及时发现产妇体征，准确配合手术医师处理出血症状，具体步骤如下。

（1）观察手术患者情况：做好心理护理，注意保暖，室温应保持在 26～28 ℃，巡回护士做好各类手术用物如药品、器械、血制品的协调与供给。

（2）按摩子宫、进行热敷：备热盐水纱布（水温 60～70 ℃），覆盖在宫体上，手术医师均匀、有节律地按摩子宫，随时更换热盐水纱布，保持有效热敷。

（3）保持胎盘无菌：洗手护士将胎盘放于无菌手术台的弯盘内，以备医师检查胎盘的完整性。

（4）遵医嘱正确用药：巡回护士备好子宫兴奋药物如缩宫素、卡孕栓等，缩宫素为子宫壁肌层注射或静脉点滴，卡孕栓为舌下含服，巡回护士应指导手术患者正确服用卡孕栓。术中执行口头医嘱时，巡回护士应复述 1 遍，包括药名、浓度、剂量和用法，确认后执行，执行完后应告手术医师，以便查看疗效。

（5）及时提供所需手术物品：手术医师迅速缝合子宫切口，恢复子宫的完整性，有利于子宫收缩止血，护士必须积极主动地提供所需物品，保证吸引器的正常使用，吸引瓶满及时更换。

（6）积极配合抢救：对于难以控制并危及产妇生命的术中大出血，在积极输血，补充血容量同时施行子宫切除术或子宫次全切除术，巡回护士需及时准备各类抢救器械及物品。

（7）评估出血量：巡回护士必须准确评估出血量，及时告知医师。

（8）做好护理记录：认真清点物品，术中添加纱布、器械等须及时清点记录；术中输血应按流程核对并签名，同时记录在手术护理记录单上；术中遇口头医嘱，巡回护士应于术后第一时间要求手术医师补全医嘱。

4.评估手术患者出血量

通常手术过程中出血量包括负压吸引瓶内的血量及纱布所含血量，吸引瓶内的血量＝吸引瓶内总量－冲洗液量－其他液体量。剖宫产胎儿娩出时，大量的羊水被吸引器吸至吸引瓶内，而术中子宫出血多在胎儿娩出后，因此巡回护士应在胎儿娩出后开始计算负压吸引瓶内液体量。术中计算出血量时，应尽量使用干纱布，纱布所含血量＝使用后纱布的重量－干纱布的重量，重量单位为 g，1 mL 血液约以 1 g 计算。

二、全子宫切除术的护理配合

子宫是女性生殖器中的一个重要器官，其产生月经和孕育胎儿。子宫位于骨盆腔中央，在膀胱与直肠之间，宫腔呈倒置三角形，深约 6 cm，上方两角为"子宫角"，通向输卵管和卵巢。全子宫切除术多用于子宫肌瘤、子宫恶性肿瘤及某些子宫出血和附件病变等。

（一）主要手术步骤及护理配合

1.手术前准备

患者行全身麻醉，取膀胱截石位。切口周围皮肤消毒范围为：上至剑突、下至大腿上 1/3，两侧至腋中线。手术铺巾，建立无菌区。

2.主要手术步骤

（1）切口：传递 22 号大圆刀，取下腹正中切口，从脐下至耻骨联合上缘。

（2）暴露子宫：传递两把中弯血管钳夹持宫角，上提子宫。

（3）切断子宫韧带及子宫动静脉：传递中弯血管钳 2 把钳夹，组织剪剪断，常规传递 7 号慕丝线缝扎或结扎子宫阔韧带及圆韧带。

（4）游离子宫体：传递解剖剪，剪开子宫膀胱腹膜反折，传递中弯血管钳 2 把钳夹，主韧带组织剪剪断，7 号慕丝线缝扎。

（5）环切阴道，移除子宫：传递条形纱布围绕子宫颈切口下方，传递 22 号大圆刀片切开阴道前壁，传递组织剪将阴道穹隆剪开，切除子宫。

（6）消毒阴道残端并缝合：递碘伏棉球消毒阴道残端，传递组织钳钳夹阴道边缘，传递可吸收缝线连续缝合阴道残端。

（7）关腹：递生理盐水冲洗盆腔，止血，关腹。

3.术后处置

手术结束巡回护士检查手术患者皮肤，待患者情况稳定后，送入病房，进行交接；处理术后器械及物品。

（二）围术期特殊情况及处理

1.放置截石位

护士在术前协助医师，麻醉师摆放患者体位时，不仅需注意摆放的体位要利于手术区域的充分暴露，同时，也应注意保护患者的隐私及舒适度。具体操作步骤如下。

（1）术前手术患者准备：手术患者平卧于手术床，巡回护士协助脱去长裤，穿上腿套。向手术患者说明由于手术需要需放置截石位,为了保护皮肤及神经、关节,要脱去长裤,穿上腿套。同时护士应注意保护患者的隐私,及时为其盖好被子。

(2)放置搁脚架:在近髋关节平面放置搁脚架,支架高低角度调节关节和腿托倾斜角度调节关节要确保固定。

(3)放置体位:待手术患者麻醉后将其双手交叉放于胸前,注意不要压迫或牵拉输液皮条,麻醉医师保护好患者的头、颈部,固定好气管导管,防止移动时气管插管与氧气管脱离,手术医师站手术患者臀部位置,护士站床尾,一起将手术患者抬起并下移,使骶尾部平于背板下缘;将患者两腿曲髋、膝放在搁脚架上;要求腿托应托在小腿处,大腿与小腿纵轴应成90°～100°,两腿外展,放置成60°～90°。

(4)固定:约束带固定两侧膝关节,保持约束带平整,松紧适宜。

(5)铺巾:手术切口在腹部,切口铺巾的方法同腹部手术铺巾,洗手护士依次递3块无菌巾,折边朝向手术医师,分别铺盖切口的下方、对方、上方;第四块无菌巾折边朝向自己,铺盖切口同侧,4把巾钳固定;患者会阴部不进行手术,铺巾时遮盖会阴;然后递中单垫臀下,双脚套无菌脚套,从脚遮盖到腹股沟;再铺整块大孔巾遮盖全身;巡回护士协助套托盘套,将托盘置于患者右膝上方。

2.防止术中感染

子宫残端与外界相通,视为污染区域。因此,洗手护士应配合手术医师做好管理工作,防止污染播散:①在切开阴道前壁前,先递条形纱布给手术医师,将其围绕子宫颈切口下方,以防止阴道分泌物污染创面。②备碘伏(含0.02%～0.05%聚维酮碘)棉球,待子宫移除后,递给医师消毒宫颈残端。③接触宫颈残端的器械均视为污染器械,包括切开阴道前壁的22号大圆刀、剪开阴道穹隆组织剪、钳夹阴道边缘的组织钳及缝合残端的持针器,都必须与无菌器械分开放置、不再使用,但必须妥善放置以备清点。④宫颈残端缝合后,温生理盐水冲洗盆腔,手术医师、洗手护士更换手套,再行关腹。

(张燕霄)

参考文献

［1］于翠翠.实用护理学基础与各科护理实践［M］.北京:中国纺织出版社,2022.

［2］刘爱杰,张芙蓉,景莉,等.实用常见疾病护理［M］.青岛:中国海洋大学出版社,2021.

［3］李素霞.心内科临床护理与护理技术［M］.沈阳:辽宁科学技术出版社,2020.

［4］李艳.临床常见病护理精要［M］.西安:陕西科学技术出版社,2022.

［5］陈凌,杨满青,林丽霞.心血管疾病临床护理［M］.广州:广东科学技术出版社,2021.

［6］王美芝,孙永叶,隋青梅.内科护理［M］.济南:山东人民出版社,2021.

［7］王伟,梁津喜,杨明福.骨科临床诊断与护理［M］.长春:吉林科学技术出版社,2020.

［8］邓雄伟,程明,曹富江.骨科疾病诊疗与护理［M］.北京:华龄出版社,2022.

［9］万霞.现代专科护理及护理实践［M］.开封:河南大学出版社,2020.

［10］张晓霞,于丽丽.外科护理［M］.济南:山东人民出版社,2021.

［11］唐亮,姜萍,牛玉芹.临床内科常见疾病治疗与护理［M］.广州:世界图书出版广东有限公司,2020.

［12］程东阳,郝庆娟.外科护理［M］.上海:同济大学出版社,2021.

［13］姚翠玲.呼吸科护理技术与重症护理要点［M］.昆明:云南科技出版社,2019.

［14］石晶,张佳滨,王国力.临床实用专科护理［M］.北京:中国纺织出版社,2022.

［15］王秀萍.临床内科疾病诊治与护理［M］.西安:西安交通大学出版社,2022.

［16］任秀英.临床疾病护理技术与护理精要［M］.北京:中国纺织出版社,2022.

［17］陈荣珠,朱荣荣.妇产科手术护理常规［M］.合肥:中国科学技术大学出版社,2020.

［18］申璇,邱颖,周丽梅,等.临床护理常规与常见病护理［M］.哈尔滨:黑龙江科学技术出版社,2022.

［19］叶丹.临床护理常用技术与规范［M］.上海:上海交通大学出版社,2020.

［20］刘楠楠.内科护理［M］.北京:人民卫生出版社,2021.

［21］尉伟,郭晓萍,杨继林.常见疾病诊疗与临床护理［M］.广州:世界图书出版广东有限公司,2020.

［22］顾宇丹.现代临床专科护理精要［M］.开封:河南大学出版社,2022.

［23］王林霞.临床常见病的防治与护理［M］.北京:中国纺织出版社,2020.

［24］姜鑫.现代临床常见疾病诊疗与护理［M］.北京:中国纺织出版社,2021.

［25］王庆秀.内科临床诊疗及护理技术［M］.天津:天津科学技术出版社,2020.

［26］李勇,郑思琳.外科护理［M］.北京:人民卫生出版社,2019.

［27］雷颖.基础护理技术与专科护理实践［M］.开封:河南大学出版社,2020.

［28］孙立军,孙海欧,赵平平,等.现代常见病护理实践［M］.哈尔滨:黑龙江科学技术出版社,2021.

［29］刘涛.临床常见病护理基础实践［M］.哈尔滨:黑龙江科学技术出版社,2020.

［30］高淑平.专科护理技术操作规范［M］.北京:中国纺织出版社,2021.

［31］张锦军,邹薇,王慧,等.临床实用专科护理［M］.哈尔滨:黑龙江科学技术出版社,2022.

［32］张静,吴秀华,姜文文,等.内科常见疾病护理理论与实践［M］.西安:世界图书出版西安有限公司,2021.

［33］李秋华.实用专科护理常规［M］.哈尔滨:黑龙江科学技术出版社,2020.

［34］张俊英.精编临床常见疾病护理［M］.青岛:中国海洋大学出版社,2021.

［35］李庆印,张辰.心血管病护理手册［M］.北京:人民卫生出版社,2022.

［36］丛圆圆,王晓霞.肺康复锻炼在支气管哮喘患者中的护理效果［J］.中国医药指南,2021,19(3):132-133.

［37］吴青,吴冰.针对性护理在哺乳期急性乳腺炎患者护理中的应用［J］.保健医学研究与实践,2022,19(3):137-140.

［38］李世鹏,梁大顺,李敏,等.手术室舒适护理在晚期早产儿急诊剖宫产中的应用研究［J］.中国医药科学,2021,11(5):113-116.

［39］祭晓博.综合护理干预对病毒性心肌炎患者生活质量与预后的影响［J］.中外医疗,2021,40(7):144-146.

［40］李雪梅,张燕,张宏珍.精准延续护理对高血压患者自我管理能力和生活质量的影响［J］.中国医药科学,2021,11(4):123-126.